Jede Geburt ist einzigartig

50 Geschichten über die elementarste Erfahrung des Lebens

HEBAMME
JANA FRIEDRICH
Mit Geburtsfotografien von Josephine Neubert

Jede Geburt ist einzigartig

50 Geschichten über die elementarste Erfahrung des Lebens

mvgverlag

Bibliografische Information der Deutschen Nationalbibliothek
Die Deutsche Nationalbibliothek verzeichnet diese Publikation in der Deutschen Nationalbibliografie.
Detaillierte bibliografische Daten sind im Internet über http://d-nb.de abrufbar.

Für Fragen und Anregungen
info@mvg-verlag.de

Originalausgabe
1. Auflage 2019

Nymphenburger Straße 86
D-80636 München
Tel.: 089 651285-0
Fax: 089 652096

Redaktion: Birthe Vogelmann
Umschlaggestaltung: Maria Wittek, München
Umschlagabbildungen: shutterstock.com/ HTeam, Autorenfoto: © Maria Herzog
Fotos auf S. 387: Jana Friedrich © Maria Herzog; Josephine Neubert © Elisabeth Töpfer
Layout: Maria Wittek, München
Satz: Satzwerk Huber, Germering
Druck: Florjančič tisk d.o.o., Slowenien
Printed in the EU

ISBN Print 978-3-86882-992-1
ISBN E-Book (PDF) 978-3-96121-302-3
ISBN E-Book (EPUB, Mobi) 978-3-96121-303-0

Für meine Mutter

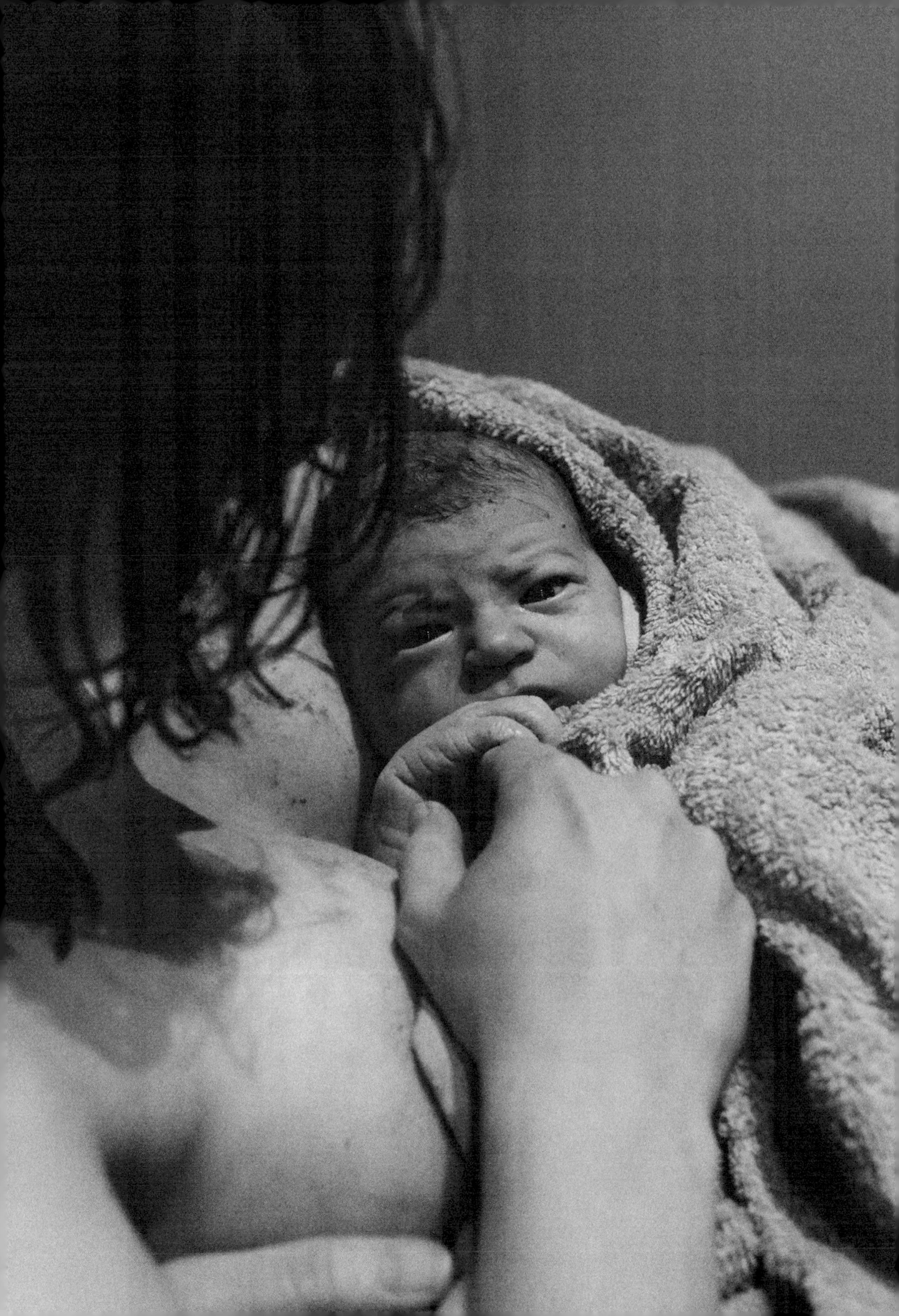

Inhalt

Vorwort – Geburtsgeschichten sind ein Geschenk

von Nora Imlau

Als ich mit meinem ersten Kind schwanger war, lag die Geburt wie ein großes Mysterium vor mir: unheimlich und unbekannt. Zwar hatte ich vage Bilder aus Fernsehserien im Kopf, in denen schreiende Frauen die Hände ihrer Männer zerquetschen, bevor der freundliche Arzt das süße Baby in die Luft hielt. Dazu kamen einige bruchstückhafte Erinnerungen aus der Familiengeschichte an schöne und schreckliche Geburten, lebende und gestorbene Babys. Doch es war, als würde ich versuchen, aus wenigen einzelnen Stücken unterschiedlicher Puzzles ein Ganzes zu machen – und dabei doch nur auf immer größere Lücken stoßen. Um diese zu füllen, ging ich ins Internet und suchte nach ehrlichen Geburtsgeschichten. Was ich fand, war eine Fülle von Berichten, roh und echt, offen und authentisch, aber eben auch: ohne jede Erklärung, Einordnung oder Warnung. Da schrieben sich Frauen ihren Schrecken und ihren Schmerz von der Seele, und ich, die junge Schwangere, saß mit großen Augen davor und fürchtete mich immer mehr.

Wer mir die Angst schließlich nahm, war meine Hebamme. Einfühlsam und ermutigend erklärte sie mir, was bei einer Geburt eigentlich genau passiert, welche Rahmenbedingungen dabei helfen können und wie ein positiver Umgang mit der Wehenkraft aussehen kann. So gestärkt konnte ich, als es Monate später so weit war, freudig und selbstbewusst in meine erste Geburt gehen und meine Tochter selbstbestimmt zu Hause zur Welt bringen.

Seitdem habe ich noch zwei weitere Kinder geboren, und das vierte Baby wächst gerade unter meinem Herzen. Längst habe ich keine Angst mehr vor Geburten, sondern spüre vor allem eine unglaubliche Faszination, wenn ich daran denke, wie unverwechselbar und einzigartig die Geburtserfahrung jeder einzelnen Mutter und jedes einzelnen Babys ist. Mal scheint alles perfekt ineinanderzugreifen, mal gibt es Hürden und Hindernisse zu überwinden. Mal ist ganz viel Begleitung und Hilfestellung nötig, mal fast gar keine. Aber bei absolut jeder Geburt kommt nicht nur ein nie da gewesener kleiner Mensch zur Welt, sondern auch eine veränderte, nie da gewesene Frau. Und mein größter Wunsch ist, dass jede Mutter diese Transformation als eine kraftvolle, stärkende und gute erlebt, und nicht als traumatisch.

Dabei, davon bin ich überzeugt, kann dieses Buch helfen. Denn hier finden werdende Eltern Geburtsberichte, wie ich sie einst suchte: offen und ehrlich, authentisch und Mut machend, dabei fachlich und menschlich eingeordnet und erklärt von einer erfahrenen Hebamme, die es versteht, Ängste zu lindern und das Vertrauen in den eigenen Körper zu stärken. Die wunderbaren Geburtsfotografien von Josephine Neubert, die die persönlichen Geschichten berührend ergänzen, machen das Geheimnis der Geburt dabei auch ganz sinnlich erfahrbar: Der Schmerz und die Kraft, der Halt und die Stärke, die Erschöpfung und die Euphorie – all das, was eine Geburt ausmachen kann und darf, wird in diesem Buch nicht schamvoll versteckt, sondern gezeigt und gefeiert, in Worten wie in Bildern.

Besonders bemerkenswert ist dabei die Vielfalt der Geburtserfahrungen: Positive Berichte sowohl von klinischen als auch von außerklinischen Geburten stellen einen wohltuenden Gegenpol dar zu der oft ideologisch aufgeladenen Diskussion um den einen richtigen Geburtsort, und Erzählungen von den schnellen und sehr langwierigen, sehr schmerzhaften und fast schmerzfreien Geburten zeigen ganz plastisch, wie unendlich unterschiedlich Geburtserfahrungen sein können, ohne deshalb besser oder schlechter zu sein. Gebären wird hier nicht als Wettbewerb gezeigt, nicht als weiterer Anlass zur Selbstoptimierung, sondern als hochindividueller Akt, bei dem es kein Richtig und kein Falsch gibt, sondern nur die Einzigartigkeit des individuellen Wegs.

50 echte Geburtsgeschichten so auszuwählen und zu kuratieren, dass sie Lust auf Geburt machen, ohne dabei schwierige und traurige Geburtsverläufe auszuklammern oder zu tabuisieren, ist ein Kunststück, das viel Erfahrung und Feingefühl verlangt. In diesem Buch ist es gelungen – das macht es zu so einem Geschenk.

Leipzig,
im Januar 2019

Nora Imlau

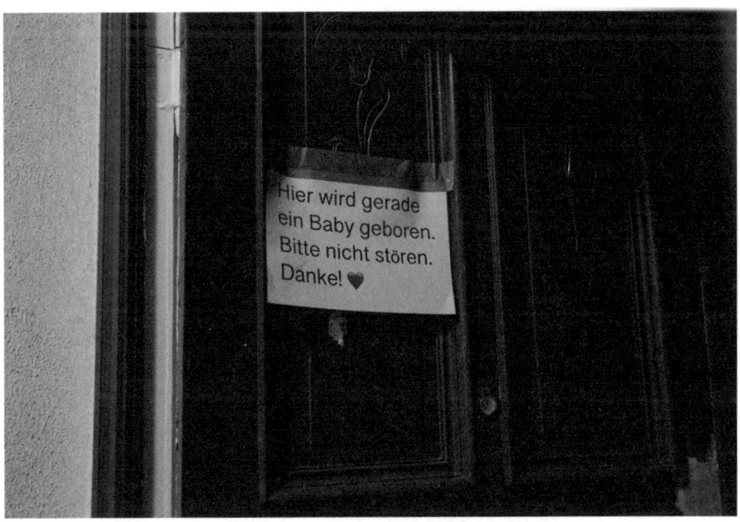
Hier wird gerade
ein Baby geboren.
Bitte nicht stören.
Danke!

Einleitung

Als ich kurz vor der Geburt meines ersten Kindes stand, sagte eine Kollegin zu mir: »Na ja, wahrscheinlich wird es bei dir ja sowieso ein Kaiserschnitt.«

Ich war total schockiert.

Mein Kind lag in Beckenendlage (also mit dem Po nach unten), die Bedingungen waren also vielleicht nicht optimal, aber ich war vollkommen zuversichtlich, dass ich dieses Kind spontan, also auf »normalem Wege«, gebären würde. Natürlich bestand die Möglichkeit, dass mein gewünschter Geburtsweg nicht durchführbar sein würde. Es könnten sich, wie bei jeder Geburt, Komplikationen ergeben, die einen Kaiserschnitt nötig machen würden. Dennoch fand ich es unglaublich, dass meine Kollegin den operativen Weg für den wahrscheinlichsten hielt und mir das auch noch sagte. Ich hätte mir eine ermutigendere Äußerung gewünscht. Es machte mich traurig und vielleicht auch ein bisschen trotzig. Glücklicherweise sollte sie nicht recht behalten.

Auch als Hebamme weiß man natürlich nicht, was einen bei der eigenen Geburt erwartet. Wie viele andere Frauen hoffte ich, alles so natürlich wie möglich zu erleben. Ich wollte die Geburt ohne Schmerzmittel und ohne Interventionen schaffen. Aber ich ließ mir alle Wege offen. Da ich wegen der Beckenendlage sowieso plante, mein Kind in der Klinik zur Welt zu bringen, würde ich auf ein Schmerzmittel zurückgreifen, sofern ich es brauchen sollte. Und wenn ein Kaiserschnitt nötig sein würde, dann wäre das eben so. Auch dafür fühlte ich mich in guten Händen. Mit diesem Grundvertrauen in meinen Körper sowie in das mich betreuende Team fühlte ich mich gut gewappnet für die Geburt. Aber ich hatte ja keine Ahnung, wie wunderbar und transformierend die Geburt sein würde! Ich weiß, das klingt jetzt esoterisch, aber so war es.

Es wurde eine gute Geburt, wenn auch nicht ganz ohne jegliche Intervention. Ein Sicherheitszugang wurde gelegt, und ich bekam leider einen Dammschnitt. Aber ich lehnte die PDA, die mir angeboten wurde, dankend ab. Zwar hatte ich zwischendurch mit einer Welle der Verzweiflung zu kämpfen, denn wenn ich auch von einer schönen Geburt rede, so war sie keinesfalls schmerzarm. Eine Geburt ist nun einmal ein existenzielles Erlebnis. Aber ich nahm Wehe für Wehe und Atemzug für Atemzug und gelangte endlich zum Ziel.

Und als ich meine kleine Tochter warm und feucht auf meinen Bauch gelegt bekam und sie in die Arme schloss, da war ich so unglaublich glücklich, wie ich es niemals für möglich gehalten hätte. Ich war euphorisch. Ich fühlte mich wie auf Drogen. Eine Olympiasiegerin konnte sich nicht stärker fühlen, eine Gewinnerin des Nobelpreises nicht stolzer. Natürlich waren das die Hormone, die mir diesen Flash verursachten. Aber das Gefühl, etwas Unglaubliches geleistet zu haben, das blieb. Das trage ich bis heute in mir.

Jeder Frau, die ein Kind bekommt, wünsche ich dieses gigantische Hochgefühl und das Wissen um die eigene Stärke. Ich wünsche mir, dass Frauen keine Angst vor der Geburt haben – ein bisschen Respekt ist in Ordnung, aber eben keine Furcht. Ich wünsche mir, dass Frauen neugierig darauf werden, ihre innere Stärke heraufzubeschwören und kennenzulernen. Ich hoffe, dass das Lesen verschiedener Geburtsberichte dazu anregt, die eigene Geburt so schön wie möglich vorzubereiten und zu gestalten.

Eine Frau (Nina), die mir ihren Geburtsbericht für dieses Buch anvertraute, schrieb mir: »Während (und auch vor) der Schwangerschaft habe ich nicht einen Menschen persönlich kennengelernt, der mir schöne Dinge von seiner Geburt berichtete. Ich hörte Horrorgeschichten, ich hörte enttäuschte Geschichten, ich hörte von Angst und von ›Da muss man halt durch, wenn man ein Kind möchte.‹ Es wird Zeit, dass endlich mehr schöne Erlebnisse mitgeteilt werden, und deshalb finde ich deine Idee so toll, ein Buch zu veröffentlichen, und möchte wahnsinnig gern dort meine Geschichte wiedergeben. Die Geburtserfahrung hat mich so nachhaltig verändert und geprägt und mein Leben dermaßen bereichert, dass ich es gar nicht abwarten kann, erneut zu gebären.« Ist das nicht eine ganz wunderbare Sache? Wäre es nicht schön, wenn künftig die Schwangeren im Geburtsvorbereitungskurs davon schwärmen, wie schön ihre Geburten waren?

Auf meinem Hebammenblog habe ich bereits 2013 damit begonnen, kommentierte Geburtsberichte zu veröffentlichen, weil ich zeigen möchte, dass Geburtsverläufe nicht per se schrecklich und vor allem nicht allein vom Schicksal vorherbestimmt sind. Sie sind beeinflussbar und – ganz im Sinne einer selbstbestimmten Geburt – bis zu einem gewissen Grad lenkbar. Durch meine begleitenden Kommentare kann ich das bei den einzelnen Geschichten gut aufzeigen. Ich erkläre, wo in den Verlauf eingegriffen wurde und was man möglicherweise hätte anders machen können. Die Erläuterungen helfen, den Geburtsvorgang zu entmystifizieren, und machen deutlich, welche Einflussfaktoren eine entscheidende Rolle gespielt haben.

Wie eine Geburt erlebt wird, ist von vielen Faktoren beeinflusst. Meine Erfahrung ist jedoch: Man kann hier keine allgemeingültige Regel aufstellen. Es gibt Frauen, die ihre Geburt als wunderschön empfanden, obwohl sie sehr lange dauerte, äußerst schmerzhaft war und nach außen hin ganz und gar nicht nach einer Traumgeburt aussah (so wie das auch bei meiner ersten Geburt sicher der Fall war). Und es gibt Frauen, bei denen von außen betrachtet alles perfekt lief, die ihre Geburten dennoch als schrecklich beschreiben.

Natürlich ist es wünschenswert, dass die äußeren Bedingungen so gut wie möglich sind, aber wichtig ist letztlich das innere Erleben der Geburt. Dafür sind realistische Erwartungen wichtig, aber auch eine gute Vorbereitung. Es gibt Frauen, die sich im Vorfeld lieber nicht so viel mit der Geburt beschäftigen möchten, weil sie Angst vor der Auseinandersetzung mit dem für sie gruseligen Thema haben. Sie sagen auf Nachfrage hin gerne Sätze wie: »Das haben ja schließlich schon Millionen anderer Frauen vor mir geschafft.« Das ist richtig, sagt aber nichts darüber aus, wie es den Frauen dabei ergangen ist. Sind Mutter und Kind an Leib und Seele unversehrt und vielleicht sogar glücklich und gestärkt aus dem Geschehen hervorgegangen, oder haben sie schlicht überlebt?

Eine gute Vorbereitung erhöht also die Chance, eine schöne Geburt zu erleben. Denn einerseits können bestimmte Weichen, die später entsprechenden Einfluss haben können, bereits früh gestellt werden, und andererseits kann in der Vorstellung ein prägendes Bild davon entstehen, wie die Wunschgeburt ungefähr ablaufen könnte. Darüber hinaus lernt man, unter der Geburt flexibel zu bleiben.

Eine der von mir betreuten Frauen (Bianca, die ihre Geschichte auch in diesem Buch erzählt) verriet mir einmal ihre Geburtsaffirmation, die inzwischen auch zu einem meiner Lieblingssätze geworden ist: »Ich bin offen für jede Wendung, die meine Geburt auch nehmen wird.« Oder kurz: »Ich bin offen.«

Ich freue mich sehr, hier eine so große Bandbreite unterschiedlichster Geburtserfahrungen zeigen zu können. An den Berichten kann man sehr schön sehen, von welchen Faktoren das individuelle Geburtserleben bestimmt wird. Beispielsweise kann eine geplante Spontangeburt, die nach vielen Interventionen in einem Kaiserschnitt endet, gut sein und stolz machen – wenn sich die Frau dabei gut betreut fühlte und vor allem alle geburtshilflich relevanten Entscheidung mitgetragen hat.[1]

Ich bekomme häufig das Feedback, dass sich schwangere Leserinnen förmlich durch die Geburtsberichte meines Blogs »gefräst« haben, um sich damit darüber klar zu werden, was sie sich für ihre Geburt wünschen, und um zu erfahren, welche Möglichkeiten es gibt. Eine Frau schrieb mir sogar, dass sie sich nach dem Lesen meiner Berichte getraut hat, eine Hausgeburt zu planen. Ein Gedanke, der ihr vorher völlig fremd war, ihr aber plötzlich absolut schlüssig erschien.

Ich möchte und werde in diesem Buch aber keinen Weichzeichner einsetzen. Denn es gibt nicht nur eine große Bandbreite an Geburtsvarianten, sondern auch eine erstaunlich große Vielfalt im *Erleben* dieses existenziellen Ereignisses. Jede Geburt ist einzigartig. Daher werden hier nicht nur Bilderbuchgeburten beschrieben. Ich denke, dass es für Schwangere einfach spannend ist, dieses breite Spektrum zu sehen. Zu jedem Bericht gibt es vorab eine kleine Einleitung von mir. So kann jede Leserin entscheiden, ob sie die jeweilige Geschichte zu dem Zeitpunkt lesen möchte oder sie lieber auslässt.

1 Die Hebammenbetreuung ist sehr persönlich und intim, weshalb sich Hebamme und Schwangere oft mit »du« anreden. So ist auch dieses Buch mit dir »per Du«. Um den Lesefluss optimal zu gewährleisten, habe ich mich entschieden, auf eine geschlechtsneutrale Schreibweise in Form von der/die PartnerIn zu verzichten. Wenn ich vom Partner, Arzt oder Ähnlichem spreche, schließt das die weibliche Form immer mit ein.

Jede Frau gibt ihrer Geschichte einen eigenen Touch. Dadurch variieren die Geschichten nicht nur inhaltlich, sondern auch dramaturgisch und erzählerisch. Manche sind lustig, manche sehr rührend, einige machen nachdenklich. Ich liebe es immer noch sehr, die Geburtsgeschichten verschiedener Frauen zu lesen.[2] Und weil ich mich so gefreut habe, dass mir so viele Frauen ihre Geschichten einfach so anvertraut haben, und weil es nur fair ist, dass auch ich etwas ganz Persönliches beisteuere, finden sich auch die Geschichten über die Geburten meiner Tochter Mascha und meines Sohnes Luis in diesem Buch.

Als Kind haben mich die Marchen von Tausendundeiner Nacht fasziniert, die einen tyrannischen Herrscher dazu brachten, milde zu werden. Ich wünsche mir, dass die Geburtsgeschichten auch so einen speziellen Zauber entfalten, der Frauen mutig macht und stark. Denn allein schon durch die Einstellung, mit der man in die Geburt geht, verändert man sie bereits.

Die wunderbare Josephine Neubert hat die Fotos gemacht, die ihr in diesem Buch findet. Als ich ihre Bilder das erste Mal gesehen habe, war mir gleich klar, dass wir thematisch gut zusammenpassen. Als wir uns dann kennengelernt haben, hat sich das bestätigt. So wie Josephines Fotos sind, nämlich unglaublich wertschätzend, sehr realistisch und dabei immer ästhetisch, so empfinde ich auch die Berichte. Es sind beeindruckende Bilder der Geburt, wie du sie wahrscheinlich noch nicht oft gesehen hast. Sie zeigen den Geburtsablauf sehr deutlich und detailliert. (Falls du die Bilder mit deinem Kind anschauen möchtest, prüfe bitte, ob das für dich in Ordnung ist.) Wir beide wollen Menschen für die einzigartigen Vorgänge der Geburt begeistern und diese so zeigen, wie sie wirklich sind – aber auf behutsame, ermutigende Weise.

Ich freue mich sehr, dass ich Josephine für dieses Projekt begeistern konnte. Mehr über Josephine und ihre Arbeit findest du auf Seite 386.

Eure Jana

2 Ich spreche im Buch der Einfachheit halber meist vom Partner und seiner Frau. Der Partner kann dabei aber natürlich auch eine Frau, eine Freundin, ein Ehemann, Transgender oder wie auch immer sein. Es möge sich durch diese Vereinfachung bitte niemand diskriminiert fühlen.

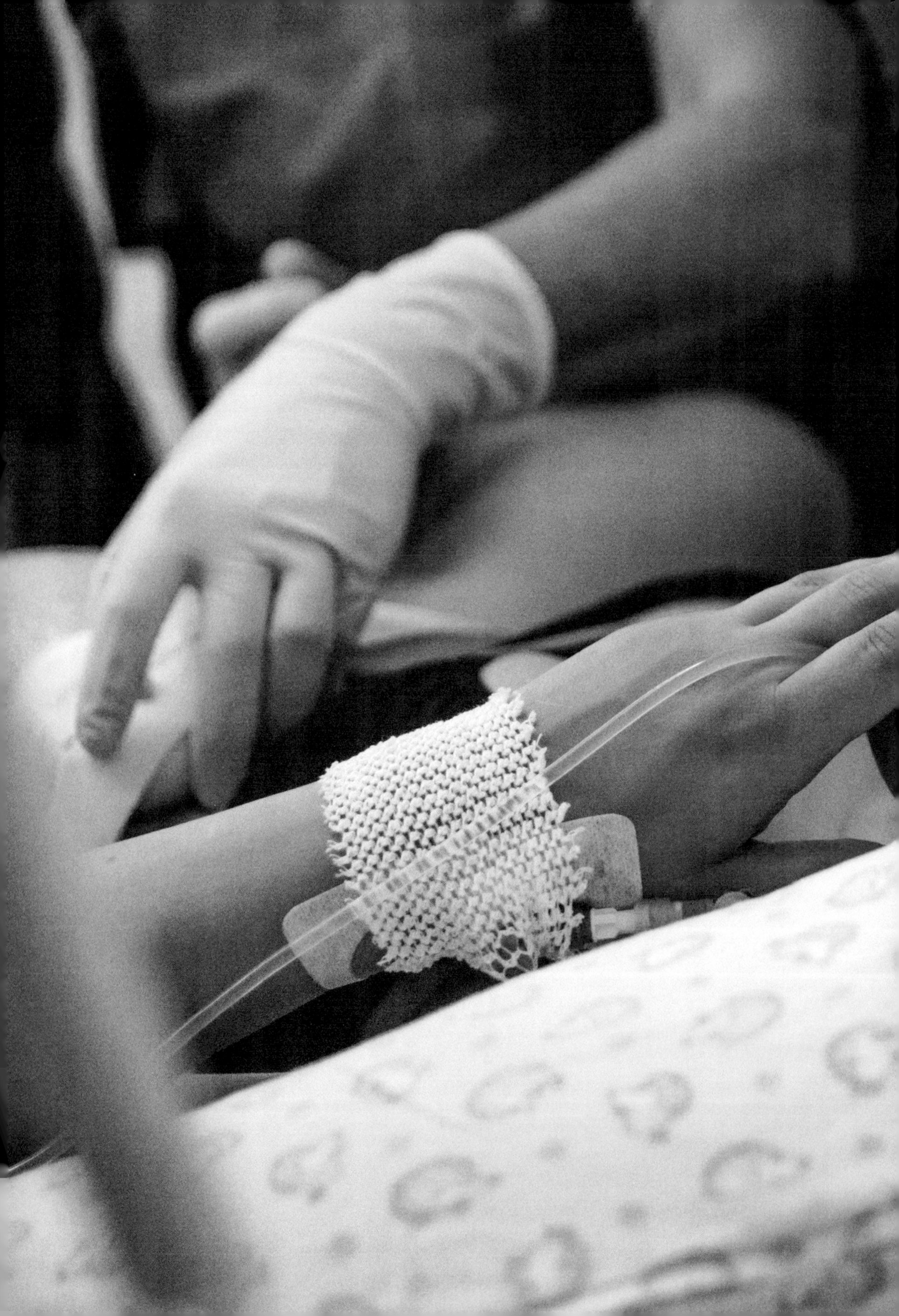

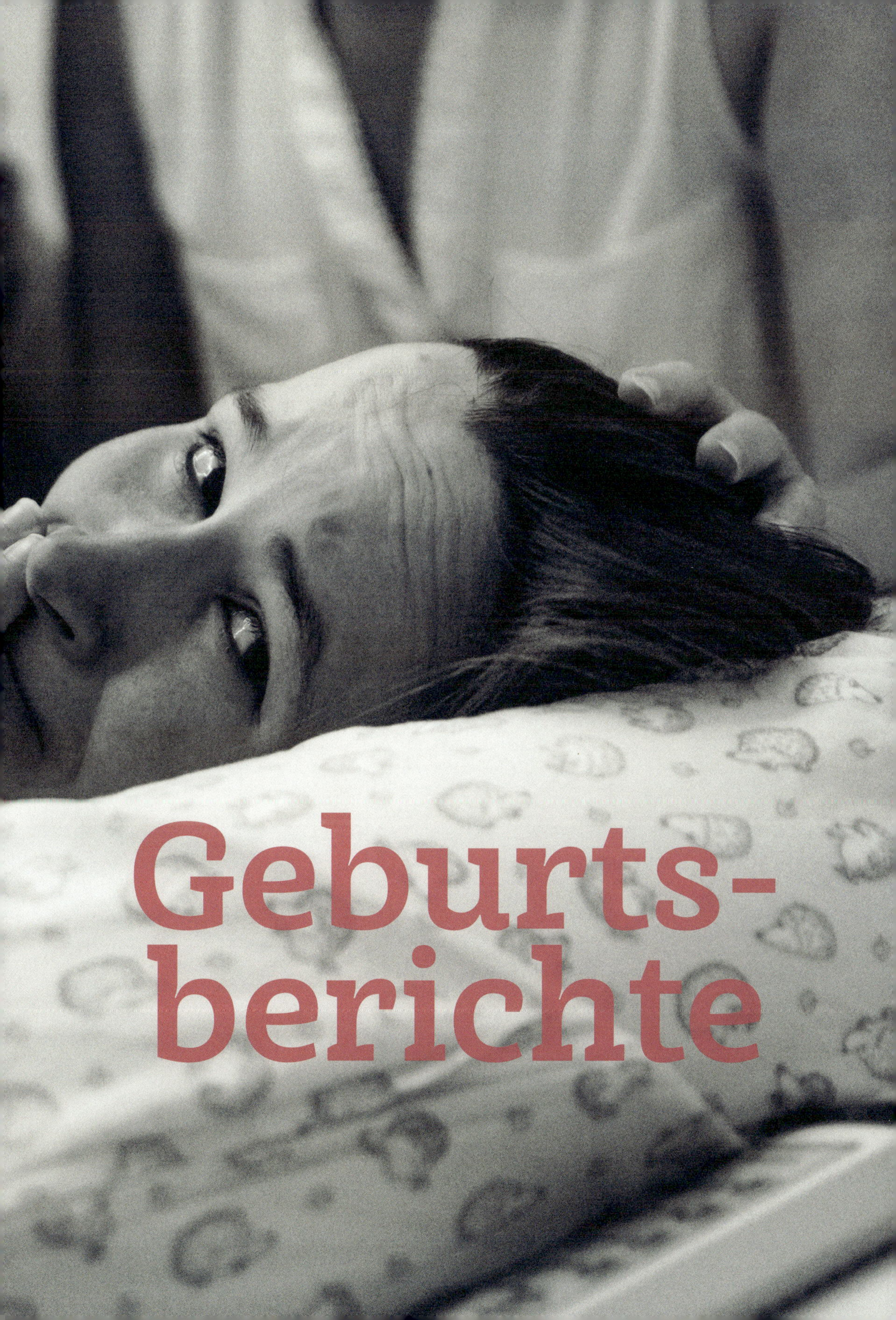

Geburtsberichte

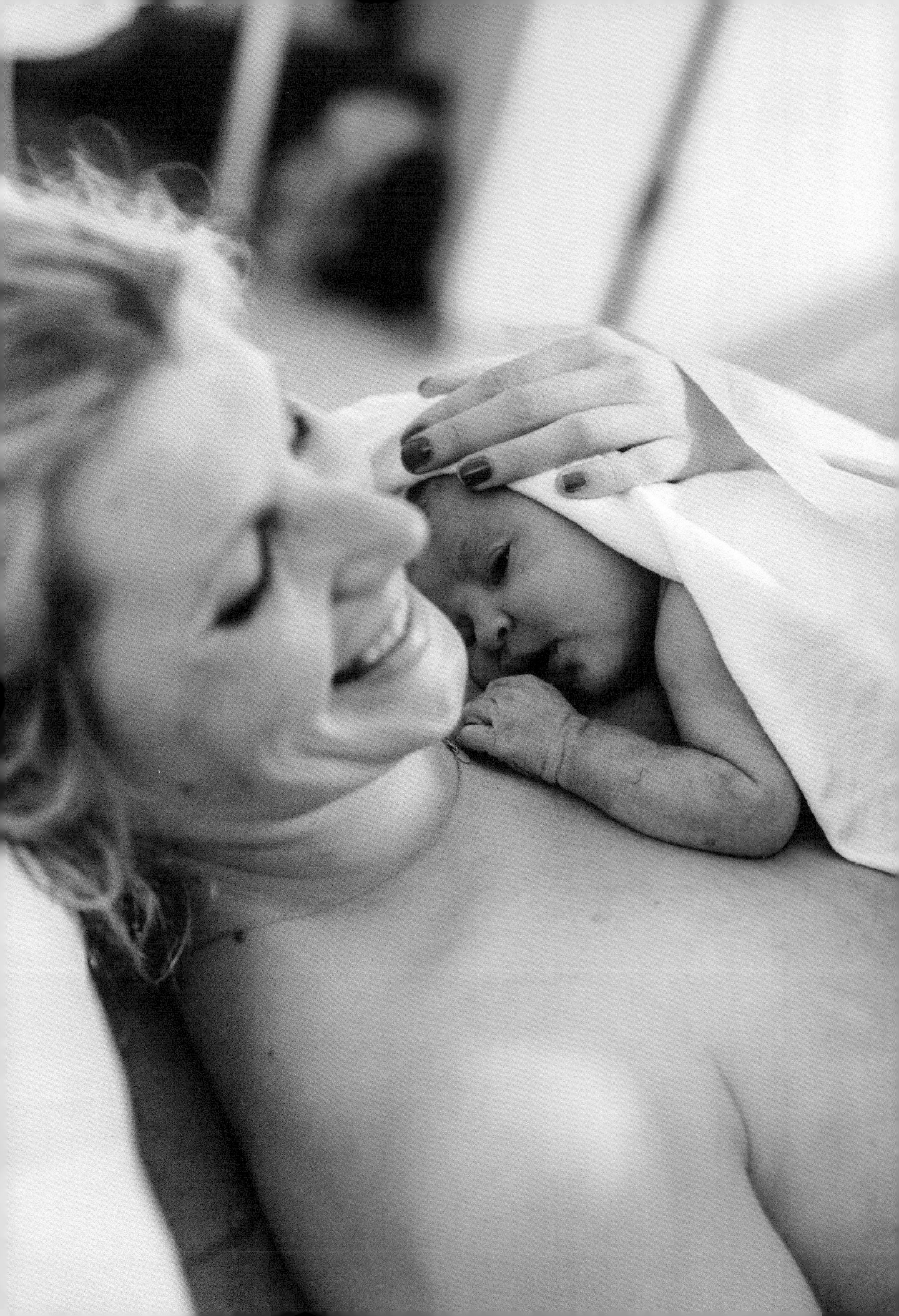

Spontangeburt ohne Interventionen – »normale Geburt«

Eine Spontangeburt ohne Interventionen wie dem Legen einer PDA (Periduralanästhesie) oder einem Dammschnitt bezeichnet man als »normale Geburt«. Aber was ist schon normal? Laut Duden bedeutet »normal«: »der Norm entsprechend, vorschriftsmäßig« oder »so beschaffen/geartet, wie es sich die allgemeine Meinung als das Übliche, Richtige vorstellt«.

Die Vorstellung von Geburt in unserer Gesellschaft wird im Laufe unseres Lebens stark negativ geprägt. Für Kinder (das weiß ich aus meiner Aufklärungsarbeit mit Grundschülern) ist Geburt noch etwas Tolles, ganz Normales, worauf man sich freut. Es ist der erste Geburtstag eines Menschen. Etwas, das man feiert. Alle Verwandten und Freunde nehmen Anteil, und es gibt Geschenke. Geburt ist daher erst einmal komplett positiv besetzt.

Kurze Zeit später, in der Pubertät (ich unterrichte auch an weiterführenden Schulen), hat sich diese Einstellung schon grundlegend geändert. Nun wird die Geburt als etwas Unheimliches gefürchtet. Etwas, das mit großen Schmerzen verbunden ist und Verletzung oder sogar den Tod mit sich bringen kann.

Die Paare, die mir schließlich im Geburtsvorbereitungskurs begegnen, fürchten den kompletten Kontrollverlust. »Wenn ich dann nicht mehr in der Lage bin, Entscheidungen zu treffen, soll mein Partner das für mich tun« ist eine häufige Aussage von Frauen im Vorfeld einer Geburt. Außerdem haben sie oft Angst vor den starken Schmerzen.

Die meisten Menschen stellen sich eine Geburt so vor, wie sie in Filmen sehr oft fälschlich dargestellt wird: Die erste Wehe kommt oder die Fruchtblase platzt, und sofort ist die Frau nicht mehr sie selbst. Sie schreit, kreischt, kann nicht mehr laufen – in Filmen werden Frauen fast immer auf einer Liege über die grell beleuchteten Krankenhausflure geschoben – und stoßen wilde Verwünschungen aus, während sie kratzen, beißen oder ihren Partnern die Hände zerquetschen. Kein Wunder, dass der Arzt (Hebammen kommen in Filmen selten vor) die Führung dieses potenziell gefährlichen Prozesses übernehmen muss. Es wird also ein Zugang gelegt, um die schreiende Frau mit einem Schmerzmittel zu besänftigen. Dann braucht sie natürlich einen Wehentropf. Der Körper macht also nichts richtig. Sie wird auf einen gynäkologischen Stuhl gelagert und mit grünen Tüchern abgedeckt, als wäre sie unhygienisch. Dabei ist eine Geburt bei Weitem kein steriler Akt. Während der Mann längst vor dem Schauspiel der weiblichen Urkraft kollabiert ist, wird die Frau (die offensichtlich von alleine gar nichts merkt) angeschrien, sie möge jetzt mal pressen, pressen, PRESSEN! Dann entwickelt der Gott in Weiß (oder Grün) in Komplettvermummung das Baby. Beide Partner nehmen verliebt das unglaublich glatte, rosige Neugeborene entgegen (jetzt mit Weichzeichner und Geigenklang) und sind dem Arzt natürlich unendlich dankbar, dass er ihnen und ihrem Kind das Leben gerettet hat. Alleine hätten sie das nie geschafft.

Es gibt sicher Geburten, die so oder ähnlich verlaufen. Normal ist das aber eigentlich nicht.

Definition der normalen Geburt (nach Weltgesundheitsorganisation/WHO): »Unter normaler Geburt versteht man eine physiologische Geburt, die spontan beginnt, sich im effektiven Rhythmus zwischen Wehen und Wehenpausen von alleine entwickelt und bei der sich somit ohne fremdes Eingreifen der Muttermund öffnet, das Kind durch unwillkürlichen Pressdrang geboren wird.«[3]

Das bedeutet, eine normale Geburt benötigt keinerlei Interventionen. Der Körper »weiß«, was er zu tun hat. Eine Frau kann durchaus noch laufen, sitzen, stehen oder liegen, wenn die Wehen begonnen haben. Sie wird sich das aussuchen, was ihr guttut – ganz instinktiv und natürlich. Sie kann sagen, was sie braucht und was nicht. Da die werdende Mutter all ihre Kraft braucht, um sich auf die Wehen zu konzentrieren, wird sie ihre Worte nicht immer so wohl wählen, wie sie das sonst tun würde. Aber ihr Charakter verändert sich nicht. Sie »mutiert« nicht plötzlich. Sie wird leise atmen, tönen oder laut schreien. Je nachdem, was für sie das Beste ist. Die Geburt schreitet voran. Sie geht schnell oder dauert lange. Die Dauer sagt nichts über die Qualität der Geburt aus. Irgendwann bemerkt die Frau dann, dass sie pressen muss. Der Pressdrang ist eine Urkraft. Keiner muss der Gebärenden sagen, was sie zu tun hat, denn der Körper übernimmt die Führung und lässt ihr keine andere Möglichkeit. Die Frau gibt also diesem Drang nach und bekommt das Baby. Einige Zeit später folgt der Mutterkuchen. So funktioniert eine Geburt. So ist sie normal. Aber so passieren eben nur wenige Geburten in unserem Kulturkreis. Bei uns sind Eingriffe in den natürlichen Prozess üblich geworden.

Die normale Geburt, wie die WHO sie definiert hat, ist sicherlich ein Ideal, welches Frauen vorschwebt, wenn sie eine möglichst »natürliche« Geburt wünschen. Das bedeutet aber nicht, dass eine gute Geburt immer eine »normale Geburt« sein muss. Interventionen sind nicht unbedingt schrecklich, schlecht oder störend. Und sowieso ist das eigene Empfinden ja individuell und ausschlaggebend. Es gibt unglaublich schöne, selbstbestimmte Geburten, die beispielsweise mit einer Einleitung begonnen haben und somit nicht mehr als normal bezeichnet werden können. Auch ist es immer die bessere

3 WHO 1996: *Care in normal birth: a practical guide* – hebammenblog.de/einzigartig/who-geburt

Lösung, ein Schmerzmittel in Anspruch zu nehmen, als traumatisiert aus der Geburt zu kommen, weil man mit den Wehen nicht zurechtkam.

Es geht hier also nur um eine Definition, die für das Erleben und Bewerten einer Geburt aber letztlich unwichtig ist. Hatte man eine normale Geburt, wird im Mutterpass am Ende einfach »Spontangeburt« stehen. Nichts weiter. Eine normale Geburt ist also die einfachste Form der Spontangeburt. Eine Spontangeburt ohne Interventionen.

Klinikgeburt

Susanna – Eine Geburt, zwei Perspektiven

David und Susanna haben zusammen eine für beide Partner erfüllende, großartige Geburt erlebt. Sie haben die Geburtsgeschichte aus ihrer jeweiligen Perspektive aufgeschrieben. Das Setting ist eine Art Abstellkammer im Krankenhauskreißsaal (es war wohl an dem Tag sehr voll auf der Geburtsstation), in der sich beide Partner aber erstaunlich wohlgefühlt haben. Was mal wieder zeigt, dass die Raumausstattung selbst letzten Endes nicht so wichtig ist, solange das Gefühl von Geborgenheit und Sicherheit dort aufkommen kann. Und das konnte es. Sicherlich auch, weil beide Partner sehr klar und liebevoll miteinander umgegangen sind.

Davids Sicht

Am 1. Mai musste Susanna in der Klinik ein CTG (Kardiotokografie) machen lassen, weil XY bereits sechs Tage über dem errechneten Termin war. Wir hatten uns bewusst dafür entschieden, das Geschlecht noch nicht wissen zu wollen, und nannten unser Baby vorerst XY. Nach der CTG-Kontrolle wurde Susanna von einer Assistenzärztin untersucht, wobei sich herausstellte, dass XY sich im Bauch pudelwohl fühlte und noch nicht ganz in Startposition war. Zum Abschluss wurde uns gesagt, dass das Hospital die Geburt am zehnten Tag einleiten würde – zur Sicherheit des Kindes. Auf der Rückfahrt spürte ich Susannas Anspannung, sie wollte kein Einleiten, nichts Künstliches – es sollte alles seinen natürlichen Lauf nehmen. Ich kann mich nicht mehr genau an den Abend des 1. Mai erinnern, nur daran, dass Susanna geschäftig war und wir relativ spät noch auf *3sat* das Konzert von Queen in Montreal 1981 geschaut haben – ein Jahr vor meiner Geburt.

Die geburtshilflichen Richtlinien sehen standardmäßig eine Einleitung am zehnten Tag vor. Wenn alles in Ordnung ist – wie in diesem Fall –, warten manche Kliniken auch noch einen oder zwei Tage länger. Aber in der Regel wird es genau so gehandhabt.

Viele Frauen sind nach dem Verstreichen des errechneten Geburtstermins sehr ungeduldig und eher erleichtert von der Idee, die Geburt einzuleiten. Aber manchen geht es wie Susanna. Sie möchten lieber das Baby entscheiden lassen, wann es kommen möchte. Der natürliche Beginn ist auch fast immer der beste, solange bei den Kontrollen alles in Ordnung ist. Auch in den geburtshilflichen Fachkreisen wird immer wieder diskutiert, wie viel Nutzen eine Einleitung aufgrund einer alleinigen Terminüberschreitung eigentlich bringe. Zumal der errechnete Termin nicht immer zweifelsfrei sicher ist.

Der Termin wird nach der sogenannten Naegele-Regel errechnet: Erster Tag der letzten Regel + ein Jahr minus drei Monate + sieben Tage. Dabei wird von einer Standardzykluslänge von 28 Tagen ausgegangen. Abweichungen in der Zykluslänge müssen natürlich berücksichtigt werden. Das passiert aber oft nicht, sodass dann ein falscher Tag berechnet wird. Noch komplizierter wird es, wenn der Zyklus unregelmäßig war. Die ganz frühen Ultraschalluntersuchungen können guten Aufschluss darüber geben, ob der errechnete Termin stimmt, da die Messungen am Anfang sehr genau sind und die Kinder noch recht gleichmäßig wachsen. Manchmal werden hier zwar Abweichungen festgestellt, aber der Termin nicht entsprechend abgeändert. Selbst wenn es sich »nur« um zwei Tage handelt, kann das später darüber entscheiden, ob eingeleitet wird oder nicht.

Und letztendlich muss man sagen, dass nur ungefähr fünf von 100 Kindern an dem errechneten Termin geboren werden. Die meisten verteilen sich auf die drei Wochen davor und zwei Wochen danach.

Irgendwann hat Susanna mich dann geweckt, weil ich (sicherlich) geschnarcht hatte und sie nicht schlafen konnte. Ich wurde dann nach unten auf die Couch verbannt. Irgendwann bin ich von ihren Schritten aufgewacht und ging nach oben, um nach ihr zu sehen.

Sie war total aktiv – irgendwas tat sich – jedoch wollte sie alleine sein. Ich könne nichts tun und solle wieder nach unten gehen. Sie musste mir versprechen anzurufen, falls etwas sein sollte. Ich bin dann wieder eingeschlafen.

Um 4:55 Uhr kam der Anruf: Es geht los!

Ich erinnere mich noch: Ich war sofort wie »eingeschaltet«! Ich bin sofort nach oben, um nach Susanna zu sehen. Ihr ging es gut. Nach einem Anruf bei Susannas Mutter, die sofort rüberkam, haben wir Hannah (10) geweckt. Ich glaube, sie war am aufgeregtesten von uns allen. Wobei das nicht ganz stimmt – ich war ebenfalls total aufgeregt, habe mir nur nichts anmerken lassen (hoffe ich). Ich habe dann noch im Kreißsaal angerufen und den Abstand der Wehen durchgegeben (den ich nicht mehr weiß). Die Hebamme sagte, wir sollten uns auf den Weg machen, es sehe gut aus. Da alles gepackt und vorbereitet war, sind wir in mein Auto gestiegen und losgefahren.

Susanna wusste genau, was ihr guttat, und hat das auch artikuliert. Es spricht sehr für die Beziehung zwischen Susanna und David, dass er das annehmen konnte, ohne sich abgewiesen zu fühlen. Diese Klarheit der beiden ist für einen guten Geburtsverlauf sehr wertvoll.

In der Regel ist die Empfehlung zum Losgehen: Wenn die Wehen über einen Zeitraum von zwei Stunden in einem Abstand von circa fünf Minuten kommen, ist es Zeit, sich auf den Weg zum Geburtsort zu machen. Beim zweiten Kind, je nach Gefühl, auch etwas früher.

Im Auto haben wir den Abstand der Wehen geprüft, er war aber konstant und hat sich nicht verkürzt. Nach der Ankunft wurden wir erst mal aufgenommen. Da wir vor weniger als zwölf Stunden schon eine CTG-Kontrolle gehabt hatten, waren auch noch alle Beteiligten mit unserem »Fall« vertraut. Die Assistenzärztin sowie die Hebamme waren immer noch im Dienst. Danach kamen wir erst mal auf Station und frühstückten, da XY wohl noch nicht so weit war – scheinbar.

Für mich ging dann alles rasend schnell: Es muss so gegen 8 Uhr gewesen sein, als Susanna und ich auf dem Flur auf und ab pilgerten. Ich habe immerzu ihre Hand gehalten und war für sie da. Ein total mieses Gefühl, wenn man nichts machen kann. Die Wehen wurden jetzt stärker, und Susanna musste jedes Mal anhalten, um sie wegzuatmen. Auf dem Flur wartete ein Mann angespannt auf seine Frau, die laut schreiend im Kreißsaal ihr Kind zur Welt brachte. Als die Wehen in kürzerem Abstand kamen und noch intensiver wurden, habe ich bei den Hebammen nach einem Kreißsaal gefragt. Wir wurden jedoch vertröstet, und Susanna musste weiter auf dem Flur ausharren.

Nach einer Weile und einem weiteren Nachfragen meinerseits kamen wir dann in den letzten noch freien Kreißsaal. Er wurde als Medikamentenlager verwendet und musste erst mal hergerichtet werden. Zudem war keine Hebamme mehr für uns verfügbar und musste erst gerufen werden – daher auch die Verzögerung.

Dieses Gefühl der Hilflosigkeit überkommt viele Geburtsbegleiter – ganz unnötigerweise. Denn ihre pure Anwesenheit unterstützt die Frauen. Der bekannte Geruch, eine kleine Berührung, ein nettes Wort, mehr braucht es nicht, um sich in der fremden Umgebung nicht mehr ganz so fremd zu fühlen. Und ein Gefühl von Geborgenheit bewirkt, dass die Geburtshormone intensiver fließen, die Muskeln effektiver arbeiten und der Muttermund sich besser öffnen kann.

Geburten sind nicht planbar. Daher kommt es immer mal wieder zu solchen Überlastungssituationen, in Zeiten von Hebammenmangel und Geburtenboom sicher etwas häufiger. Aber auch sonst kann das einfach passieren. Hier hilft es nur, flexibel zu sein und sich von dem organisatorischen Stress des Klinikpersonals nicht aus der Ruhe bringen zu lassen.

Unsere Hebamme hieß Sandra, die ihren ersten Tag im Hospital hatte, zuvor allerdings viele Hausgeburten betreut hatte. Susanna fühlte sich sofort in guten Händen und war sehr erleichtert. Eine der anderen Hebammen wäre für sie nicht infrage gekommen.

Im Kreißsaal versuchte Susanna, eine angenehme Position zu finden, um die immer intensiveren und in kürzeren Abständen kommenden Wehen wegzuatmen. Ich hatte meine Hand dabei immer auf Susannas unterem Rücken und hielt so gut es ging dagegen, wenn die Wehen kamen.

Sandra trat eigentlich nur beim CTG in Aktion und einmal beim Haare-zum-Zopf-Binden. Dabei bin ich nämlich kläglich gescheitert. Nach ein paar Positionswechseln und immer intensiveren Wehen blieb Susanna dann im Vierfüßlerstand und krallte sich an einem Geburtshocker fest. Ich saß in der Hocke neben ihr, streichelte ihren unteren Rücken und hielt bei jeder Wehe fest dagegen.

Druck oder die Massage des unteren Rückens (vor allem des Kreuzbeins) stellt für viele Frauen eine großartige Unterstützung dar. Von innen übt das Baby Druck aus, da ist es sehr angenehm, einen äußeren Gegendruck zu erfahren. Auch das ist eine gute Aufgabe für den Geburtsbegleiter.

Der Vierfüßlerstand ist eine der intuitivsten und besten Geburtspositionen. Frauen, die von der Hebamme nicht in eine bestimmte Position gebracht werden, suchen sich sehr häufig diese Haltung aus. Man ist etwas abgestützt, bekommt gut Luft und kann sich mit dem Kopf zwischen seinen Armen »verstecken«. Dadurch kann man seine Konzentration sehr gut nach innen richten.

Die meiste Zeit waren nur Susanna, Sandra und ich im Zimmer – bis auf die Unterbrechungen durch die anderen Hebammen, die ständig was aus den Schränken holen mussten. Zum Glück hat das nur mich gestört, und Susanna hat das gar nicht mitbekommen. Sie war so tapfer! Je weiter die Geburt voranschritt, desto mehr hatte ich ein Gespür dafür, was sie braucht, und konnte mich komplett auf sie konzentrieren. Sandra hat nur hin und wieder was gesagt, uns aber sonst machen lassen. Es gab nur einen Durchhänger bei Susanna: »Ich schaffe das nicht, ich kann das nicht« waren ihre Worte.

> Die typische Wortwahl für die Übergangsphase. Nur wenige Frauen gehen wohl ohne diesen kurzen Hänger durch die Geburt. Meist ist das ein Zeichen dafür, dass die Geburt schon sehr weit vorangeschritten ist und das Baby bald kommt. Wenn die Hebamme so passiv ist, ist das ein Zeichen dafür, dass alles gut ist.

Ich war mir aber so sicher, dass sie das konnte, dass ich nicht mal über ein »Doch, du kannst das!« nachdenken musste. Irgendwie ging dann alles ganz schnell, und urplötzlich konnte man den Kopf unseres Babys sehen. Mein Wunsch war es, es mit meinen Händen aufzufangen. Ich weiß gar nicht mehr, wie ich darauf kam, und hatte auch große Zweifel, ob ich das überhaupt konnte. Im Nachhinein glaube ich, dass ich einfach den Vorsprung, den Susanna und XY in Sachen Bindung hatten, aufholen wollte. Als ich Sandra fragte, ob ich ihn auffangen dürfe, antwortete sie nur: »Klar.«

Als man den Kopf sehen konnte, sagte sie, ich solle meine Hand vorsichtig darunterhalten. Zuerst war ich etwas forsch und habe unser Baby fast wieder reingeschoben ... Sandra sei Dank war ich dann etwas sanfter. Mit einer Hand an XYs Kopf und der anderen fest an Susannas Rücken hockte ich neben ihr. Da presste Susanna mit einer unglaublichen Kraft den Kopf heraus, auf meine Hand.

Ich war so überwältigt, dass mir die Tränen aus den Augen schossen. Da war der kleine Mensch und schaute mich an. Die Augen waren offen, und die Zunge schob das Fruchtwasser aus dem Mund. Ich glaube, ich habe kein Wort gesprochen und am ganzen Körper gezittert – immer noch liefen mir die Tränen über die Wangen. Diesen Moment – wie er mich ansah und wie zerbrechlich sein Kopf in meiner Hand lag – werde ich nie vergessen! Es hat alles in mir verändert und sollte nur der Anfang sein.

Zwischenzeitlich war auch ein Arzt eingetroffen – gebraucht haben wir ihn aber nicht. Susanna hat das, mit meiner und Sandras Hilfe, alleine hinbekommen!

Der Kopf des kleinen Menschen begann sich langsam in meiner linken Hand zu drehen. Ein total merkwürdiger, fast skurriler Anblick. XY bereitet sich vor, vollständig seinen Weg nach draußen zu suchen – aber das sollte noch dauern.

> Sehr oft tritt nach der Geburt des Kopfes eine kleine Pause ein. Das Kind vollführt in dieser Zeit eine Vierteldrehung. Auch scheint es so, dass der Körper der Frau kurz Kraft schöpfe, bevor er eine weitere Wehe produziert, mit der dann das ganze Kind geboren wird. Diese kurze Pause ist zwar physiologisch, aber dennoch warten in diesem Moment natürlich alle Beteiligten sehnsüchtig und ungeduldig auf die vollständige Geburt des Kindes.

Susanna war total am Ende und zitterte am ganzen Körper. Die letzte Wehe wollte und wollte nicht kommen. Es schien fast so, als hätte der unglaubliche Kraftakt der vorigen Wehe ihr jegliche Energie geraubt. Auch der Arzt fing an, sich Sorgen zu machen. Susanna atmete so schnell!

Sandra begann ihr den Bauch zu streicheln, und ich massierte ihren unteren Rücken. Ich glaube, ich habe ihr auch Mut zugesprochen, weiß es aber nicht mehr genau. Als sich nach einer gefühlten Ewigkeit die letzte Wehe ankündigte, sagte Sandra, ich solle mit der rechten Hand den Kopf stützen und die linke für den kleinen Körper bereithalten. Mit einem allerletzten Pressen hat Susanna unser Baby dann geboren, und es flutschte in meine Arme! Fruchtwasser und Blut schwappten über meine weiß-roten Nike Air Max 2.0, anschließend war es für einen ganz kurzen Moment still. Es war, als hätte man die Zeit angehalten. Dann ertönte der erste Schrei des kleinen Menschen. Er war ganz in seine Nabelschnur eingewickelt. Ich legte ihn ab und suchte nach einem Indiz für das Geschlecht: »Ein Junge!«, schrie ich laut und umarmte Susanna, immer noch im Vierfüßlerstand. Sie war wie paralysiert und total erschöpft. Nach einer kurzen Weile reichte die Hebamme den kleinen Menschen unter Susanna durch.

»Er hat deine Ohren«, war ihr erster Kommentar. Da sie immer noch so geschwächt war, konnte sie ihn noch nicht allein festhalten. Auf dem Boden wurde es zu kalt für den kleinen Mann, und wir durchtrennten die Nabelschnur. Ich durfte schneiden und nahm meinen Sohn danach das erste Mal richtig in den Arm. Er war eingepackt in eine Decke und hatte die Augen geschlossen. Sein Gesicht war blutverschmiert und seine Händchen total klein. Ich war sofort verliebt, so verliebt, wie ich es noch nie zuvor in meinem Leben gewesen war!

Als die Hebamme den kleinen Mann zum Wiegen und Messen nahm, half ich Susanna auf die Liege. Man sah nun, wie sehr sie dieser Kraftakt mitgenommen hatte. Ich war sehr froh für sie, dass es geschafft war. Die Hebamme fragte uns nach einem Namen für das Armbändchen, den wir zu dem Zeitpunkt allerdings noch nicht parat hatten. Wir wollten spontan entscheiden, natürlich mit ein paar Favoriten ausgestattet.

Als sich die Gelegenheit ergab, schoss ich das allererste Foto unseres Sohnes und teilte unseren Familien und Freunden die freudige Nachricht mit. Der kleine Mann war auf dem Boden etwas kühl geworden und musste für ein paar Minuten Wärme tanken. Ich ließ ihn nicht aus den Augen und ging mit der Hebamme in den Raum, wo er ein paar Minuten in einen Brutkasten gelegt wurde. Dort beobachtete ich den schrumpeligen Kerl und dachte mir nur: »Endlich bist du da!« Ich war so stolz und konnte es kaum erwarten, ihn wieder in den Arm zu nehmen. Nachdem der kleine Mann wieder Betriebstemperatur hatte, Susanna zum Glück nicht genäht werden musste und auch die Nachgeburt raus war – die übrigens auf einen zweiten Fötus hindeutete –, waren wir endlich alle drei vereint!

Manchmal sind in der Anlage zwei Babys vorhanden, von denen sich eines in einem sehr frühen Stadium der Schwangerschaft nicht weiterentwickelt hat. In den meisten Fällen ist das auch gar nicht bekannt. Aber manchmal findet man eben in der Nachgeburt noch Spuren dieses früheren Zwillings.

Susanna war wieder etwas zu Kräften gekommen und hielt unseren kleinen Sohn in ihren Armen. Sowohl unsere Familien als auch das Krankenhauspersonal war total gespannt auf unsere Namenswahl. Wir haben uns damit auch echt Zeit gelassen.

Susanna sagte dann zu mir: »Wie findest du Emil?«, und ich schaute den kleinen Mann kurz an und sagte: »Ja, Emil passt!«, und ab da wurde aus XY Emil! Wir hatten der großen Schwester Hannah versprechen müssen, dass sie den Namen per WhatsApp verkünden durfte. Also war sie die Erste, die den Namen ihres Bruders erfuhr, und teilte ihn dann allen Freunden und Verwandten mit.

Susanna und Emil blieben die erste Nacht alleine im Krankenhaus, da kein Familienzimmer frei war. Als ich abends dann alleine nach Hause fuhr, war ich total überwältigt. Ich war aufgekratzt – obwohl ich seit 5 Uhr wach war – und gleichzeitig total erschöpft. Ich konnte es nicht fassen, was da heute Unglaubliches passiert war! Manchmal kommt es tatsächlich so, wie man es sich wünscht …

Wunderbar! Und weil nun schon alles Ergänzende gesagt ist, lasse ich Susannas Bericht nun ausnahmsweise unkommentiert.

Susannas Sicht

Die Geburt meiner Tochter Hannah lag schon fast elf Jahre zurück und war alles andere als selbstbestimmt verlaufen. Aus heutiger Sicht muss ich allerdings gestehen, dass ich mich damals auch mit allem Möglichen beschäftigt hatte, aber nicht mit der Geburt. Lange Geschichte …

Nun war ich erneut schwanger. Die Schwangerschaft war sehr anstrengend. Ich hatte gerade eine neue Position auf der Arbeit übernommen, und meine Tochter wechselte auf die weiterführende Schule. Wie schon bei der ersten Schwangerschaft setzten mich die neuen Hormone schachmatt, und ganz arbeitgeberfreundlich war mir stets abends unglaublich schlecht. Es fühlte sich außerdem so an, als hätte mir jemand mit einem Brett über den Schädel gehauen, und ich war weit davon entfernt, ich selber zu sein.

Augenscheinlich besserte sich dies mit Abnahme der Übelkeit, aber der Stress auf der Arbeit wurde nicht weniger und zu Hause auch nicht. Überstunden, Haushalt, mit Hannah für Klausuren lernen und eine Partnerschaft aufrechterhalten – das alles brachte mich schnell an meine Grenzen. Und dann kam im fünften Monat der Termin bei der Hebamme. Ich war auf alles vorbereitet, aber nicht auf die Frage »Was wollen Sie denn?«. Äh … was ich will?! Keine Ahnung … dass alles gut geht? Dass das Kind gesund ist? Dass es nicht so verläuft wie beim letzten Mal? Und damit brachte meine Hebamme etwas ins Rollen, wofür ich ihr ewig dankbar sein werde.

Ich setzte mich bewusst mit der ersten Geburt auseinander, las viel über selbstbestimmte Geburten, ging früher in den Mutterschutz (dank angesammelter Urlaubstage) und las viele Erfahrungsberichte anderer Frauen. Hannah kam damals zehn Tage früher als errechnet, und auch diesmal war ich mir sicher, dass unser Kind früher kommen würde. Diesmal wollte ich mich bezüglich des Geschlechts überraschen lassen, und ich bin froh, dass ich mich mit diesem Wunsch durchsetzen konnte, denn der Moment, in dem verkündet wird: »Es ist ein Junge/Mädchen!«, ist unbeschreiblich. Wann lässt man sich heutzutage noch überraschen? Aber XY, wie wir unser Kind nannten, sollte doch noch etwas auf sich warten lassen.

Der errechnete Termin verstrich, Gott sei Dank … denn durch die Zeit, die wir gewannen, änderten sich auch unsere Pläne für den Geburtsort.

Da der 1. Mai auf einen Montag fiel und wir an diesem Tag wieder zur Kontrolle gehen mussten, wurden wir zum ersten Mal in unserer Wunschklinik vorstellig. Man sagte uns, dass in diesem Krankenhaus ab dem zehnten Übertragungstag eingeleitet würde. Für mich überhaupt nicht diskutabel. Am liebsten hätte ich mein Kind zu Hause bekommen, aber dazu fehlte mir neben dem Mut auch die entsprechende Hebamme.

Aber ich wollte meinem Kind die Zeit lassen, die es brauchte, um auf die Welt zu kommen, und wollte mir nicht vorschreiben lassen, ab welchem Zeitpunkt das sein sollte. Klar sollte es medizinisch belegte Gründe dafür geben, auf jeden Fall, aber nicht, weil man einfach mal festgelegt hatte, dass es am zehnten Tag passieren sollte.

Wütend über dieses System und in Gedanken schon wieder rebellierend – »Dann bekomme ich das Kind eben alleine zu Hause!« –, lief ich den Rest des Tages die Treppen zu Hause hoch und runter. Abends sahen David und ich noch ein Konzert von Queen 1981 in Montreal.

Ich hatte schon seit Wochen schmerzfreie Kontraktionen, und so auch diese Nacht. David schnarchte, und ich schickte ihn nach unten, damit ich ein wenig zur Ruhe kommen konnte, aber als ich gegen 2 Uhr wach wurde und mich umdrehte, floß etwas aus mir heraus. Ich flitzte zur Toilette, aber es war so wenig, dass ich mir nicht sicher war, ob nicht doch nur Urin abgegangen war. Das passierte allerdings noch zwei, drei Mal, und dann bemerkte ich leichten Schleimabgang. Sollte es jetzt wirklich losgehen?

David hatte mich wohl gehört und kam direkt nach oben, aber mir war nicht nach Gesellschaft. Ich wollte in mich kehren, hineinfühlen, atmen, und das unbeobachtet. So ging David wieder runter, um noch etwas Schlaf zu bekommen, und ich zündete eine Kerze an, die seine Mutter uns zu Ostern geschenkt hatte. Es passierte aber weiter nichts, und so legte ich mich wieder hin (die Kerze pustete ich natürlich wieder aus). Die Kontraktionen wurden jetzt spürbarer und regelmäßiger, und ich konnte dazwischen immer wieder kurz wegdösen.

Irgendwann gegen 5:30 Uhr waren es Kontraktionen im Abstand von vier Minuten, und David rief meine Mutter an, damit sie auf Hannah aufpasste. Wir hatten Hannah versprochen, sie zu wecken, falls es losginge, und das taten wir auch. Schön fand ich, dass sie sah, dass es mir gut ging und ich mit einem Lächeln losfuhr. Im Auto musste ich mich dann allerdings bei jeder Wehe festhalten und ich war froh, als wir endlich wieder aussteigen konnten.

Um kurz vor 6 Uhr waren wir am Krankenhaus. Der Muttermund war bereits geöffnet, wie viel, weiß ich gar nicht mehr. Wir frühstückten noch ein wenig, jede Wehe wurde fleißig weggeatmet und um kurz vor 9 Uhr wollte ich dann doch nicht mehr auf dem Flur stehen und bat, ob wir denn nicht in den Kreißsaal dürften. Dieser war ein paar Minuten später auch fertig, und wir lernten unsere Hebamme kennen.

Sandra hatte an diesem Tag ihren ersten Tag. Es stellte sich heraus, dass sie die perfekte Hebamme für uns sein würde. Sie strahlte eine unglaubliche Ruhe aus, und das half mir, die nächsten 100 Minuten zu überstehen. Ich atmete die Wehen immer noch abgestützt auf dem Bett weg und war froh, dass ich nur wenige Augenblicke (für eine bessere CTG -Aufzeichnung) liegen musste.

Im Vorbereitungskurs hatte mir meine Hebamme gesagt, dass die liegende Gebärposition gleich nach dem Kopfstand die ungeeignetste sei. Und genauso empfand ich es auch. Die Wehen ließen sich in dieser Position kaum aushalten. Ich hatte mir für die Geburt extra ein Nachthemd gekauft, und nun war es Zeit, mich umzuziehen, denn die Abstände wurden immer kürzer. Irgendwann konnte ich nicht mehr stehen, und Sandra empfahl mir, mich über den Gymnastikball im Kreißsaal zu legen, was wunderbar funktionierte. Die Schmerzen waren stark, aber auszuhalten, und ich war zu diesem Zeitpunkt schon ganz bei mir.

David beschwerte sich, dass permanent jemand reinkomme, da unser Kreißsaal auch zeitgleich das Lager für alle möglichen Dinge war, aber das störte mich nicht. Ich hatte nur drei Sätze im Kopf: »Schritt für Schritt. Eine Wehe nach der anderen überstehen. Mund oben locker, Muttermund unten locker.« So die Weisheit meiner Hebamme. Und in den schlimmsten Phasen: »Kein Schmerz ist für immer.« Diese Gedanken haben mich durch die Geburt getragen.

Als die Schmerzen kaum noch auszuhalten waren und der Ball mir nicht mehr genug Entlastung bot, gab mir Sandra den Gebärhocker, über dem ich nun hing und in den ich meine Finger reinbohrte. David streichelte die ganze Zeit mein Steißbein, was mir eine unglaubliche Hilfe war. Er musste einmal kurz weg, und in der Zwischenzeit übernahm Sandra mein Steißbein, aber nur David hatte exakt die Wärme und Stärke, die ich brauchte. Überhaupt war er total ruhig. Für mich war diese Dreiergemeinschaft unglaublich harmonisch und liebevoll.

Die wellenartigen Schmerzen kamen in immer kürzeren Abständen und es fühlte sich für mich an wie in einem Sturm. Es gab kaum noch Zeit, sich von den aufpeitschenden Wogen zu erholen, weil schon die nächste Welle anrauschte. Ich bin kein lauter Mensch, aber in diesem Augenblick, den ich aus den Büchern als »durch das Tor schreiten« kannte, sackte alles in mir zusammen und ich konnte den Schmerz nur noch mit lautem Weinen/Schreien/Atmen über mich ergehen lassen.

Dann spürte ich, dass der Kopf an der Schwelle stand. Ich wusste, dass man in diesem Moment nicht pressen sollte, sondern den Kopf passieren lassen sollte. Das war nicht leicht, denn es brannte wie verrückt und ich dachte, ich würde zerreißen. Ein wenig habe ich sicherlich doch gedrückt, aber plötzlich war der Schmerz weg, und Totenstille herrschte im Raum. David kniete hinter mir und hielt den Kopf fest. Er wollte unser Kind auffangen, und Sandra erklärte ihm, dass sich der Kopf gleich leicht drehen werde und er dann das Baby mit beiden Armen auffangen könne. Für mich war dieser Moment wie die Windstille auf See. Plötzlich war alles gut und ich atmete wie wild die Energie aus mir heraus.

Eine andere Hebamme kam rein und bemerkte, dass kein Arzt zugegen war. Für uns drei in diesem Moment überhaupt nicht wichtig, aber für das System anscheinend notwendig, und so kam dann der Arzt dazu. David hielt weiterhin das Köpfchen, und es dauerte ewig, bis die nächste Wehe kam. Sandra strich mir dazu mit ihrem Finger über den Bauch. Dann kam die letzte Woge, und unser Baby plumpste in Davids Arme.

Ich war so geflasht, dass ich nur auf den Boden starrte und nicht begriff, was da passiert war. Hannahs Geburt hatte ewig gedauert und ich verstand nicht, dass es diesmal in knapp zwei Stunden, ohne Hilfsmittel, einfach so passiert war. Dann durchbrach ein Schrei meine Gedanken. Da war wirklich ein Lebewesen aus mir herausgekommen, und ich hörte David sagen: »Es ist ein Junge!«, und dann wurde er durch meine Beine durchgereicht. Ich zitterte am ganzen Körper und war kaum in der Lage, ihn zu berühren. Der Moment ist total schwer zu beschreiben. Ich war wie paralysiert.

Später erfuhr ich, dass er die Nabelschnur wie einen Fallschirm um sich gewickelt hatte. Zweimal um den Hals, um die Schultern und den Körper. Und er hatte zwei Plazenten. Eine große und eine kleine.

Da unser Sohn leicht kühl war, wurde er für ein paar Minuten in eine Art Wärmekasten gelegt, und David und ich mussten uns nun Gedanken über den Namen machen. Wir hatten im Vorfeld eine Liste erstellt, wo alle unsere Freunde und Verwandten ihre Lieblingsnamen nennen konnten, aber von denen passte keiner zu ihm. Als wir ihn endlich wieder bekamen und er in meinem Arm lag, schoss mir der Name Emil durch den Kopf. Und da war er nun ... Emil. Und eroberte langsam, aber immer mehr mein Herz.

Es dauerte an diesem Tag eine Weile, bis ich wieder Boden unter den Füßen spürte. Aber auch heute, vier Monate später, flasht es mich immer noch, wie wundervoll, intensiv und »krass« diese Geburt, diese Erfahrung war. David und ich sprechen nachts noch so häufig davon, lassen einzelne Momente Revue passieren und können immer noch nicht begreifen, dass er da ist, dass wir ein Kind haben, das uns beide für immer verbinden wird.

Es gab extrem lustige Momente. Als meine Haare in meinem Gesicht klebten, weil das Haargummi rausgefallen war, bat ich ihn, mir einen Zopf zu machen, und er war völlig überfordert. Später sagte er, ich hätte alles von ihm verlangen können, aber mir einen Zopf binden?

Oder als ich jegliche Contenance verlor und laut wurde, sagte ich: »Oh nein, das tut mir total leid, dass ich jetzt so laut bin, für die, die jetzt draußen stehen.« Ich machte mir Sorgen, dass ich damit die anderen werdenden Mütter abschrecken könnte, obwohl es ja der schönste Moment in meinem Leben war (neben Hannahs Geburt natürlich).

David hat die Geburt natürlich ganz anders wahrgenommen. Dieses Erlebnis hat uns beide zusammengeschweißt, und ich bin so dankbar, dass die Atmosphäre so vertraut und verständnisvoll war, dass ich mich keinen Moment geschämt oder unwohl gefühlt habe.

David wollte ursprünglich nur hinter mir stehen, um mir den Rücken zu stärken. Er sagte, er müsse nicht »hinschauen« und wolle ganz für mich da sein. Dass er tatsächlich hinter mir stehen würde, nur andersherum, und er ALLES sehen würde und aktiv mithelfen würde, war zwar nicht geplant, aber für ihn aus heutiger Sicht auch mitverantwortlich dafür, dass er mich noch mehr respektiert und liebt als zuvor.

Wie schön, wenn es für beide Partner so stimmig war.

Im Geburtsvorbereitungskurs diskutieren die Paare immer wieder darüber, ob der Partner einen Frontalblick auf die Vulva wagen darf, wenn das Baby geboren wird. Das ist natürlich etwas, das jedes Paar individuell für sich entscheiden kann.

In jedem Fall empfehle ich, das mal im Vorfeld zu überdenken und zu besprechen. Auch wenn das Besprochene dann plötzlich spontan total über den Haufen geworfen wird. Denn auch das ist ja möglich, wenn es dann plötzlich doch für beide Partner passt.

Aus Versehen wird niemand in diese Situation gebracht. Denn wir Hebammen positionieren die Partner immer erst einmal am Kopfende, solange wir nicht wissen, was sich die beiden wünschen.

Aber ob man nun schaut oder nicht, ob das Baby wie in dieser Geschichte sogar in die Hände des Papas geboren wird oder ob man die Geburt einfach »nur« zusammen erlebt – für ein Paar kann das gemeinsame Geburtserlebnis die Beziehung noch einmal auf eine ganz neue Stufe der Intimität heben.

Sehr oft berichten mir Paare davon, dass ihr innigster Paar-Moment die Geburt ihres Kindes war. Und viele fühlen sich durch das gemeinsame Erleben stärker verbunden als durch eine Hochzeit.

Manuela – Wellengeburt

Manuelas Geburt zeigt ganz großartig, wie man mit der eigenen mentalen Kraft die Wehen besiegen kann. Manu war zunächst von den Wehen ziemlich überrannt, fand dann aber einen Weg, sie mithilfe ihrer Imagination zu zähmen. Belohnt wurde sie mit purer Euphorie.

Die Geburt unseres Sohnes, der mein erstes Kind ist, verlief absolut anders als erwartet. Alles ging nicht nur wesentlich schneller als gedacht, sondern war auch sehr viel positiver, als ich es je für möglich gehalten hatte.

Die Geburtsdauer wurde mit vier Stunden angeben (von der ersten kleinen Wehe bis zur Geburt waren es etwa acht Stunden), davon habe ich nur die letzte Viertelstunde im Kreißsaal verbracht. Vor allem diese letzte Viertelstunde habe ich als unglaublich euphorisch erlebt, und dieses Gefühl hielt noch die komplette Wochenbettzeit an.

Vor der Geburt war ich eigentlich relativ gelassen, meine Stimmung lag irgendwo zwischen »Ich verdränge das Ganze einfach« und »Das schaffe ich auf jeden Fall aus eigener Kraft, alles wird super«. Mir war nur wichtig, innerlich offen zu bleiben für alle eventuell von mir gewünschten Maßnahmen, wie zum Beispiel eine Wassergeburt, Schmerzmittel und gegebenenfalls sogar PDA, denn ich konnte einfach überhaupt nicht einschätzen, wie ich mich unter der Geburt fühlen würde.

»So, wie's kommt, so kommt's«, dachte ich mir, wünschte mir aber insgeheim natürlich eine kurze, einfache Geburt.

> Wer wünscht sich das nicht? Tatsächlich ist es aber supersinnvoll, sehr offen in die Geburt zu gehen, auch wenn man Wünsche hat, wie die Geburt optimalerweise verlaufen soll.

Als der Geburtstermin immer näher rückte, wachte ich jeden Morgen auf und horchte in mich hinein. »Was meinst du, kommt er heute?«, fragte mein Mann dann. »Nee, heute nicht«, sagte ich jedes Mal ein wenig enttäuscht.

Doch dann, zwei Tage nach dem errechneten Termin, ging es los. Ich ging nachts um 3 Uhr auf Toilette und merkte plötzlich, dass der Schleimpfropf abgegangen war. Das freute mich sehr, denn ich hatte gelesen, dass die Geburt dann bald losgehen würde.

Ich ging wieder ins Bett, als auf einmal die erste Wehe kam. Sie war leicht und nur wenig schmerzhaft, aber doch deutlich als Wehe zu erkennen. Und bald darauf folgte die nächste und wieder die nächste. Ich stoppte die Zeit zwischen den Wehen: drei Minuten. Mittlerweile lief ich zwischen Bett und Toilette hin und her. War da etwas Fruchtwasser abgegangen? Ich war mir nicht sicher.

Also weckte ich meinen Mann, und wir riefen fröhlich im Kreißaal an. Dort riet man uns, einfach mal vorbeizukommen.

Wir machten uns auf den Weg ins etwa 15 Minuten entfernte Krankenhaus. Dort konnten die Wehen auf dem CTG alle drei Minuten gut dargestellt werden, aber der Muttermund war erst fingerdurchlässig, und der Verdacht mit dem Fruchtwasser bestätigte sich nicht.

> Manchmal hat man in der Schwangerschaft sehr flüssigen Zervixschleim, den man mit Fruchtwasser verwechseln kann. Oder man hat zuvor gebadet, und da alles so weit und weich gestellt ist, hat man etwas von dem Badewasser in sich aufgenommen, das dann irgendwann wieder rausfließt.

Man bot uns zwar an, dass ich auf Station bleiben könnte, riet uns aber, noch mal nach Hause zu fahren, da es noch recht lang dauern werde und ich erst ganz am Anfang stünde.

Enttäuscht lief ich in der Wartezeit die Kreißsaalflure auf und ab, langsam, aber sicher wurden die Wehen schon sehr unangenehm. Wir sollten wiederkommen, wenn ich mich unwohl fühle, hieß es. »Dann bleib ich gleich da!«, dachte ich mir insgeheim, so richtig Spaß machte das Ganze mit den Wehen schon nicht mehr. Da ich aber keine Lust hatte, weiterhin Krankenhausflure auf und ab zu tigern, fuhren wir wieder nach Hause. Dort nahmen die Wehen noch mal ein wenig an Intensität zu.

Im Geburtsvorbereitungskurs hatte ich gelernt, dass ich am besten so viel wie möglich in Bewegung bleiben und die Schwerkraft nutzen sollte. Deswegen lief ich auch zu Hause unseren Flur auf und ab und machte bei jeder Wehe kurz an einem Türrahmen Pause, um mich daran festzuhalten und die Wehe zu veratmen.

Meine Laune war zu diesem Zeitpunkt ziemlich schlecht. Hatte ich mich anfangs noch so gefreut, dass es endlich losging, war ich jetzt ziemlich genervt. Ich war vor allem genervt davon, dass die Wehen schon alle drei Minuten kamen, obwohl es doch noch so lange dauern sollte. Außerdem war mir total übel, und hundemüde war ich auch. Trotzdem versuchte ich, jede Wehe mit positiven Gedanken »willkommen zu heißen«, wenn sie kam, und mir vorzustellen, wie sich mein Muttermund mit jeder Wehe öffnete.

Ich tönte lange »Aaaaaaas« mit jeder Wehe, im Kopf dachte ich aber »Jaaaa« und hoffte dabei, dass die Wehe so einfacher ihre »Arbeit« tun und den Muttermund öffnen würde. Irgendwann war ich ziemlich k. o. und lehnte mich mit einem Kissen und halb geschlossenen Augen an den Türrahmen. Die Wehen waren allmählich nur noch schwer auszuhalten, und ich wollte eigentlich gerne sofort wieder ins Krankenhaus fahren, um wenigstens ein leichtes Schmerzmittel bekommen zu können. Aber es kam mir irgendwie doof vor, so schnell schon wieder hinzufahren.

Mein Mann fragte mich, wie er mir helfen könne, aber ich wollte keine Massage oder Ähnliches, obwohl ich mir das im Geburtsvorbereitungskurs noch total angenehm vorgestellt hatte.

Schließlich setzte ich mich auf unser Sofa, einen Fuß unter den Körper geschoben. Ich erinnerte mich daran, was mir meine Freundin erzählt hatte, die sich vor der Geburt ihrer Tochter im Geburtshaus ein wenig mit Hypnobirthing beschäftigt hatte. Sie sagte zu mir: »Du musst ganz fest daran glauben, dass du es mit deiner eigenen Kraft schaffen kannst. Wichtig ist auch: Stell dir die Wehe nicht als Schmerz vor, sondern als Kraft, die etwas bewirkt. Und versuche, dich in eine andere Welt hineinzudenken.«

Mit geschlossenen Augen stellte ich mir vor, ich würde im Meer treiben. Ich hörte das Rauschen der Wellen, ich war ganz allein im Meer und schwerelos. Mit jeder Wehe stellte ich mir vor, wie eine große Welle meinen Körper langsam nach oben treiben und wieder nach unten sinken ließ. Der Schmerz, den ich in der Wehe empfand, kam auch wellenartig, es fing recht harmlos an und steigerte sich dann ordentlich bis zu einer langen, heftigen Spitze und ließ langsam wieder nach. Durch die Vorstellung, ich würde entspannt im Meer treiben, schaffte ich es aber, mich unter der Wehe aus Angst vor der »Schmerzspitze« nicht zu verspannen, sondern so entspannt wie möglich zu bleiben. Ich tönte weiterhin lange »Aaaaas« und schaffte es mit der »Wellenmethode« viel besser als vorher, die Wehen willkommen zu heißen.

Das Wellenbild wird häufig für die Wehen verwendet, sowohl um sie zu beschreiben als auch um mit ihnen zu arbeiten. Im Kapitel übers Wehenzähmen beschreibe ich ausführlich, warum.

Meine Vorstellung, ich würde im Meer treiben, funktionierte auch deswegen so gut, weil im Meer ja auch Welle auf Welle folgt und man ihnen nicht entkommen kann. Aber wenn man sich ruhig von den Wellen mitnehmen lässt, anstatt dagegen anzukämpfen, hat man es wesentlich leichter.

Diese Entspannungstechnik funktionierte viel besser, als ich es jemals für möglich gehalten hätte. Während ich davor eigentlich nur noch ins Krankenhaus wollte, um ein Schmerzmittel zu bekommen, war ich plötzlich davon überzeugt, es auf diese Art und Weise noch ein paar Stunden aushalten zu können. Ich war wie in Trance.

Plötzlich kam eine richtig heftige Wehe und ich krümmte mich auf dem Sofa zusammen. Schnell versuchte ich, mein Bild vom Meer wieder herzustellen, um für die nächste Wehe gewappnet zu sein. Doch auch die nächste Wehe haute mich fast um, etwas hatte sich verändert: Ich bemerkte einen deutlichen Druck nach unten und war mir sicher, dass es eine Presswehe gewesen sein musste. »Aber das kann doch noch gar nicht sein!«, dachte ich und hatte plötzlich Panik, dass die Presswehen gekommen waren, obwohl der Muttermund noch geschlossen war.

Ich schleppte mich Richtung Toilette, während ich meinem Mann zurief: »Wir fahren … JETZT!«

Auf der Toilette bemerkte ich eine Blutung, ich verteilte kleine Blutpfützen überall auf dem Boden. Jetzt hatte ich noch mehr Angst, dass etwas ganz und gar nicht stimmte. Ich versuchte, den Drang zu pressen zu unterdrücken, was dazu führte, dass ich diese unfassbare Energie, die ich plötzlich in mir spürte, herausschreien musste.

Presswehen sind sehr eindeutig als solche zu erkennen. Man darf dem Körper ruhig vertrauen. Es gibt nur sehr selten einen zu (!) frühen Pressdrang. Das ist bei Sternenguckerkindern oft der Fall.

Eine Blutung hat natürlich immer erst einmal etwas Beunruhigendes. Manchmal ist sie aber eben auch nur ein Zeichen für eine plötzliche Veränderung. Sicherheitshalber sollte man es aber abklären lassen. Zumal, wenn die Blutung so stark ist, dass es tropft.

Während ich mich anzog, rief mein Mann im Kreißsaal an, um sie schnell über unser Kommen und die Blutung zu informieren, dann ging es los. Die gesamte Autofahrt war ich to-

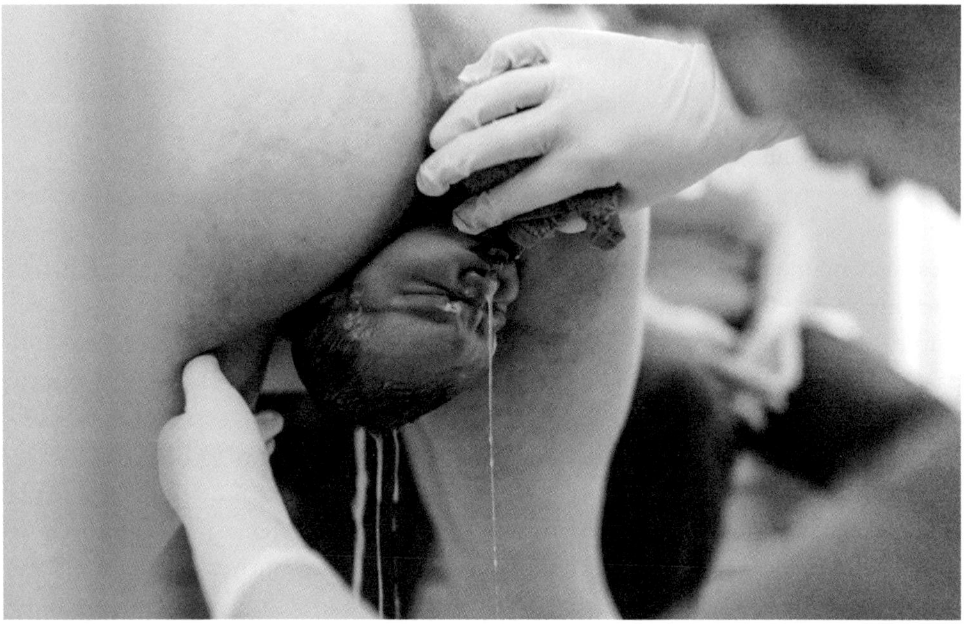

tal fokussiert darauf, nicht zu pressen. Ich war extrem wach, und obwohl die Schmerzen bei den Wehen heftig waren, war ich total klar im Kopf und bekam es auch noch hin, zwischen den Wehen die Fahrweise meines Mannes zu kritisieren. Aber ich hatte gleichzeitig auch Angst, dass etwas nicht stimmte. Mein Mann parkte direkt vor dem Haupteingang des Krankenhauses (der Strafzettel ziert jetzt das Babyalbum meines Sohnes). Auf ihn gestützt, schleppte ich mich hoch zum Kreißsaal. Der Weg bis dahin kam mir endlos vor und ich bekam plötzlich richtig Panik, es nicht mehr rechtzeitig zu schaffen.

Bei jeder Wehe musste ich mich irgendwo aufstützen und die Energie herausschreien. Mir war das Ganze ein wenig peinlich, ich dachte mir, dass im Krankenhaus jeder dachte, dass hier die Dramaqueen des Jahrhunderts komme, aber ich konnte nicht anders. Als wir im Aufzug waren, merkte ich plötzlich, wie mein Baby leicht heruntergerutscht war. »Nein, nein, nein, ich bekomme dich hier nicht im Aufzug!«, dachte ich.

Als wir endlich im Kreißsaal angekommen waren, schwärmten sofort Ärzte und Hebammen auf mich zu, die ja über unser Kommen informiert waren. »Dann schauen wir schnell in der Ambulanz nach der Blutung«, meinte eine Ärztin. Ich wollte gerade widersprechen, als wieder eine Wehe kam und ich mich lautstark an den nächstbesten Gegenstand hängte. »Nee, wir gehen gleich in den Kreißsaal!«, waren sich plötzlich alle einig. Dort angekommen, half mir mein Mann, schnell die Hose auszuziehen, ich wurde ans CTG angeschlossen und untersucht. Und dann hörte ich den Satz, der alles gut machte: »Alles in Ordnung, er kommt jetzt!«

Es wurde ruhig und entspannt im Kreißsaal, das Aufgebot an Ärzten und Hebammen verließ den Raum, sodass nur mein Mann, eine Ärztin und eine Hebamme dort blieben. Diese beiden schafften es in kürzester Zeit, mir Vertrauen zu geben und mir zu helfen, das Richtige zu tun. Ich sollte die Energie nicht mehr herausschreien, sondern zum Pressen benutzen.

Ich fühlte mich plötzlich so glücklich und euphorisch, weil ich wusste, dass alles gut war, unser Baby schon sehr bald da sein würde und ich endlich pressen durfte. Ab diesem Zeitpunkt kann ich mich an absolut keine Schmerzen mehr erinnern, da waren nur Energie und totale Euphorie. Ob es in Ordnung wäre, wenn ich auf dem Bett bleiben würde, wurde ich gefragt. »Ja klar!«, antwortete ich schnell, innerlich dachte ich: »Soll das ein Witz sein? Nach der Odyssee bis hierher geh ich hier nie wieder runter!« Obwohl wir es im Geburtsvorbereitungskurs anders »gelernt« hatten, fühlte es sich liegend mit vielen Positionswechseln absolut richtig an.

Da auf dem CTG zu sehen war, dass unser Baby sehr gestresst war, meinte meine Hebamme, ich solle jetzt beim Pressen einfach wirklich alles geben, sodass er schnell rauskomme. Sie schaffte es irgendwie, das so zu formulieren, dass ich mir überhaupt keine Sorgen machte, sondern mich total angespornt fühlte. »Vollgas? Kein Problem, das kann ich«, dachte ich mir und freute mich richtig, endlich alles geben zu dürfen.

Mit der Hilfe und Anfeuerung meiner Hebamme schaffte ich es, bei jeder Wehe zwei- bis dreimal ordentlich mitzupressen. Als der Kopf geboren wurde, merkte ich den im Geburtsvorbereitungskurs besprochenen »Ring of Fire« ordentlich, aber ich konnte das schnell ausblenden und presste einfach weiter.

> Das ist der Moment, in dem der Kopf das Gewebe maximal dehnt und alles nur noch spannt und es ziemlich brennt. Wenn eine Geburt so rasant verläuft, stresst dies das Baby etwas. Das sieht man auch an den Herztönen. Die Kinder können so einen kurzfristigen Stress aber in der Regel gut kompensieren.

Wie sich nachher herausstellte, ist dabei etwas gerissen, aber das habe ich nicht bemerkt. (Ich wollte es vor der Geburt nie glauben, dass man das nicht merkt, aber bei mir war es tatsächlich so.) Als ich die Meldung bekam, dass der Kopf geboren war, bekam ich noch mal einen Euphorie- und Energieschub: Ab jetzt ist es doch easy peasy, oder? Ich war verwundert, dass es doch noch mal ordentlich Kraft kostete, bis die Schultern durch waren, das hatte ich nicht erwartet. Danach folgte aber das ganze Baby in einem Rutsch.

Als er da war, ist die Zeit einfach stehen geblieben. Es war so unglaublich, das kleine Wesen auf der Brust liegen zu haben, dass es eigentlich unmöglich ist, das Gefühl in Worte zu fassen. Ob ich jetzt von dem schnellen Geburtsverlauf traumatisiert sei, fragte mich meine Hebamme vorsichtig nach unserer »Ankommzeit« im Kreißsaal. Ich dachte kurz über die letzten zwei Stunden nach. Leicht überrumpelt waren wir alle drei, mein Mann, unser Baby und ich. Aber ich hatte die Geburt so positiv erlebt, bin jederzeit mit mir und unserem Baby verbunden gewesen und habe mich so unglaublich stark und stolz gefühlt, von Trauma keine Spur. Da war nur pures Glück.

»Neee«, lachte ich, »diese Geburt war ein Geschenk.«

Geburtshausgeburt

Carina – das Geheimnis des Straßenkehrers

Schwangerschaftswoche 39 + 6 , 3 Uhr

Ich muss wie so oft nachts raus auf die Toilette. Als ich mich wieder zurück ins Bett lege, merke ich, wie sich ein kleiner Schwall Flüssigkeit in meine Hose ergießt. Ich bin müde und denke mir erst mal nichts dabei. Ich versuche, wieder einzuschlafen, was mir dann irgendwie doch nicht gelingt.

Ich beginne, darüber zu grübeln, also stehe ich wieder auf und gehe zurück ins Bad. Ich stelle fest, dass es sich um ganz wenig klare Flüssigkeit handelt, und ich beschließe, es erst einmal als verflüssigten Schleimpfropf zu verbuchen. Ich tapse wieder zurück ins Bett.

Carina hatte sich früh für eine Geburtshausgeburt entschieden. Durch einen vorzeitigen Blasensprung drohte dieser Plan fast zu scheitern. Aber obwohl der Start so suboptimal war, wurde es letztlich eine wunderbare, kraftvolle und recht schnelle Geburt.

Der Schleimpfropf ist eine geleeartige Substanz, die sich zu Beginn der Schwangerschaft vor dem Mutternmund bildet und so den Gebärmutterhals abdichtet. Der Schleimpfropf ist sowohl eine mechanische Barriere als auch antibakteriell. Somit schützt er das Baby vor aufsteigenden Keimen.

Oft ist ein Abgang des Schleimpfropfens ein Zeichen für den nahenden Geburtsbeginn. Manchmal vergehen aber auch noch Tage bis Wochen, bevor es tatsächlich losgeht. Der Schleimabgang ist also im Gegensatz zum Blasensprung kein sicheres Geburtszeichen. Ihm muss also nicht allzu viel Bedeutung zugemessen werden. Das hat Carina genau richtig gemacht.

Kurz darauf spüre ich eine Übungswehe, wie ich sie in den letzten Wochen schon so häufig gehabt habe. Immer wieder auch mal über längere Zeit in regelmäßigen Abständen, sodass ich schon mal dachte, dass es vielleicht langsam losgehe. Da die Wehen aber nie intensiver wurden und sich irgendwann die Regelmäßigkeit verlor, war dem leider bisher nicht so.

Als ich mich im Bett umdrehe, bemerke ich wieder ein Tröpfeln. Irgendwie ist das komisch … Also wieder raus aus dem Bett und ins Bad. Jetzt finde ich leicht rosa-blutige Flüssigkeit vor. Ich möchte selber nach meinem Muttermund tasten, komme aber nicht an ihn heran. Finde aber etwas hellrotes Blut an meinem Finger, vermutlich eine Zeichnungsblutung. Es scheint sich also etwas zu tun. Nach erneutem Tröpfeln beschließe ich, das Indikatorpapier, das ich vom Gyn bekommen habe, herauszukramen. Resultat: Es verfärbt sich grün. Bei Fruchtwasser sollte es eigentlich blau sein. Na toll, das bringt mich auch nicht wirklich weiter. Ich beschließe, dass es die beste Idee ist, wieder zurück ins Bett zu gehen. Das Tröpfeln bleibt, und ich habe immer wieder Kontraktionen auf Übungswehenniveau.

Normalerweise ist eine Blutung in der Schwangerschaft immer ein Warnsignal. Wenn aber die Geburtswehen beginnen, fängt der Muttermund an, sich zu öffnen. Dann kann es aus den darin enthaltenden kleinen Gefäßen leicht bluten. Diese Blutung ist deutlich geringer als eine Regelblutung und wird von Geburtshelferinnen als positiv für den Geburtsbeginn gedeutet. Auch hier besteht kein Handlungsbedarf, solange die Blutung nicht stark wird.

Hier hört es sich nun doch nach einem Blasensprung an. Meine Empfehlung ist in so einer Situation immer, auf die Uhr zu sehen, um rekonstruieren zu können, wann der vermeintliche Blasensprung stattgefunden hat, und am nächsten Morgen Hebamme oder Gynäkologen zu kontaktieren, um einen genaueren Fruchtwassertest durchzuführen.

Ich schaue auf meinen Wecker und stelle fest, dass sich die Wehen auf Abstände von sieben bis acht Minuten einpendeln. Ich versuche, wieder einzuschlafen. Es ist jetzt sicher gut, noch Kraft zu schöpfen, sollte es heute wirklich losgehen. Aber ich kann nicht, ich bin irgendwie total aufgewühlt, und die Ungewissheit piesackt mich. Von da an warte ich nur noch darauf, dass der Wecker meines Mannes Gregor klingelt. Währenddessen höre ich immer wieder in meinen Bauch und spüre die Bewegungen unter meinen Händen. Der Kleinen scheint es also gut zu gehen! Weiterhin wird der Bauch regelmäßig schmerzlos hart.

5:45 Uhr

Endlich, der Wecker klingelt. Ich erzähle Gregor, was heute Nacht so bei mir los war. Ich beschließe, noch bis 6:15 Uhr zu warten, um zu schauen, ob das Tröpfeln sich fortsetzt, und dann die Rufbereitschaft im Geburtshaus anzurufen. Schließlich müssen wir auch die Entscheidung treffen, ob Gregor noch zur Arbeit geht oder sicherheitshalber zu Hause bleibt. Sylvia hat noch bis 10 Uhr Rufbereitschaft, also wähle ich ihre Nummer und schildere ihr meine Unsicherheit.

6:15 Uhr

Wir schmieden folgenden Plan: Ich solle noch mal schlafen gehen. (Leichter gesagt als getan, ich bin innerlich total aufgewühlt und möchte am liebsten sofort Gewissheit. Zumal ja diverse Schlafversuche heute Nacht bereits gescheitert waren.) Gregor bleibt zu Hause, und wir treffen uns später für einen weiteren Fruchtwassertest im Geburtshaus, wenn ich bis dahin keine geburtsrelevanten Wehen habe.

Nach dem Anruf verspüre ich für längere Zeit kein Tröpfeln mehr und glaube deshalb, dass es bestimmt doch nur verflüssigter Schleimpfropf war und alles ein Fehlalarm. Später setzt es aber wieder zuverlässig ein.

8:32 Uhr

Ich bekomme eine SMS von Larissa, die den Rest des Tages Bereitschaft hat, und wir verabreden uns um 12 Uhr im Geburtshaus zum Fruchtwassertest. Im Laufe des Vormittags frühstücke ich noch etwas und versuche, mich wenigstens zu entspannen, denn mehr als einen kurzen Powernap habe ich nach dem Telefonat mit Sylvia nicht mehr hinbekommen.

12 Uhr

Ankunft in Geburtshaus. Larissa nimmt mich zur Begrüßung in den Arm, das finde ich ganz wunderbar. Ich fühle mich direkt wohl, geborgen und weniger verunsichert. Erst einmal schreiben wir ein CTG. Die kleine Bauchbewohnerin turnt und ist ganz besonders aufgeregt in meinem Bauch. Es sind alle sieben Minuten Wehen zu sehen. Nur sind diese zwar gut für mich spürbar, aber »leider« immer noch nicht schmerzhaft. Larissa fühlt liebevoll bei einer Kontraktion auf meinen Bauch und sagt mir, dass da bestimmt schon gute Vorarbeit geleistet werde. Dann geht es mit einem Stück Indikatorpapier für mich auf die Toilette.

Ich führe es ein, und als ich es wieder raushole, ist es oben ganz leicht bläulich verfärbt. Irgendwie wieder uneindeutig. Larissa drückt ein weiteres Stück auf meine Slipeinlage, dieses verfärbt sich direkt blau. Sie beratschlagt sich mit ihrer Kollegin Lena. Nach der kurzen Besprechung sind sich beide einig, dass es Fruchtwasser ist und sie mich recht schnell unter der Geburt sehen wollen. Um noch außerklinisch entbinden zu können, muss sich also wehentechnisch mal etwas mehr tun. Sonst muss ich in die Klinik zur Antibiotikaeinnahme und dort entbinden.

Dieses Szenario entsprach aber so gar nicht meinen Vorstellungen einer Wunschgeburt. Irgendwann in meiner Schwangerschaft habe ich mal gesagt, dass ein Blasensprung ohne schnell einsetzende Wehen mit Abstand der ungünstigste Geburtsbeginn für mich wäre. Genau das ist mir nun passiert, und das an einem Freitag, den 13. Nun habe ich die 24-Stunden-Grenze für die Antibiotikagabe im Nacken.

Also bekräftige ich mich innerlich, jetzt schön produktive Wehen zu bekommen, und das bitte recht zügig. Auch dem Baby rede ich gedanklich gut zu, schließlich sind wir ein Team und ich weiß: Egal, wie es kommt, wir werden das ganz wunderbar meistern. Jetzt wird mir noch mal richtig bewusst, dass es tatsächlich unumkehrbar ist und ich in absehbarer Zeit unser Baby in den Armen halten werde.

Larissa gibt mir ein Fläschchen Rizinusöl und Wasser mit Vitamin C mit, und wir vereinbaren, um 18 Uhr noch mal zu telefonieren, wenn sich bis dahin nichts Relevantes getan hat. Ich soll mich ausruhen, meinen Bauch massieren, Yogi-Tee trinken und, wenn ich Lust habe, ein Bad nehmen.

Die Fruchtblase bildet eine Keimbarriere zum Baby. Ist sie gesprungen, steigt die statistische Wahrscheinlichkeit, dass es beim Baby zu einer Infektion kommt. Daher wird nach einer bestimmten Zeit eine Antibiotikagabe notwendig. Diese dürfte nicht mehr im Geburtshaus durchgeführt werden. Eine Verlegung in eine Klinik würde notwendig.

Rizinusöl wirkt abführend. Das heißt, man bekommt davon Durchfall. Und da Darm und Gebärmutter eng aneinanderliegen, hofft man, dass die Darmkontraktionen sich auf die Gebärmutter übertragen und die Wehen beginnen. Ein Nachteil ist, dass diese Behandlung bei manchen Frauen zu gut wirkt und sie dann aufgrund des starken Flüssigkeitsverlustes nach kurzer Zeit sehr geschwächt sind. Auch die Gewürze im Yogi-Tee sollen geburtsfördernd wirken.

Der weitere Nachmittag zu Hause

Bis auf einen kurzen Powernap bringe ich wieder nichts mehr zustande. Ich freue mich unglaublich auf das kleine Wesen in meinem Bauch und wünsche mir so sehr ordentliche Wehen herbei. Ich fühle mich schon seit Tagen absolut bereit für die Geburt, nur macht mir die Ungewissheit bezüglich des Geburtsortes weiterhin Sorgen. Immer wieder tigere ich in Wohnzimmer, Küche und Flur auf und ab, dabei massiere ich meinen Bauch. Durch die Massage kann ich viele Kontraktionen hintereinander erzeugen, nur leider nicht in der gewünschten Intensität.

Gregor gießt mir immer wieder eine Tasse Yogi-Tee auf und macht mir Milchreis mit Zimt und Zucker. Öfter muss ich auf der Toilette meinen Darm entleeren, aber von schmerzhaften Wehen immer noch keine Spur. In der Badewanne werden die Abstände zwischen den Kontraktionen etwas größer. Zuvor war ich bei Fünf-Minuten-Abständen angelangt. Nachdem ich aus der Wanne raus bin, kommen zwei etwas intensivere, aber immer noch nicht wirklich schmerzhafte Wehen. Na toll. In meinem Kopf höre ich immer dieses leise »Ticktack«, als leider keine dritte Wehe in dieser Stärke folgt.

Es ist mittlerweile fast 18 Uhr. Es ist für mich klar, dass wir gleich den Joker Rizinusöl ziehen werden. Hoffentlich klappt das!!!

18 Uhr

Ich telefoniere mit Larissa und schildere ihr die immer noch nicht vielversprechende Lage. Die schlägt vor, ein Ei in der halben Dosis Rizinusöl zu braten und zu essen. Wenn nichts anderes passiert, treffen wir uns um 20:30 Uhr im Geburtshaus zur CTG-Kontrolle.

20:30 Uhr

Ankunft im Geburtshaus mit minimal intensiveren Kontraktionen, die alle drei bis vier Minuten kommen. Auf der gut 30-minütigen Fahrt zum Geburtshaus hatte ich etwas Angst, mit der abführenden Wirkung des Rizinusöls konfrontiert zu werden. Es passierte aber zum Glück nichts. Wahrscheinlich, weil mein Darm sowieso schon ganz gut entleert war. Immer noch kann ich während der Wehen sprechen, laufen und habe kein Bedürfnis, diese zu veratmen.

Ticktack, ticktack.

Oben im Geburtshaus begrüßen uns Larissa, Anja und die Hebammenschülerin Anna. Ich freue mich sehr, alle zu sehen. Es macht sich ein Gefühl von Angekommensein in mir breit, und eigentlich möchte ich auch nicht wieder hier weg. Anna hatte ich schon in einer Vorsorge kennengelernt und beim Hebammenkennenlernen noch zu ihr gesagt: »Wer weiß, vielleicht sehen wir uns noch zur Geburt wieder.« Ich freue mich, dass es dann wohl so sein soll, falls ich endlich ordentliche Wehen entwickle.

Wir schreiben wieder ein Kontroll-CTG. Die Wehen sind dort gut sichtbar, sie kommen alle drei bis vier Minuten, und der Kleinen geht es gut. Die Wehenintensität empfinde ich jetzt gerade so als menstruationsstark. Ich hätte nicht gedacht, dass es mal mein sehnlichster Wunsch sein würde, schmerzhafte Geburtswehen zu haben! Zusammen mit Larissa beschließen wir, im Geburtshaus zu bleiben, da wir nach Hause und zurück pro Strecke mindestens 30 Minuten Fahrzeit benötigen würden.

Wie sich später herausstellte, war das eine sehr gute Entscheidung. Wir wollen im Geburtshaus noch einmal schlafen und Kraft tanken. Ich kann mir auch gut vorstellen, dass mir das jetzt gelingen könnte. Also machen wir es uns im Bett bequem.

Circa 22 Uhr

Das Licht ist noch nicht lange aus und ich habe gerade eine gemütliche Schlafposition gefunden, als mich plötzlich eine kräftige Wehe überrollt. Es ist, als wäre ein Schalter in mir umgelegt worden. Yes, bitte noch so eine! Und es kommt auch noch eine. Ich muss diese Wehen sofort veratmen und mich sehr auf sie konzentrieren. Regelmäßig rollen neue Wehen an, die ich wenig später schon leise vertönen muss. Noch bemerke ich von Gregor, der hinter mir liegt, keine Regung. Ich gehe davon aus, dass er eingeschlafen ist, und da ich gerade allein mit den Wehen gut zurechtkomme, beschließe ich, ihn nicht zu wecken. Ich beginne, mir das Kreuzbein zu massieren, so lässt es sich um einiges besser aushalten.

Gregor, der mittlerweile wach ist, versucht fürsorglich, die Massage zu übernehmen, nur fühlt es sich für mich viel besser an, wenn ich es selber mache. Also übernehme ich wieder.

> Die Kreuzbeinmassage hat schon vielen Frauen die Geburt erleichtert. Es ist zwar ungewöhnlich, dass es angenehmer empfunden wird, das selbst zu machen, aber alles, was hilft, ist gut und richtig. Ich empfehle meinen Paaren immer, das vorher schon mal auszuprobieren und zu üben, weil es eben so guttut.

22:45 Uhr

Leise kommt Larissa wieder ins Geburtszimmer, um nach uns zu sehen. Immer noch liege auf der Seite im Bett und veratme jede Wehe. Ich bin ganz tief in mir versunken und fühle in die Kraft hinein, lasse sie in mir arbeiten und versuche mich, sobald sie vorüber ist, vollkommen zu entspannen. Weiter nehmen die Wehen an Intensität zu. Als Larissa mich fragt, ob ich noch die zweite Dosis Rizinusöl nehmen oder einen Einlauf möchte, verneine ich. Ich bin mir sicher, dass ich es nicht brauche. Denn ich spüre ganz klar, dass es vorangeht. Ich frage Larissa nach einem Igelball für mein Kreuzbein. Außerdem macht sie mir noch eine Wärmflasche.

> Muskeln und Bänder entspannen sich unter einer Wärmflasche oder einem warmen Bad so gut, dass man Wärme tatsächlich als Schmerzmittel bezeichnen kann.

Die Wärmflasche im Rücken tut während der Wehen unheimlich gut. Larissa hält sich im Hintergrund und lässt uns erst einmal für uns. Gregor ist die ganze Zeit an meiner Seite. Er ist einfach nur da und reicht mir immer wieder ein Glas Wasser, wenn ich einen trockenen Mund habe. In den Wehen drückt er die Wärmflasche auf mein Kreuzbein. Alles ist gerade ganz genau so, wie ich es brauche: ruhig, entspannt, und ich kann mich ganz auf meine Wehenarbeit konzentrieren.

Irgendwann kann ich nicht mehr liegen und suche nach einer passenden Position auf dem Bett. Nach wie vor begrüße ich jede Wehe mit offenen Armen, fühle in ihre Kraft hinein und stelle mir vor, wie sie alles in mir weich und weit werden lässt. Schließlich finde ich die passende Position vor dem Bett auf der Erde kniend. Der harte Boden unter mir gibt mir das Gefühl von mehr Halt und Sicherheit. In den Wehenpausen kann ich meinen Kopf auf dem Bett ablegen und wunderbar locker lassen.

23:50 Uhr

Jede Wehe muss ich mit einem lauten, tiefen A-Laut vertönen. Ich knie immer noch vor dem Bett. Larissa hat eine weiche Matte geholt, damit es bequemer für mich ist. Nur um auf die Toilette zu gehen, verlasse ich diese Position. Immer wieder kreise ich ganz intuitiv mit dem Becken, besonders in den Pausen hilft es mir, alles wieder locker zu lassen. Larissa kontrolliert ab und an die Herztöne, aber die Kleine kommt wunderbar mit den Wehen zurecht. Auch die Wehenabstände und -dauer misst sie und wirft Gregor optimistische, zuversichtliche Blicke zu. Davon bekomme ich überhaupt nichts mit, ich bin einfach völlig auf mich fokussiert und darauf, was in meinem Körper gerade Gigantisches passiert.

Die Wehen sind mittlerweile unheimlich kraftvoll und schnüren sich um meinen Bauch und Rücken wie ein Korsett. Sie zu vertönen hilft mir enorm, und ich habe dadurch das Gefühl, sie in die richtige Richtung zu lenken. Die Kraft der Wehen entspringt in meinem Unterbauch und im Kreuzbein, breitet sich dann wie eine Welle über den ganzen Rumpf aus und bleibet dort in einem drückenden, gleichzeitig ziehenden und brennenden Schmerz bestehen, um dann nach einer Weile wieder abzuebben.

Dennoch freue ich mich über jede einzelne Wehe, weil sie mich immer näher zu meiner Traumgeburt im Geburtshaus und meinem Traumbaby bringt! Mittlerweile freue ich mich aber ganz besonders auf jede Wehenpause, auch wenn diese nur noch von kurzer Dauer sind. Ich bin währenddessen völlig schmerzfrei und versuche, jede Sekunde auszukosten, um dann die nächste Kontraktion wieder mit offenen Armen empfangen zu können.

Schwangerschaftswoche 40 + 0, 0:04 Uhr

Larissa fragt mich, ob ich in die Wanne möchte. Ich willige ein und freue mich schon auf das warme Wasser. Während das Wasser einläuft, frage ich mich kurz, wie lange ich die Wehen mit dieser Intensität wohl noch aushalten kann. Denn es kommt plötzlich ein Satz in mir hoch, den mal eine andere Frau über die Geburt ihres Kindes sagte: »Wenn du denkst, du hast schon schlimme Wehen, glaub mir, die werden noch schlimmer.« Diesen Gedanken verwerfe ich schnell wieder, als ich mich an das Abschlusszitat aus dem Buch von Jana Friedrich *Das Geheimnis einer schönen Geburt* zurückerinnere. Es ist das Straßenkehrer-Geheimnis aus *Momo* von Michael Ende: »[...] Wenn er so die Straße kehrte, tat er es langsam, aber stetig. Bei jedem Schritt einen Atemzug und bei jedem Atemzug einen Besenstrich. Schritt – Atemzug – Besenstrich. Schritt – Atemzug – Besenstrich. [...] ›Siehst du, Momo‹, sagte er dann zum Beispiel, ›es ist so: Manchmal hat man eine sehr lange Straße vor sich. Man denkt, die ist so schrecklich lang; das kann man niemals schaffen. [...] Man muss nur an den nächsten Schritt denken, an den nächsten Atemzug, an den nächsten Besenstrich. Und immer wieder nur an den nächsten [...]. Auf einmal merkt man, dass man Schritt für Schritt die ganze Straße gemacht hat. Man hat gar nicht gemerkt, wie ...‹« Also beschloss ich, mich wieder auf den einzelnen Besenstrich zu konzentrieren und nicht auf die ganze Straße!

0:10 Uhr

Ich spüre wieder Harndrang und springe in einer Wehenpause auf, um es bis zur nächsten Wehe auf die Toilette zu schaffen. Immer noch läuft die Badewanne ein, auf die ich mich so freue. Als ich fertig bin, habe ich plötzlich das Gefühl, auch noch groß zu müssen. Bevor ich das wirklich registriere, zieht sich ruckartig und unwillkürlich meine Bauchmuskulatur zusammen. Schon wieder, ich kann nicht wirklich etwas dagegen tun und beginne zu drücken. Ich springe vom Klo auf und rufe: »Ich glaube, ich muss pressen!«

Plötzlich ist das Gefühl in den Wehen ganz anders. Der Schmerz ist einem enormen Druck gewichen. Es ist wie eine Kraft, die alles in mir nach unten zieht und schiebt. Ich habe das unstillbare Verlangen mitzuschieben. Ich stehe immer noch in dem kleinen Raum mit der Toilette und versuche, mich auf den Beinen zu halten und gegen diese Urgewalt anzukämpfen. Noch einmal rufe ich: »Ich glaube, ich muss pressen!!!«

Ich kann beim besten Willen nicht glauben, dass das wirklich schon Presswehen sein können. Genauso wenig wie Larissa, die auch sehr überrascht scheint. Auch wenn es nur ein Augenblick war, bis Larissa und Gregor bei mir waren, kam es mir in diesem Moment ewig vor. Ich kann mich nicht mehr auf den Beinen halten, gehe auf dem Boden vor der Toilette in die Knie. Mit dem nächsten Pressen macht es »Pitsch«, und Fruchtwasser ergießt sich auf dem Boden.

> Das hört sich vermutlich seltsam an, da doch zuvor schon Fruchtwasser-Abgang festgestellt worden war. Tatsächlich ist es aber manchmal so, dass es einen kleinen Haarriss gibt, aus dem schon Fruchtwasser austritt. Dennoch springt die Fruchtblase dann später mit einem großen »Platsch« vollständig.

Larissa untersucht mich zum allerersten Mal an diesem Abend. Ich bin wirklich vollständig geöffnet und darf offiziell pressen.

In der nächsten Pause verfrachten mich Larissa und Gregor zurück auf die Matte im Geburtszimmer. Ich falle wieder in die bewährte Position auf die Knie. In dieser Phase spüre ich nach wie vor keinen Schmerz, nur einen unfassbaren Druck Richtung Steißbein und das riesige Verlangen zu pressen. Also presse ich wie eine Verrückte.

Schnell ruft Larissa Anja und Anna hinzu. Obwohl ich diese Phase so gut wie gar nicht als schmerzhaft empfinde, bin ich hier recht laut. Ich habe das Bedürfnis, dieser Kraft in mir ein Ventil zugeben. Larissa sagt mir irgendwann, dass ich »Ho, ho, ho« machen soll und nicht mehr so sehr pressen.

Diese abgehackte Atmung mindert den Druck auf den Damm und schont ihn somit. Das Baby soll so langsam und kontrolliert wie möglich geboren werden, damit Damm und Vagina genügend Zeit haben, sich zu dehnen, und möglichst unverletzt bleiben.

Obwohl ich versuche, mich zusammenzureißen, gelingt mir das nur bedingt. Zu diesem Zeitpunkt spüre ich einen enormen Druck Richtung Steißbein und ein Brennen in der Scheide, dass mir sagt, dass ihr Kopf kurz vor dem Austritt stehen muss.

Ich bin total motiviert in dem Wissen, dass ich es gleich geschafft habe und unser Baby endlich in den Armen halten kann. Larissa sagt mir kurz darauf, dass sie schon ganz viele Haare sehen könne, und fragt mich, ob ich nach dem Kopf fühlen möchte. Das tue ich. Gregor sitzt neben mir auf dem Boden, hält die Wärmflasche auf mein Kreuzbein, und immer wieder höre ich seine Stimme, die mir sagt, wie toll ich das gerade machen würde. All das gibt mir noch mal einen zusätzlichen Motivationskick.

Mit der Geburt des Kopfes verschwindet der Druck auf das Steißbein, und der Pressdrang ist plötzlich weg. Kurz habe ich Bedenken, dass das jetzt so bleiben würde. Dann beginnen die Wehen wieder. Anja hilft mir, mein linkes Bein aufzustellen, damit der Körper besser geboren werden kann. Ich stütze mich dabei auf Gregors Schultern ab, und dann habe ich schon den ganzen Körper geboren.

0:40 Uhr

Larissa reicht mir meine Tochter durch meine Beine und legt sie vor mir ab. Da liegt sie nun, nass, etwas blutig und noch ein wenig blass, aber vollkommen und wunderschön. So fremd und doch vertraut. Das kleine Wesen, dessen Ankunft wir uns so herbeigesehnt haben. Jetzt ist dieser magische Moment da. Es ist, als würde die Welt in diesem Moment stillstehen.

Ich sehe sie noch einen Augenblick an, hebe sie dann auf, drücke sie an meine Brust und heiße sie willkommen auf der Welt.

Larissa und Anja helfen mir, meinen Pulli auszuziehen, und bringen uns ins Bett. Die Kleine schreit nicht, meckert aber und wird immer rosiger. Ich höre mich sagen: »Das würde ich noch mal machen!«

Larissa, Anja und Anna lassen uns erst einmal allein als Familie ankommen.

1 Uhr

Die Nabelschnur ist auspulsiert, und Gregor trennt das letzte körperlichen Band zwischen uns. Ich verspüre unmittelbar danach einen erneuten Druck nach unten, und es fühlt sich an, als ob etwas in meiner Scheide liege. Ich presse ein-, zweimal und gebäre die Plazenta völlig schmerzfrei und vollständig.

Larissa, Anja und Anna gratulieren uns zur Geburt.

Jetzt wird mir richtig klar, dass mein Wunsch von einer unkomplizierten, wunderschönen Geburt tatsächlich wahr geworden ist und ich unsere Tochter Ava auf dem Boden des Geburtshauses geboren habe.

So wollte ich es, und ich bin zutiefst dankbar, dass ich es auf eine solch schöne Weise erleben durfte!

Obwohl der Blasensprung als Geburtsbeginn und das Warten auf die Wehen recht nervenzehrend waren, hat es mir im Nachhinein doch sehr geholfen. So konnte ich den Wehen, als sie endlich richtig da waren, noch positiver gegenübertreten.

Später scheint es, dass ich einen fraglichen Dammriss dritten Grades habe und ich sicherheitshalber doch zum Nähen in die Klinik muss. Das ist für mich aber in Ordnung. Ganz entspannt fahren wir zusammen mit Larissa in die Klinik. Hier stellt sich glücklicherweise heraus, dass es doch nicht so schlimm ist wie gedacht. Ich bin sehr dankbar, dass Larissa auch während der gesamten Zeit des Nähens an meiner Seite bleibt!

Erschöpft, aber von dem größten Glück erfüllt, das man sich nur vorstellen kann, fahren wir im Morgengrauen nach Hause.

Das hat mich sehr beeindruckt, auf welche Weise Carina die Wehen willkommen geheißen hat. Sehr häufig erlebe ich, dass Frauen sich gegen jede einzelne Wehe wehren, und ich habe immer das Gefühl, dass sie den Schmerz dadurch noch viel stärker wahrnehmen. Carina konnte die Wehen wirklich voller Freude auf ihr Baby annehmen und hatte sicher auch daher eine so positive Geburt.

Man könnte monieren, dass mit dem Rizinusöl doch etwas in den natürlichen Verlauf eingegriffen wurde. Diese Intervention war allerdings minimal und hat keinen wirklichen Unterschied gemacht. Zumindest legen die Studien zu Rizinusöl nahe, dass es keine Auswirkungen auf den Geburtsverlauf hat.

Diese Geburt war eine Punktlandung – genau am errechneten Termin. Das ist selten. Nur ungefähr fünf Prozent aller Kinder kommen an dem vorbestimmten Tag zur Welt. Aber noch viel wichtiger: Es war eine wunderschöne Geburt, ganz aus eigener Kraft.

Eine gute mentale Vorbereitung, sei es durch Michael Endes *Momo*-Geschichte (wie in diesem Fall), Meditation oder eine andere Art des Mentaltrainings, haben ganz oft einen sehr positiven Einfluss auf die Geburt. Es hilft vielen Frauen, sich ihre Wunschgeburt wieder und wieder in allen Einzelheiten vorzustellen. Hochleistungssportler machen das auch und kommen so zum Ziel.

Ada – mit Mut

Ich hatte eigentlich eine entspannte, schöne Schwangerschaft. Für das Geburtshaus hatte ich mich schon mit Bekanntwerden der Schwangerschaft angemeldet, ich wollte unbedingt dort entbinden und hatte immer wieder Sorge, dass es nicht klappen könnte.

Meine Hb-Werte (Hämoglobin) sanken im Verlauf der Schwangerschaft immer weiter, unter zehn hätte ich nicht ins Geburtshaus gedurft. Als ich dann über den Entbindungstermin hinaus schwanger war, hatte ich die Sorge, dass unser Baby zu spät kommen könnte – auch dann hätte ich in der Klinik entbinden müssen.

Ada erlebte bei ihrem ersten Kind eine schnelle, selbstbestimmte Geburt im Geburtshaus. Sie fühlte sich dabei stark und wohl und war beeindruckt, wie gut ihr Körper ganz von selbst wusste, was zu tun war.

Geburtshäuser haben bestimmte Ausschlusskriterien für Geburten. Einige ergeben sich aus der Anamnese der Frau, wie zum Beispiel ein insulinpflichtiger Diabetes, Drogenabhängigkeit oder eine HIV-Erkrankung. Andere können auch im Laufe der Schwangerschaft noch auftreten. Das sind hauptsächlich:

- Geburt (oder Blasensprung) vor der SSW 37 + 0. Das Baby gilt dann als Frühgeburt, und die Geburt sollte in einer »Level-1-Einrichtung«, also einem Krankenhaus mit Kinderklinik, stattfinden.
- Placenta praevia. Dabei liegt der Mutterkuchen teilweise oder vollständig vor dem Muttermund und es besteht die Gefahr schwerer Blutungen. Das ist ein Grund für einen geplanten Kaiserschnitt.
- Uterine Blutungen im letzten Drittel der Schwangerschaft.
- Plazentainsuffizienz. Die optimale Versorgung des Babys über den Mutterkuchen ist nicht mehr gewährleistet. In der Regel wird die Geburt dann eingeleitet.
- HES, HELLP-Syndrom: schwerwiegende Schwangerschaftserkrankungen.
- Thrombose in dieser Schwangerschaft.

Mentale Vorbereitung

Trotz dieser Gedanken und Sorgen versuchte ich, mir möglichst keinen inneren Druck zu machen. Ich meditierte viel, machte Yoga und stimmte mich auf die Geburt ein, indem ich positive Geburtsberichte las, meinen Damm massierte und zur Akupunktur ging. Ich sprach mit dem Baby und sagte ihm, dass ich mich sehr freuen würde, wenn es nicht mehr allzu lange auf sich warten ließe.

Die Psyche hat einen großen Einfluss auf den Geburtsverlauf. In unserem Unterbewusstsein sind sehr viele Informationen, Glaubenssätze und Ängste gespeichert. Es mit positiven Gefühlen und guten Geschichten anzufüllen, hilft einem, unter der Geburt entspannt und zuversichtlich zu bleiben.

Sanfter Start

Am Freitag, fünf Tage nach ET (errechneter Termin), früh am Morgen, ich schätze gegen 5 Uhr, bekomme ich ganz leichte Unterleibsschmerzen. Ich habe das Gefühl, dass es Wehen sein könnten, bleibe aber (wie im Geburtsvorbereitungskurs gelernt) liegen und versuche, noch etwas zu schlafen.

Solange die Wehen noch schwach sind, ist es gut, einfach Kraft zu tanken und mit der Kraft zu haushalten. Wenn es richtig losgeht, ist es gut, Energiereserven zu haben.

Ab und zu feuere ich die Wehen an: »War das schon alles?? Zeigt mir mal, was ihr könnt!« Ich bin bereit. Als der Wecker meines Freundes Tobi klingelt, erzähle ich ihm von den Wehen. Er bleibt ziemlich gelassen und fährt erst einmal zur Arbeit, obwohl ich der Meinung bin, dass es nicht mehr lange dauern wird.

Auf der Toilette bemerke ich einen ganz zarten, rosafarbenen Ausfluss. Ist das etwa Fruchtwasser? Ich rufe die Bereitschaft des Geburtshauses an. Doro, die diensthabende Hebamme, sagt mir, ich solle mit meinem Freund und der Geburtstasche ins Geburtshaus kommen. Also rufe ich, gerade mal zwei Stunden später, bei Tobi auf der Arbeit an.

Als er nach Hause kommt, ist er dann doch ganz schön aufgeregt. Ich bin ziemlich ruhig, habe bereits geduscht und Brote geschmiert.

Gegen 10 Uhr kommen wir im Geburtshaus an. Doro untersucht mich. Es ist tatsächlich tröpfchenweise Fruchtwasser abgegangen. Die Wehen bleiben jedoch schwach und sind nicht muttermundswirksam. Wir sollen noch mal nach Hause fahren, es uns gemütlich machen und gegen 17 Uhr wieder kommen. Dagegen haben wir nichts einzuwenden. Wir freuen uns auf ein paar schöne entspannte Stunden, die wir mit unserer aktuellen Lieblingsserie verbringen wollen.

Das bedeutet, der Muttermund hat noch nicht begonnen, sich zu öffnen.

Wenn die Fruchtblase springt, werden Wehenhormone (Prostaglandine) freigesetzt, die sich in den Eihäuten der Fruchtblase befinden. In aller Regel werden die Wehen daher nach einem Blasensprung bald stärker und effektiver.

Man kann also zunächst abwarten. Dennoch tickt ab dem Moment des Blasensprungs ein bisschen die Uhr. Denn die Fruchtblase stellt ja auch eine Keimbarriere dar, die nun offen ist.

Die Wehen fordern Aufmerksamkeit

Daraus wird jedoch nichts, denn die Wehen kommen so schnell hintereinander, dass wir ständig die Serie stoppen müssen. Mit der Zeit werden die Wehen stärker, sodass ich sie nicht mehr im Liegen veratmen will, sondern mich auf unseren Esstisch stütze.

So töne ich lange »Jaaaas«, und Tobi hält mein Becken. Seine warmen Hände helfen gegen den Schmerz. Tobi stoppt die Zeit: Exakt jede zweite Minute kommt eine Wehe. Als ich auf der Toilette sitze, telefoniert Tobi mit der Hebamme. Sie meint, dass wir wieder ins Geburtshaus fahren sollen. Tobi kommt zu mir (ich sitze noch immer auf dem Klo und töne) und erzählt von dem Telefonat.

Es klopft an der Haustür. Eine Nachbarin fragt, ob wir gerade ein Kind bekommen. Sie möchte uns Tipps für eine Hausgeburt geben. Eine skurrile Situation, das wird auch ihr bewusst, und sie verabschiedet sich ganz schnell wieder.

Wir machen uns auf den Weg zum Auto. Auf der Straße, an das Auto gelehnt, vertöne ich noch eine Wehe. Die 20-minütige Fahrt ist etwas unbequem, weil ich angeschnallt bin und mich nicht gut bewegen kann, aber ich konzentriere mich einfach nur auf das Atmen, und irgendwie geht es.

Es geht voran

Um 15 Uhr sind wir im Geburtshaus, Doro untersucht mich und stellt fest: Der Muttermund ist fünf Zentimeter geöffnet! Ich bin verblüfft, das hätte ich nicht erwartet! Ich atme und töne weiter die ganze Zeit auf »ja«.

Ziemlich schnell schlägt Doro mir vor, in die Wanne zu gehen, und ich versuche es gerne.

Einen genauen Plan für die Geburt habe ich mir im Vorfeld nicht überlegt. Ich habe aber Angst, dabei mein »großes Geschäft« erledigen zu müssen. Es fühlt sich die ganze Zeit so an. Aber auf der Toilette kommt nichts.

Doro fragt, ob sie mir einen Einlauf machen soll, meint aber, es sei auch nicht schlimm, wenn es unter der Geburt passiere. Sie gibt mir das Gefühl, dass ich mich für nichts schämen muss, und so verzichte ich auf den Einlauf und steige in die Wanne.

Das ist wunderbar, ich fühle mich super. Bei jeder Wehe kralle ich mich in das Tuch, das über der Wanne hängt, und in den kurzen Wehenpausen liege ich im warmen Wasser und verschnaufe. Tobi ist die ganze Zeit bei mir, bringt mir Wasser und Traubenzucker und ist einfach da. Ich hatte mir von ihm gewünscht, dass er mir ab und zu ins Ohr flüstert, dass ich es schaffe. Das gibt Kraft, und ich bin ihm sehr dankbar, dass er da ist. Auch ich sage mir innerlich immer wieder: »Ich schaffe das. Ich werde weit.« Daran halte ich mich fest, ich denke nur von Wehe zu Wehe. Meine Musik, die ich mitgebracht habe, ist für mich auch eine gute Unterstützung, in den Pausen beruhigt sie mich, hilft mir, entspannt zu bleiben.

> Ada hat hier Techniken aus der Geburtshypnose angewandt, die sehr hilfreich sind. Affirmationen (selbstbejahende Sätze) wie »Ich schaffe das! Ich werde weit« programmieren einen positiv. Der geflüsterte Satz des Partners, im Hypnobirthing »Anker« genannt, spendet Kraft. Und auch Musik kann helfen, sich zu entspannen und sich so ganz dem Geburtsgeschehen hinzugeben.

Pressdrang – mit Mut!

Irgendwann kommt die zweite Hebamme dazu. Ich kenne sie schon von meinen Voruntersuchungen, da habe ich sie ein paarmal gesehen und ein bisschen mit ihr gequatscht. Doro untersucht mich: Der Muttermund ist vollständig geöffnet! Ich bin froh und aufgeregt, denke, dass ich es nun bald geschafft haben werde!

Dann kommen die Presswehen. Was für eine Gewalt, welche Schmerzen. Ich finde sie viel anstrengender als die Wehen davor. Ich versuche weiter, ruhig zu atmen, zu tönen und später dann mitzupressen.

Ich darf nach dem kleinen Kopf tasten, er ist unglaublich weich, ich kann nicht glauben, dass das unser Baby sein soll. Ich finde es sehr krass, in den Schmerz hineinzupressen.

Die beiden Hebammen sagen immer wieder: »Mit Mut!« Also nehme ich meinen ganzen Mut zusammen und presse. Dann soll ich mich hinstellen, ein Bein auf dem Badewannenrand. Es tut höllisch weh!

> Die asymmetrische Hüfthaltung (ein Bein aufgestellt), bewirkt, dass sich das Baby einfacher durch das Becken bewegen kann.

Nach ein paar Wehen im Stehen darf ich mich endlich wieder in die Wanne legen. Plötzlich ist der Kopf draußen, ich spüre ihn zwischen meinen Beinen. Es ist unglaublich. Dann geht alles ganz schnell. Mit der nächsten Wehe, um 17:15 Uhr, kommt unser Baby zur Welt. Ich hebe es auf meinen Arm. Wie klein es ist! Ich kann nur staunen und gucken.

Wir wissen nicht, ob unser Baby ein Mädchen oder ein Junge ist, und als wir nachschauen, freuen wir uns sehr über unser kleines Mädchen. Die Nabelschnur ist ganz kurz, sodass ich Milla gerade eben auf meinem Arm halten kann. Die Hebammen und Tobi helfen mir aus der Wanne. Dann kuscheln wir das erste Mal zu dritt.

Als die Nabelschnur auspulsiert ist, durchtrennt Tobi sie. Wir liegen eine ganze Zeit da und kuscheln und können nicht glauben, dass unsere Milla schon da ist. Die Nachgeburt kommt mit ein paar unangenehmen Wehen heraus. Sie ist riesig. Ich habe einen Dammriss ersten Grades. Während ich genäht werde, macht die zweite Hebamme mit Tobi zusammen die U1. Drei Stunden später fahren wir nach Hause.

Liebe

Wir liegen die ganze Nacht wach, schauen uns Milla immer wieder an und können nicht glauben, dass sie nun da ist. Wir sind verliebt! Es wird einige Zeit dauern, bis wir realisieren, dass wir eine kleine Tochter haben.

Ich bin ganz dankbar für die Erfahrung, die ich im Geburtshaus machen durfte, ich habe mich sehr wohlgefühlt, selbstbestimmt und stark, und war noch lange von meinem Körper beeindruckt, der so etwas Gewaltiges geschafft hat.

So wie Ada geht es wohl allen Frauen, die das Glück haben, eine gute, selbstbestimmte Geburt zu erleben. Eine schöne Geburtserfahrung gibt einem Selbstvertrauen und Stärke.

Ein bisschen Glück braucht jede Geburt. Dennoch gibt es auch einiges, was man im Vorfeld tun kann, um die Wahrscheinlichkeit einer schönen Geburt zu erhöhen. Ada hat sich sehr viele Gedanken gemacht, was sie brauchen und was ihr guttun würde: Sie fand in dem Geburtshaus einen Ort, der ihr Geborgenheit vermittelte. Sie umgab sich mit einem Geburtsteam, dem sie vertraute. Sie hatte eine gute mentale Strategie für die Wehen und den Geburtsvorgang. Und sie war offen für jede Wendung, die ihre Geburt nehmen würde. Mit diesen optimalen Voraussetzungen ausgestattet, ging sie hinein und wurde mit einem traumhaften Geburtserlebnis belohnt.

Bianca – gleich kommt Louis!

Es war meine vierte Schwangerschaft nach einer intakten und unkomplizierten, aus der mein erster Sohn Aaron hervorging, und zwei verhaltenen Fehlgeburten, die leider durch Kürettagen, also Ausschabungen, beendet werden mussten.

Auch diese Schwangerschaft war wieder kompliziert. Das kam unter anderem daher, dass mir nach einer früheren Autoimmunerkrankung die Schilddrüse operativ entfernt worden war. Bei einer frühzeitigen Überprüfung meiner Blutwerte nur eine Woche nach dem Schwangerschaftstest waren diese bereits deutlich verschlechtert. Die Dosis meines Schilddrüsenmedikaments wurde sofort erhöht, um eine Unterversorgung beim gerade entstehenden Baby zu verhindern. Von da an wurde vorerst etwa alle zehn bis 14 Tage eine Blutkontrolle durchgeführt, um auf eine Veränderung rechtzeitig reagieren zu können. Die Schwangerschaft erwies sich für mich als schwierig, denn abgesehen vom täglichen Erbrechen, das mich bis zum Ende der 28. Schwangerschaftswoche quälte, versetzten mich immer wieder auftretende Blutungen bis in die 19. Schwangerschaftswoche jedes Mal erneut in absolute Angst. Angst, dieses Baby vielleicht auch wieder zu verlieren. Aber bei jeder Untersuchung ging es dem kleinen Würmchen zum Glück gut. Ich war überglücklich, das noch einmal erleben zu dürfen, und freute mich unglaublich auf mein Baby. Ich wusste nicht, ob es ein Junge oder ein Mädchen wird, und genoss das besondere Gefühl, mich am Tag der Geburt überraschen zu lassen.

> Bianca habe ich bei ihrer ersten Geburt in der Klinik kennengelernt. Ich durfte sie bei einer wirklich wunderschönen Wannengeburt betreuen. Vielleicht hat sie durch diese unkomplizierte erste Geburt beim zweiten Kind den Mut gehabt, ins Geburtshaus zu gehen.
>
> Bianca erlebte nach einer etwas nervenaufreibenden Schwangerschaft eine sehr selbstbestimmte, sehr schnelle und wirklich schöne Geburt im Geburtshaus.
>
> Nach einer vorausgegangenen Fehlgeburt ist die größte Aufgabe immer, das Vertrauen in den eigenen Körper zurückzugewinnen. Blutungen sind generell gruselig, aber in diesem Fall triggern sie natürlich auch jedes Mal die Erinnerung an das zuvor Erlebte.

In der 33. Schwangerschaftswoche hatte ich unangenehme Bauchschmerzen, die sich wie ein starkes Ziehen anfühlten. Bei einer Vorsorgeuntersuchung im Geburtshaus sprach ich das der Hebamme gegenüber an, die sich daraufhin meinen Bauch ansah. Sie untersuchte mich auf meinen Wunsch hin und sagte, dass das bereits Senkwehen seien, sich der Gebärmutterhals verkürzt habe und der Muttermund weich sei. Ich sollte mich von nun an viel ausruhen. Zwei Tage später ging ich noch zur Frauenärztin, da ich mich nicht gut fühlte. Nach der Untersuchung äußerte sie ihre Vermutung, dass das Kind zu früh geboren werden würde, da das Köpfchen schon recht tief liege und auf den Muttermund drücke, sodass dieser sich leicht öffne. Ich solle mich schonen und so oft wie möglich liegen. Sie sagte, ich würde es sicherlich nicht mehr bis zum errechneten Entbindungstermin schaffen. Im Geburtshaus wurde nun jede Woche ein CTG geschrieben.

All die Wochen war es sehr warm draußen, sodass der Schon-Modus ohnehin angebracht war. Auch wenn mich die Aussagen der Ärztin beunruhigt hatten, war ich innerlich doch recht entspannt. Und das schien auch mein Kindchen zu spüren, denn bei jeder Kontrolle ging es ihm offensichtlich gut. Abgesehen von sehr vielen Übungswehen blieb alles ruhig, wochenlang.

Drei Tage vor dem errechneten Entbindungstermin fühlte ich mich unwohl und beschloss, am nächsten Tag zu meiner Frauenärztin zu gehen. Sie strahlte mich an, teilte mir mit, dass der Muttermund zwei Zentimeter geöffnet sei und das Babyköpfchen tief und fest im Becken liege. Sie verabschiedete mich mit den Worten: »Vielleicht wird es ja diesmal eine Punktlandung!«

Zwei Tage später, am Sonntag, war der errechnete Termin. Mein Baby hat es also doch geschafft und sich vom »Tiefliegen« nicht aus der Ruhe bringen lassen. Am späten Samstagabend plagten mich Durchfall, Bauchschmerzen und Übelkeit, ich konnte nur knapp vier Stunden schlafen. Aber am nächsten Morgen von alldem keine Spur mehr. Es ging mir wieder richtig gut. Mittags kamen mein Bruder mit seiner Freundin und meine Mama zu Besuch. Wir gingen in einem kleinen vietnamesischen Restaurant in der Nähe essen. Die Freundin meines Bruders fragte mich beim Essen, ob ich denn schon irgendwas merken würde (»Öhm … Nein?!«) und meine Mama scherzte, ich solle mir doch etwas scharf Gewürztes bestellen, das könne ja vielleicht die Wehen auslösen. Nach dem Essen verabschiedeten sich alle. Sie nahmen meinen sechs Jahre alten Sohn Aaron mit, der nun – da ja Sommerferien waren – ein paar Tage bei seiner Oma verbringen sollte, damit er betreut war, sobald sich die Geburt ankündigte. Er umarmte mich und sprach zu seinem Geschwisterchen durch die Bauchdecke: »Baby, lass dir nicht mehr so viel Zeit!«

Exakt eine Stunde nachdem sich meine Familie wieder auf den Heimweg gemacht hatte und auch mein Freund Alex zum sonntäglichen Tischtennistraining aufgebrochen war, wollte ich spontan auf mein Sofa umziehen, um noch einen kleinen verspäteten Mittagsschlaf zu machen. Immerhin hatte ich ja in der Nacht sehr wenig geschlafen. Genau in dem Moment, als ich mich dafür von meinem Sessel erhob, spürte ich ganz unten ein seltsames, aber bekanntes Gefühl, und direkt danach, wie warmes Wasser in meine Hose lief. Ich wusste sofort, was das war, und es gingen mir spontan zwei Gedanken durch den Kopf. Der erste war: »Ach, nee! Du kommst ECHT heute noch?« Und der zweite: »Warum beginnt diese Geburt auch wieder mit einem Blasensprung, bevor überhaupt Wehen da sind?«

In den allermeisten Fällen folgen Wehen dem Blasensprung schnell nach. Da die Eihäute Prostaglandine enthalten, werden diese bei einem Blasensprung freigesetzt und bewirken den baldigen Wehenbeginn.

Ich dachte an die Worte der Hebamme Elene aus dem Geburtshaus, die mir mal ans Herz legte, mich bei jedem noch so kleinen Anzeichen sofort zu melden, da Geburten von nachfolgenden Kindern oft schneller vorangehen würden. Also wählte ich sofort ihre Nummer und berichtete ihr kurz von dem Fruchtwasserabgang und dass ich noch keine Wehen hatte. Es war 15:20 Uhr. Sie sagte mir, dass ich mich erneut melden solle, sobald sich etwas tue. Falls bis 18 Uhr keine Wehen einsetzen sollten, müsste ich mich spätestens dann noch einmal melden.

Ich rief Alex an, der nicht an sein Handy ging, und bekam auf einmal Angst, ihn bei der Lautstärke in der Trainingshalle womöglich nicht zu erreichen. Jedoch rief er mich umgehend zurück und ich sagte ihm, dass Babys Fruchtblase gerissen sei. Er machte sich sofort auf den Weg. Ich ging in der Zeit duschen und versorgte mich mit einer extradicken Binde, um dem auslaufenden Fruchtwasser Einhalt zu gebieten.

Plötzlich stand Alex schon in der Tür und fragte panisch, ob er es noch schaffen würde, ebenfalls zu duschen. Ich antwortete: »Ja, klar. Das Kind fällt schon nicht aus mir heraus.« Als ich fertig angezogen war, spürte ich leichtes Ziehen, etwa wie während der Menstruation. Aber es waren noch keine richtigen Wehen.

Kurze Zeit später, um 15:55 Uhr, kam dann die erste Wehe. Ich wollte noch ein bisschen abwarten, bevor ich Elene erneut störte. Jedoch rief ich sie schon eine Viertelstunde später an, da ich in dieser Zeit bereits drei richtige Wehen gehabt hatte. Sie fragte mich, ob ich während der Wehen noch sprechen könne, was ich bejahte, und wie lange sie anhielten. Diese ersten Wehen taten schon weh, aber ich fand es überhaupt nicht schlimm. Ich wollte einfach nur nicht den Fehler machen, zu lange abzuwarten. Elene schlug vor, dass wir uns eine Stunde später im Geburtshaus treffen sollten.

Alles war schon fertig gepackt, und wir mussten nichts mehr vorbereiten. So verbrachten wir die Zeit bis zur Abfahrt plaudernd im Wohnzimmer – er auf der Couch und ich kniend auf dem Boden, meine Arme vorn auf dem Couchtisch abgestützt. Ich beobachtete bei jeder Wehe die Uhr, um die Abstände abzuschätzen. Die Wehen kamen regelmäßig im Fünfminutentakt und wurden immer stärker. Um 16:30 Uhr zitterte ich innerlich schon der vollen Stunde entgegen, da wir uns um 17 Uhr auf den Weg machen wollten. Ich versuchte, entspannt zu bleiben, und wehte ganz ruhig weiter vor mich hin. Nun hob ich schon immer kurz eine Hand hoch, wenn sich eine Wehe ankündigte, um Alex zu signalisieren, dass ich jetzt nicht weitersprechen konnte.

Um 17 Uhr rief er dann ein Taxi. Plötzlich gab es gar keine Pausen mehr zwischen den Wehen! Eine Wehe ebbte zwar spürbar ab, aber schon drei Sekunden später kam wieder eine neue. Das ging ein paarmal so, aber trotz Schmerzen empfand ich es nicht als übermäßig heftig. Klar, es tat weh, aber ich habe es »einfach« wegstecken können. Nur laufen konnte ich währenddessen nicht mehr und wollte noch kurz abwarten, bevor ich die Treppe hinuntergehen musste. Mir bangte es etwas, so im Taxi mitzufahren, wenn auch die Strecke bis zum Geburtshaus nur einen Kilometer betrug. Seltsamerweise hatte ich im Taxi nur kurz vor Ankunft eine Miniwehe, die kaum schmerzhaft war und nur wenige Sekunden anhielt.

Den Weg in die Klinik oder zum Geburtshaus beschreiben viele Frauen als den schlimmsten Teil. Denn in dieser Situation angeschnallt im Auto zu sitzen, ohne sich in der Wehe bewegen zu können, wird oft als sehr einengend empfunden. Der Vierfüßlerstand ist die Position, die sich Frauen am häufigsten aussuchen, wenn ihnen keiner vorgibt, was sie tun sollen.

Elene begrüßte uns um 17:20 Uhr im Geburtshaus und fragte mich, wie ich mich fühle. Ich sagte: »Es ist alles okay, aber mir fällt das Laufen ein bisschen schwer.« Dann durfte ich mir einen Raum aussuchen. Ich wählte den größten aus, weil ich mich nicht beengt fühlen wollte. Sie bestand darauf, mich zuerst zu untersuchen, und ich legte mich auf das Bett. Dann meinte sie zu mir: »Okay, ich rufe gleich mal Helena an, denn der Muttermund ist acht Zentimeter weit geöffnet!« Ich wurde auf einmal leicht panisch, fing an, auf dem Bett herumzukrabbeln, wusste nicht, wohin, und stammelte: »Oh Gott, oh Gott!«, beruhigte mich aber gleich wieder und sagte Elene, dass ich gerne in die Badewanne wolle. Sie drehte sofort die Wasserhähne auf, glaubte jedoch, dass ich es wahrscheinlich nicht mehr rechtzeitig in die Wanne schaffen würde. Ich machte innerlich ein OKAY dahinter und riss mir alle Klamotten vom Leib.

Dann nahm ich genau die Position wie zu Hause ein, nur, dass ich mich hier auf dem Bett abstützte und Alex' Unterarm umklammerte. Die Wehen verursachten nun immer mehr ein drückendes Gefühl. Mir wurde bei jeder neuen Wehe extrem heiß. Alex fächerte mir Luft zu. Unterdessen lauschte ich immer wieder dem Wasserhahn und fragte mich, ob ich wohl doch noch in die Wanne könnte, allerdings hatte ich auf einmal keinerlei Lust mehr, noch einmal aufzustehen. Ich spürte nun einen Druck, der leicht begann und mit jeder Wehe stärker wurde. Während einer Wehe bewegte sich mein Kind in mir so stark, dass ich einen äußerst unangenehmen Schmerz verspürte.

Das zunehmende Druckgefühl ließ ich einfach geschehen, ließ meinen Körper machen, ohne forciert mitzupressen. Ich spürte ganz genau, wie das Köpfchen immer mehr in Richtung Ausgang geschoben wurde, aber nach einer Wehe rutschte es wieder leicht zurück. Mist! Dann sammelte ich meine Kraft und schob mit relativer »Leichtigkeit« das Köpfchen ganz raus. Es kam mir im Gegensatz zur Geburt meines ersten Kindes nicht außergewöhnlich anstrengend vor. Bei der darauffolgenden Wehe musste ich dafür jedoch mit extra viel Kraft den restlichen Babykörper herauspressen, begleitet von einem Geräusch plätschernden Fruchtwassers.

18:24 Uhr. Und da lag es nun unter mir, nur eine Stunde nach unserer Ankunft in diesem Raum, mein kleines schreiendes Wesen! Helena sagte zu mir: »Nimm sie zu dir!«, bei genauerem Blick sahen wir jedoch, dass es ein kleiner Junge war. Ich nahm ihn hoch, schloss ihn in meine Arme, kniend, und schluchzte laut los – vor Erleichterung und Freude. Mit der Hilfe beider Hebammen konnten wir uns auf das Bett legen, und ich bestaunte tränenüberströmt und völlig benommen unser kleines Wunder.

Nachdem die Nabelschnur auspulsiert war, durfte Alex sie durchschneiden. Elene zog anschließend leicht an dem anderen Ende der Nabelschnur, drückte dabei auf meinen Bauch (»Aua!«) und sagte, ich solle mitpressen. Das fühlte sich irgendwie komisch an, weil ich keine Wehe spürte. Die Plazenta kam sofort aus mir heraus, und wir wurden beglückwünscht. Anschließend hatten wir in Ruhe Zeit zu dritt, um unseren Louis zu bestaunen.

Nach einer Weile kam Elene zu mir, um einen Minidammriss zu nähen (der Kleine wurde mit einer Hand am Gesicht geboren), während Helena mit meinem Freund unseren Sohn untersuchte und anzog.

Um 21 Uhr machten wir uns auf den Heimweg. Als wir zu Hause unsere Familie über die Geburt informierten, schickte mir mein Cousin das Lied »Gleich kommt Louis« von Marteria, das mich seitdem immer sehr emotional an diesen wunderschönen Moment denken lässt.

So eine entspannte, schnelle Geburt wünscht sich sicher jede Frau.

Nach einer oder mehreren Fehlgeburten ist es oft schwer, in die Natur und die eigene Kraft zu vertrauen. Viele Frauen hätten vielleicht eher ein spezialisiertes Umfeld gebraucht, um sich sicher zu fühlen. Bianca hat sich ganz bewusst das Geburtshaus als ihren Rückzugsort ausgesucht. Und sie war sehr offen. Obwohl ihr Wunsch eine Wassergeburt war, konnte sie in dem entscheidenden Moment davon Abstand nehmen, ohne der Idee hinterherzutrauern.

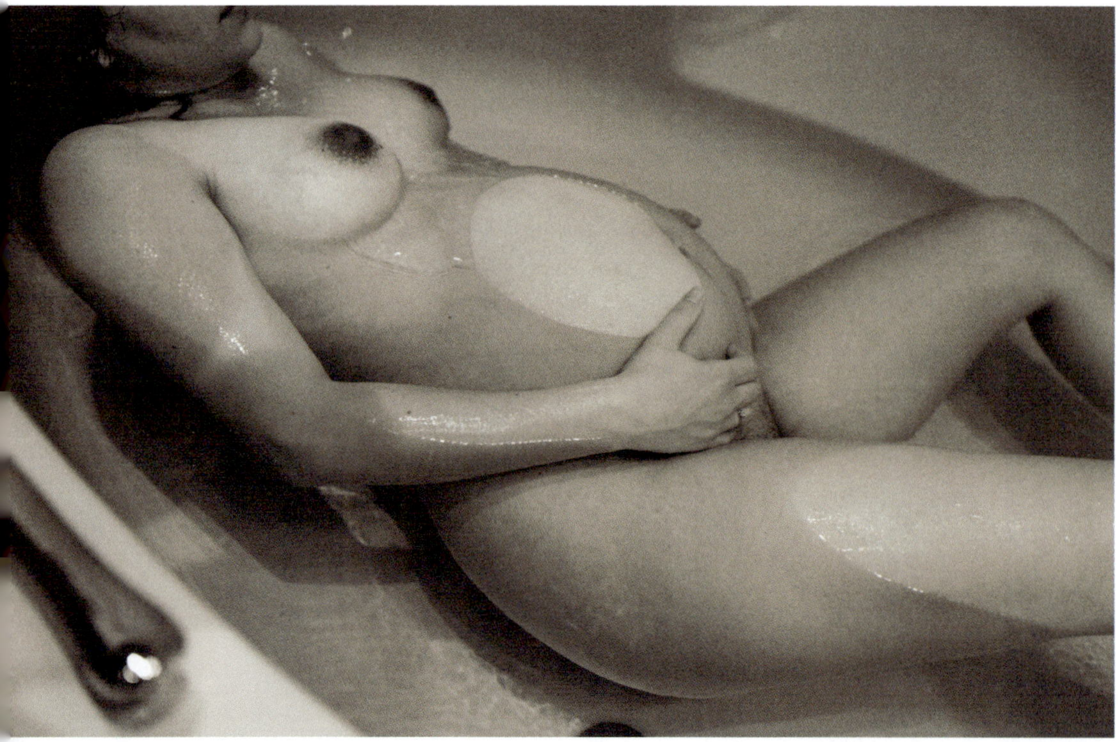

Hausgeburt

Meli – Traumgeburt statt Trauma

Nachdem die Geburt meines ersten Kindes für mich in einem Trauma geendet hatte und die Zeit danach von Gedächtnisverlust und Bindungsproblemen gezeichnet war, erhoffte ich mir für die zweite Geburt einen besseren Ausgang. *Wie viel* besser es werden sollte, konnten wir uns zu Beginn der Schwangerschaft allerdings noch nicht einmal erträumen.

Bereits ein paar Wochen vor dem errechneten Entbindungstermin hatte ich immer wieder unregelmäßige Wehen. Meine Hebamme Martina nahm mir zum Glück bei jedem ihrer Vorsorgebesuche die Angst davor, es nicht bis zum Beginn ihrer Rufbereitschaft zu schaffen.

Wir kamen dann sogar tatsächlich bis ET + 3, also bis zu dem Tag, an dem bei geplanten außerklinischen Geburten der Pflichttermin beim Frauenarzt ansteht. Mein Mann begleitete mich vormittags zu meiner Ärztin, bei der ich in der gesamten Schwangerschaft gerade einmal vier Termine hatte. CTG, Fruchtwassermenge und Plazentalage waren super, es sprach nichts dagegen, unser Kind zu Hause zu begrüßen. Die Ärztin wollte anschließend noch kurz nach dem Muttermund schauen, was sich allerdings als sehr schmerzhaft erwies.

Wenn man schon eine Geburt erlebt hat, die gar nicht schön, vielleicht sogar traumatisch war, ist es sehr schwer, beim nächsten Mal vertrauensvoll und entspannt in die Geburt zu starten. Wenn man das aber schafft, hat man gute Chancen, nicht nur eine sehr gute Geburt zu erleben, sondern das Trauma damit sogar ein Stück weit zu heilen. Melanie hat dieses Kunststück zustande gebracht und sogar den Mut zu einer Hausgeburt gehabt.

Am dritten Tag nach dem errechneten Termin müssen sich Schwangere, die eine Hausgeburt planen, bei einem Facharzt der Gynäkologie und Geburtshilfe vorstellen. Dieses Konsil ist verpflichtend. Kommt es nach dem dritten Tag nach ET zu einer Hausgeburt, ohne dass das Konsil stattgefunden hat, so begeht die Hebamme einen Vertragsverstoß und muss mit einer Strafe und dem Ausschluss aus dem Krankenkassenvertrag rechnen. Das heißt, sie könnte zukünftig keine Leistungen mehr mit den Krankenkassen abrechnen. Bei dem Konsil wird entschieden, ob weiterhin nichts gegen eine Hausgeburt spricht.

Auf dem Weg nach Hause bemerkte ich die erste Wehe, sie war wesentlich intensiver als die Wehen in den Wochen davor. Mit den Wehen kamen nachmittags dann Blutungen und dauerhafte Schmerzen am Muttermund. Ich rief Martina an, und sie riet mir, mich in die Badewanne zu legen, um etwas zu entspannen. Im warmen Wasser verschwanden Schmerzen und Wehen tatsächlich fast komplett wieder. Nach einer Weile ließ auch die Blutung wieder nach.

Mein Mann wollte in dieser Nacht mit unserem großen Sohn auf der Couch schlafen, sodass ich meine Ruhe im Rest der Wohnung hatte, falls es doch losgehen sollte. Gegen 22:30 Uhr kamen Schmerzen und Blutung wieder, also machte ich es mir wieder in der warmen Badewanne gemütlich. Dort machten sich nach einer Weile regelmäßige Wehen im Abstand von sieben bis acht Minuten bemerkbar. Ich versuchte, auf meinen Körper zu hören und das zu machen, was mir guttat. Ich wechselte immer wieder zwischen Herumlaufen und In-die-Wanne-Legen.

Der Körper weiß genau, was gut für ihn ist.

In der Badewanne entscheidet sich oft, wohin die Reise geht. Sind es nur Vorwehen, so lassen sie sich meist von dem warmen Wasser besänftigen (Muskeln reagieren ja auf Wärme mit Entspannung). Richtige Geburtswehen hingegen lassen sich davon nicht beeindrucken. Auch sie werden im Wasser zwar gedämpfter wahrgenommen, verschwinden dadurch aber nicht.

Gegen 0:30 Uhr weckte ich aber dann meinen Mann und bat ihn, unseren großen Sohn zu meiner Freundin zu bringen. Wieder zu Hause, schlug er allerdings vor, noch etwas damit zu warten, Martina anzurufen. Er wollte sie nicht umsonst wecken, da er glaubte, dass uns noch einige harte Stunden bevorstanden. Beim Großen hatte es schließlich zu diesem Zeitpunkt noch knapp 20 Stunden gedauert.

Ich kochte mir einen Tee, legte mir eine CD meiner Lieblingsband ein und sang in den Wehenpausen gut gelaunt Rock-/Nu-Metal-Songs mit, das half mir, entspannt und ruhig zu bleiben. Meine Nachbarn behaupten übrigens, sie hätten davon nichts mitbekommen. Mein Mann packte währenddessen unsere Geburtskiste aus und bereitete im Wohnzimmer alles vor, was wir später eventuell brauchen könnten.

Während der ganzen Zeit hatten wir nur so viel Licht an, wie nötig war. Eine zu helle Umgebung empfand ich als sehr störend.

Um 1:30 Uhr wollte ich aber wirklich Martina hier haben, da die Wehen schon alle drei Minuten kamen. Die Arme klang am Telefon zwar sehr verschlafen, aber sie machte sich direkt auf den Weg. Eine Dreiviertelstunde später stand sie schon bei uns in der Wohnung. Ihre Anwesenheit verbreitete direkt noch mehr Ruhe. Nachdem sie nach dem

Muttermund geschaut hatte, ließ sie mich direkt wieder weiter meine Runden laufen. Liegen wollte und konnte ich während der Wehen einfach nicht mehr, weder in der Badewanne noch auf dem Sofa.

Mein Mann erzählte mir hinterher, er habe wirklich gedacht, wir hätten viel zu früh angerufen, da der Muttermund erst vier bis fünf Zentimeter geöffnet war.

Ein paar Minuten später sollte noch ein kurzes CTG geschrieben werden. Das machten wir einfach im Stehen, sodass ich dabei wenigstens ein, zwei Schritte hin und her laufen konnte.

Es sah alles super aus. Ich hatte mir schon eine Welle vorher den Satz verinnerlicht: »Mein Körper weiß, was er tut, er kann das, also schaffe ich das!«, dadurch war ich immer noch total ruhig und entspannt. Ich wusste, ich durfte mich nur nicht von mir selbst verunsichern lassen.

Während der Schwangerschaft hatte ich mich viel mit dem Zusammenhang zwischen Stress, Angst und Schmerzen auseinandergesetzt, dieser Satz war also meine stetige Erinnerung daran, dass ich keine Angst haben musste. Martina hat einmal zu mir gesagt: »Eine Geburt ist nichts, wovor man Angst haben muss, höchstens Respekt.« In den Wehenpausen konnte ich sogar immer noch lachen und mich unterhalten. Mein Mann musste mir allerdings einen anderen Tee kochen, da mir meiner plötzlich viel zu süß war.

Ein paarmal musste mich Martina während einer Wehe daran erinnern, mich nicht zu verkrampfen, sondern alles so locker wie möglich zu lassen. Es fühlte sich dieses Mal genau richtig an, ich durfte tun, was ich für richtig hielt, und wurde zu nichts gedrängt.

Um 3 Uhr sollte ich versuchen, aufs Klo zu gehen. Es funktionierte auch problemlos, nur beim Händewaschen zwang mich die nächste Wehe dazu, mich ans Waschbecken geklammert aufs Atmen zu konzentrieren. Martina hörte direkt, dass irgendetwas anders war, und kam zu mir ins Bad. Sie half mir zurück ins Wohnzimmer an den Esstisch und meinte, wenn ich wolle, könne ich gerne schon versuchen mitzuschieben. Ich merkte mittlerweile einen ziemlichen Druck zwischen den Beinen, der aber direkt weniger wurde, als bei der nächsten Wehe die Fruchtblase platzte. Martina bat meinen Mann, starken Kaffee zu kochen, da dieser ein guter Schutz für den Damm sei.

Das ist oft so: Erst schiebt die Fruchtblase, es entsteht ein Pressdrang. Wenn die Fruchtblase dann platzt, dauert es einen Moment, bis das Köpfchen des Babys hinterherrutscht. In dieser Zeit nimmt der Druck kurz ab, um dann noch stärker zurückzukehren, sobald das viel festere Köpfchen den Platz eingenommen hat, den die Fruchtblase vorher ausgefüllt hat.

Während das Baby geboren wird, ist es sehr angenehm, wenn die Hebamme einen mit warmem Wasser getränkten Waschlappen gegen den Damm presst. Die Wärme unterstützt außerdem den Damm bei der Dehnung des Gewebes. Gerne nehmen wir statt Wasser auch Kaffee. Warme Kaffeekompressen sollen die Durchblutung, und damit die Dehnung des Damms, zusätzlich begünstigen. Ich finde, dass vor allem der Kaffeegeruch schön aktivierend wirkt.

Mein Mann war allerdings noch nicht ganz in der Küche, als er schon wieder ins Wohnzimmer gerufen wurde. Direkt mit der nächsten Wehe nach dem Platzen der Fruchtblase konnte ich nämlich schon vorsichtig den Kopf unseres Kindes herausschieben.

Noch eine Wehe, und unser kleiner Sohn kam um 3:10 Uhr auf die Welt. Da ich immer noch am Tisch stand, fing Martina den Kleinen sanft auf und gab ihn mir direkt auf den Arm, nachdem sie die Nabelschnur entwirrt hatte.

Mein Mann half mir, mich mit dem Kleinen auf die Couch zu legen, und ich durfte ausgiebig mit viel Hautkontakt mit unserem Baby kuscheln. Erst nach der Plazentageburt wurde unser Kleiner vorsichtig trocken gerieben.

Während Martina im Anschluss die U1, die erste Untersuchung, durchführte, half mein Mann mir, mich zu waschen und anzuziehen. Danach konnten wir uns als Familie auf die Couch kuscheln und etwas schlafen. Martina blieb noch bis morgens und verabschiedete sich dann erst, nachdem ich problemlos selbstständig aufstehen konnte, um aufs Klo zu gehen.

Diese perfekte Betreuung zu Hause durch eine wundervolle Hebamme mit jahrelanger Erfahrung und meinen Mann, der als Krankenpfleger bei einem Kinderintensivpflegedienst arbeitet, hat mir einen sicheren Halt gegeben und mir dabei geholfen, mich durch nichts aus der Ruhe bringen zu lassen. Ich habe mich dadurch wesentlich besser aufgehoben gefühlt als bei der ersten Geburt damals. So kam es für mich nach einem Trauma bei Kind eins zu einer absoluten Traumgeburt bei Kind zwei.

Eine Geburt, die ein Trauma auflöst, ist natürlich noch mal doppelt toll und stärkend.

Ich glaube, dass die gute Betreuung sicher ihren Teil getan hat, dass aber auch Melanies total positive Einstellung zu der Geburt und ihre Fähigkeit, sich, also ihrem Körper, zu vertrauen und ihm zu folgen, zu dieser guten Entwicklung der Geburt geführt haben.

Claudia – aller guten Dinge sind drei

Nach über zwei Jahren voller erfolgloser Versuche, schwanger zu werden, habe ich eine Kinderwunschbehandlung durchführen lassen. Mein Mann war laut Urteil von drei Urologen nicht zeugungsfähig, da kaum Spermien vorhanden waren, und die wenigen sehr schlechte Schwimmerqualität aufwiesen. Es kam daher nur ICSI infrage.

> Claudia hat einiges durchmachen müssen, um überhaupt schwanger zu werden, und ihre erste Geburt war wirklich nicht besonders schön. Umso mehr freut es mich, dass die zweite Geburt sie unglaublich glücklich gemacht hat und die dritte einfach nur wundervoll war.
>
> Bei der ICSI (intrazytoplasmatische Spermieninjektion) werden die Frauen zunächst hormonell stimuliert, sodass eine oder mehrere Eizellen heranreifen. Dann wird der Eisprung ausgelöst, und die reifen Eier werden entnommen. Die Spermien des Partners werden dann direkt in die Eizellen injiziert. Dann wartet man ab, ob sich die befruchteten Eizellen weiterentwickeln. Ein bis drei befruchtete Zellen werden dann am sechsten Tag wiederum in die Gebärmutter zurück übertragen. Dann hofft man, dass sich ein Ei einnistet.

Von elf reifen Eiern konnten drei befruchtet werden, eines entwickelte sich ordentlich weiter, wurde zurückgegeben, und wie durch ein Wunder nistete es sich direkt ein und wurde zu unserer Tochter »Mausi«.

Als mir zwei Jahre später, zum Jahreswechsel, so komisch zumute war und sich mein Körpergeruch veränderte, kam mir das sehr bekannt vor, aber das konnte ja gar nicht sein! Bei der ärztlichen Kontrolle am 2. Januar stellte man dann aber tatsächlich eine intakte Schwangerschaft fest. Was haben wir gejubelt! Gerade einige Zeit vorher hatten wir über einen weiteren Kinderwunsch-Versuch für ein Geschwisterchen gesprochen, und nun kam es von allein zu uns!

> Ich finde diese Geschichten immer wieder verrückt. Da setzt ein Paar wirklich alles in Bewegung, um ein Kind zu bekommen, und das nächste kommt dann ohne jegliche Hilfe einfach heimlich dazu. Und das sind keine Einzelfälle. Das ist wirklich oft so.

Ich kontaktierte sofort eine mir empfohlene Hausgeburtshebamme und hatte Glück, dass Eva Kapazitäten frei hatte (sie nahm nur wenige Frauen pro Jahr auf, um eine wirk-

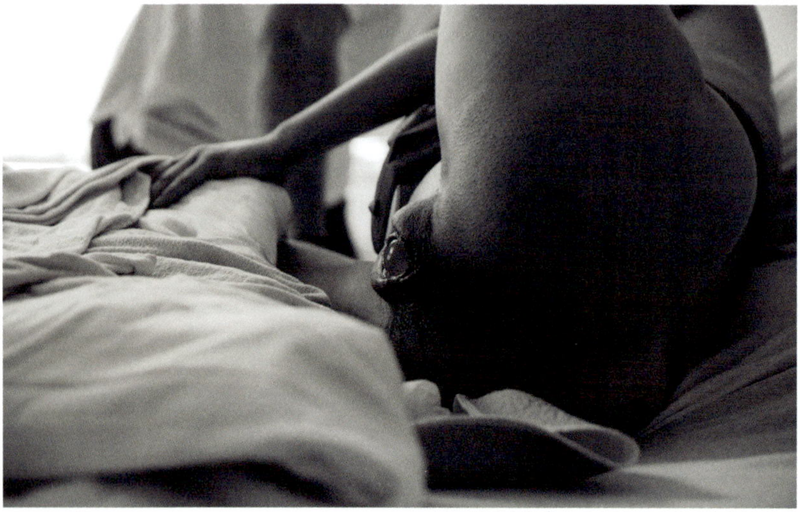

lich gute Betreuung zu gewährleisten). Mein Mann hatte sich schließlich nach vielen Gesprächen ebenfalls mit der Idee einer Hausgeburt angefreundet. Wir waren inzwischen in ein Doppelhaus umgezogen, und dort konnte ich mir auch vorstellen, ungeniert zu tönen. Als es so weit war, wartete ich darauf, dass Eva mir sagen möge, was ich tun solle. Aber sie saß da, strahlte ganz viel Ruhe aus, kontrollierte gelegentlich mit dem Dopton die Herztöne des Babys und erinnerte mich ab und zu daran, wieder tiefer zu tönen, wenn ich spitzer wurde und die Schmerzen dadurch zunahmen.

Ich begriff irgendwann, dass ICH das Sagen hatte, und fing an, mehr zum Muttermund hin zu horchen. Ich wurde immer weicher und offener, hing erst vornübergebeugt mit den Armen in einem Hängesessel, dann stützte ich mich auf einem Stuhl ab und hockte mich davor, ein Knie aufgestellt, eines am Boden.

Mein Sohn »das Duracell-Hasi« kam mit Glückshaube auf die Welt und begann direkt zu saugen, sobald er an meiner Brust lag. Ich war so glücklich! Diese Geburt hat unglaublich viel in mir geheilt.

> Von einer Glückshaube spricht man, wenn das Kind in einer intakten Fruchtblase geboren wird.

Eva hat mir (auch in ihren Vorbereitungskursen) immer das Gefühl vermittelt, dass der weibliche Körper genau wisse, was er zu tun habe. Dass wir ihm vertrauen und ihm helfen können, wenn wir gut hinhören. Diese Geburt hat das vom Kopf ins Herz gebracht. Die dritte Geburt war dadurch einfach nur wundervoll.

Unser drittes Kind, der Kuschelknödel, kündigte sich zwei Jahre später ebenfalls ohne Nachhilfe an und kam Anfang Dezember zur Welt. Wir waren inzwischen so im Reinen mit uns, mit der Geburt und allem, dass wir in Ruhe das Wohnzimmer einrichteten und nicht eine Sekunde Hektik aufkam, als unter regelmäßigen Wehen mit kurzem Abstand Eva nicht gleich erreichbar war.

Mein Mann sprach ihr auf den AB: »Wir fangen schon mal an. Wenn du zum Abnabeln da bist, reicht es ja.« Es war in dieser Nacht irre glatt auf den Straßen, weshalb sie lange zu uns brauchte, und es dauerte dann nach ihrer Ankunft nur noch knapp zwei Stunden, bis der Kleine da war.

Ich konnte genau spüren, wo sein Köpfchen gerade stand, wie er sich drehte, wie er durchtrat. Es war so kraftvoll und hat mir ein Vertrauen in meinen Körper gegeben, das bis heute nachklingt. Ich bin wahnsinnig glücklich, dass ich das erleben durfte, und würde mich sehr freuen, wenn meine positiven Schilderungen anderen Frauen Mut und Zuversicht geben könnten.

Janas Sonntagskind – Luis' Geburt

Wie eingangs versprochen, tauchen auch meine beiden Geburten in diesem Buch auf. Dies ist die Geburt meines zweiten Kindes, meines Sohnes Luis. Mein erstes Kind, meine Tochter Mascha kam aus Beckenendlage zur Welt. Ihre Geburtsgeschichte folgt weiter hinten.

Ich wusste von Anfang an, dass ich zu Hause gebären wollte. Auch bei meiner Tochter war das mein Wunsch gewesen, den ich aber aufgrund ihrer besonderen Lage verworfen hatte. Dieses Mal sprach nichts dagegen. Sicherheitshalber hatte ich mich auch in der nahe gelegenen Geburtsklinik angemeldet, in der ich zu der Zeit auch arbeitete. So würde es, im Falle einer Verlegung, unkompliziert sein. Ich glaubte aber fest an den natürlichen Verlauf, sodass ich darauf verzichtete, eine Krankenhaustasche zu packen.

Eine Hebamme hatte ich mir schon früh gesucht. Sie hat alle Vorsorgeuntersuchungen gemacht. Einen Arzt sah ich nur einmal, zum Organultraschall. Diesen ließ ich durchführen, um zu erfahren, ob mein Kind irgendeine Besonderheit mitbrachte, die gegen eine Hausgeburt sprechen würde.

Es war ein Sonntag, und eigentlich noch gut eine Woche bis zum errechneten Termin. Trotzdem wachte ich um 6 Uhr morgens mit dem unbestimmten Gefühl auf: »Heute!« Ich war irgendwie ganz aufgeregt, obwohl ich weder Wehen noch einen Blasensprung hatte. Ja, noch nicht mal der Schleimpfropf war abgegangen. Ich wurschtelte unruhig und voller Vorfreude durch die Wohnung. Irgendwann stießen mein Mann Boris und meine sechsjährige Tochter Mascha verschlafen dazu. »Geht's los?«, wollten sie wissen. »Ich glaube schon«, sagte ich ihnen und steckte sie mit meiner Aufregung an. Aber eigentlich war ja noch gar nichts. Also: frühstücken und ein kleiner Sonntagsspaziergang.

Ich hatte frische Pflaumen besorgt und buk einen Pflaumenkuchen, da wir nachmittags mit meiner Schwester zum Kaffeeklatsch verabredet waren. Wie sich herausstellte, sollte es der Geburtstagskuchen von Luis werden. Bis heute gibt es ihn traditionell jedes Jahr.

Der Tag nahm seinen Lauf, aber nichts passierte. Trotzdem rief ich meine Hebamme an und erzählte ihr von meinem Gefühl. Sie nahm mich ernst, und wir verabredeten, später noch mal zu telefonieren. Auch meine Schwester bat ich, auf Stand-by zu bleiben. Sie sollte sich während der Hausgeburt um Mascha kümmern. Der Nachmittag verging, es wurde Abend, und eine leichte Enttäuschung machte sich breit. Hatte ich mich geirrt?

Wir waren mit Freunden zum Abendessen verabredet und begannen, uns ausgehfertig zu machen, als ich doch ein leichtes Ziehen wahrnahm. Was jetzt? Wir überlegten noch, ob wir erst mal losgehen sollten, als das Ziehen deutlich zunahm. Ich beschloss, ein Bad zu nehmen. Vor- und Übungswehen verschwinden meistens durch die muskelentspannende Wärme eines Bades, »echte Wehen« werden eher mehr.

Meine kleine Tochter kam mit ins Wasser und übergoss meinen dicken, aus dem Wasser ragenden Bauch mit einem kleinen Becher. Mein Mann rief unsere Freunde an, um ihnen zu sagen, dass wir wahrscheinlich etwas später kommen würden, da ich etwas unsicher sei, ob es losginge.

Das Gespräch dauerte ein paar Minuten, während derer die Intensität der Wehen deutlich zulegte. Ich musste mich jetzt schon sehr konzentrieren und war mir nun auch sicher, dass dies kein falscher Alarm mehr sein könne. Als Boris grade das Telefonat mit den Worten »Na, dann bis nachher« beenden wollte, rief ich aus dem Bad: »Nix da! Ich geh heute nirgendwo mehr hin! Ich bekomme jetzt das Kind!«

Also startete er gleich den Rundruf: Hebamme, Schwester und meine Freundin, die bei der Geburt für das »Drumherum« zuständig sein sollte. Also Fotos machen, mal meinen Mann ablösen, Handreichungen und – falls Komplikationen auftreten sollten – bei der Verlegung in die Klinik helfen.

Bis mein Geburtsteam da war, hatten sich die Wehen schon auf ein Level hochgeschraubt, das ich nur noch durch gezieltes Atmen halbwegs aushalten konnte. Ich merkte, dass mich die Anwesenheit meiner Tochter hemmte. Sie schaute mich neugierig, aber auch etwas ängstlich an, und ich bat meine Schwester, sie zum Schlafen mit zu sich zu nehmen. Als die beiden gegangen waren, konnte ich mich gehen lassen und in den Wehen inbrünstig tönen.

Meine Hebamme kam und tat, was Hebammen tun sollen. Sie saß im Sessel und – nein, sie strickte nicht – las. Natürlich beobachtete sie das Geschehen auch immer wieder aus den Augenwinkeln. Aber insgesamt strahlte sie einfach »Alles ist gut« aus.

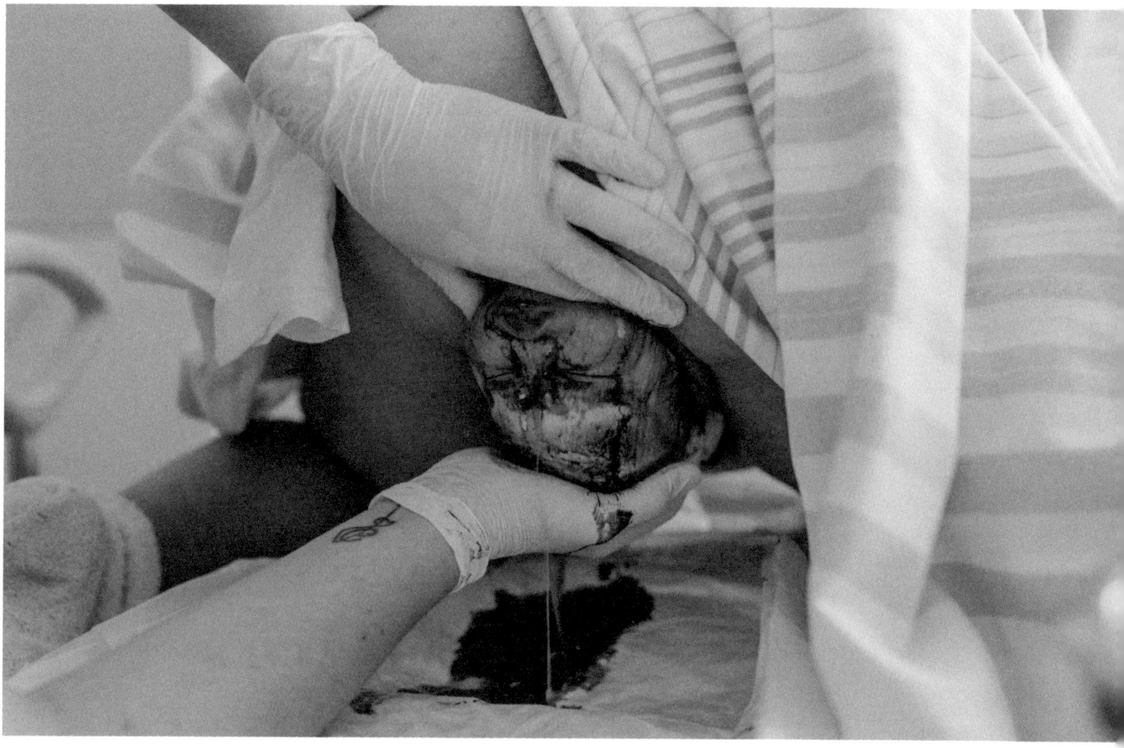

Ich stand an der Lehne ihres Sessels und tönte.

Ich umarmte meinen Mann und tönte.

Ich kniete und tönte.

Ein- oder zweimal untersuchte mich die Hebamme, ansonsten hielt sie nur ab und zu das Dopton an meinen Bauch, um die Herztöne meines Babys zu checken.

Da ich wahnsinnig gerne bade, wollte ich auch unter der Geburt gerne in die Wanne. Mein Mann bereitete alles wunderschön vor. Er ließ die Wanne ein, entzündete Kerzen und legte ein Handtuch als Kopfkissen zurecht. Ich stieg ein und merkte sofort: Das geht gar nicht. Ich hatte wortwörtlich keine Bodenhaftung mehr. Ich hatte keinen Platz. Es war schrecklich. Schon nach kurzer Zeit stieg ich wieder aus.

Im Bademantel kniete ich auf allen vieren auf dem Bett, den Kopf im Schoß meines Mannes, der im Schneidersitz vor mir saß. Seine Beine schliefen ein, aber er ignorierte es tapfer und stützte mich. Ich bekam Pressdrang. Genau spürte ich, wie mein Kind sich durchs Becken schob. Kurzfristig wurde der Druck extrem, und ich hielt das Kind unbewusst zurück. Meine Hebamme erinnerte mich sanft, aber bestimmt daran, dass es nur ein kleiner Moment sein würde und dass ich nun dem Druck nachgeben solle, damit mein Kind geboren werden könne.

Weiterhin auf allen vieren, nahm ich allen Mut zusammen und schob. Das Köpfchen wurde sehr schnell schon etwas sichtbar. Ich schob weiter, kam an den Punkt, an dem man nicht mehr bremsen kann, es spannte und brannte kurz – und der Kopf wurde geboren.

Boris schaute (wir hatten gar nicht darüber gesprochen, ob das okay wäre oder nicht, aber es fühlte sich für uns beide richtig an) unserem Kind ins Gesicht und weinte vor Rührung. Mit der nächsten Wehe schob ich noch mal und unser Baby glitt aus mir heraus.

Sofort drehte ich mich um, um es aufzunehmen. Warm, weich und noch völlig nass, nahm ich es auf den Arm. Unser Kind. Ein kleiner Junge. Luis. Verrückt, ich hatte irgendwie nochmals ein Mädchen erwartet. Ich rubbelte ihn ab und küsste ihn, kontrollierte seine Atmung, beobachtete, ob er rosig würde, freute mich. Mein analytisches »Hebammengehirn« wechselte sich im Sekundentakt mit meinem emotionalen »Mutterhirn« ab. Aus dem roten Handtuch, im gedämpften Licht, schaute Luis mich an. Ich hockte auf dem Bett, gestützt von meinem Mann, vor uns die Hebamme, etwas entfernt meine Freundin, die keine Fotos mehr machte, weil sie es als störend empfunden hätte, wie sie mir später sagte.

Irgendwann kam die Plazenta. Ich legte mich bequem aufs Bett. Der Miniriss wurde von meiner Hebamme genäht. Da stillte ich schon längst.

Später ging ich kurz duschen, während meine Geburtsbegleiter schnell das Bett frisch machten, den Müll rausbrachten und die Waschmaschine anschmissen. Danach sah alles aus, als wäre nichts passiert. Nur Boris nicht: Der hatte Knutschflecken am Hals, denn unser Kind hatte wohl noch nicht genug getrunken und saugte verzweifelt an allem, was ihm unter die Nase kam. Und das war Boris Hals gewesen. Mein Mann hatte es in der Euphorie gar nicht gemerkt.

Wir kuschelten uns zu dritt ins Bett. Die Hebamme und meine Freundin verabschiedeten sich. Noch lange schauten wir uns ungläubig unser wunderschönes Baby an. Unser Sonntagskind.

Am nächsten Morgen kam die kleine – nun große – Schwester, um ihren Bruder zu begrüßen. Die Sonne lachte und wir fühlten uns komplett, etwas erschöpft, aber sehr glücklich.

Hier könnte die Geschichte zu Ende sein. Aber jetzt kommt noch ein kleines Nachwort.

Die Geburt war von außen betrachtet absolut perfekt. Es war eine unkomplizierte Hausgeburt. Sie dauerte nur vier Stunden. Mutter und Kind waren wohlauf. Alle Anwesenden waren sehr beeindruckt und fanden die Geburt wunderschön.

Auch ich weiß natürlich, dass es eine echt gute Geburt war. Aber ich fühlte mich wie vom Zug überfahren. Dieses Gefühl hielt auch eine Weile an. Meine erste Geburt

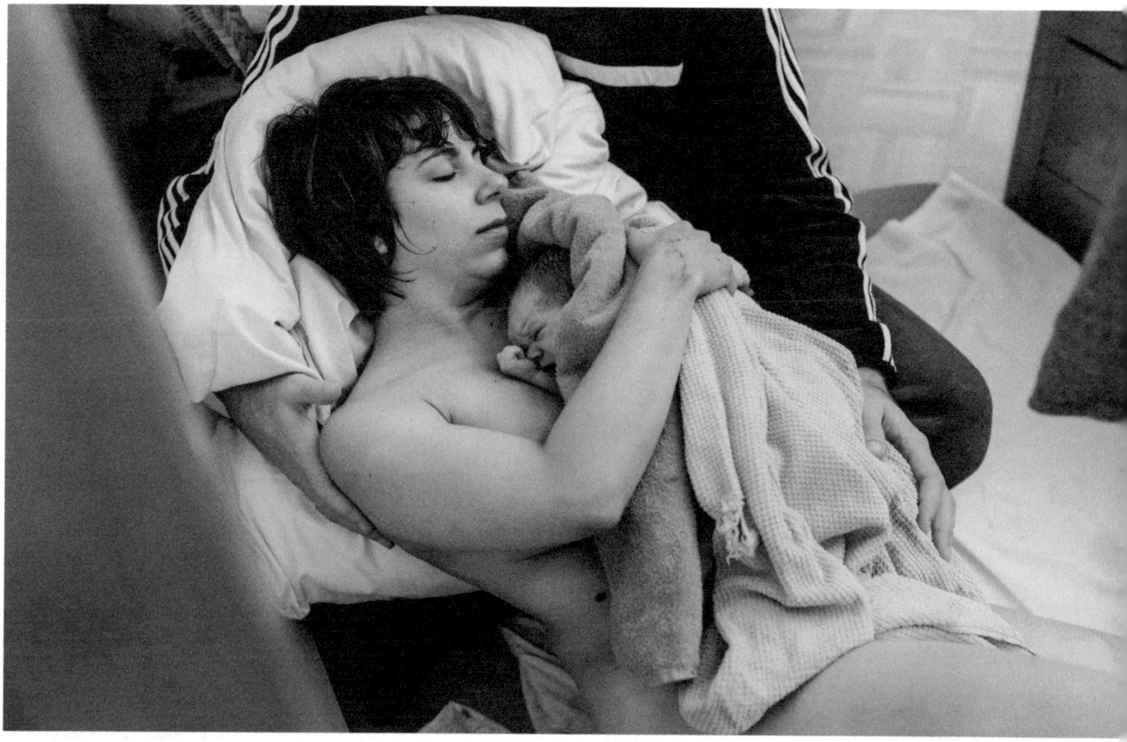

hatte zehn Stunden gedauert, und ich hatte sie als machbarer empfunden, die Euphorie war viel größer. Diesmal war ich an meine Grenzen gekommen. War es, weil ich dieselben Schmerzen komprimierter erlebt hatte, oder waren die Wehen einfach heftiger oder nahm ich das Ganze anders wahr, weil ich älter war? Ich weiß es nicht. Was ich aber daraus gelernt habe, ist, dass die Außensicht und das innere Empfinden nicht immer exakt übereinstimmen. Daher sollte man nicht grundsätzlich davon ausgehen, dass so eine scheinbare Traumgeburt auch immer als solche erlebt wird. Ich war weit davon entfernt, von meiner Geburt traumatisiert worden zu sein. Aber ich hatte ganz schön daran zu arbeiten, wie existenziell ich den Geburtsschmerz empfunden hatte.

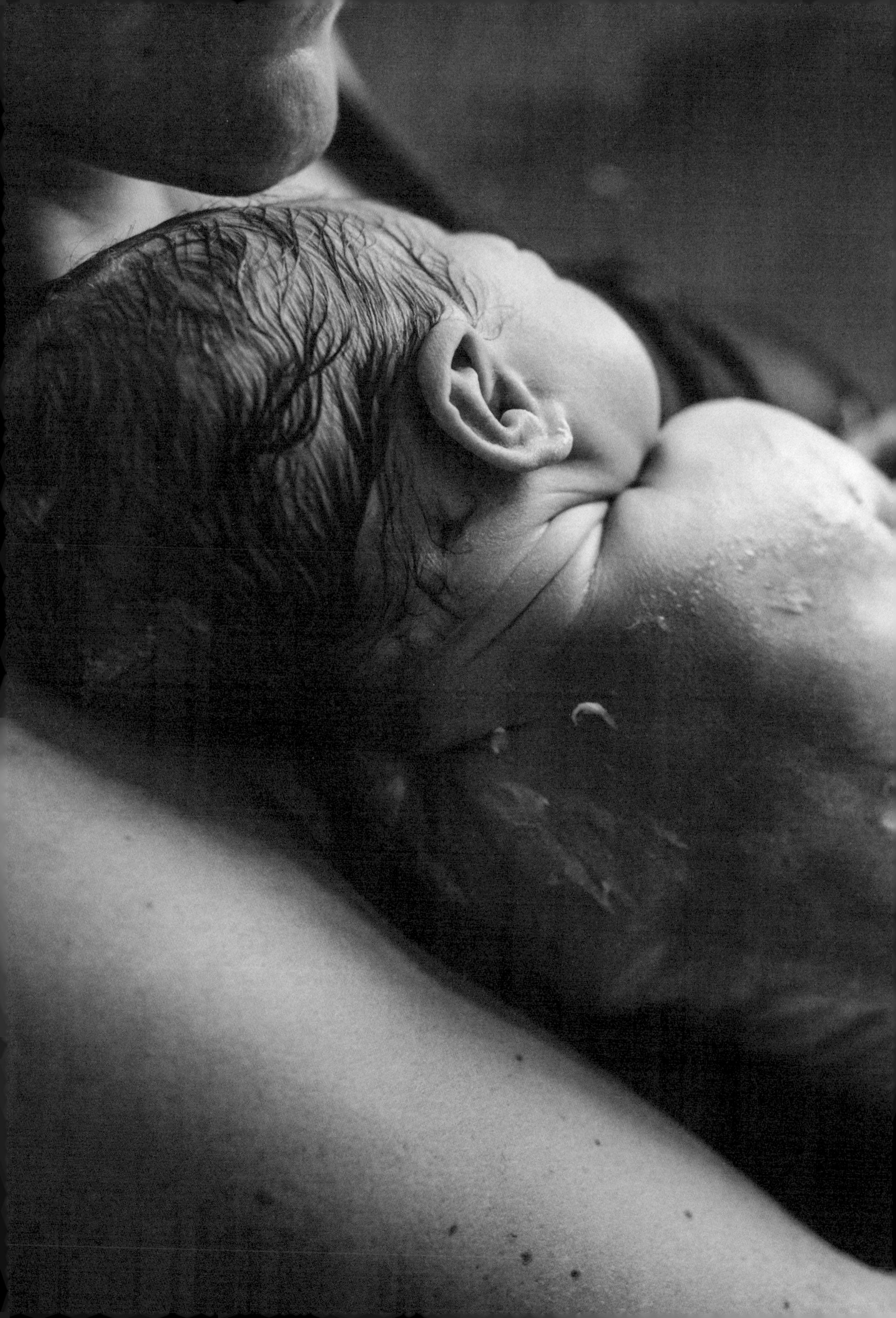

Spontangeburt

Als Spontangeburt bezeichnet man jede Geburt, bei der das Baby durch die Vagina geboren wird, ohne dass dabei instrumentell mitgeholfen wird. (Geburten mithilfe von Instrumenten nennt man vaginal-operative Geburten.) Mit Spontanität haben sie nur selten etwas zu tun. Die Dauer ist für die Geburtsbezeichnung irrelevant. Eine besonders schnelle Geburt würde man mit dem Zusatz »schnelle« oder »überstürzte« Geburt bezeichnen, wenn sie kürzer als zwei Stunden dauert. Eine Sturzgeburt hingegen ist eine Geburt, bei der das Baby aus dem Geburtskanal *fällt*. Eine Sturzgeburt kann auch im Rahmen einer einfachen Spontangeburt vorkommen, wenn die Presswehen nicht als solche gedeutet werden. Die meisten Sturzgeburten aber (insgesamt kommt das recht selten vor) erleben Mehrgebärende mit weichem, nachgiebigem Gewebe, die kaum schmerzhafte Eröffnungswehen haben und den Pressdrang verkennen oder ihn als Stuhlgang deuten. Daher landen Babys bei Sturzgeburten auch verhältnismäßig oft in der Toilette.

Zusatzbezeichnungen

Spontangeburten werden auch noch als solche bezeichnet, wenn Interventionen stattgefunden haben. Wenn also nicht mehr alles ganz natürlich verlief. Man verwendet dann häufig den Zusatz »mit« oder »nach«. Wenn die Geburt beispielsweise nicht von alleine losging, sagt man: »Spontangeburt nach Einleitung«.

Wenn von Hebamme oder Arzt der Kristeller-Handgriff angewandt wird – hierbei geben die Geburtshelfer während der Pressphase von außen einen wehensynchronen Druck auf die Gebärmutter –, spricht man von einer »Spontangeburt mit Kristeller-Hilfe«.

Wo beginnen Interventionen? Streng genommen sind ja auch schon ein CTG oder sogar ein Gespräch »Eingriffe«. Interventionen sind an der Tagesordnung. Nicht alle beeinflussen die Geburt ungünstig. Dennoch ist es ratsam, sich im Vorfeld etwas damit auseinanderzusetzen und zu überlegen, was man will und was nicht. Ein Geburtsplan kann einen dabei unterstützen. Damit kommt man besser in die Selbstbestimmung, kurzfristige Entscheidungen werden gezielter getroffen und später weniger bereut.

Spontangeburten bei vorhandenen Geburtsrisiken

Frühchen können oft spontan geboren werden. Und auch andere kindliche oder mütterliche Risiken erlauben in vielen Fällen die Spontangeburt. Kinder, die in Beckenendlage liegen (dies zählt nicht als Risiko, sondern einfach als Besonderheit), könnten in den meisten Fällen spontan zur Welt kommen, werden aber de facto sehr häufig mit einem Kaiserschnitt geboren.

Spontangeburten stellen den größten Anteil aller Geburten in Deutschland dar. Daher nehmen sie auch in diesem Buch den größten Raum ein. Sie können unglaublich unterschiedlich ausfallen. Was sie jedoch gemeinsam haben, ist, dass sie Mutter und Kind eine Reihe von Vorteilen bringen.

Vorteile einer Spontangeburt für das Baby

- Durch den Druck, den die kindlichen Lungen bei der Passage durch den Geburtskanal erfahren, wird die Atmung optimal vorbereitet. Kinder haben nach Spontangeburten außerdem ein viel geringeres Risiko für Atemwegserkrankungen als die Vergleichsgruppe der Kaiserschnittkinder.
- Stimulation des Herz-Kreislauf-Systems durch die enge Passage des Geburtskanals.
- Besiedelung des Mund-Rachen-Traktes mit Darmkeimen der Mutter, die einen Faktor für eine gute Immunabwehr darstellen.
- Sofortiger Hautkontakt von Mutter und Kind nach der Geburt fördert die Anpassung an das Leben außerhalb des Mutterleibes und ist die beste Voraussetzung für einen guten Stillstart.
- Kinder haben nach Spontangeburten ein 20 Prozent geringeres Risiko für Diabetes als die Vergleichsgruppe der Sectiokinder (Studie von 2008).

Vorteile einer Spontangeburt für die Mutter

- Eine schnelle Erholung von der Geburt.
- Die beste Voraussetzung für weitere vaginale Geburten.
- Die Chance, körperlich unversehrt zu bleiben.

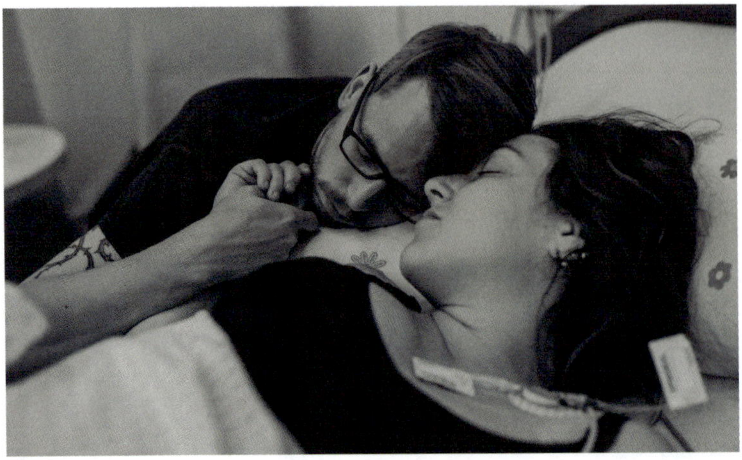

Klinikgeburt

Anna – die Wiedergutmachgeburt

Annas Bericht ist etwas ganz Besonderes. Es ist die Geschichte einer Versöhnung mit dem eigenen Körper.

Annas erste Geburt war sehr interventionslastig. Bis in die zweite Schwangerschaft hinein hatte sie das Gefühl mit sich herumgetragen, ihr Körper »könne Geburt nicht«. In der Vorgeschichte wird das ganz kurz erzählt. Durch die zweite Geburt ist es Anna gelungen, sich mit ihrem Körper auszusöhnen. So hat sie sich selbst den Weg geebnet, eine wirklich schöne Geburt erleben zu können.

Auch wenn es mir leidtut, dass Anna erst so eine schlechte Erfahrung machen musste, so finde ich es doch auch toll, zeigen zu können, dass jede Geburt auch immer wieder eine neue Chance bietet. Anna hat sich bei ihrer zweiten Schwangerschaft – wenn auch spät – mental neu aufgestellt und so ihren falschen Glaubenssatz eigenständig überwunden.

Vorgeschichte – Levis Geburt

Die Geschichte von Jaros Geburt beginnt eigentlich gut drei Jahre davor. Mit dem Geburtstag von Jaros großem Bruder Levi, meinem ersten Sohn.

Tatsächlich ging ich mit Levi 13 Tage über den Termin – ich war also statt glockenkurvenmäßig üblicher 40 beinahe 42 Wochen schwanger. Diese 13 Tage habe ich nur als »schlimm« in Erinnerung. Da war nicht mehr viel mit Kugelbauchstreicheln und Babytritte genießen.

Ich war reif für die Geburt – nur mein Körper eben nicht. Auch allerlei »Hexenküche« (Tee, Tropfen, Öle) änderte daran nichts. Zu Hause vorbereitet war ja sowieso schon alles. Und am schlimmsten: Alle Nase lang rief irgendwer an.

Den Vogel schoss meine Schwiegermutter ab: »Anna, alle sagen ja, ich solle nicht anrufen. Und ich dachte mir, jetzt rufe ich doch mal an. Wie geht's dir? Ist der Kleine schon da?!«

Klar, als ob ich das erste Enkelkind der Familie in die Welt setzen und dann niemandem ein Wörtchen davon sagen würde!

Levi machte sich an ET plus zwölf auf den Weg. Morgens früh um sieben riss die Fruchtblase. Wehen hatte ich keine, auch um 16 Uhr noch nicht, als wir uns mit der

Beleghebamme, die ich damals hatte, in der Klinik treffen wollten. Also wurde das Standard-CTG geschrieben, und ich bekam gegen 17 Uhr die erste Tablette Cytotec.

Cytotec ist das Standard-Einleitungsmedikament, wenn keine besonderen Risiken vorhanden sind. Das Besondere an Cytotec ist, dass es ein »Off-Label-Medikament« ist. Das heißt: Es hat noch keine Zulassung für den Gebrauch an Schwangeren. Trotzdem wird es seit gut 20 Jahren in der Geburtshilfe erfolgreich eingesetzt. Cytotec ist ein wirksames Medikament. In manchen Fällen kann es allerdings zu einer Überstimulation der Gebärmutter kommen. Schlimmstenfalls ist dann eine vorzeitige operative Geburtsbeendigung, also ein Kaiserschnitt, erforderlich. Die Geburt wird daher ab dem Zeitpunkt der Einnahme engmaschig überwacht. Cytotec kann im vierstündigen Abstand verabreicht werden.

Das war es also mit der Geburt »von allein«. Und es kam, wie es kommen musste – die Einleitung setzte eine Kaskade an Interventionen in Gang. Der Muttermund ging trotz regelmäßiger, schmerzhafter Wehen (auch in der Badewanne) kaum auf. Ich kam an den Opiat-Tropf, bekam eine PDA, einen Wehentropf, es wurde kristellert, die Saugglocke angesetzt und geschnitten, und ich riss trotzdem noch.

An ET + 13 um kurz nach 4 Uhr war Levi dann da. Mit 4400 Gramm und einem Kopfumfang von 39 Zentimetern. Es hätte nicht anders gepasst und ich bin trotz dieser »Eskalation« mit der Geburt im Reinen. Schließlich war ja die Ungeduld das Schlimmste – der Rest ging dann ja doch irgendwie. Dachte ich.

Viele Frauen berichten, dass diese künstlichen Wehen schwer handelbar sind. Sie bauen sich bei einer Einleitung oft sehr schnell auf, sodass der Körper wohl mit der Produktion der eigenen schmerzstillenden Hormone nicht so schnell hinterherkommt, wie bei »selbst gemachten« Wehen. Es gibt einen Punkt, wo das Einleitungsmedikament nachlässt und der Körper die Wehenproduktion übernimmt. Dann relativiert sich dieser Zustand. Aber bis dahin ist die Interventionskaskade oft schon voll im Gange.

Jaros Geburt

Auch mit Jaro ging ich über den Termin. Einen Tag, zwei Tage … »Okay, ich komme klar« – dachte ich. Die dreitäglichen Kontrollen im Krankenhaus nervten. Die Ärztinnen erzählten mir mal, dass eine Einleitung ja kein Problem wäre, dann mal wieder, dass es mir doch noch ganz gut ginge und man ja noch gut warten könne. Die Krankenhaus-Hebammen waren einfühlsamer und trösteten mich, wenn ich meine Symphysenschmerzen und den psychischen Druck, der immer mehr wurde, beschrieb.

> Die Symphyse, also das Schambein, ist eine Verbindung von Knochen und Knorpeln im vorderen Teil des Beckens. Sie verbindet die rechte und linke Beckenhälfte miteinander. In der Schwangerschaft wird diese Struktur nachgiebiger und beweglicher. Das ist gut für die Geburt, aber schlecht für die Stabilität in der Schwangerschaft. Manchen Frauen sieht man die Symphysenlockerung schon durch ihren extremen »Watschelgang« an. Dieser Zustand kann für Schwangere aber sehr schmerzhaft sein. Ein spezieller Beckengurt kann hier etwas helfen. Nach der Schwangerschaft festigen sich die Strukturen wieder. Nur selten ist eine physiotherapeutische Nachbehandlung nötig.

Am dritten Tag über Termin konnte ich nicht mehr. Ich fragte meine Hebamme, ob wir uns treffen könnten. Es dauerte keine fünf Minuten, die ich bei Josselin in der Küche saß, bis ich Taschentuch um Taschentuch vollheulte. Josselin stellte aber genau die richtigen Fragen. Wovor hatte ich die größte Angst? Wirklich vor dem endlos erscheinenden Warten? Oder steckte vielleicht noch etwas ganz anderes dahinter?

Als wir so in meinem Tränental umherwanderten, fiel folgender Satz: »Ich glaube, mein Körper kann das nicht.« So viel Anstrengung, so viel Entbehrung über Monate. Und dann das Wissen: Mein Körper macht einfach nicht mit. Macht nicht, was er soll. Braucht so oder so die Tablette, um das Kind auf die Welt zu bringen. Warum also wieder bis zum Sankt-Nimmerleins-Tag warten? Ich würde hinterher sowieso sagen, ich hätte es ja gewusst.

Aber: Mit diesem einmal ausgesprochenen Satz wurde das Gefühl der Machtlosigkeit besser. Meine Aufgabe: Vertrauen zurückgewinnen, Motivation wiederfinden. Und die letzten Tage der Schwangerschaft so richtig gut ablenken und auf mich konzentrieren – in der richtigen Dosis zur richtigen Zeit.

Josselin untersuchte mich auch noch mal vaginal – etwas, das im Krankenhaus nie gemacht worden war. (Die Erklärung dafür leuchtet ein: Es macht für den Kreißsaal einfach keinen Unterschied, ob ich schon einen geburtsreifen Muttermundsbefund vorweisen kann – aber für mich, für meine Selbstsicherheit machte das sehr wohl einen Unterschied.) Meine Hebamme tastete also einen weichen, fingerkuppendurchlässigen vorderen Muttermund und schätzte, dass der Gebärmutterhals noch zu zwei bis drei Zentimetern stehen sollte. Ein »schöner Befund«, wie sie sagte. Nicht mehr und nicht weniger.

Eine neue Haltung

Schließlich nahm ich mir einen Haufen schöner Sachen vor. Ausstellungsbesuche, tolle Einkäufe, Bücher lesen. Ich ließ mir von einem Psychotherapeuten in der Familie Achtsamkeitsübungen zeigen, um mich auf mich selbst zu besinnen. Ich fand viel Zuspruch in Jana Friedrichs Hebammenblog. Ihr Tipp an mich war ein sehr schönes Bild: Die Geburt ist wie ein Orchesterkonzert. Mein Orchester hat schon mal zusammen musiziert – alle Musiker kennen die Partitur und ihre Instrumente. Vielleicht stimmen sie die Instrumente schon und blättern die richtigen Noten auf. Vielleicht fehlt aber der Dirigent noch oder die erste Geige ist noch nicht da. Wenn alle bereit sind, wird es losgehen – ganz sicher, ganz natürlich. Das eingespielte Orchester wird ein anderes Konzert geben als vor drei Jahren bei der Premiere. Ich beschloss auch, der »Hexenküche« noch eine Chance zu geben. Ich benutzte Nelkenöltampons und dosierte das Öl jetzt um einiges höher, als ich es damals getan hatte. Am ersten Tag 15 Tropfen, dann 30.

Der Credit für das Bild des Orchesters gebührt meiner Kollegin Jutta Wohlrab, aus deren Buch *Happy Birthing Days* ich diesen Tipp übernommen habe. Ein sehr schönes Buch übrigens, welches auch sehr positiv auf die Geburt einstimmt.

Bei der Methode, Nelkenöl zur Stimulierung der Geburt zu verwenden, wird ein Tampon in eine Mischung aus 18 Millilitern Mandelöl, zwei Millilitern Nachtkerzenöl und 20 Tropfen Nelkenknospenöl getunkt, der dann in die Scheide eingeführt wird. Er verbleibt dort eine Stunde. Danach gibt es eine Pause von vier bis acht Stunden. Die Prozedur kann bis zu drei Mal pro Tag wiederholt werden. Manche Frauen reagieren allerdings allergisch auf das Öl. Daher sollte es vor der Anwendung an einer kleinen Stelle vorsichtig getestet werden. Sollte das Öl ein bisschen brennen, kann die Mischung auch mit Oliven- oder Mandelöl weiter verdünnt werden. Kommt es zu Rötungen oder einem starken Brennen, dann sollte es nicht weiter verwendet werden. Die Anwendung von Nelkenöltampons löst bei circa 32 Prozent aller Frauen Wehen aus.[4]

Ich probierte auch etwas aus, von dem ich am wenigsten gedacht hätte, dass es mir zu dem Zeitpunkt richtig schöne Momente bescheren könnte: Mein Mann und ich hatten noch mal Sex. Ich weiß nicht genau, ob ich mich wirklich dazu »überwinden« musste – sprechen musste ich mit meinem Mann schon darüber. Ich fühlte mich mit 83 Kilo-

4 hebammenblog.de/einzigartig/nelkenoel-studie

gramm und dem riesigen, immerzu rumpelnden Babybauch wirklich nicht mehr besonders attraktiv. Für Felix war das aber überhaupt kein Argument, und wir beide konnten diese Nacht wirklich mit viel Umsicht und Zärtlichkeit, ganz langsam und vorsichtig, genießen.

Erste Anzeichen – es geht los

Natürlich tat sich nicht sofort etwas. Aber am fünften Tag über dem Termin war auf einmal etwas anders. Ich hatte mir irgendein tiefgekühltes Mittagessen gemacht und mich dazu faul vor den Fernseher geflätzt, als es plötzlich im Gebärmutterbereich ziepte. So wie bei stärkeren Regelschmerzen. Es fühlte sich ganz anders an als die Wehen bei Levi, und deshalb dachte ich mir nichts dabei. Das Ziepen war auch ziemlich schnell vorbei und ich wieder im »Business as usual«: aufräumen, den Großen von der Kita abholen, Spielplatz, Abendessen. Beim Abendbrot meinte ich nur beiläufig zu Felix, dass sich wohl irgendetwas tue.

Die nächsten Krämpfe kamen beim Vorlesen, während ich Levi ins Bett brachte. Ob er sich wohl gewundert hat, warum Mama auf einmal so seltsam gepresst las? Und trotzdem dachte ich mir nichts dabei.

Bevor ich mich bettfein machte, beschloss ich, den Badewannentest zu machen. Duftendes Badesalz und ein gutes Buch. Und eine Stoppuhr dazu. Die sagte mir nach einer knappen Stunde, dass alle acht bis zehn Minuten so ein »Ziepen« zu spüren war. Diese, immer noch menstruationsartigen Krämpfe dauerten aber kaum 30, 40 Sekunden. Das konnten schlichtweg keine Wehen sein. Ich stellte mir selber die Diagnose, dass ich mich anstellte wie ein aufgescheuchtes Huhn, und legte mich missmutig ins Bett.

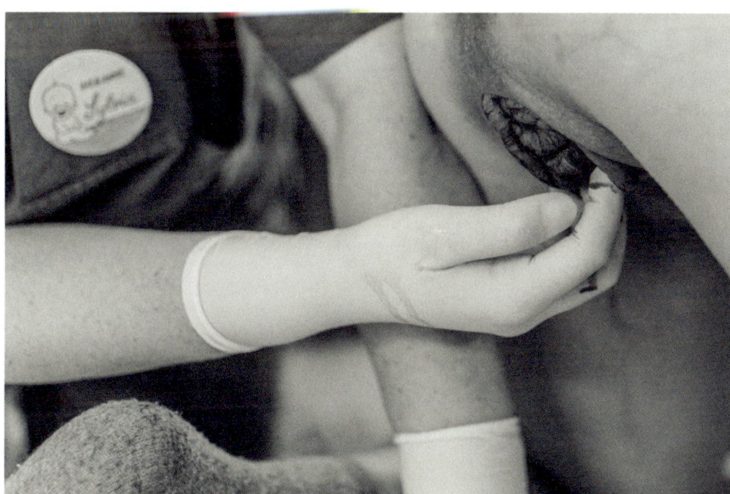

Die Krämpfe hörten aber nicht auf. Und ich hatte das Bedürfnis, sie zu veratmen. Alle sechs Minuten. Doch Wehen? Irgendwann in der Nacht kam der Große zu uns ins Bett gehuscht. Da begann ein erstes Unwohlsein. Vermeintliche Wehen veratmen und dabei von einem intensiv kuschelbedürftigen Dreijährigen auf gefühlte 20 Zentimeter an die Bettkante gedrängt zu werden – das war mir irgendwie zu viel. Kurzerhand warf ich meinen Mann samt großem Kind aus dem Bett und bat Felix, es sich im Wohnzimmer gemütlich zu machen. Wer weiß, ob er den Schlaf vielleicht noch gebrauchen könnte? Nachts hatte ich das Gefühl, dringend mal aufs Klo zu müssen, fühlte mich aber irgendwie verstopft. Schließlich hatte ich etwas blutigen Schleim am Klopapier und war überzeugt davon, jetzt zum Ende der Schwangerschaft auch noch Hämorrhoiden entwickelt zu haben.

Morgens zur Frühstückszeit hatte ich gefühlt nur eine Stunde geschlafen. Die Wehen kamen so alle fünf bis sechs Minuten. Felix schlich ins Schlafzimmer, um mich zu wecken, und erwischte mich genau auf einem Wehenhöhepunkt im Vierfüßlerstand auf dem Bett, den Kopf ins Kissen gepresst und gegen die Daunen anpustend. Wir müssten sofort ins Krankenhaus, postulierte er, und ich konnte schon etwas Aufregung in seiner Stimme ausmachen. Ich winkte ab, sicher, dass man uns eh wieder nach Hause schicken würde. Außerdem hatten wir ja um halb zehn sowieso wieder einen CTG-Kontrolltermin. Also frühstückten wir gemeinsam, brachten Levi zur Kita und fuhren in die Klinik. Mit Kliniktasche – sicherheitshalber.

Im Kreißsaal

Die Hebamme, welche die Kreißsaaltür öffnete, war mir schon von einem Kontrolltermin bekannt und total sympathisch. Ihr Name war Cordula, und sie war die leitende Hebamme. Nachdem ich meine drei Sätze (Name, ET, Kontrolltermin, bla, bla) aufgesagt hatte, lotste mich Cordula schon in einen kleinen Nebenraum zum CTG-Schreiben. Als ich aber hinterherschob, dass ich womöglich schon fünfminütig Wehen hätte, drehte sie sich noch mal um und versprach, mich nach dem CTG noch mal zu untersuchen.

Das CTG sah hübsch aus – was die Herztöne angeht. Die Wehenkurve zeigte aber wieder nur drei Wehen in 30 Minuten an. Doch dann die Überraschung: Cordula tastete nach dem Muttermund und meinte: »Oh ja, schön sieht das aus. Vier Zentimeter. Das Kind kommt heute!«

Ich glaube, mir fiel alles aus dem Gesicht. Wie jetzt? Einfach so? Vier Zentimeter? Mit den »komischen« Wehen? Nach wie vor war ich davon überzeugt, dass diese Krämpfe keine echten Wehen waren – bei Levis Einleitung hatte es sich mehr so angefühlt, als ob mein ganzer Unterkörper ab Rippenhöhe einbetoniert worden wäre. Jetzt ziepte es halt ein bisschen – das konnte doch unmöglich auf eine Geburt hinauslaufen.

Cordula schickte uns noch mal spazieren, und wir drehten in wunderschönem Frühlingswetter eine große Runde um das Krankenhaus. Ich veratmete die eine oder andere Wehe an einem Stromkasten, an einer Parkbank, an einer Mauer.

In einem Supermarkt kauften wir uns Mittagssnacks. Ich entschied mich für ein dick geschmiertes Mettbrötchen. Wenn das jetzt wirklich die Geburt sein sollte, dürfte dieses eine Mal rohes Fleisch wohl auch nicht mehr viel ausmachen. Ich bezahlte, während ich wieder eine Wehe veratmete.

Nach eineinhalb Stunden waren wir zurück im Kreißsaal, und Cordula schickte uns in einen hübschen Raum mit rundem Kreißbett, Pezziball und Gebärhocker. Es war einiges los an diesem Tag und es dauerte, bis Cordula zurückkam. Ich atmete so vor mich hin, hoppelte mal auf dem Ball, ließ mal mein Becken kreisen oder ging auf und ab. Felix hatte sich ein bisschen Homeoffice-Arbeit mitgenommen und tippte eifrig in seinen Laptop. Schließlich kam die Hebamme zurück und meinte trocken: »So, ich würde Sie jetzt gerne in einen anderen Kreißsaal schicken. Ich möchte Sie ungern hier entbinden und denke, dass wir mit Ihrer Vorgeschichte im Kreißsaal nebenan besser klarkommen.« Und wieder kringelte ich mich innerlich vor Lachen: Entbinden? Wen? Mich, hier, heute, jetzt?

Nicht nur Felix und ich zogen um, sondern auch ich mich. Cordula reichte mir ein hübsches blaues Krankenhaushemdchen zum Knöpfen – keins von den Popofrei-Teilen aus dem Film. Ich fühlte mich wohl darin, war aber immer noch sicher, dass ich wohl kaum heute aus eigener Kraft ein Kind zur Welt bringen würde. Cordula schloss mich ans CTG an und verschwand.

Das CTG saß nicht besonders gut, und ich musste immer wieder mit der Cardio-Sonde nach den Herztönen fischen, während die Toko-Sonde gar nix mehr aufzeichnete außer einer leicht zitternden Grundlinie.

Im Kreißsaal werden alle laufenden CTGs auf Bildschirme übertragen, die sich überall in den Räumlichkeiten befinden. So können Hebammen und Ärzte die CTGs beobachten, auch wenn sie nicht im Raum sind.

Das CTG (Cardiotokogramm = Herzton-Wehenschreiber), besteht aus einem Kasten, dem eigentlichen Gerät, welches die Befunde aufzeichnet, und zwei Sonden. Eine zeichnet die Herztöne des Babys auf, eine überträgt die Spannung des Bauches und somit die Wehen. Auf der Wehenlinie sieht man unter der Geburt regelmäßige Hügel. Außer wenn, wie in diesem Fall, die Toko-Sonde schlecht sitzt und ständig verrutscht. Wie gut sich ein CTG aufzeichnen lässt, hängt aber auch mit der individuellen Anatomie der Frau zusammen, mit der Lage der Plazenta und damit, wie das Baby im Bauch liegt.

Das ging über eine Stunde so, während der ich Felix die Wehen einfach ansagte und er sie in seinem Laptop für mich dokumentierte. Zehn Minuten, acht Minuten, fünf Minuten, vier Minuten. Die Abstände wurden beunruhigend schnell kürzer. Ich musste dringend pinkeln und bat eine andere Hebamme, das CTG kurz abzuschnallen. Auf meiner Slipeinlage entdeckte ich wieder blutigen Schleim, und erst jetzt dämmerte mir, dass das wohl der Schleimpfropf war, der sich da gerade verabschiedete.

Zurück im Kreißsaal, fummelte mir die Hebamme das CTG wieder dran – mitten unter der Wehe. Das empfand ich als sehr unangenehm, zumal es mal wieder keine Wehenlinie aufzeichnete. Mir war das mittlerweile egal, und ich begann ganz von alleine, die ersten Wehen mit erst leise, dann immer lauter getönten »Aaaaas« und »Ooos« zu bewältigen. Die Wellen kamen alle zwei Minuten, und ich kreiste mit dem Becken, ging mit den Schmerzen mit und stellte mir einfach vor, wie ich dem Kleinen in mir drin den Weg ebnete und Platz machte.

> Visualisierungen sind oft sehr hilfreich für eine Geburt. Ebenso gut wirkt das Tönen, was neben der im Körper erzeugten Vibration auch oft leicht hypnotisch wirkt.

Über den Flur hörten wir mindestens drei andere Frauen in wechselnden Tonlagen tönen oder schreien. Irgendwann dann ein Baby. Ich freute mich für die frischgebackene Mama, sie hatte es geschafft! Gleichzeitig ermahnte ich mich, im Kopf bloß nicht schon weiter zu sein, als ich tatsächlich war. Mein Stand der Dinge lag ja noch bei den vier Zentimetern. Felix massierte mir das Kreuz oder drückte einfach meine Beckenschaufeln auseinander, wenn wieder eine Wehe kam. Mehr konnte er ja kaum machen – aber es brauchte auch nicht mehr.

> Partner fühlen sich oft hilflos unter der Geburt. Tatsache ist aber, dass in den meisten Fällen ihre bloße Anwesenheit die Frauen unterstützt. Auch eine Massage oder schlichtes Händchenhalten kann unglaublich guttun. Nicht zuletzt begünstigt das Liebeshormon Oxytocin, welches bei angenehmen Berührungen ausgeschüttet wird, eine Geburt positiv. Oxytocin unterstützt die Wehentätigkeit und lindert gleichzeitig den Geburtsschmerz.

Endspurt

Irgendwann kam Cordula zurück und lobte mich, leise meinen Rücken streichelnd, wie schön ich hier vor mich hin arbeiten würde. Sie müsse noch eben das eine Baby drüben entbinden, und dann wäre ich dran. Wenige Minuten später erschien sie erneut und blieb ab jetzt bei uns.

Sie tastete nach meinem Muttermund – und ich war vollständig geöffnet. Ich wollte es ihr kaum glauben. Ob ich schon Druck nach unten spüren würde? »Ja«, dachte ich, »aber eher so, als müsste ich dringend mal aufs Klo.« Darum bat ich dann auch, noch mal aufs Klo zu dürfen. Felix begleitete mich zur Sicherheit. Wieder fühlte ich mich wahnsinnig verstopft, und natürlich kam nix. Ich vertönte eine Wehe auf dem Klo und eine auf dem Flur, an Felix' Schultern hängend. Er erntete anerkennende Blicke der Hebammen dafür.

Zurück auf dem Kreißbett, stellte ich fest, dass ich gerne liegen wollte, und positionierte mich in einer bequemen Seitenlage. Der Druck im Beckenbereich wurde dadurch angenehmer zu ertragen. Wir überlegten gemeinsam, ob Cordula die Fruchtblase öffnen sollte. Ihr »juckte es in den Fingern«, sagte sie – und sie sei sich sicher, dass »das Kind dann direkt mitkommt«. Kurz überlegte ich noch, ob das wirklich sicher sei. Schließlich müsste nach einem Blasensprung doch nach zwölf Stunden ein Antibiotikum gegeben werden – wollte ich das wirklich riskieren?

Cordula lachte: »Ihr Kleiner ist in einer Stunde da!« Unter mir wurde eine Auflage zurechtgelegt, und Cordula fummelte irgendwo in mir herum, und dann machte es »Pitsch«, und ein Schwall warmen Wassers ergoss sich aus mir heraus, unter mir und um mich herum.

> Durch eine Blasenpunktion werden weitere Wehenhormone, die sich in den Eihäuten der Fruchtblase befinden, freigesetzt, und die Geburt dadurch meist beschleunigt.
>
> Allerdings werden die Wehen dann auch oft schmerzhafter empfunden. Deshalb kann es heikel sein, die Geburt auf diese Weise zu beschleunigen. Manche Frauen, die die Wehen bisher gut aushalten konnten, verzweifeln an dem sprunghaft ansteigenden Schmerz und erleben dann das Geburtsende als sehr überwältigend. Auch kann es von Vorteil sein, die weichere Fruchtblase den Weg über den Damm ebnen zu lassen, bevor der harte Kopf folgt.
>
> Aber oft funktioniert die Blasensprengung im Sinne der Beschleunigung einer Geburt auch gut und viele Frauen schätzen diese schnelle Geburtsbeendigung.

Und plötzlich tat es richtig, richtig weh. Ich schrie zum ersten Mal und hatte sofort das Gefühl, mitpressen zu wollen. Ich durfte. Und wieder war es ganz, ganz anders als bei Levi. Ich wusste ganz genau, wo ich hinpressen musste, und spürte, wie der Kleine mithalf, wie er sich durch mich hindurchbewegte. Zwischen zwei Presswehen strahlte ich

Cordula an und meinte: »Das ist ja alles so wunderschön, so eine schöne Geburt!« Ich muss lächerlich gewirkt haben, so verschwitzt und im nächsten Augenblick wieder bestialisch brüllend, von einer schönen Geburt zu sprechen …

Ich spürte auch, wie er an einer Stelle ein-, zweimal zurückrutschte, und begann zu jammern. Warum kam er da nicht durch? Es tat doch so weh! Warum ging das denn nicht? Ich quetschte Felix' Hand zusammen und bat ihn noch, schnell einen Spuckbeutel zu organisieren. So eine doofe Idee mit dem Mettbrötchen. Doch ich behielt es drin.

Für viele Frauen ist es genau dieses Gefühl von Selbstwirksamkeit und Stärke, was oft zu einem positiven, ja glücklichen Geburtserlebnis beiträgt. Der Schmerzlevel ist dabei in der Regel ganz unerheblich.

Geburt

Bei den nächsten Presswehen spürte ich außerdem, wie dann doch Stuhl mit abging. Oh nein! Ich hatte doch gewusst, dass da noch was war und wäre es gerne auf dem Klo statt auf dem Bett, mit der Hebamme zwischen meinen Beinen, losgeworden. Ich entschuldigte mich dafür bei Cordula, aber sie reagierte ganz cool und professionell: Sie wischte es weg, und wir machten weiter.

Für uns Hebammen ist das normal und gar kein Problem. Viele Frauen schämen sich aber dafür, dass unter der Geburt Stuhlgang abgeht. Wer das unbedingt vermeiden möchte, sollte sich zu Beginn der Geburt einen Einlauf machen oder machen lassen.

Irgendwann kam die Ärztin dazu und gab mir die Anweisung, jetzt nicht mehr zu pressen. Kerzen auspusten – nicht pressen – pusten, pusten, pusten. Es brannte höllisch, und ich gab irgendwelche ebenso peinlichen kehligen Gröl- und Ächzlaute von mir – und dann war der Kopf da. Ich durfte mal fühlen. Er war klein, warm, etwas glitschig und ganz leicht behaart. Ich begrüßte schon innerlich meinen kleinen Sohn. »Wir haben es gleich geschafft«, seufzte ich halb zu mir, halb zu ihm und meinem Mann.

Mit der nächsten Wehe flutschte Jaro aus mir heraus, und nach einem ganz kurzen Moment hob Cordula ein rosablaues kleines Bündel zwischen meinen Beinen hervor, das mich mit empört aufgerissenen Augen anstarrte und sich zu wundern schien, was hier gerade passiert war. Keine Käseschmiere mehr, dafür wahnsinnig lange Fingernägel und ein bisschen runzlige Finger. Ich nahm ihn auf meine Brust und war glückselig. Mit 3480 Gramm war er fast ein Kilogramm leichter als sein großer Bruder.

Die Plazenta kam erstaunlich schnell danach – und auch diese Geburt tat noch mal ganz kurz weh, aber danach war tatsächlich alles vergessen.

Geschafft

Bis zum Schluss hatte ich nicht für möglich gehalten, dass ich das alleine hinbekommen würde. Keine fünf Stunden, nachdem Cordula mir erzählt hatte, dass das Kind heute kommen würde, war es da. Felix strahlte mich an, ganz stolz und glücklich. Er erinnerte mich daran, dass ich ja nicht mal einen Zugang gelegt bekommen hatte – ich hatte die Geburt ohne jedes Schmerzmittel geschafft. Ganz von selbst.

Leider war ich trotzdem gerissen: ein Dammriss ersten Grades, sagte Cordula, der nur schnell mit zwei, drei Stichen genäht werden sollte. Die Ärztin sprühte irgendwas zur Betäubung auf den Damm, was natürlich nix betäubte. Ich maulte über das Ziepen beim Nähen und bemühte mich gleichzeitig, den inzwischen lautstark krähenden Kleinen auf meiner Brust nicht noch zusätzlich zu stressen.

Er hatte sich so aufgeregt, dass das erste Anlegen erst gar nicht so richtig klappen wollte. Nachdem er sich endlich beruhigt und angedockt hatte, verabschiedete sich Cordula. Sie hatte Dienstschluss und übergab mich an die Spätschichthebamme. Die schickte mich etwas unwirsch erst mal duschen. Dann würde ich mich besser fühlen, meinte sie.

Das Letzte, was ich jetzt wollte, war duschen! Ich spülte mir also kurz meine blutverschmierten Beine ab, nur damit gleich danach wieder ein kleiner Schwall Blut darüberschwappen konnte, und wartete dann mit zwei »Surfbrettern« in der Netzunterhose auf dem Flur, auf das Babybettchen meines Neugeborenen gestützt, darauf, auf die Wöchnerinnenstation gebracht zu werden. Das war die einzige Situation, die ich mir anders gewünscht hätte. Völlig fertig mit den Nerven und auch körperlich erschöpft, frisch entbunden und zugenäht, auf dem Flur des Kreißsaals halb stehend, halb sitzend, 20 Minuten warten zu müssen, bis eine Stationsschwester mich abholte, war alles andere als schön.

> Das ist tatsächlich leider etwas ungünstig gelaufen. Weder ist es nötig, direkt nach der Geburt zu duschen (der Kreislauf ist oft noch etwas labil, und waschen kann man sich nach Belieben auch noch später), noch sollte man danach so lange stehend auf die Verlegung warten müssen.

Glücklich

Felix holte unseren Großen von der Kita ab. Inzwischen war eine gute Freundin (die eigentlich gerne bei der Geburt dabei gewesen wäre) eingetroffen und half mir beim Einzug in die Wöchnerinnenstation. Am Abend kamen der frischgebackene große Bruder und der Papa noch mal vorbei. Und da liefen dann wirklich die ersten Freudentränen über unser Glück, das sich gerade verdoppelt hatte.

Heute ist das drei Wochen her. Ich habe eine wunderschöne Geburt im Kopf und im Herzen behalten, die mich nicht nur für die erste entschädigt, sondern auch mit mir selbst versöhnt hat. Ich kann das. Mein Körper kann das. Er braucht für einiges vielleicht mehr Zeit und ich noch mehr Geduld mit mir selbst. Anderes klappte dafür schneller und besser – zum Beispiel das Stillen oder die Gelassenheit bei den abendlichen Schreistunden. Ich bin unglaublich dankbar, dass Felix die ganze Zeit an meiner Seite war und, ohne viel zu tun oder zu sagen, einfach da war. Auch die Hebamme Cordula hat mir diese schöne Geburtserfahrung ermöglicht – trotz stressiger Schicht und Geburten am laufenden Band. Und Josselin, »meine« Hebamme, war ein unverzichtbarer Anker. Mit den richtigen Fragen und den richtigen Ideen zur richtigen Zeit hat sie mich wieder in die Spur gebracht. Danke für alles, ihr Lieben!

Nach Freuds »Eisbergmodell« sind nur zwei bis zehn Prozent unserer Handlungen bewusste Entscheidungen. Das Unterbewusstsein macht also über 90 Prozent aus. Dort sind all unsere Erfahrungen, alles, was wir zu einem Thema gehört haben, unsere Gefühle dazu, abgespeichert. Wenn wir also unbewusst negative Glaubenssätze wie »Ich kann das nicht« nähren, glauben wir das irgendwann und verhalten uns dementsprechend. Und unser Körper folgt dieser »Empfehlung«, obwohl er eigentlich das richtige Programm über den Ablauf einer Geburt besitzt. Gerade in der Vorbereitung zu einer Geburt ist es daher so hilfreich, eine neue Wahrheit zu schaffen. Man kann das Unterbewusstsein durch positive Affirmationen, Meditation und die schiere Vorstellungskraft neu ausrichten.

Das ist Anna geglückt, obwohl sie nur so wenig Zeit dazu hatte. An dem Bericht sieht man auch sehr gut, wie immer noch Zweifel in ihr nagten. Man kann sich also vorstellen, welches Potenzial so eine mentale Neuausrichtung hat, wenn man einen Großteil der Schwangerschaft darauf verwendet.

Miriam – als hätte man die Welt aus den Angeln gehoben

»Spontangeburt eines reifen, lebensfrischen, weiblichen NG« – noch heute hat Miriam Rührungstränen in den Augen, wenn sie diese Worte in ihrem Mutterpass liest. Und noch immer gibt es ihr in angespannten Situationen Kraft, an die Geburt ihrer Tochter zu denken, weil sie einfach schön war.

Auch wenn bei dieser Geburt erst einmal vieles anders kam als gedacht. Die Bedingungen waren suboptimal, und einer anderen Frau hätte die Situation vielleicht Angst gemacht. Aber Miriam schaffte es, total optimistisch zu bleiben und das Beste daraus zu machen.

Meine zweite Geburt wurde eingeleitet von einem »Mit diesem CTG wird Sie die Ärztin nicht nach Hause entlassen«. Das war an einem Sonntagmorgen, und wir waren zum Kontroll-CTG im Kreißsaal des Krankenhauses, da ich mittlerweile bei SSW 40 + 4 war. Der ursprüngliche Plan hatte eigentlich vorgesehen, nach einem kurzen Aufenthalt im Krankenhaus noch gemütlich zu frühstücken, bevor wir meinen elfjährigen Sohn Joel bei Oma und Opa abholten. Jetzt war es aber so, dass die Herztöne unserer Tochter nach den vereinzelten Wehen immer abfielen und somit eine Entlassung nach Hause nur auf eigene Verantwortung geschehen würde.

Natürlich folgten wir dem ärztlichen Rat, und im Gespräch wurde vereinbart, dass entweder am Abend oder am nächsten Morgen eingeleitet werden sollte. Ich war definitiv für »nächsten Morgen«, da ich die Nacht davor dank Champions-League-Finale und »40 + 4« kaum Schlaf bekommen habe. In der kommenden Nacht eine Geburt zu überstehen, war zu diesem Zeitpunkt absolut unvorstellbar für mich.

Da der Kreißsaal an diesem Wochenende sowieso aus allen Nähten platzte, wurde der Einleitung für Montagmorgen zugestimmt, und mir wurde gleich ein Zugang gelegt. Als klar war, dass erst am nächsten Morgen eingeleitet werden würde, kam Freude auf. »Wenn ich das nächste Mal durch unsere Haustür gehe, habe ich mein Baby bei mir«, dachte ich. Über diese Tatsache wurden dann auch unsere Familien informiert, allen voran natürlich der große Bruder, der somit noch etwas länger bei Oma und Opa bleiben durfte.

Große Angst vor der Einleitung hatte ich nicht, ich hatte eine tolle erste Geburt gehabt und ich freute mich einfach auf mein zweites Geburtserlebnis. Der einzige Wermutstropfen war, dass die ganze Familie nun wusste, dass es am nächsten Morgen wohl losgehen würde: Vielleicht käme der eine oder andere noch auf die Idee nachzufragen, wie weit wir denn schon seien.

Oh ja, die Frage, wie man die Familie managt, sollte man sich stellen. Ständige Anrufe oder Messages können unter der Geburt echt nerven.

Nachdem die Patientenaufnahme geschafft war, machte sich mein Mann auf den Weg, um zu Hause meinen Koffer zu holen und am Nachmittag noch ein Fußballspiel zu schauen. Danach sollte und wollte er wieder mit Koffer und etwas zu essen ins Krankenhaus kommen. Allerdings hatte ich den ganzen Tag über weder Hunger noch Appetit, mein Körper wusste wohl, dass er sich zeitnah auf andere Dinge als die Verdauung würde konzentrieren müssen.

Eigentlich wollte ich mich auf meinem Zimmer noch etwas ausruhen. Das stellte sich aber leider als schwierig heraus, da ich eine sehr gesprächige Zimmernachbarin hatte und zudem gefühlt von einem CTG zum nächsten gelaufen bin. Nichtsdestotrotz war ich natürlich froh, dass ich so engmaschig überwacht wurde. Von einer Hebamme bekam ich noch ein homöopathisches Pulver, das die Wehen anregen sollte. Ob es am Pulver lag oder am Kind, das sich auf den Weg machen wollte – am Abend waren dann doch schon mehr Wehen auf dem CTG zu sehen als am Vormittag.

Gegen 21 Uhr war dann auch mein Mann wieder da und hatte mir Nudeln und meinen Koffer mitgebracht. Den Kulturbeutel, der auf dem Koffer stand, hatte er nicht mitgebracht. Ich hatte ja schließlich nur von einem Koffer gesprochen. Diese unfreiwillig komische Einlage meines Mannes hat mich kurzzeitig von den mittlerweile stärker werdenden Wehen abgelenkt. Nach zwei oder drei Bissen kam dann allerdings die erste richtige »Ich muss mal kurz aufstehen«-Wehe, und ab da war es mit dem Sitzen und Essen auch vorbei.

Ich musste die Wehe schon ziemlich veratmen und bin nach kurzer Zeit zusammen mit meinem Mann zum nächsten CTG gegangen. Während dieses CTGs wurden die Wehen dann regelmäßiger, und so langsam realisierte ich, dass es jetzt wohl doch schon losging. Obwohl ich ja darauf gehofft hatte, noch etwas Zeit zum Krafttanken zu bekommen, konnte ich der spontan einsetzenden Geburt doch etwas sehr Positives abgewinnen: Ausnahmslos alle in unserem Umfeld rechneten mit einer Einleitung am nächsten Morgen und lägen somit vermutlich bereits seelenruhig in ihren Betten. Und wenn es gut lief, könnten wir die Familien am Morgen bereits mit einem Bild der Kleinen überraschen und hätten – der absolute Hauptgewinn – noch etwas Zeit zu dritt beziehungsweise zu viert bis zum Beginn der offiziellen Besuchszeit um 16 Uhr.

Mir war bereits vorher klar gewesen, dass ich erst mal mit meiner neuen, um ein kleines Mädchen reicheren Familie alleine sein wollte, aber man will ja auch niemanden vor den Kopf stoßen. Der natürliche Lauf der Dinge spielte mir in der Hinsicht wohl in die Karten. Mein Mann war zu der Zeit noch eher verhalten und meinte, ich solle erst einmal abwarten. »Wer weiß, wie lange es noch dauert.« Ich war mir zu der Zeit aber schon sicher, dass unsere Tochter spätestens am nächsten Morgen bei uns sein würde. Es war ja schließlich schon circa 23 Uhr und sollte ja hoffentlich nicht zu lange dauern, denn »DER KÖRPER ERINNERT SICH«, auch wenn die erste Geburt schon elf Jahre her ist! Das hatte mir zumindest die Hebamme aus dem Yogakurs mitgegeben, als ich wissen wollte, ob der Körper so etwas wie ein Langzeitgedächtnis für den Gebärvorgang hat oder ich quasi wieder eine Erstgebärende sei.

Oft wird ja gesagt: »Nach zehn Jahren ist es wieder wie eine erste Geburt.« Aber ich stimme hier Miriam beziehungsweise ihrer Yogalehrerin zu: Der Körper erinnert sich wirklich. Und eine zweite Geburt ist auch nach langer Zeit eben keine erste.

Nach dem letzten CTG liefen wir noch eine Runde. Wir sollten wiederkommen, wenn ich das Gefühl hätte, es ginge nicht mehr. Der nächste Kreißsaal würde zwischenzeitlich für uns hergerichtet werden. Als wir noch kurz auf meinem Zimmer vorbeischauten, war meine Zimmernachbarin auch da.

Die nächste Wehe musste ich über dem Waschbecken gelehnt veratmen, was sogleich mit »Oh, das hört sich aber schmerzhaft an!« kommentiert wurde. Da ich ein Mensch bin, der in so einer intimen Situation doch gerne seine Ruhe möchte und ich ehrlich gesagt auch nicht wusste, was ich auf diese Aussage erwidern sollte, flohen wir relativ schnell wieder Richtung Kreißsaal.

Dort angekommen, durften wir ihn dann auch zeitnah beziehen. Was für ein Gedanke: »Wenn alles gut läuft, verlassen wir diesen Raum erst wieder mit unserer Tochter im Arm.« Dann wurde ich wieder ans CTG angeschlossen und machte es mir auf dem Bett bequem. Für mich die beste Position – die Schmerzen waren erträglicher und ich konnte zwischen den Wehen richtig abschalten. Ich weiß, dass die Schwerkraft bei einer Geburt echt nützlich sein kann, allerdings zitterten meine Beine vor Anstrengung und Wehenschmerz so sehr, dass an Stehen oder längeres Laufen nicht zu denken war.

Nichts ist absolut. Aufrechte Positionen sind fast immer am angenehmsten und effektivsten, aber jede Frau muss für sich die Lage finden, die für sie individuell am besten funktioniert.

Der Weg zwischendurch zur Toilette war gerade so machbar. Und so lag ich da, verkabelt und hundemüde, über den Tropf bekam ich ein Schmerzmittel. Es sorgte zumindest dafür, dass die Wehen nicht noch schmerzhafter wurden.

Durch die angenehme, ruhige Atmosphäre hatte ich schnell die Ruhe, in den Wehenpausen immer wieder wegzudösen. Mein Mann saß still an meiner Seite und hielt meine Hand. Unsere Hebamme hielt sich sehr im Hintergrund.

Für mich war das Wegdösen ein Zeichen meiner absoluten Erschöpfung, ich hatte wirklich Angst, die Kraft zum Pressen nicht aufbringen zu können. Meine Hebamme beruhigte mich, dass der Körper genau wisse, was er da tue. Er würde durch diese kurzen Pausen die letzten Kräfte mobilisieren. »Sie schaffen das!« Manchmal reicht schon ein Satz, um wieder zuversichtlich auf den eigenen Körper zu vertrauen. Unterbrochen wurde meine bequeme und stabile Seitenlage nur durch die Untersuchungen des Muttermundes durch die Hebamme und Toilettengänge nach Bedarf.

Gerne hätte ich meinen Mann noch um eine Fuß- oder Rückenmassage gebeten, allerdings war ich selbst dafür zu müde. Leider war er wohl auch schon so erschöpft, dass auch eine Gedankenübertragung nicht mehr möglich war. So döste ich vor mich hin und begrüßte jede Wehe gedanklich mit »Mann, jetzt war ich gerade kurz eingeschlafen« und verabschiedete sie mit »Wieder eine weniger bis zum Ziel«. Während der Wehe habe ich mir immer wieder die Worte aus meinem Yogakurs in Erinnerung gerufen: »Wenn es euch gelingt, während der Geburt durch das Steißbein zu atmen, habt ihr schon viel gewonnen.« Das ist sicherlich nicht jedermanns Sache, ich habe aber gemerkt, dass ich in der Wehe schmerzbedingt immer sehr verkrampft im Unterleib war. Durch die Konzentration auf einen anderen Körperteil konnte ich dort wieder entspannen, und die Schmerzen wurden wirklich deutlich schwächer.

Der Muttermund öffnete sich somit auch relativ zügig, nur die Fruchtblase blieb weiterhin intakt. Ich war darüber ehrlich gesagt sehr dankbar, da ich bei meiner ersten Geburt das Gefühl gehabt hatte, dass die Wehen nach dem Platzen der Fruchtblase wesentlich schmerzhafter geworden waren. So als hätte diese schützende Hülle den Schmerz gedämpft.

> Durch das Platzen der Fruchtblase werden Prostaglandine, also Wehenhormone, freigesetzt, die die Wehen verstärken, aber auch Schmerzüberträger sind. Daher werden die Wehen nach einem Blasensprung fast immer stärker und leider auch schmerzhafter.

Auch das aufkommende Gewitter konnte der Fruchtblase nichts anhaben. Als der Muttermund schließlich vollständig geöffnet war, schnitt die Hebamme die Blase in einer Wehe ein, und ich verspürte unmittelbar einen Druck nach unten. Auch wenn der Kopf noch nicht ganz im Becken lag, durfte ich meinem Gefühl folgen und wehensynchron etwas mitschieben. Und damit begann der gewaltigste und trotzdem wundervollste Teil der Geburt.

Eigentlich ist es ja ein ziemlich Furcht einflößender Vorgang: Eine Frau bringt ein Kind auf die Welt, das im Verhältnis zum Geburtskanal riesig ist. Diese Urgewalt aber, die man erlebt, wenn der Pressdrang einsetzt und man gar nicht dagegenarbeiten kann, ist unglaublich und mit Worten nicht zu beschreiben. Und obwohl man meinen sollte, dass dann der schmerzhafteste Teil beginnt, war es für mich wesentlich besser auszuhalten als noch vor den Presswehen. Als würde man gegen den Schmerz anpressen.

> Das geht unglaublich vielen Frauen so, dass sie den Pressdrang als den angenehmsten Teil der Geburt empfinden.

Es dauerte nicht mehr lange, und ich spürte, dass der Kopf kurz davor war, geboren zu werden. In diesem Moment drehte sich die Hebamme kurz weg und piepste den Arzt an. Der war binnen Sekunden da. Nach ein, zwei Presswehen war der Kopf geboren, und kurz darauf war sie dann auch schon da. Dieses kleine Menschenkind. Kam direkt zu mir auf die Brust und pinkelte mich an. Mit dieser lustigen Begrüßung eroberte sie direkt unser Herz.

Nachdem der Papa die Nabelschnur durchtrennt hatte, konnten wir kurz unser kleines Wunder genießen, bevor dann die U1 durchgeführt wurde. Ich hatte es geschafft: Um 3:48 Uhr war unsere Tochter Nelia auf die Welt gekommen, und am frühen Morgen haben wir die Freude mit Familie und Freunden geteilt.

Während der Geburt und auch jetzt nach vier Jahren empfinde ich diese Geburt als etwas Wunderbares, Vollkommenes, etwas, das sehr schwer in Worte zu fassen ist. Was mir sehr geholfen hat, war sicherlich meine grundsätzlich sehr positive Lebenseinstellung: Ich gehe eigentlich zunächst immer erst einmal davon aus, dass alles gut gehen wird. Es bringt nichts, im Voraus schlechte Gedanken zuzulassen, außer dass man sich die Vorfreude nimmt.

Eine Geburt ist etwas Wunderbares, etwas vollkommen Natürliches, und wir Frauen sind wahnsinnig stark und schaffen das. Da man aber an der inneren Einstellung oft nur schwer etwas ändern kann und Ängste und Sorgen sich nicht einfach wegzaubern lassen, sollte man sich zumindest die richtigen Rahmenbedingungen für die Zeit während und nach der Geburt schaffen. Sich Gedanken darüber machen, was sich für einen selbst am besten anfühlt, und dies klar kommunizieren. Jemanden um Unterstützung bitten, wenn es einem nicht möglich ist, diese Wünsche allein durchzusetzen. Das kann der Mann, die Mutter oder auch eine Freundin sein. Oder auch die Schwester auf der Station, wenn man gerade keinen Besuch möchte.

Das Wissen, dass einem jemand im Fall der Fälle zur Seite steht, kann viel Anspannung nehmen und vielleicht doch etwas Vorfreude wecken. Für mich war es sehr wichtig, dass ich mich auch auf die Zeit unmittelbar nach der Geburt freuen konnte, um mich voll und ganz auf die Situation einzulassen. Auch meine Hebamme hat ihren Teil zu meinem positiven Geburtserlebnis beigetragen, eine tolle Frau, die sehr situationsbezogen agiert hat. Und diese kleinen Sätze wie »Sie schaffen das!« und »Sie können stolz auf sich sein!« können schon so viel bewirken. Sie hat mich immer wieder bestärkt, auf meinen Körper zu hören und ihm zu vertrauen.

Schon in der Schwangerschaft nehmen wir die Signale unsers Körpers wieder viel stärker wahr. Egal ob Gelüste oder Abneigungen, eine bleierne Müdigkeit, die einen zwingt, sich auszuruhen, oder Schmerzen, die sagen: »Mach mal etwas langsamer.« Warum nicht auch bei der Geburt auf den eigenen Körper achten und hören? Es gibt nicht nur die eine, ultimative Gebärposition. Nicht jeder kann noch etwas essen, um zu Kräften zu kommen. Wenn einem schon das Kauen schwerfällt, sollte man es vielleicht lieber lassen. Die einen möchten massiert werden, wieder andere ertragen keine Berührungen. Jede Frau muss und wird für sich ihren Weg finden. Und hoffentlich die richtige Unterstützung an ihrer Seite haben.

Schwangere Frauen werden ja fast zwingend mit Geburtsberichten überhäuft. Ich finde, man hat alles Recht der Welt, sich an schönen Geburtsgeschichten zu erfreuen, aber auch STOPP zu sagen, wenn einem tatsächlich jemand erzählen will, wie furchtbar so eine Geburt doch sei und was da alles passieren könne. Mach deine eigenen Erfahrungen, lass deinen Körper für dich und mit dir arbeiten und versuche, dich auf das Wunderbare, was da gerade geschieht, einzulassen. Wir können noch so viel hören und lesen, am Ende schreiben wir alle unsere eigene Geburtsgeschichte. Wenn die Geburt geschafft ist, dann ist es – wie meine Mama mal so schön sagte –, als hätte man für einen Moment die Welt aus den Angeln gehoben.

Ida – die wilden 70er

Ida hatte einen vorzeitigen Blasensprung in der 37. Schwangerschaftswoche. Kurzzeitig stand damit die Geburt in ihrem Wunschkrankenhaus auf der Kippe. Auch, dass sie erst einmal allein ohne ihren Freund auf die Station geschickt wurde, entsprach wohl nicht dem, was sie sich erhofft und vorgestellt hatte. Doch dann entwickelte sich alles nach Wunsch. Ida wurde respektvoll begleitet und erlebte eine Geburt, mit der sie sehr zufrieden war.

Es war der 3. Oktober gegen 22 Uhr. David und ich lagen nach einem Ausflug im Bett und kuschelten uns in die gestrickte Decke für unser Baby, damit diese unseren Geruch annahm. David schlief dabei ein. Ich guckte die Serie *Die wilden 70er*. Plötzlich merkte ich, wie es nass zwischen meinen Beinen wurde. Es waren eigentlich noch 18 Tage bis zum errechneten Termin.

Irgendwann stand ich auf, um aufs Klo zu gehen. »Patsch!« Sobald ich die vertikale Position erreicht hatte, ergoss sich das Fruchtwasser in unser Bett. Mir wurde vor Aufregung direkt ganz schwummerig.

Ab ins Krankenhaus

Ich weckte meinen Freund mit den Worten: »Wir lernen wohl bald unser Kind kennen.«

Relativ aufgeregt fuhren wir ins Krankenhaus. Dort wurde ich ans CTG angeschlossen, und mir wurde blöderweise direkt ein Antibiotikum verabreicht. Da wir knapp drei Wochen vor ET waren und die Klinik keine Kinderklinik besaß, wurde ein Ultraschall gemacht, um das Gewicht des Kindes zu schätzen. 2500 Gramm waren die Grenze. Würde es weniger wiegen, so müsste ich das Krankenhaus wechseln. Es wog genau 2500 Gramm.

Wir wurden darauf hingewiesen, dass unser Kind eventuell nach der Entbindung in ein anderes Krankenhaus verlegt werden müsse, falls es Anpassungsstörungen haben würde.

Ich wollte unbedingt in meiner Wunschklinik bleiben, da man dort selbstbestimmter sein Kind zur Welt bringen konnte. Da die Wehen noch nicht stark waren, kam ich auf die Station, und mein Freund wurde noch mal nach Hause geschickt ... zum Schlafen.

Auf der Station

Es war etwa Mitternacht, und ich hatte gemischte Gefühle. Ich war allein, hatte etwas Sorgen, ob der Kleine stark genug war und ob es ohne Einleitung losgehen würde. Zwölf Stunden nach einem Blasensprung wird die Geburt eingeleitet.

> Meist beginnt die Geburt relativ zügig nach einem Blasensprung.

Dann ging es aber auch schon los: Alle drei Minuten eine Wehe. Groß ausruhen war nicht mehr drin. Ich war unterdessen in Halbtrance, versuchte, noch etwas zu ruhen. Begleitet wurde ich von einem Ohrwurm der Titelmelodie von *Die wilden 70er*.

Da ich nicht wirklich schlafen konnte, beschloss ich, unter die Dusche zu gehen. Das warme Wasser war angenehm. Ich aß noch die geschmierten Brote, die ich eingepackt hatte. Das letzte Mal hatte ich um 16 Uhr etwas gegessen, ich war müde und hungrig. Im Nachhinein weiß ich nicht mehr, wie ich die Zeit wirklich genau verbracht habe.

> Das ist ganz typisch für die Geburt: Die Zeit verschwimmt und wird absolut nebensächlich. Sehr oft sucht sich das Gehirn einen Satz oder eine Melodie und saugt sich daran fest. Das ist fast wie ein Geburtsmantra. In diesem Fall war das eben die Serientitelmusik.

In der Wanne

Gegen 5 Uhr waren die Wehen so heftig, dass es in den Kreißsaal ging. Endlich nicht mehr alleine sein!

David wurde angerufen. Dann wurde mein Muttermund getastet. Drei Zentimeter! Yeah! Ich ging in die Wanne zum Entspannen. Endlich konnte ich die Wehen veratmen, ich sang dazu mein Lied: »Ohhh«, ganz tief. Es half mir sehr. Leider war der Wasserzulauf kaputt. Es floss kein warmes Wasser. Die Hebamme goss daher alle 20 Minuten heißes Wasser aus dem Wasserkocher nach.

Von nun an war es so, wie ich es mir vorgestellt hatte. David gab mir zu trinken und seine Hände zum Zerquetschen. Gegen 8 Uhr morgens war der Muttermund acht Zentimeter weit geöffnet. Die Entspannungswanne hat es echt gebracht.

Endspurt

Die Herztöne waren ab und zu auffällig, sodass eine Wassergeburt nicht infrage kam. Der Übergang von den Eröffnungswehen zu den Presswehen war noch mal verrückt. Dieser unglaubliche Drang zu pressen, der nur durch kurze Ausatemstöße zu stoppen war. Dann wurde mir erlaubt zu pressen.

Ich war schon ziemlich am Ende meiner Kräfte und so müde, dass ich zwischen den Wehen in einen Sekundenschlaf fiel. Ich presste mit aller Kraft. Das Köpfchen kam laut der Ärzte immer ein Stück raus und ging dann wieder zurück, und das fünf Wehen in Folge. Ich bekam einen Blasenkatheter gelegt, was mich tatsächlich überhaupt nicht störte.

> Leider sind auffällige Herztöne eine Kontraindikation für die Gebärwanne.
>
> Bei jeder Wehe rutscht das Kind ein bisschen weiter runter, sodass man in der Wehe schon jeweils etwas vom Köpfchen sieht. In der Pause rutscht es dann zurück. Und Wehe für Wehe steigert sich das, bis das Köpfchen so weit rauskommt, dass es nicht mehr zurückrutscht. Ab da geht es nur noch vorwärts.
>
> Wenn das Baby durch das Becken rutscht, braucht man wirklich jedes bisschen Platz. Eine volle Blase kann tatsächlich die Geburt sehr lange verhindern.

Dann wurde mir ein Dammschnitt geraten, ich erinnere mich an kein Gespräch, nur noch daran, dass das Köpfchen ENDLICH da war. Es bewegte sich direkt hin und her, das war wirklich ein abgefahrenes Gefühl!

Dann sollte ich noch mal pressen, und der restliche Körper kam ganz einfach hinterher. Um 11:27 Uhr war er draußen. Ich war so erleichtert und froh, es geschafft zu haben!

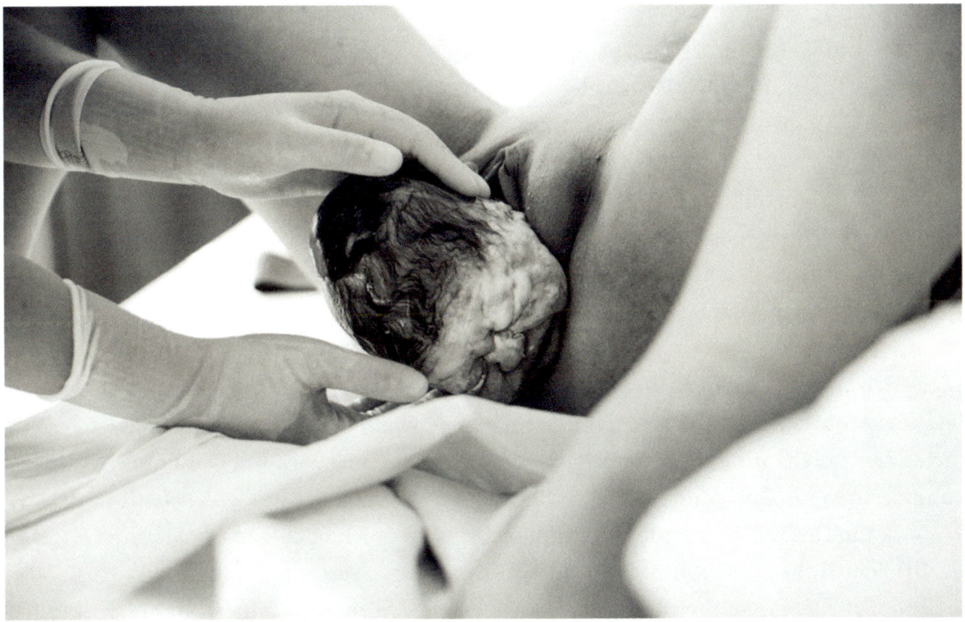

Kalle Adeo wurde mir auf den Bauch gelegt, nur bis dahin reichte die Nabelschnur, die sehr kurz war – wahrscheinlich der Grund für die auffälligen Herztöne.

Die Ärztin erklärte mir noch einmal sehr freundlich, während sie den Schnitt nähte, wieso sie den Schnitt gemacht habe. Ich war einfach nur dankbar, dass der Prozess beschleunigt worden war.

David war ein super Begleiter, und die Hebamme war auch großartig. Ich bin sehr zufrieden mit meinem Geburtserlebnis. Mein Satz danach war: »Jetzt habe ich das auch mal erlebt. Aber ich brauche das nicht noch mal.«

Mittlerweile denke ich, dass ich es doch noch mal erleben möchte. Wenn man in sich hineinspürt und sich nicht gegen den Schmerz wehrt, kann man es aushalten. Und der Hormoncocktail ist wirklich sehr berauschend.

Frida – wenn's hilft, heißt sie Marie

Die Geschichte von Maries Geburt ist die Geschichte von Hoffnung, Angst und ganz viel Gottvertrauen. Auch wenn sie ein bisschen gruselig anfängt: Alles wird am Ende gut.

Achterbahn fahren.
Randvoll mit Gefühlen, Hormone im Überfluss.
Berge und Täler, ständiger Wechsel.
Zwischen Euphorie und »Ich will hier weg«, unterwegs mit Freudentränen, Wut und Angst.
So viel Angst.
Wolken und Gebete, immer wieder Kerzen.
Zaghafte Hoffnungsversuche: Maybe Baby.
Vielleicht, ganz vielleicht bleibt sie.
Marie.

Diese Schwangerschaft war krass. Es war meine sechste; vier Kinder hatten wir in den letzten sechs Jahren ziehen lassen müssen. Und auch diesmal war es anfangs nicht einfach. Meine Hebamme Inge kannte ich schon und sie mich. Und obwohl noch nichts zu tun war, kam sie. Zum Zuhören, zum Beruhigen. »Wenn das Kind will, schafft es das.«

Anfang Dezember, gerade in Woche sechs, blutete ich nachts stark. »Keine Chance«, dachte ich. Holte mir eine Binde und ein Handtuch und ging zurück ins Bett. Betete, weinte. Schrieb einer Freundin. Zu hoffen wagte ich nicht. Meinen Mann weckte ich gegen 6 Uhr und rief meine Mama an. Ein Horroranruf. »Ich bin schwanger. Und ich blute. Wir wollen ins Krankenhaus – kannst du die Große nehmen?«

Die angstvolle Fahrt ins Krankenhaus. Die Untersuchung. Immer noch Angst. Und dann: Ein Herzschlag. Trotz Blutungen ein Herzschlag. »Alles okay«, sagte die junge Ärztin. Unglaublich. Und dass ich nach Hause dürfe, wenn ich versprechen würde, mich hinzulegen. Tränen, lachen. Noch ist es nicht vorbei. Vielleicht nur ein Hämatom. Inge beruhigte: »Kinder, die so eine starke Einnistungsblutung überstehen, bleiben meist.«

Eine Freundin zündete eine Marienkerze an. »Wenn's hilft, heißt sie Marie«, sagte ich, halb im Scherz. Ein paar Tage später dann Kontrolle bei der Frauenärztin. Ein Herzschlag. Alles gut. Termin hatte Marie am 26. Juli. Ab Anfang Juli wurde ich unruhig. Konnte es kaum mehr abwarten und sprach ständig mit Marie. Inge beruhigte mich.

Meine Ärztin bot mir an, die Geburt einzuleiten. Aber ich wollte Marie bis zum Ende austragen und sie den Zeitpunkt bestimmen lassen. Und gesackt war auch noch gar nichts.

> Ich gehe davon aus, dass die Hebamme Frida beruhigen wollte, als sie von einer Einnistungsblutung sprach. Zu diesem Zeitpunkt war es dafür eigentlich zu spät.
>
> Normalerweise senkt sich der Bauch ja circa vier Wochen vor dem Termin. Ein Zeichen dafür, dass sich der Körper langsam für die Geburt bereit macht.

Ich guckte mir Kreißsäle an und würde sehr gerne wieder in das kleine, gemütliche Krankenhaus südlich der Stadt gehen. Dort war ich bei der Geburt meiner Tochter Greta gewesen, es gab dort einen hebammengeleiteten Kreißsaal und ich hatte ganz entspannt und selbstbestimmt gebären und ambulant nach Hause gehen können.

Mein Mann Sascha glaubte, dass wir diesmal die Fahrt nicht schaffen würden, wenn wir Greta zuvor noch unterbringen müssten. Er wollte unbedingt in der Stadt bleiben. Auch Inge plädierte für kurze Wege. Sie war überzeugt, dass Marie schnell käme, sobald die Große in Woche 40 bei Oma wäre.

Ich sprach noch mal der Beleghebamme Daniela aufs Band (Inge begleitete keine Geburten). Vor Ostern hatte ich sie nicht erreicht und sie mich nicht zurückgerufen. Jetzt aber. Und ja, sie könne noch eine Geburt Ende Juli schaffen. Yeah! Große Erleichterung. Leichtigkeit und Vorfreude, das erste Mal seit Wochen. Es würde eine gute Geburt werden, eine begleitete Geburt. Egal, ob Sascha mitkönnte oder noch auf Mama warten müsste, jemand – eine Hebamme! – würde da sein, ganz für mich, und Bescheid wissen.

In Woche 36 fuhr ich zum Kennenlernen zu Daniela. Sie wirkte ganz nett. Nicht herzlich, aber klar und zuversichtlich, dass es schnell gehen würde: gebärfreudiges Becken, keine Schwierigkeiten bei der ersten Geburt. Wieder keine »Händehalt-Hebamme«, aber vielleicht wirkte ich auch so, als würden mir klare Ansagen mehr helfen als Zuspruch. Wir einigten uns auf eine Einleitung ab August. Ich füllte einen PDA-Bogen aus und bestand darauf, keine zu wollen. Am liebsten wollte ich nur begleitet werden. Wenig liegen, viel bewegen und »einfach« kommen lassen. Daniela wies noch darauf hin, dass bei der Geburt selbst eine Ärztin anwesend sein würde – diese werde sie dann fünf Minuten vor Schluss rufen.

Bei meinem Termin in Woche 37 stellte die Frauenärztin fest, dass der Muttermund schon zu zwei Zentimetern geöffnet war. Wir verfielen in Endspurtstimmung. Endlich Babybett aufstellen, Wärmelampe aufhängen und so. Dinge, die schon seit Wochen auf der Liste standen. Leider passierte nichts. Auch die geburtsvorbereitende Akupunktur schien nichts zu bringen. Inge belächelte meine Angst etwas, es könnte ewig dauern. Aber langsam wurde ich sehr ungeduldig.

Zum Glück war ich nicht allein. Sascha hielt alle Stimmungsschwankungen aus, und meine Freundinnen waren auch für mich da. Ich konnte nachts nicht mehr schlafen und las viel auf Twitter und im Wochenbett-Buch von Stern/Gaca – und es beruhigte mich sehr zu wissen, dass ich das, was dort stand, schon wusste.

Am Sonntag, vier Tage vor dem Termin, fuhr die Große zu Oma und Opa, und der Bauch sackte so richtig herunter. Jeder Schritt war jetzt unangenehm. Wehenkuchen und Sex nutzten nichts, noch blieb alles ruhig.

Das Buch *Das Wochenbett* von meiner lieben Kollegin Anja Constance Gaca und Loretta Stern kann ich allen als Vorbereitung für diese besondere Zeit nur empfehlen.

Es konnte bisher noch nicht bewiesen werden, dass die Geburt durch bestimmte Gewürze schneller beginnt. Beim Geschlechtsverkehr wirken wenigstens noch ein paar Prostaglandine auf den Muttermund. Auch wenn die Dosis extrem gering ist, sonst wäre Sex ja in der Schwangerschaft sehr gefährlich und würde massenweise Frühgeburten auslösen. Aber einen Versuch ist es, wenn beide Partner noch mögen, immer wert. Vor allem, weil es auch entspannt und ablenkt.

Am 23. Juli hatte ich noch einen Termin bei meiner Ärztin – und der Gebärmutterhalsbefund war immer noch der gleiche: zwei Zentimeter, nichts verkürzt.

In der Nacht vor der Geburt schlief ich furchtbar schlecht. Ich fand keine Position, in der ich liegen konnte, und wurde immer wieder von leichten Wehen wach. Um 4 Uhr früh stand ich auf und fing an umherzugehen, auf dem Sofa Serien zu gucken und irgendwie die Zeit rumzukriegen. Ich war unsicher, ob das schon Geburtswehen waren oder nur Senkwehen, aber freute mich sehr, dass sich etwas tat.

Gegen 6 Uhr wecke ich Sascha und lud eine Wehenzählapp runter. Jetzt kamen etwa drei pro Stunde, alle gut auszuhalten, aber eindeutig Wehen.

Um 8 Uhr rief ich Inge an – sie hatte angeboten nachzusehen, ob wir schon losfahren sollten. Die Wehen kamen weiter so stark, dass ich dabei nicht liegen konnte, sondern sie abgestützt veratmete – aber sie kamen nur alle 20 Minuten.

Inge kam und untersuchte mich. Nichts. Gar nichts verändert. Kein Geburtsfortschritt, der Muttermund war nicht geöffnet, nichts. Sie sagte, dass die Wehen entweder bis mittags weniger werden sollten oder dass wir, wenn sie stärker werden würden, losfahren sollten zum CTG. Und sie sagte auch, dass es gut aussehe, dass es heute oder morgen losgehen würde. Yeah!

Ich war vorfreudig und redete dem Baby gut zu. Wir packten die Kliniktasche zu Ende, bummelten uns durch den Vormittag und aßen noch richtig zu Mittag – Kartoffelbrei und Rinderrouladen. Nebenbei tauschte ich mit Freundinnen Nachrichten aus und döste immer mal wieder auf dem Sofa ein. Das wertete ich als Zeichen, dass es noch nicht losgehen konnte, bei Geburtswehen würde ich ja schließlich nicht schlafen können, oder?

Nach dem Mittagessen bat ich Sascha, mir mit Ut-Öl den Bauch zu massieren. Das ist ein sogenanntes Rausschmeißöl, eigentlich nur in Anwesenheit von Hebammen zu nutzen.

Das Uterustonikum (ein besonderes wehenförderndes Öl) wirkt vor allem, um schon vorhandene Wehen zu verstärken.

Weiterhin kamen zwei bis drei Wehen die Stunde. Ich whatsappte weiter mit zwei Freundinnen und wir mutmaßten, was aus diesem Tag noch werden könne. Sascha und ich waren in einer ganz schönen Stimmung, wissend, dass etwas passierte, und ganz entspannt. Ich freute mich sehr auf unsere Marie. Die Große war fast am errechneten Termin gekommen (drei Stunden verspätet) und auch die Kleine schien von der pünktlichen Sorte zu sein. Hach!

Um 14 Uhr rief ich die Beleghebamme an, um zu fragen, ob sie einmal nachsehen könnte. Als ich den bisherigen Tag schilderte, war sie skeptisch, schlug aber vor, mich um 14:30 Uhr in der Klinik für ein CTG zu treffen. Auf der Fahrt waren die Wehen wieder ganz weg, und ich hoffte, dass sie uns nicht direkt wieder nach Hause schickte.

Die letzte Stunde

Wir trafen etwa zeitgleich mit der Hebamme in der Klinik ein, und sie schickte Sascha los, mich anzumelden. Sie bat mich, mich umzuziehen und dann zum CTG zu kommen. Der Kreißsaal war sehr karg, und im ersten Moment war ich enttäuscht, weil es weder eine hohe Querstange zum Abstützen noch ein Tuch zum Reinbaumeln gab. Daniela kündigte an, sich kurz umzuziehen, und ich war allein, während die bisher heftigste Wehe kam. Abgestützt auf der Arbeitsfläche veratmete ich sie und kreiste ein wenig mit dem Becken, um es Marie leichter zu machen. Gerade als mein Mann wiederkam, platzte die Fruchtblase. Es war jetzt 15 Uhr, und weil mir kurz schwindelig war, bestand Daniela darauf, dass ich mich hinlegte, damit sie vorsichtshalber einen Zugang legen und mich untersuchen konnte.

Acht Zentimeter war der Muttermund mittlerweile geöffnet, und nun waren wir doch alle froh, dass ich auf mein Bauchgefühl gehört hatte und wir losgefahren waren. Eigentlich hätte ich gern wieder aufstehen wollen, aber Daniela wollte gerne »wenigstens zwei Wehen« auf dem CTG (die Herztöne waren okay).

Diese beiden Wehen hatten es in sich. Ich weiß nicht, ob es an der Position oder der Untersuchung lag, aber plötzlich brauchte ich eine Hand zum Quetschen und schrie richtig mit. Das passte Daniela gar nicht, angeblich komme mit geöffnetem Mund zu wenig Kraft unten an. Ich versuchte also, den Mund zuzulassen und alle Kraft ans Baby zu schicken. Mir liefen nun die Tränen herunter, und ich war das erste Mal unsicher, wie lange ich diesen Schmerz aushalten konnte – schließlich hatte die Geburt bei der Großen ab acht Zentimetern noch drei Stunden gedauert.

Entgegen der Absprache durfte ich auch nicht mehr aufstehen, und meine Stimmung wurde zunehmend nöliger, als Daniela mich aufforderte, bei der nächsten Wehe noch mal ordentlich zu pressen.

> Man kann ja auch in aufrechten Positionen gut pressen. Oft sogar besser. Schade, dass die Vereinbarung hier nicht eingehalten wurde.

Ihr »Gleich geschafft« nahm ich kaum wahr, und auch die Ärztin, die plötzlich im Zimmer stand und mir zur Vorstellung die Hand geben wollte, bedachte ich nur mit einem »Ich kann gerade nicht« – was außer bei mir noch mal für große Heiterkeit im Raum sorgte.

Mit der nächsten Wehe merke ich, wie Marie hinausdrängte, und es gelang mir gut, ganz konzentriert mitzuschieben. Daniela hielt am Köpfchen dagegen, damit es nicht zu schnell ging, und verhinderte so, dass ich riss.

Um 15:51 Uhr war Marie da. Sie wurde mir direkt hochgereicht und lag nackt auf meiner Brust, mit einem Handtuch und einer Decke zugedeckt. Tränen der Erleichterung, ungläubiges Staunen über die Geschwindigkeit und so viel Liebe für dieses heiß ersehnte Wunder.

Fünf Wehen und eine gute Stunde waren wir im Krankenhaus gewesen, bevor Marie geboren wurde. Ich war krass erschöpft und viel überforderter als bei der ersten Geburt, aber Marie begann sofort zu trinken.

Wir wollten eigentlich ambulant nach Hause, also kuschelten wir im Kreißsaal, bewunderten unser Baby und meine Intuition und warteten ab.

Nach etwa einer Stunde wurde Daniela unruhig. Gerissen war nichts, aber die Plazenta wollte leider nicht kommen, und ich blutete immer noch sehr. Zuerst wurde Oxytocin gespritzt, dann Marie zur Untersuchung gebracht, und ich sollte noch mal in den Vierfüßlerstand gehen und konzentriert pressen. Es klappte, auch die Nachgeburt kam heraus, aber leider mussten wir wegen meines Blutverlusts nun doch einen Tag zur Beobachtung bleiben.

Ich schrieb meinen Freundinnen, bei denen ich mich um 14 Uhr noch beschwert hatte, dass gar nichts passierte, dass Marie Josefin nun da sei, und kriegte zur Antwort: »Krass, da mach ich Mittagsschlaf, und du bekommst mal eben ein Baby. Hurra!« Und so hatte es sich auch angefühlt: großartig schnell und unerwartet leicht. Endlich, endlich war unsere Marie da!

Lisa – ein Schneebaby

> Lisa hatte sich vorab sowohl zum Geburtsort als auch zu ihrem Geburtsteam Gedanken gemacht. Letztlich hatte sie sich für die Betreuung durch eine Beleghebamme entschieden, die einen Betreuungsvertrag in Lisas Wunschklinik hatte. Außerdem war Lisas Partner Basti ihr eine große Stütze. Leider

hat Lisa bei der Geburt eine etwas größere Dammverletzung davongetragen, die aber glücklicherweise gut verheilte und keine nachhaltigen Probleme machte. Es wurde eine gute Geburt, mit der Lisa sehr zufrieden war.

Morgens gegen 4:30 Uhr lag ich, wie so oft in den letzten Wochen, hellwach im Bett. Ich hörte Hörbücher über Kopfhörer. Schon lange hatte ich mich damit abgefunden, dass es dauerte, bis ich wieder einschlafen konnte. Ich war einfach wach. Es ging mir so viel durch den Kopf, und die ständige Luft im Bauch machte es auch nicht besser.

Irgendwann entschied ich dann, vom Bett aufs Sofa umzuziehen, um Basti durch mein ständiges Rumgewühle auf der Suche nach einer annehmbaren Liegeposition nicht zu wecken. Dort machte ich dann den Fernseher an.

Um kurz nach 5 Uhr hatte ich schon wieder dieses nervige Bauchdrücken, was ich bisher auf die Verdauung geschoben hatte. Urplötzlich kam mir in den Sinn, dass das ja vielleicht auch eine Wehe sein könnte. Spürbare Übungswehen hatte ich bisher nicht gehabt oder als solche erkannt. Wenn mein Bauch hart wurde, dann ganz ohne Schmerz. Nun beschloss ich also zu warten, ob das Gefühl wiederkam.

Da ich Statistiken liebe, schrieb ich mir die Uhrzeit auf. Genau acht Minuten später kam das Gefühl erneut, das sich ein bisschen anfühlte, als müsste ich groß aufs Klo, nur etwas weiter vorne. Ich schrieb die Uhrzeit wieder auf und war froh. Allerdings war ich auch sehr vorsichtig damit, mich zu früh zu freuen, denn oft genug hatte ich gehört, dass solche Wehen auch gerne mal wieder aufhören.

Viele Frauen haben einmal oder auch viele Male Übungswehen, bevor die Wehen sich dann koordinieren und zu richtigen Geburtswehen werden.

Entgegen meiner Erwartung wurde ich gar nicht nervös. Ich war genau zwei Wochen vor Termin. Meine latente und eigentlich unbegründete Angst vor einer Frühgeburt hatte sich inzwischen gelegt. Ich legte mir einen alten Kinderfilm ein (*Ferien auf Saltkrokan*) und ging zurück auf die Couch.

Die Wehen (ich war mir nun sicher, dass es welche waren) kamen fast genau alle acht Minuten und wurden gaaaanz langsam etwas doller, sodass ich auch ein leichtes Brennen im unteren Rücken fühlte, ähnlich meiner Menstruationsbeschwerden. Also fing ich an, bewusst zu atmen. Nach ziemlich genau vier Stunden, gegen 9 Uhr, kroch ich zu Basti ins Bett. Ich weckte ihn und sagte, wir müssten eventuell unsere Termine für den Tag absagen. Er war noch etwas verpennt, aber freute sich. Die Abstände lagen weiterhin konsequent bei acht Minuten.

Ich schrieb meiner Beleghebamme eine WhatsApp und fragte ganz scheinheilig, wann ich ihr denn Bescheid geben solle. Ihre Antwort: »Hi Lisa! Wenn du alle drei Minuten starke Wehen hast, sodass du nicht mehr sprechen kannst. Solange du dich zu Hause gut fühlst, bleib da. LG«

Nun im Bett merkte ich, dass ich ganz schön müde war, und dämmerte weg. Nach einer Dreiviertelstunde wachte ich wieder auf und war etwas enttäuscht, denn offensichtlich hatte ich in der Zwischenzeit keine Wehen gehabt. Also doch nur Übungswehen?

> Manchmal macht der Körper, gerade in der Anfangsphase, noch größere Pausen. Wohl um noch etwas Kraft zu schöpfen, bevor es dann richtig losgeht.

Aber verschwunden waren die Wehen auch nicht. Sie kamen alle fünf bis 30 Minuten. Völlig unberechenbar. Ich saß oder lag im Wohnzimmer und sah fern, aß etwas. Ich hatte die Hoffnung noch nicht aufgegeben, da die Wehen zwar unregelmäßig kamen, aber immer kräftiger wurden.

Irgendwann fing ich an zu tönen, da das normale auspustende Atmen nicht mehr ausreichte, ohne dass ich verkrampfte. Da ich gelesen hatte, Übungswehen würden verschwinden, wenn man sich bewegte, Geburtswehen aber stärker werden, stand ich auf und schaute noch mal in die Kliniktasche hinein. Aber erstens hatte das den Effekt, dass die Wehen weniger wurden, und zweitens war Stehen eeecht unangenehm. Ich mochte viel lieber irgendwo eingerollt hocken oder sitzen.

Irgendwann saß ich auf dem Fußboden neben dem Sofa und stützte mich darauf, wenn die Wehen kamen. Basti hatte inzwischen das Notieren der Wehenabstände übernommen und alles in eine Excel-Tabelle eingetragen – unsere ganz eigene Art, mit der besonderen Situation umzugehen. Schließlich beschloss ich, dass es doch Geburtswehen sein mussten oder, wenn nicht, dass ich trotzdem Beistand von meiner Hebamme brauchte, weil es so anstrengend war. Also rief ich um kurz nach 19 Uhr auf dem Rufbereitschaftshandy an.

> Das ist genau richtig. Auch wenn es Richtlinien gibt, wann die Hebamme zu rufen ist, so ist doch das eigene Empfinden letzten Endes ausschlaggebend. Wenn eine Frau Unterstützung möchte, darf sie die Hebamme rufen.

Ich hatte mich schon vor der Schwangerschaft entschieden, dass ich eine Beleghebamme möchte. Zum Glück hat das geklappt. Ich war bei einem Team aus zwei Hebammen untergebracht, die fest mit meiner Wunschklinik zusammenarbeiten. Als nun Gode ans Telefon ging, war ich minimal enttäuscht, denn sympathischer war mir eigentlich Hella. Aber egal. Ich beschrieb ihr meinen Zustand und fragte, was zu tun sei. Bewegen vielleicht? Sie meinte, ich solle lieber meine Kräfte schonen und stattdessen in die Badewanne gehen. Wenn ich eine Stunde lang alle drei Minuten Wehen hätte, sollte ich mich wieder melden.

Dieser »Badewannentest« wird von Hebammen gerne angewandt. Durch die Wärme entspannen die Muskeln – auch die der Gebärmutter. Wenn die Wehen noch nicht so ernsthaft sind, dann lassen sie unter dieser Entspannungsbehandlung nach. Sind es aber Geburtswehen, so sind sie zwar in der Regel auch viel besser zu vertragen, aber sie lassen sich dadurch nicht vertreiben. Manchmal sortieren sie sich dadurch sogar besser und werden regelmäßig.

Tja, wir haben keine Badewanne, aber ich bin klein und sitze gerne im Schneidersitz, also ließ mir Basti einfach die Duschwanne ein. Dort saß ich dann und ließ mir mit der Brause warmes Wasser über Rücken und Kugelbauch laufen. Dabei tönte ich fleißig. Als wäre ein Schalter umgelegt worden, hatte ich konsequent alle drei bis vier Minuten Wehen.

Nach einiger Zeit scheuchte Basti mich wieder aus dieser schönen Position auf, denn die Hebamme hatte eine Zeitgrenze für die Wanne gesetzt. Ich fürchtete schon, die Wehen würden wieder seltener werden. Aber Pustekuchen! Sie blieben konstant, häufig und ziemlich heftig.

Um 20:52 Uhr rief ich wieder bei Gode an. Laut unserer Excel-Tabelle war ich seit anderthalb Stunden bei drei bis vier Minuten. Das sagte ich ihr, und auch, dass ich nun ins Krankenhaus wolle, da ich mich vor der Autofahrt gruselte. Meine Schwester hatte diese als sehr unangenehm beschrieben, und ich wollte das hinter mich bringen. Meine Hebamme willigte ein, kündigte aber an, ich solle mich darauf einstellen, wieder nach Hause geschickt zu werden. Sie hatte wohl nicht den Eindruck, es würde losgehen. Nun ja, aber wir verabredeten uns für 21:30 Uhr im Kreißsaal.

Ich war natürlich wenig begeistert von dieser Aussicht und konnte mir das auch nicht so recht vorstellen. Aber was wusste ich schon? Ich ging noch einmal auf Klo, und neben ein paar Luftpupsen hatte ich auch plötzlich recht viel schleimigen Ausfluss mit etwas Blut. Das war dann wohl der Schleimpfropf, von dem ich so oft gelesen hatte.

Die Autofahrt war dann überraschend okay. Es hatte schon den ganzen Tag geschneit und, für Hamburg sehr ungewöhnlich, der Schnee war liegen geblieben. Auf dem Weg vom Auto zum Krankenhauseingang sagte ich noch zu Basti, dass wir ein Schneebaby bekämen. Anschließend hängte ich mich an ihn, um eine Wehe zu veratmen.

Am Empfangstresen angekommen, überrollte mich schon die nächste Wehe. Während die Empfangsdame fröhlich plapperte (»Ja, ja, ein paarmal die Treppe rauf und runter, dann wird das schon«) und kicherte, hing ich an dem Tresen und tönte sehr heftig. Stehen fand ich scheiße, und auch nur eine Treppenstufe zu gehen, konnte ich mir nicht vorstellen. Scherzend fragte Basti mich auf dem Weg zum Treppenhaus: »Treppe oder Fahrstuhl?«, was ich mit Tönen beantwortete und mich wieder an ihn hängte.

Wir schauten nicht mehr auf die Uhr, aber seltener waren die Wehen sicher nicht geworden. Ab in den Fahrstuhl, noch eine Wehe, und schon waren wir in der Geburtsstation angekommen. Gode war schon da und brachte mich direkt in ein Wehenzimmer. Dort tastete sie dann nach dem Muttermund und sagte recht verblüfft (darüber freu ich mich heute noch): »Ui, vier bis fünf Zentimeter, also du bleibst hier! Sehr gut gemacht!«

Nun war es amtlich! Keine Übungswehen. Danach schrieb Gode nur ganz kurz ein CTG (»Dem Kind geht's gut, das lässt sich gar nicht stören«), und eröffnete mir dann, ich solle noch etwas spazieren gehen. Erst hieß es, dass wir das Gelände nicht mehr verlassen sollten. Nachdem sie mir aber kurz beim Wehen zugeschaut hatte, meinte sie dann, dass wir doch besser im Haus bleiben sollten.

Immerhin. Ich fand die Aussicht rumzulaufen trotzdem echt doof, weil die Wehen im Stehen so dermaßen unangenehm waren und mir die Beine wegzusacken drohten. Zum Glück bin ich ziemlich klein (1,55 Meter) und Basti recht groß (1,85 Meter), sodass ich mich wirklich sehr bedenkenlos an ihn hängen konnte.

Also wieder ab in den Fahrstuhl und nach unten zum Empfang. Basti musste sich nämlich für das Familienzimmer anmelden. Da standen wir nun wieder bei der nervigen Empfangsdame, und ich stellte fest, dass der Empfangstresen eine sehr angenehme Höhe für mich hatte, um mich mit den Armen darauf abzustützen.

Auch wenn es ja eher auf das Empfinden der Frau ankommt, so sind vier Zentimeter Muttermundöffnung eigentlich immer der Garant für eine Aufnahme im Kreißsaal. Drei bis vier Zentimeter sind so die Grenze. Vorher wird man eher noch mal spazieren geschickt, es sei denn, man braucht schon sehr viel Unterstützung.

Diese vornübergeneigte, abgestützte Haltung ist eine sehr gute Geburtsposition. Vor allem in der Eröffnungsphase nehmen viele Frauen diese Haltung ganz natürlich ohne spezielle Aufforderung ein. Ich empfehle, schon in der Schwangerschaft auf der Suche nach einem Möbelstück mit einer guten Abstützhöhe durch die eigene Wohnung zu gehen. Oft sind es hohe Fensterbretter, Küchentresen, Wickelkommoden oder Sessellehnen, die sich optimal für diesen Zweck eignen. Auch in der Klinik oder im Geburtshaus lassen sich solche Orte finden.

Nun kam eine Wehe nach der anderen. Basti sprang noch mal ganz schnell aufs Klo, während ich an einem Sofa hing und gerne wieder zurück in den Kreißsaal wollte. Wieder die Frage nach der Treppe, auf die ich inzwischen nicht mehr mit Lachen reagieren konnte. Mir war nämlich plötzlich ziemlich schlecht. Ich hielt noch kurz Ausschau nach irgendeinem Mülleimer oder so und kotzte dann schön vor den Fahrstuhl.

Basti war doch etwas überrascht und fragte mich, ob ich ganz kurz stehen bleiben könnte, und flitzte zum Empfang zurück, um der Dame Bescheid zu geben. Ein paar Wehen später waren wir wieder am Kreißsaal und sollten unsere Sachen in unserem Zimmer ablegen. Und dann durfte ich endlich rein in den Kreißsaal. Meine Hebamme hatte bereits die Geburtswanne eingelassen, in die ich auch direkt hineinkletterte.

Das war wirklich schön! Ich war ganz nackt bis auf den Gurt vom CTG und musste mich nicht mehr selber halten. Gode tastete, und ich war bei acht Zentimetern. Na also, da hatte sich der kleine Ausflug immerhin gelohnt! Ich tönte fleißig, wobei Gode mich total gut begleitete, indem sie mich erinnerte, wieder tief zu atmen, wenn die Wehe vorbei war, und mir Komplimente machte: »Das machst du so gut!« – »Das sieht so schön aus, dein Bauch! Wie ein Ei. Hast du Fotos machen lassen?« Und so weiter. Ein wahrer Seelenschmeichler.

Irgendwann fragte ich, wo wir denn so im Geburtsverlauf stünden. Gode antwortete ganz ehrlich: »Keine Ahnung!« Anscheinend war ich etwas unberechenbar.

> Tatsächlich ist es so, dass eine Geburt zwar sehr oft bestimmten Regeln folgt, aber fast genauso oft gibt es Abweichungen. Manche Geburten laufen wie ein Uhrwerk: Der Muttermund geht jede Stunde einen Zentimeter auf, und dann wird das Baby geboren. Aber manchmal geht es auch erst mal unglaublich schnell voran, um dann ewig zu stagnieren, oder es tut sich lange nichts, und plötzlich kommt fast unvermittelt das Kind. Es gibt so viele Varianten, dass man nie hundertprozentig sicher sein kann.
>
> Dass sich Lisa übergeben musste, ist ein ganz normaler Nebeneffekt von Wehen. Ganz viele Frauen müssen sich einmal, oder auch mehrfach, unter der Geburt übergeben.

Und dann presste ich plötzlich. Ich tat es nicht bewusst, mein Körper machte das ganz von allein, wie ein Krampf. Gode sagte, ich solle versuchen, noch nicht zu pressen, sondern lieber zu veratmen, da der Muttermund noch nicht ganz offen sei. Zwei Wehen lang schaffte ich es halbwegs, gegen das Pressen anzuhecheln, und dann bekam ich die Erlaubnis. »Po schön tief, Kopf auf die Brust, und los geht's!« Beim zweiten Mal fühlte ich ein »Plopp!«, und anschließend meinte Gode, die Fruchtblase sei gerade geplatzt. Das ging irgendwie ganz schön schnell, und ich war ganz mit den Wehen beschäftigt.

Der Wehenschreiber fing dann leider an, einen Warnton abzugeben, und Gode platzierte die Messgeräte immer wieder anders auf meinem Bauch, aber es half alles nichts, ich musste aus der Wanne raus. Die Herztöne von meinem Baby und mir waren zu dicht beieinander oder so. Ganz verstanden habe ich es nicht, aber ich beschloss, mir keine Sorgen zu machen, da Gode ja auch keinen Arzt dazuholte.

> Entgegen dem üblichen von Filmen geprägten Bild vom angeleiteten Pressen entsteht der Pressdrang völlig natürlich und ganz ohne Zutun von außen.
>
> Die letzte Phase der Geburt ist für Mutter und Kind gleichermaßen anstrengend. Daher toleriert man das Absacken der kindlichen Herztöne während der Wehen bis zu einem gewissen Punkt. Aber in der Klinik ist dieses Absacken der Herztöne eine Kontraindikation für die Wanne. Dann muss die Frau leider aussteigen.

Von der Wanne aufs Bett zu wechseln war sehr hart, die Wehen kamen nun gefühlt fast ohne Pause. Gode kommandierte mich nun, anders kann man es nicht nennen, in verschiedene Positionen hinein. Und das war super so, genau das brauchte ich! Klare Ansagen und keine Entscheidungen fällen zu müssen. Ich lag auf der Seite und sollte das obere Bein anziehen, mich vor die aufgerichtete Kopfstütze knien und dann wieder stehen. Dabei hielt ich mich an einer Stange an der Wand fest und ging dann in eine sehr tiefe breite Hocke, sodass meine Fersen auf dem Boden standen und mein Po den Boden fast berührte.

Das war schon ein sehr intensives Gefühl, und es war nun das erste Mal dieses Brennen zu spüren, das bei sehr starker Spannung entsteht. Dann sollte ich aber wieder aufs Bett, und letztlich lag ich tatsächlich wie ein Käfer auf dem Rücken. Genau in der Position, die verpönt ist. Aber ich bin sicher, meine Hebamme hatte gute Gründe dafür.

> Man kann dem Baby durch das Einnehmen bestimmter Positionen helfen, seinen Weg durch das Becken zu finden. Aber Becken- und Kopfformen sind verschieden. Manchmal muss man etwas rumprobieren, bis man die optimale Position für Mutter und Kind findet. Und es sind auch verschiedene Positionen zu unterschiedlichen Zeitpunkten günstig.
>
> Ein beliebter Spruch in Geburtsvorbereitungskursen lautet, dass die Rückenlage nach dem Kopfstand die ungünstigste Geburtsposition sei. Aber auch hier gilt es, flexibel zu sein und jede (!) Möglichkeit miteinzubeziehen. Tatsächlich ist diese Position für manche Frauen genau richtig.

Ich hielt meine Beine selbst fest, machte mich ganz rund und sollte pressen. Pro Wehe schaffte ich es nur einmal zu pressen, weil ich dazwischen Luft holen wollte, doch da machte Gode plötzlich Druck und meinte, es müsse jetzt vorangehen. Ich presste, so doll ich konnte, aber da war ein Widerstand. Zwei Wehen lang ging das so, und dann war der Widerstand ganz plötzlich weg und nach Bastis Beschreibung flutschte unser Baby mit Schwung aus mir raus.

Es war 23:53 Uhr. Sie wurde kurz mit einem Tuch abgerubbelt und mir dann auf den Bauch gelegt. Da die Nabelschnur so kurz war, schnitt Basti sie schon schnell ab (das habe ich gar nicht mitbekommen), und unsere Marie wanderte auf meine Brust, wo sie sich bewegte und quengelte. Ich war sehr froh, dass sie gleich so vital war.

Wir schauten sie uns an. Eine sehr unwirkliche Situation. Ich war vor allem sehr erleichtert, dass die Geburt geschafft war, und ziemlich überwältigt. Ich schwebte nicht vor Glück, sondern war eher zufrieden und interessiert. Die Plazenta kam mit der nächsten Wehe und war vollständig. Die Geburt war nun vorbei und ich dachte, alles wäre überstanden.

Nun kam der Teil, auf den ich tatsächlich gar nicht vorbereitet war. Es stellte sich heraus, dass ich gerissen war, was mich nicht weiter überraschte. Allerdings hatte ich eine Verletzung dritten Grades und das bedeutete, dass das Nähen ziemlich unangenehm wurde. Ich habe laut der Ärztin einen außergewöhnlich kurzen Damm. Pech gehabt! Die Oberärztin wurde dazugerufen und erklärte mir, dass der Schließmuskel leider nicht betäubt werden könne. Das ganze Prozedere war wirklich doof und die beiden Ärztinnen entschuldigten sich immer wieder und lobten mich, aber es half ja nix. Ich erinnere diesen Teil der Geburt als den negativsten, weil die Schmerzen nicht so sinnvoll waren wie die Wehen, sondern einfach doof.

Wenn Kind und Plazenta geboren sind, ist die Geburt vorbei, und für die Frau beginnt sogleich die Wochenbettzeit. Dennoch ist dann noch nicht alles fertig. Die Frau bleibt, wenn es eine Krankenhausgeburt war, für zwei Stunden zur Beobachtung im Kreißsaal. In dieser Zeit wird geschaut, ob es Verletzungen an Damm oder Scheide gab, die genäht werden müssen, ob die Gebärmutter sich nach der Geburtsarbeit ordnungsgemäß zusammenzieht und die Frau nicht allzu viel Blut verliert. Auch wird die erste Untersuchung des Kindes durchgeführt. Wenn nach zwei Stunden alles in Ordnung ist, werden Mutter und Kind auf die Wochenbettstation verlegt. Bei einer ambulanten Geburt wartet man vier Stunden, bevor man den Kreißsaal in Richtung Heimat verlässt.

Sobald die Geburt vorbei ist, geht natürlich die Bereitschaft, noch irgendwelche Schmerzen aushalten zu müssen, gegen null. In der Regel kann die Wunde vor der Naht auch gut betäubt werden. Bei einem tieferen Riss, bei dem Fasern des Schließmuskels an- oder sogar durchgerissen sind, ist das viel schwieriger. Dennoch sollte immer ein gutes Schmerzmanagement erfolgen. Hier kann man zur Not auch noch mal um eine höhere Dosis bitten.

Das hatte ich mir tatsächlich anders vorgestellt. Ich war sehr abgelenkt und konnte mich gar nicht so recht auf mein Baby konzentrieren, das auf mir lag und vor sich hin schimpfte. Als ich endlich fertig genäht war, fiel die Anspannung von mir ab, und die Ärztin beruhigte mich auch, dass der Klogang in den nächsten Tagen nicht schlimm werden würde, womit sie zum Glück recht behielt.

Nun wurde unsere Tochter Marie von unserer Hebamme gewogen und gemessen. Außerdem gab es ein Foto und einen Fußabdruck. Basti war dabei und passte gut auf alles auf. Anschließend wurde Marie mir wieder auf die Brust gelegt und ich versuchte, sie anzulegen. Sie hatte aber keinerlei Interesse an der Brust, und meine Hebamme beruhigte mich, dass das auch noch Zeit hätte.

Dann wurde ich in einem Stuhl in unser Zimmer rübergeschoben. Ich wurde ins Bett gesteckt und Marie, die nun eine Windel trug, wurde auf meine Brust gelegt. Basti lag im Bett direkt neben mir, das an meines herangeschoben wurde. Und so schliefen wir gegen 2:30 Uhr zusammen mit unserer Tochter erschöpft und glücklich ein.

Manchmal kommt es zu etwas tieferen Dammrissen. Das ist nicht schön, aber in der Regel auch nicht so schlimm. Eine gute Pflege ist dann, besonders in den ersten Tagen, wichtig: Man sollte so wenig wie möglich sitzen, die Verletzung nach jedem Toilettengang mit Wasser spülen (eine kleine Kindergießkanne eignet sich super) und ein bisschen Luft an die Wunde lassen (also Binden ohne Plastikrückseite und Baumwollslips verwenden).

Kleiner Nachtrag

Marie kam zwei Wochen vor dem Stichtag. Sie wog 3040 Gramm, war 50 Zentimeter groß und hatte einen Kopfumfang von 34 Zentimetern. In den ersten Tagen hatten wir ziemliche Probleme mit dem Stillen und ich musste abpumpen. Aber inzwischen stille ich voll, worüber ich sehr froh bin. Erst im Nachhinein ist mir aufgefallen, dass ich während der gesamten Geburt kein einziges Mal an ein Schmerzmittel gedacht habe. Ich hatte meist die Augen geschlossen gehabt und war ganz bei mir. Basti hielt sich sehr im Hintergrund, streichelte mich oder hielt meine Hand. Wenn nötig, war er sofort da, um mich zu stützen. Das war genau richtig für mich! Mit meiner Hebamme war ich auch sehr zufrieden!

Ich habe die Geburt als positiv in Erinnerung. Ohne Frage war es sehr unangenehm, aber ich wusste ja, dass die starken Schmerzen nichts Schlechtes bedeuteten, sondern mich unserem Kind näherbrachten. Außerdem hatte ich das Glück, dass die Geburt in einem Tempo ablief, das ich gut handeln konnte. Nicht zu schnell, aber auch nicht mit langen Pausen, in denen nix voranging. Nicht zuletzt durch die vielen Geburtsberichte, die ich vorher gelesen hatte, hatte ich mich ganz gut vorbereitet gefühlt. Ich hatte mir vorgenommen, offen zu sein für das, was kommen würde, und mich nicht auf eine bestimmte Vorstellung zu versteifen. Ich bin sehr froh, dass ich in die Geburtswanne konnte, und würde das auch wieder so machen. Dass ich dann wieder rausmusste, war nun mal nötig. Als die Geburt losging, habe ich mich gefreut. Und diese positive Einstellung hat zum Glück die ganze Zeit über angehalten. Ich bin überzeugt, dass sie mir sehr geholfen und die Geburt positiv beeinflusst hat!

Auch mit unserem Krankenhaus haben wir die richtige Wahl getroffen. Wir konnten unsere Beleghebamme mitnehmen. Alle waren sehr freundlich und die Oberärztin hat sich mit Vornamen vorgestellt, was mir sehr sympathisch war. Marie haben wir erst nach drei Tagen, als wir nach Hause gingen, etwas angezogen. Vorher war sie eigentlich immer bei einem von uns auf der Brust oder in ihrem Beistellbettchen. Die Stillberaterinnen kamen immer, wenn ich darum bat. Also, ich fühlte mich dort wirklich gut aufgehoben und betreut und plane fest, dort beim nächsten Kind wieder hinzugehen!

Bei einer Geburt muss man in der Lage sein, sich zu öffnen und ein Stück weit die Kontrolle abzugeben. Das geht besonders gut, wenn man sich in guten Händen weiß und volles Vertrauen in sein Geburtsteam hat. Bei einer Geburt mit Beleghebamme ist das normalerweise der Fall.

Und es ist extrem hilfreich, offen zu sein für alles, was einem die Geburt bringt. Diese Kombination aus Planung und Hingabe macht es sehr wahrscheinlich, eine richtig gute Geburt zu erleben.

Sarah – was lange währt, wird endlich gut

Einmal Kaiserschnitt, immer Kaiserschnitt, heißt es immer noch oft. Auch wenn das so natürlich nicht stimmt, so ist die Chance einer erneuten Operation schon ungleich größer. Besonders vorsichtig ist man auch mit der Verwendung von Wehenmitteln nach einem Kaiserschnitt, weil eine Gebärmutter mit einer Narbe etwas anfälliger für Risse ist. Sarah hatte beim ersten Kind eine Sectio gehabt und plante nun eine Geburtshausgeburt. Auch wenn sich das so nicht erfüllte und Sarah letzten Endes im Krankenhaus eingeleitet werden musste, erlebte sie glücklicherweise aber doch eine, wie sie selbst sagte, wunderschöne Spontangeburt.

Montag. Vorsorgeuntersuchung im Geburtshaus. Das Baby liege gut im Becken und es könne jederzeit losgehen, verriet mir meine Hebamme.

Mittwoch. Vormittags merkte ich leichte Wehen, die in der Badewanne stärker wurden. Ich freute mich, es ging endlich los! Wir waren schließlich schon sechs Tage über dem errechneten Geburtstermin. Unsere fast dreijährige Tochter freute sich riesig, dass sie zu Oma und Opa durfte.

Die Ernüchterung folgte am frühen Abend, als ich merkte, dass es wohl ein Fehlalarm gewesen war, denn die Wehen waren wieder weg. So ging das schon seit drei Wochen. Immer wenn ich dachte: »Ein bisschen stärker könnten die Wehen noch werden, dann machen wir uns auf den Weg ins Geburtshaus.« Meistens hörten die Wehen nach ein paar Stunden wieder auf.

So war es am Donnerstag auch wieder.

Am Freitag sollten noch einmal ein Ultraschall und ein CTG zur Kontrolle gemacht werden. Von meinen tollen Wehen waren die Hebammen gleich begeistert und meinten, bis heute Abend sei unser Baby da.

So schnell ging es leider nicht, weil die Wehen sich zwischenzeitlich wieder einstellten. Da unser Weg nach Hause 40 Minuten gedauert hätte, wollte ich lieber in der Stadt bleiben. Das Wetter war toll, und wir gingen in Erlangen im Botanischen Garten spazieren und verbrachten einen schönen Tag mit kontinuierlichen Wehen im Fünf- bis Zehnminutentakt. Bloß so richtig losgehen wollte es einfach nicht.

Gegen 16 Uhr hatte ich einen Miniblasensprung. Um 18 Uhr trafen wir uns zu einer Untersuchung im Geburtshaus. Kathi, meine Hebamme, stellte einen geschlossenen Muttermund fest und meinte, solange ich mit den Wehen gut zurechtkäme, könnten wir nach Hause fahren und schlafen. Vor allem das Schlafen legte sie mir ans Herz.

Gesagt, getan. Gegen 22 Uhr erwachte ich mit heftigen Wehen. Wir fuhren wieder ins Geburtshaus. Mittlerweile lag der Wehenabstand bei drei Minuten, und eine Wehe dauerte fast eine Minute an. Kathi erklärte uns, dass unser Baby bis 5 Uhr geboren oder zumindest sichtbar sein sollte, weil sonst die Infektionsgefahr durch den Blasensprung zu groß sei und ich ein Antibiotikum bräuchte.

Kerzenschein, gedämmtes Licht und Zitrusduft lagen in der Luft. Im Geburtshaus fühlte ich mich pudelwohl. Intuitiv bewegte ich mich viel. Lief hin und her. Tönte die Wehen weg, so gut ich konnte. Kathi lobte mich nach jeder Wehe. Das freute mich sehr und motivierte mich weiterzumachen. Nach drei bis vier Wehen hörte Kathi die Herztöne unserer kleinen Maus ab. Alles super. Kathi wollte zwar, dass ich schlief, aber das ging einfach nicht, weil ich nicht liegen konnte.

Am Seil versuchten wir die Wehen zu verstärken, weil der Muttermund um 1 Uhr immer noch geschlossen war. Dafür butterweich.

> Die Infektionsgefahr durch den Blasensprung wäre eine Kontraindikation für die Geburtshausgeburt gewesen. Die Antibiotika gibt man in der Klinik.
>
> Das war wohl leider alles »nur« die Latenzphase der Geburt, also der Teil, in dem sich im Körper alles organisiert, um mit der richtigen Geburt zu beginnen. Erst wenn die Wehen sehr gleichförmig, regelmäßig und kräftig kommen, beginnt sich auch der Muttermund zu öffnen.

Um 3 Uhr das gleiche Spiel: Der Muttermund war geschlossen, und es war klar, dass wir bald das wunderschöne, romantische Geburtshaus verlassen müssten. Bart, mein Mann, massierte meinen Rücken mit einem Toko-Öl, aber leider brachte es nichts. Wir mussten ins Krankenhaus.

Kathi und Julia, eine andere Hebamme, die in dieser Nacht Schicht im Geburtshaus hatte, versicherten mir, dass ich im Krankenhaus spontan entbinden werde, weil ich so toll meine Wehen wegtönte, und wir dieses Mal eine schöne Geburt erleben würden. Da waren sie sich sicher. »Du schaffst es! Das weiß ich!«, sagten beide.

Sätze, die ab jetzt in meinem Gehirn eingebrannt waren. Ich hörte sie wie eine CD in meinem Kopf. Die auswendig gelernten Affirmationen hörte ich ebenfalls die ganze Zeit wie eine CD in meinem Kopf.

Mit der Ankunft im Krankenhaus um circa 5 Uhr waren die Wehen mal wieder weg, und einen Kulturschock musste ich dort auch erst mal verdauen. Auf einmal hatte keiner mehr Zeit für mich. Eine Wärmflasche gab es nicht mehr ...

> Das hört sich natürlich erst einmal etwas unfreundlich an. Allerdings muss man der Fairness halber sagen, dass eine Frau mit wenigen bis leichten Vorwehen im Kreißsaal natürlich auch nicht an allererster Stelle steht, wenn viel los ist.
>
> In vielen Kliniken sind Wärmflaschen inzwischen verboten. Denn wenn es dadurch zu Verbrennungen kommt, haftet die Klinik für die Verletzungen.
>
> Leider sind auch Kirschkernkissen meist nicht mehr erlaubt. Ich habe sie früher unglaublich viel und gerne benutzt. Aber alleine in unserem

Kreißsaal ist beim Erhitzen zweimal die Mikrowelle explodiert, sodass wir diese wunderbaren Wärmespender nun leider nicht mehr nutzen dürfen.

Kleiner Tipp für zu Hause: Unbedingt immer ein Glas mit Wasser mit in die Mikrowelle geben, das verhindert das Austrocknen der Kerne und somit ein Feuer!

Nach der Antibiotikabehandlung bezog ich mein Zimmer. Ich sehnte mich sehr nach meinen Wehen. Wir hatten Angst davor, was passieren würde, wenn die Wehen nicht wiederkämen. Angst vor einem möglichen Kaiserschnitt. Angst, weil uns keiner sagte, wie es weitergehen würde. Froh war ich über unser Familienzimmer. Da hatte ich wenigstens meine Ruhe.

Um 9 Uhr kam endlich eine Ärztin und teilte uns mit, wie es ab jetzt weitergehen würde. Sie meinte, dass wir die Geburt so lange spontan versuchen würden, wie ich es aushalten beziehungsweise es dem Baby gut gehen würde. Da war ich erleichtert und heilfroh. So richtig wollten die Wehen aber nicht wiederkommen.

Um 11 Uhr wurde das erste Mal mit einem Gel, in die Scheide aufgetragen, versucht, die Geburt einzuleiten. Die Wirkung war mehr schlecht als recht.

Um 14 Uhr folgte die zweite Einleitung. Die wirkte! Auf einmal hatte ich heftigste Wehen. Ab jetzt durfte ich in den Kreißsaal und in die Badewanne. Wie eine Löwin kämpfte ich mit den Wehen. Sie waren extrem anstrengend. Nach 45 Minuten stieg ich aus der Badewanne, weil ich merkte, dass mein Kreislauf schwächelte. Nach einer Kochsalzinfusion, Keksen und einer Apfelschorle ging es mir gleich wieder besser.

Eigentlich macht man eine Kochsalzinfusion nur, wenn die Frau Flüssigkeit nicht gut bei sich behalten kann, weil ihr übel ist. Oft reicht es bei Kreislaufproblemen ja, etwas zu trinken. Ich nehme an, da Sarah wegen des Antibiotikums einen Zugang hatte, wurde ihr eine Infusion angehängt, um den Kreislauf noch schneller zu stabilisieren.

Vor allem nach der nächsten Untersuchung ging es mir besser. Der Muttermund öffnete sich. In den folgenden Stunden töne ich meine Wehen in sämtlichen Ausgangsstellungen weg. Mein Antrieb war das Wissen, dass es voranging. Zwar sehr langsam, aber es ging vorwärts. Am Samstagabend bekam ich die ersten leichten Schmerzmittel. Langsam wurde es anstrengend. Die Wehen forderten mich gewaltig. Ich tönte, so gut ich konnte.

Gegen 22 Uhr, als die Hebamme der Spätschicht sich verabschiedete, empfahl sie mir eine PDA. Aber ich lehnte sie ab. Schließlich war ich schon bei vier Zentimetern Muttermundöffnung und dachte, ab fünf Zentimetern würde es bestimmt schneller gehen. Da bräuchte ich jetzt auch keine PDA mehr ...

Denkste ... Um 2 Uhr war ich körperlich und mental am Ende. Atmen konnte ich nicht mehr. Schlafen wollte ich, und vor allem sehnte ich mich nach einer Wehenpause. Da wusste ich, dass es nur zwei Möglichkeiten gab. Zur Wahl standen die PDA oder der Kaiserschnitt, weil ich die Wehen nicht mehr wegatmen konnte.

Also bat ich um die PDA. Mein ganzer Körper zitterte so stark, dass mir erst hinterher auffiel, dass meine Wehen verschwunden waren. »Egal«, dachte ich mir, und genoss die Pause. Mir war eiskalt. Meine Hebammenschülerin versorgte mich mit Decken, Kissen und Kirschkernkissen. Mir war immer noch eiskalt, weil ich so erschöpft war. Das war meine zweite Nacht, die ich gerade durchmachte. Ich wollte schlafen. Also schlief ich ein, obwohl es sich anfühlte wie am Nordpol. Laut Thermometer war meine Körpertemperatur aber im grünen Bereich.

> Wenn man so erschöpft ist, kann eine PDA wirklich die absolute Rettung sein. Bei völliger Erschöpfung kann der Körper keine effektiven Wehen mehr herstellen, aber die Wehen, die da sind, nimmt man viel stärker wahr. Denn Müdigkeit wirkt wie ein Schmerzverstärker.

Am Morgen kam der niederschmetternde Befund der Hebamme, die Frühschicht hatte. Auf dem Wehenschreiber waren keine Wehen mehr sichtbar, und der Muttermundbefund war rückläufig. Nach diesem Ergebnis ging mein Mann auf das Zimmer. Er brauchte Ruhe und musste den Schock verdauen.

Dank der PDA war ich gut ausgeschlafen und wollte von der Hebamme wissen, wie es jetzt weitergehe. Bisher hieß es, solange es vorwärtsgehe, würden wir weitermachen. Nur ging es jetzt rückwärts. Ich wollte zwar eigentlich keinen Kaiserschnitt, war allerdings beruhigt, dass es definitiv einer ohne Vollnarkose wäre. Das war übrigens mein Minimalziel für die Geburt. Bloß nicht wieder eine Vollnarkose. Wo womöglich wieder das Schmerzmittel vergessen werden könnte.

> Mit den Paaren in meinen Geburtsvorbereitungskursen bespreche ich das Thema »Darf der Mann während der Geburt eine Auszeit nehmen?« immer ausführlich, und die meisten kommen zu dem Schluss, dass es für alle Beteiligten besser ist, als wenn die Frau auch noch um ihren Mann besorgt

ist oder er womöglich umkippt. Natürlich sollte man sich in dem Moment immer noch mal kurz absegnen lassen, ob der Zeitpunkt passt. Aber letztlich ist gute Selbstfürsorge für alle Beteiligten wichtig.

Die Pause tat sicher gut. Das Problem bei der PDA ist allerdings, dass die Wehen nicht nur nicht mehr spürbar sind, sondern auch tatsächlich nachlassen. Dann braucht man in den allermeisten Fällen einen Wehentropf.

Rosi, die Hebamme der Frühschicht, kannte ich schon vom Vortag. Sie war mir sympathisch, und ich war auch zuversichtlich, dass ausgeschlafen und mit neuer Kraft wieder Wehen kommen würden. So war es auch. Dank Rosis Hilfe und dem Oxytocin-Wehentropf. Rosi besprach mit mir die weitere Vorgehensweise und ließ mir die Wahl zwischen einem erneuten Einleitungsversuch oder einem Kaiserschnitt.

Von Rosi wollte ich wissen, wie sich das Oxytocin und meine Kaiserschnittnarbe vertragen würden. Rosi meinte, die Narbe halte auf jeden Fall. Dank Rosi hatte ich bald Wehen im Zwei-bis-drei-Minutentakt und der Muttermund öffnete sich rasend schnell.

Einmal zog es an der Narbe. Daraufhin wurde ein Ultraschall veranlasst. Die Narbe sah gut aus. Die spannendere Entdeckung war eine daumenlutschende Sternenguckerin. Jetzt wussten wir, warum alles so lange dauerte. Rosi empfahl mir die rechte Seitenlage. Das machte ich so lange, bis ich nicht mehr auf der Seite liegen konnte.

Bei einem Sternengucker führt das etwas breitere Vorderhaupt statt wie normalerweise das etwas schmalere Hinterhaupt. Daher haben die Frauen oft früher Pressdrang, die Geburt dauert aber meist etwas länger.

Mit den Wehen kam ich bestens zurecht. Ab und zu regelte ich die PDA nach. Meine Wehen spürte ich gut und tönte sie mit »AUA« weg. Kurze Zeit durfte ich in die Hocke. Dort spürte ich, wie sich der Muttermund komplett öffnete, und merkte, wie sich mein Baby nach unten bewegte. Ich freute mich und wünschte mir, dass Lina, meine Hebammenschülerin, ab jetzt bei mir blieb.

Eine kurze Untersuchung durch Rosi bestätigte meine Vermutung. Der Muttermund war geöffnet. Rosi empfahl wieder die rechte Seitenlage. Bart unterstützte mich super. Er hielt mein Bein und stützte mich so gut wie möglich. Da waren sie wieder, all die geübten Affirmation. Sie liefen im Kopf wie eine CD:

Ich freue mich auf mein Baby.
Mein Körper und mein Kind werden bei der Geburt optimal zusammenarbeiten.
Mein Baby wird jederzeit bestmöglich versorgt.
Jede Wehe bringt mein Baby näher zu mir.
Mein Baby kennt seinen Weg durch die Geburt und trägt seinen Teil dazu bei.
Mein Baby und ich sind ein starkes und harmonisches Team.
Mein Baby ist gesund und stark.
Ich bin weich und weit und habe unendlich viel Platz.
Mein Körper ist locker und entspannt und offen.
Ich habe Zeit.
Ich bin sicher und geborgen.
Ich werde eine wunderschöne Geburt erleben.
Den Kopf mit den Fingern zu spüren, war für mich ein atemberaubender Moment, der mir ganz viel Power gab.

> Das Baby zu fühlen oder im Spiegel anzuschauen, führt bei vielen Frauen zu einem regelrechten Energieschub, der zu einem kräftigen Pressdrang führt. Daher nennt man dieses Phänomen auch *baby eject effect*. Affirmationen sind absolut wertvoll, da der Körper dem Geist wirklich folgt. Und es ist fast immer gut, einfach auf das eigene Bauchgefühl zu hören.

Ich versuchte, meine Tochter langsam und behutsam rauszuschieben und ein bisschen zu pressen. Das gelang mir zum Glück sehr gut, weil ich von Geburtsverletzungen verschont wurde.

Ich war voll konzentriert. Ich war wie im Tunnel. Es war mein Wunsch, mein Kind behutsam rauszuschieben. Ich habe auch eher vorsichtig gepresst, weil ich das Gefühl hatte, wenn ich mehr presse, zerreiße ich gleich. Meine Konzentration galt meiner inneren Stimme, die mir sagte: »Ich bin weit und weich und habe unendlich viel Platz und bin offen. Ich schiebe mein Kind vorsichtig raus.«

Die Geburt des Kopfes war eine Herausforderung. Mein Team wollte, dass ich den Kopf mit der zweiten Wehe rauspresse. Dabei hatte ich kein gutes Gefühl und habe nicht Vollgas gepresst, und der Kopf flutschte wieder zurück. Mein Geburtsteam war enttäuscht. Diese Enttäuschung hat mich insgeheim für die nächste Wehe beflügelt, weil ich wusste, dass es mit der nächsten Wehe ganz sicher klappen würde. So war es auch.

Die dritte Wehe für den Kopf fühlte sich für mich an wie ein extremer Schmerz, der sich von einer in die nächste Sekunde in pures Glück verwandelt. Es war auch schön zu erleben, wie sich mein Geburtsteam mitfreute.

Die letzte Wehe für den Körper empfand ich als eher harmlos. Hannah wurde mit 50 Zentimetern und 3850 Gramm am 6. Mai um 11:41 Uhr geboren. Wir hatten eine wunderschöne Geburt.

Ungläubig fragte ich meine Hebammen, ob ich es jetzt wirklich schon geschafft hätte. Da erinnerten sie mich an die Plazenta. Die war dann auch recht schnell da.

Gleich nach der Geburt bekam ich unser Baby auf den Bauch gelegt. Es war ein wunderschönes Gefühl, das eigene Baby spüren, sehen, hören, riechen zu dürfen. Mein Mann und ich waren die überglücklichsten Menschen. Wir spürten Freude, unendliche Freude.

Als die kleine Maus kurze Zeit später das erste Mal an der Brust saugte, war ich erleichtert. Alles war gut gegangen. Alles, was einen vorher irgendwie belastet hatte, fiel von mir ab wie ein Apfel vom Baum. Wir waren im Rausch der Glücksgefühle, und ich fühlte mich überglücklich, stolz, frei, topfit und bärenstark. Erst viel später konnte ich erfassen, was gerade geschehen war.

Meine Geburt war so schön, weil ich sie erleben durfte und die ganze Zeit daran geglaubt habe, es zu schaffen. Weil ich klasse Hebammen zur Vorbereitung hatte. Mein Geburtsteam glaubte ebenfalls an mich. Das gab mir noch zusätzliche Kraft. Nach dem ersten Kaiserschnitt musste ich mir anhören, dass ich keine Kinder auf natürlichem Wege bekommen könne und ich am Notfallkaiserschnitt selbst schuld sei. Das hat natürlich wehgetan. Daher bin ich sehr stolz darauf, diesen Satz für immer aus meinem Leben streichen zu können.

> Das sind auch wirklich sehr dumme und unbedachte Worte. Leider tun sie weh, auch wenn man weiß, dass sie nicht stimmen.

Was würde ich einer Freundin zur Vorbereitung auf die Geburt raten? Lies Jana Friedrichs Bücher! Lerne konzentriert die Affirmationen auswendig, weil sie dann auch da sind, wenn du sie brauchst. Suche dir den Geburtsort deines Kindes ganz bewusst aus – inklusive einer Alternative, falls du aus dem Geburtshaus verlegt wirst.

Melanie – zwei Wölfe

> Melanie hat sich um ihre Schwangerschaft und die Geburt im Vorfeld unglaublich viele Sorgen gemacht. Im Nachhinein vollkommen unbegründet, denn trotz eines Schwangerschaftsdiabetes und der Angst, eingeleitet

werden zu müssen, gestaltete sich die Geburt letztlich als ein unglaublich positives Erlebnis.

Melanie konnte ihre Ängste während der Geburt gut abschütteln und war voller Zuversicht und Liebe zum Baby. Zwar brauchte sie eine PDA, weil sie die Wehen irgendwann einfach zu sehr aus der Bahn warfen, aber das war dann genau die richtige Entscheidung, die bewirkte, dass sie die Geburt so positiv und selbstbestimmt und wunderbar erleben konnte.

Vorweg

Ich hatte immer Angst davor, dass es mir oder meinem Baby während der Schwangerschaft oder bei der Geburt nicht gut gehen würde. Ich hatte Angst vor Komplikationen. Woher die Angst kam? Ich kann es nicht genau sagen. Ich bin von Natur aus einfach eher ein ängstlicher Typ. Leider hörte ich auch zu viele negative Geburtsgeschichten. Warum man solche Geschichten einer schwangeren Frau erzählt, ist mir bis heute ein Rätsel.

Im Nachhinein war alle Angst umsonst. Ich habe drei Wochen nach unserer Hochzeitsreise Bemerkt, dass ich schwanger war. Unser Wunsch war also in Erfüllung gegangen.

Ich hatte eine wunderbare Schwangerschaft. Zwar mit einem Schwangerschaftsdiabetes, aber den hatte ich gut im Griff. Und ich hatte – im Nachhinein betrachtet – eine schnelle, gute Geburt.

Dennoch ist eine Geburt ein sehr existenzielles und emotionales Ereignis. Es hat mir geholfen, das Erlebte aufzuschreiben, um es zu verarbeiten. Ich möchte mit meiner Geschichte gerne anderen Frauen Mut machen, die sich im Vorhinein ähnlich viele Gedanken machen wie ich.

Freitag, 16. März

Da ich einen Schwangerschaftsdiabetes hatte und mit Insulin eingestellt war, durfte ich laut geburtshilflicher Leitlinien nicht über den errechneten Termin hinaus übertragen.[5] Der ET war der 21. März.

Am Mittwoch in dieser Woche war ich noch beim Schwangerschaftsyoga und am Donnerstag beim Step & Fit Mama-Sport. Ich fühlte mich noch fit, und mein Baby war sehr aktiv.

Ich hatte nun an diesem Freitag noch einen Arzttermin zur letzten Vorsorge und zur CTG-Kontrolle. Das Köpfchen lag schon sehr tief im Becken und die Ärztin konnte kaum noch den Kopfumfang messen. Sie versuchte zwar, den Kleinen »anzustupsen«, damit er

5 hebammenblog.de/einzigartig/dggg-leitlinie

sich früher auf den Weg machte, war sich aber sicher, wir würden uns am kommenden Dienstag noch einmal sehen.

> Mit »anstupsen« ist wahrscheinlich eine Eipollösung gemeint. Dabei löst die Ärztin während der vaginalen Untersuchung den Teil der Fruchtblase, der sich hinter dem Muttermund befindet, von diesem ab. In den Eihäuten befinden sich Prostaglandine, das sind Geburtshormone, die, wenn sie freigesetzt werden, manchmal zu Wehen führen. Die Eipolablösung kann schmerzhaft sein und es können leichte Blutungen auftreten.
>
> In einem Cochrane-Review konnte die Eipolablösung mit einer kürzeren Schwangerschaftsdauer und weniger Übertragungen in Zusammenhang gebracht werden.[6]
>
> Auch in meinen Beobachtungen wirkt sich die Eipolablösung oft positiv auf den Geburtsbeginn aus. Allerdings ist es wirklich unangenehm bis schmerzhaft – für einen kurzen Moment.

Dann gab sie mir schon mal die Einweisung ins Krankenhaus mit. Am Mittwoch sollte ich dort eingeleitet werden, sofern sich das Baby bis dahin noch nicht auf den Weg gemacht hätte.

Ich hatte ein wenig Angst vor der Einleitung der Wehen, denn in meinem Bekanntenkreis wurde immer erzählt, dass die »künstlichen« Wehen deutlich schmerzhafter seien. Mir wurde etwas aus der Apotheke empfohlen: einen Tampon in Nelkenöl tunken und diesen dann vier Stunden tragen. Irgendwie war mir das aber nicht geheuer, und auch in der Apotheke riet man mir davon ab. Ich habe es nicht gemacht.

Stattdessen habe ich selber versucht, mein Baby anzuregen, sich auf den Weg zu machen. Ich habe einen scharfen Yogi-Tee (Ingwer-Nelke und so weiter) getrunken und scharfes Thai-Curry zum Abendessen verspeist.

Mein Mann Jakob hatte an dem Freitag seinen letzten Arbeitstag und dann vier Wochen frei für uns. Er kam spät nach Hause, und wir haben noch lange geredet. Dann schauten wir noch ein Weilchen gemütlich fern. Und dann – als wenn ich mich innerlich fallen gelassen hätte und sicher fühlte (jetzt, wo mein Mann bei mir war) – fingen die Unterleibsschmerzen an.

Vielleicht war es auch meine Tee-Curry-Kombination oder der Sport die Tage davor. Das weiß man im Nachhinein natürlich nicht.

Aber sicher war: Nun ging es langsam los.

6 hebammenblog.de/einzigartig/cochrane-eipol

Tatsächlich ist die Behandlung mit Nelkenöl nachgewiesenermaßen sehr wirksam und wird von vielen Geburtshelfern empfohlen. Es ist aber immer gut, das eigene Gefühl zu beachten, wenn einem Maßnahmen vorgeschlagen werden. Es muss schon passen.

Es gibt bisher keine Studie, die den Nutzen von scharfem Essen für den Geburtsbeginn belegt. Wenn man aber gern thailändisch isst, gibt es keinen Grund, das nicht zu versuchen. Ebenso wenig ist die Wirksamkeit von Yogi-Tee beziehungsweise von Zimt und Nelken belegt. Aber auch hier gilt: Da es nicht schadet, spricht auch nichts dagegen.

22 Uhr

Ich habe noch eine warme Dusche genommen, mich dann aber auch ins Bett gelegt. Trotz der Schmerzen war ich hundemüde. In der Nacht wurde ich immer wieder durch die Unterleibsschmerzen wach. Es fühlte sich wie Menstruationsschmerz an. Einmal bin ich noch aufgestanden, um mir einen Kräutertee zu machen. Aber ich war so müde, dass ich schon halb im Sitzen wieder auf der Couch einschlief, den Tee noch in der Hand. Also ging ich wieder ins Bett.

Immer wieder wurde ich durch die Schmerzen wach, und langsam ahnte ich, was sich da anbahnte. Erst wurde ich etwas nervös. Dann stellte ich die Wehen-App auf meinem Handy an und stoppte die Zeiten. Aber ich war so unendlich müde, dass mir das Handy immer wieder aus der Hand plumpste. So ging die unruhige Nacht vorüber … Jakob habe ich schlafen lassen, damit wenigstens er ausgeruht wäre.

Samstag, 17. März

Wir wurden gegen 8 Uhr wach, und ich erzählte meinem Mann sofort, wie es mir ging. Die Schmerzen kamen zwar immer wieder, aber es war noch gut auszuhalten.

Erstaunlicherweise war ich total entspannt, obwohl ich doch immer so eine Angst vor der Geburt gehabt hatte. Während des Frühstücks planten wir den Tag. Wir wollten eigentlich noch zum Babymarkt, ein paar Kleinigkeiten besorgen. Wir dachten da noch gar nicht so richtig an Geburt. Da merkte ich plötzlich eine Veränderung. Es war, als würden sich in meinem Unterleib langsam Wellen aufbauen und immer höher werden. Ich musste vom Stuhl aufstehen, mich am Tisch abstützen, tief ein- und ausatmen und mein Becken kreisen lassen. Ich wiegte mich vor und zurück, bis der Schmerz vorbei war. Ich machte das automatisch. Mein Bauch war steinhart und schief. Mein Baby bewegte sich nicht so viel wie sonst. Ich bin noch mal duschen gegangen, da mir das warme Wasser am Vorabend sehr gutgetan hatte, aber diesmal wurde es nicht besser. Die Wehen kamen mittlerweile circa alle sieben Minuten.

11:30 Uhr

Wir beschlossen, nun doch lieber ins Krankenhaus zu fahren, um abklären zu lassen, ob alles in Ordnung war. Vor allem die Schieflage des Bauches und die kaum noch spürbaren Bewegungen meines Babys veranlassten mich dazu. Wir machten uns in Ruhe fertig und packten die letzten Teile in die Kliniktasche. Gegen 12 Uhr fuhren wir los.

Ich rechnete zwar fest damit, dass wir wieder nach Hause geschickt würden, aber besser, wir hätten alles dabei, als dass mein Mann dann doch noch mal losfahren müsste.

Das Krankenhaus war 30 Minuten von uns entfernt. Im Auto konnte ich die Schmerzwellen nicht so gut veratmen, da ich ja sitzen bleiben musste und mich nicht so bewegen konnte, wie es mir gutgetan hätte. Aber ich war immer noch sehr entspannt, und so kamen wir auch am Kreißsaal an. Mit dem Öffnen der Kreißsaaltür kam die nächste Wehe. Ich atmete und schaute anschließend in ein (leider leicht genervtes) Hebammengesicht. Ich sagte: »Ich glaube, ich habe Wehen.« Der Blick der Hebamme verriet, dass sie dachte: »Als ob die Wehen hat, so entspannt, wie die daherkommen und so wie die aussieht.«

Ich hatte mich halt noch normal fertig gemacht, so wie immer: etwas Schminke aufgetragen, normal angezogen und so weiter. Aber nun gut, wir wurden erst mal in einen Kreißsaal gebracht. Ich wurde für 30 Minuten an ein CTG angeschlossen, und die Hebamme verließ fürs Erste den Raum. Auf dem CTG sah man schöne, regelmäßige Berge: Wehen. Ich lag auf der Seite, musste mich aber immer irgendwie bewegen, sobald eine Wehe kam.

Bei der anschließenden Untersuchung der zuerst skeptischen Hebamme hieß es dann: »Sie haben alles richtig gemacht und dürfen hierbleiben. Der Muttermund ist bereits zu vier Zentimetern geöffnet.«

Ich war erstaunt, damit hatte ich nicht gerechnet. Was ich fühlte? Freude! Darauf, dass es nun losging und wir entweder heute oder spätestens morgen unser Baby in den Armen halten würden. Nervös wurde ich nun doch ein bisschen. Wir sollten nun eine ganze Weile umherlaufen und darauf warten, dass sich der Muttermund weiter öffnete. Und Krankenhäuser sind nun mal wirklich nicht meins. Es machte mich nervös, mich dort aufzuhalten.

Wir bezogen unser Familienzimmer, wo wir drei für uns sein könnten. Ich zog mir etwas Gemütliches an, und wir gingen weiter die Flure auf und ab. Zwischendurch sahen wir ein bisschen fern, aber ich konnte mich nicht wirklich auf das Programm konzentrieren. Der Druck der Wehen wurde intensiver und die Abstände kürzer.

16 Uhr

Wir sollten noch mal zum CTG und zur vaginalen Untersuchung in den Kreißsaal kommen. Das Ergebnis: ordentliche Wehen und ein Muttermund, der nun zu fünf Zentimetern geöffnet war.

Ich bekam eine Buscopan-Tablette, um den Muttermund weicher zu machen, und Paracetamol gegen die Schmerzen. Außerdem riet man mir, etwas zu essen und noch ein bisschen zu gehen. Gegen 18 Uhr sollten wir wieder in den Kreißsaal kommen.

Diese Phase war die schlimmste. Meine Kräfte verließen mich. Ich konnte nicht mehr. Ich aß ein halbes Brötchen. Mehr ging nicht. Trotzdem entschieden wir uns bewusst für die Treppen. Auf dem Weg nach unten musste ich auf jeder Stufe stehenbleiben. Also: Stufe, atmen, mich sammeln, Stufe, atmen ...

18 Uhr

Wieder im Kreißsaal angekommen, liefen mir plötzlich die Tränen herunter. Ich konnte kaum noch klar denken, geschweige denn reden. Man empfahl uns eine PDA.

In meiner Wunschvorstellung hatte ich mich unter der Geburt immer in der Badewanne gesehen. Aber nun stellte sich heraus, dass der entsprechende Kreißsaal gerade renoviert wurde. Daher war die Wannengeburt leider nicht möglich. Letzten Endes kann ich nicht sagen, ob es mir geholfen hätte. Aber in dem Moment wusste ich sowieso nicht mehr genau, was ich wollte ...

Das Legen der PDA war in meiner Vorstellung etwas gruselig. Im Geburtsvorbereitungskurs hatte man uns die lange Nadel und den Schlauch gezeigt. Daher fragte ich nach einer Schmerzmittel-Alternative.

Eine andere Möglichkeit gab es aber nicht mehr, da der Muttermund schon bei fünf bis sechs Zentimetern war und mein Baby in diesem Stadium von dem Schmerzmitteltropf etwas abbekommen hätte, da es über mein Blut zu ihm gelangt wäre.

Um mit der Nadel in den Periduralraum zu kommen, muss der Anästhesist zwischen den Rückenwirbeln ein ganzes Stück eindringen und dann ein dünnes Schläuchlein durch die Nadel schieben, das für die Zeit der Geburt im Rücken verbleibt. Das sieht schon etwas wild aus, ist aber eine sehr sichere Prozedur, die erfahrene Anästhesisten tagtäglich viele Male durchführen.

Wenn ein anderes Schmerzmittel, ein Opioid, gewählt wird, gelangt es immer in voller Wirkung zum Baby. Es geht darum zu entscheiden, zu welchem Zeitpunkt man dem Baby diese Dosis zumuten kann und wann nicht mehr. Wenn das behandelnde Team vermutet, dass die Geburt innerhalb der nächsten zwei Stunden bevorsteht, darf ein Opioid nicht mehr verwendet werden, da zu befürchten ist, dass das Baby dann aufgrund der Droge beeinträchtigt ist und außerhalb des Mutterleibes Probleme bekommt, beispielsweise mit der Atmung.

Das wollte ich nicht, und so entschied ich mich nach langem Gejammer, gefühlt tausend Wehen, Unmengen von Umarmungen meines Mannes und einer neuen, sehr netten Hebamme doch für eine PDA. Dieser Moment war fürchterlich, ich wollte es doch ohne schaffen. Aber ich konnte nicht mehr. Ich bekam ein wehenhemmendes Medikament, damit ich ruhig sitzen bleiben konnte, und der Arzt legte mir die PDA. Ich war wie in Trance, versuchte, mich nicht auf das Gefühl in meinem Rücken zu konzentrieren, sondern ruhig zu atmen, und hielt die Hände meines Mannes. Ich sagte mir immer wieder: »Ich schaffe das«, und summte irgendetwas vor mich hin. Jakob kniete vor mir auf dem Boden, unsere Köpfe aneinandergeschmiegt. Mir liefen weiter die Tränen die Wangen herunter, mein Herz raste und meine Kräfte verließen mich. Als die Wirkung der PDA einsetzte, spürte ich nur noch den starken Druck der Wehen, aber keinen Schmerz mehr.

Die nächsten Stunden versuchte ich, mich etwas auszuruhen. Ich veratmete die Wehen und hörte in mich hinein, um meine Gedanken positiv zu bündeln. Die Herztöne meines Babys waren die ganze Zeit wunderbar. Das beruhigte mich. Wir machten uns etwas Musik an und hielten uns an den Händen.

Inzwischen hatten die Hebammen Schichtwechsel. Nun betreute uns die beste Hebamme, die ich bisher kennengelernt habe. Sie strahlte eine unglaubliche Ruhe aus und fragte mich nach meinen Wünschen für die Geburt. Sie sagte nichts, wenn ich mich auf die Wehe konzentrieren musste, drückte dann aber sanft mit ihrer Hand gegen mein Steißbein. Wir scherzten sogar noch ein wenig, und ich konnte wieder lachen. Sie sagte mir, dass trotz der vielen Tränen meine Mascara noch super aussehe, und ich antwortete, dass ich in weiser Voraussicht lieber die wasserfeste genommen hätte. Das war wirklich lustig, und ich war plötzlich wieder voller Mut.

22 Uhr

Die Wirkung der PDA ließ nach, und ich brauchte noch etwas Nachschub. Der Druck wurde trotzdem immer stärker, da die Fruchtblase quasi auf Anschlag war und unser Baby mit seinem Köpfchen direkt dagegendrückte.

> Auch wenn der Perfusor (die Pumpe, die kontinuierlich den Wirkstoff über den Schlauch in den Periduralraum bringt) einwandfrei arbeitet, kann es passieren, dass nochmals eine kleine Extradosis, ein »Bolus«, nötig wird. In manchen Krankenhäusern bekommen die Frauen sogar einen Knopf, mit dem sie sich selbstständig diese Zusatzeinheit geben können. Es ist natürlich ein Mechanismus eingebaut, der eine Überdosierung verhindert. Man hat festgestellt, dass die, die diese Möglichkeit bekommen, im Schnitt weniger Schmerzmittel benötigen als die, die nach einer zusätzlichen Dosis fragen müssen.

24 Uhr

Die Hebamme untersuchte mich gegen Mitternacht noch einmal vaginal. Sie sagte, wir seien nun bei fast neun bis zehn Zentimetern Muttermundöffnung, und sie werde mich während einer Wehe noch einmal untersuchen, damit sie spüren könne, ob das Köpfchen gut drücke. Die Wehe kam, und plötzlich platschte es. Die Flüssigkeit spritzte gegen die Kleidung der Hebamme, und ich merkte, dass ich im warmen Fruchtwasser lag. Die Fruchtblase war ganz offensichtlich geplatzt.

Es war mir sehr unangenehm und ich entschuldigte mich bestimmt zehnmal, aber ich konnte ja gar nichts dafür. Es war einfach passiert. Die Hebamme sagte nur, dass es gut so sei, denn wäre sie nicht geplatzt, hätte sie sie als Nächstes öffnen müssen.

> Das kann passieren und ist gar nicht ungewöhnlich, wenn die Fruchtblase so prall und der Druck so groß ist. Dann reicht eine leichte Berührung mit dem Untersuchungsfinger schon aus, um den Blasensprung zu verursachen.
>
> Normalerweise muss man die Fruchtblase nicht öffnen. Man kann der Natur seinen Gang lassen. Die meisten Fruchtblasen öffnen sich irgendwann von selbst. Manche bleiben unversehrt. Ein Baby kann auch in einer vollkommen intakten Fruchtblase geboren werden. Das nennt man dann »Glückshaube«.
>
> Wie dem auch sei. Ich spekuliere, dass durch den Wirkstoff der PDA die Wehen zu dem Zeitpunkt etwas nachließen. Das ist meistens der Fall. Daher benötigen die Frauen in der Regel einen Wehentropf. Wenn man den Wehentropf verhindern möchte, ist das Öffnen der Fruchtblase manchmal eine gute Alternative. Denn die in den Eihäuten vorhandenen Hormone, die Prostaglandine, werden dann freigesetzt und verstärken die Wehen.

Meine Hebamme zog mir die nasse Hose aus. Ich wollte etwas Frisches anziehen. Aber sie winkte ab. Das sei jetzt nicht mehr nötig, denn es würde nicht mehr lange dauern. Ich blieb also im T-Shirt und wurde untenrum nur locker zugedeckt.

Der Druck der Wehen wurde nun plötzlich enorm stark. Trotz der PDA merkte ich, wie sich das Köpfchen mit jeder Wehe weiter nach unten schob. Ich war nur noch mit Atmen beschäftigt und voller Konzentration auf mich selbst. Am Rande bekam ich mit, wie die Hebamme warme Tücher vorbereitete. Ich wollte eigentlich gerne noch verschiedene Geburtspositionen ausprobieren. Aber ich konnte mir nicht mehr vorstellen, mich zu bewegen. Trotz PDA wäre das möglich gewesen, denn ich hatte eine sogenannte Walking-PDA bekommen.

Ich war zwar wacklig auf den Beinen, aber ich konnte sie die ganze Zeit spüren. Nun konnte ich mich aber zu keiner neuen Position mehr durchringen. Aber ich gab noch schnell meine Wünsche für die Geburt durch: Ich wünschte mir gedämpftes Licht. Und ich wollte das Baby sofort nach der Geburt auf der Brust haben und die Nabelschnur auspulsieren lassen.

Bei einer »normalen« PDA (im Gegensatz zur »Walking-PDA«) ist der gesamte Unterkörper betäubt. Die Beine sind oft schwer und fühlen sich fremd an. Manche Frauen können sich kaum noch bewegen, da ihnen die Beine nicht mehr gehorchen. Bei dieser Form der PDA wird Stehen und Laufen nicht empfohlen, weil die Gefahr besteht, dass die Beine wegsacken.

Auch bei der »Walking-PDA« ist der Unterkörper gut betäubt. Dennoch ermöglicht diese PDA-Form den Frauen ein nahezu normales Bewegungsspektrum. Man kann also, wie der Name richtig vermuten lässt, damit laufen.

Henry Paul

Plötzlich ging es schnell. Ich wurde nochmals untersucht. Das Köpfchen war quasi »vor der Tür«, und ich durfte bei der nächsten Wehe schon schieben. Es ging auch gar nicht mehr anders. Der Druck und der Drang zu pressen waren so stark, dass ich ihn gar nicht weiter hätte unterdrücken können.

Ich dachte in diesem Augenblick nur noch daran, dass wir gleich unser Baby im Arm halten würden. Ich funktionierte und fing an zu pressen. Ich lag auf der rechten Seite. Ein Bein stellte ich auf. Während der Wehe hielt die Hebamme es für mich. Ich klammerte mich an die starken Hände meines Mannes und presste. Die Hebamme massierte meinen Damm und legte dann warme Tücher auf. Das tat sehr gut. Irgendwann sagte sie: »Ihr Baby hat Haare.« Mir liefen die Tränen vor Glück, Schmerz und Erschöpfung das Gesicht hinunter.

Eine ganze Wehe und eine ganze Pause lang verblieb Babys Köpfchen im Scheideneingang. Bis endlich, nach einer gefühlten Ewigkeit, die nächste Wehe kam. Ich gab alles, ich wollte das jetzt schaffen! Es tat weh.

Und da war es – das Köpfchen war geboren. Zwei Wehen später sagte die Hebamme »jetzt hecheln«. Sie wies Jakob an, die Kreißsaalklingel zu drücken, um die Ärztin dazuzuholen. Und da wusste ich: »Es ist gleich geschafft.«

Mit der letzten Wehe spürte ich den kleinen Körper aus mir herausgleiten. Und plötzlich – das habe ich vorher nie geglaubt – waren die Schmerzen weg. Ich ließ meinen Kopf aufs Bett sinken und rang nach Atem. Ich fühlte mich seltsam »leer«. Es war nur ein kleiner Moment, bis die Hebamme sagte: »Schau mal, da ist er.« Ich schaute sofort zwischen meine Beine und da lag er – mein kleiner Junge.

Ein unfassbares und unbeschreibliches Gefühl, dass der kleine Körper gerade noch in mir drin war und ich es geschafft habe, ihn auf die Welt zu bringen, ganz natürlich. Mein Mann und ich waren überwältigt, unfassbar glücklich und dankbar. Uns rollten die Tränen übers Gesicht. Unser Baby, unser absolutes Wunschkind. Wir hatten es geschafft. Unser Sohn Henry Paul kam am 18. März um 00:53 Uhr auf die Welt. Er wog 3570 Gramm, war 52 Zentimeter lang, putzmunter und wunderschön.

Er wurde nur ganz kurz abgetrocknet und kam dann sofort auf meine Brust. Er schrie kräftig und hatte die Augen weit aufgerissen, als wollte er sagen: »Hallo, ihr zwei, so seht ihr also aus.« Wir haben sofort mit ihm geredet. Vor allem meine Stimme schien ihn zu beruhigen. Es war ein unbeschreiblich schönes Gefühl, dieses kleine Menschlein, das neun Monate in meinem Bauch gewesen war, plötzlich in den Armen zu halten. Er war so perfekt und vollkommen! Denken konnte ich in dem Moment an gar nichts. Ich habe einfach nur genossen und war stolz. Stolz auf uns drei, dass wir das so super geschafft hatten.

Während dieser letzten Phase, in der ich presste, hatte ich absolut kein Zeitgefühl mehr. Ich habe das Drumherum auch gar nicht mehr richtig wahrgenommen. Ich war irgendwie abgetaucht. In meine eigene Welt.

Die Nachgeburt kam circa zehn Minuten später. Ich spürte nach der letzten Presswehe keine einzige Wehe mehr. Auch nicht für die Nachgeburt. Vielleicht lag es an der PDA, die noch nachwirkte. Die Hebamme hat leicht an der Nabelschnur gezogen, und ich sollte nur einmal »drücken«. Ein bisschen so, als ob ich zur Toilette müsste. Und schon war die Plazenta da. Mit der Nachgeburt kam wohl auch einiges an Blut. Ich habe es selbst nicht gesehen, aber mein Mann wurde plötzlich ganz blass und musste kurz den Raum verlassen. Ich bat die Hebamme, kurz nach ihm zu sehen, ich hatte etwas Sorge, dass es ihm nicht gut ging. Wir waren ja mittlerweile einige Zeit auf den Beinen und hatten viel erlebt. Es war alles okay. Er ist auf dem Gang umhergelaufen und musste kurz durchatmen, sich sammeln und erst einmal alles sacken lassen.

> Manchmal wird dem Partner nach einer Geburt etwas schwindelig, wenn die ganze Anspannung des Tages plötzlich von ihm abfällt. Zusammen mit dem ungewohnten Anblick der Plazenta kann das schon mal kurzfristig etwas auf den Kreislauf gehen. Das ist aber meist nichts, was man nicht durch einen Moment der Ruhe, kurzes Hinsetzen und ein Glas Wasser wieder hinbekommen würde.

Naht-Gedanken

Trotz der Massage und der Kompressen ist mein Damm leider ein wenig gerissen. Ich musste also noch genäht werden. Die PDA wirkte leider nicht mehr ausreichend, und ich wurde zusätzlich lokal betäubt. Es tat trotzdem weh beziehungsweise war sehr unangenehm. Aber ich sagte mir sofort: »Ich habe jetzt die Geburt geschafft, jetzt schaffe ich das auch noch schnell.«

Ich hielt Henry dabei auf meiner Brust, konnte meinen Blick nicht von ihm abwenden, streichelte immer wieder sein zartes Gesicht und hielt seine kleinen Händchen. Es ist das absolut schönste Gefühl, sein eigen Fleisch und Blut auf dem Arm zu halten. Ein Wunder der Natur, dass unser Körper das geschafft hat beziehungsweise dafür gemacht ist.

Als die Ärztin fertig war, kam Jakob wieder rein. Henry wurde mir an die Brust angelegt und fing sofort an zu nuckeln, so als ob er noch nie etwas anderes gemacht hätte. Ich war ganz schön erstaunt darüber, wie kräftig er saugte. Das war ein echt merkwürdiges Gefühl in der Brust. Wir brauchten dennoch etwas Hilfe von der Hebamme beim richtigen Anlegen. Dann genossen wir aber den ersten Moment ganz alleine, als kleine Familie. Wir wurden für 20 Minuten allein gelassen.

Wir hatten eine zwar anstrengende, aber problemlose Geburt voller Emotionen. Wir sind unglaublich glücklich. Es ist alles wunderbar verlaufen und wir hätten uns auch im Nachhinein nichts anders gewünscht.

Jede Familie sollte möglichst bald nach der Geburt die Chance erhalten, einen Moment der Dreisamkeit zu genießen. Schließlich ist es ein unglaublich intimer Moment. Im Gewusel des Klinikalltags ist es auch für uns, das Personal, immer wieder wichtig, innezuhalten und sich zu sagen: »Für diese Familie ist dieser Moment ein ganz besonderer in ihrem Leben.«

Melanie hat sich immer auf das Positive fokussiert. Es gab so viele Momente in dieser Geburt, wo das Empfinden auch hätte kippen können. Aber Melanie hat sich immer für die guten, die hilfreichen Gedanken entschieden. Das ist eine ganz große Gabe, die nicht jeder Mensch von vornherein besitzt. Man kann dieses positive Denken natürlich auch trainieren. Mentaltrainings helfen einem dabei. Auch Geburtshypnose ist eine gute Möglichkeit, sich positiv vorzubereiten.

Letztlich hat jeder Mensch immer zwei Möglichkeiten in sich, auf schwierige Situationen zu reagieren. Das ist wie in der Geschichte von den zwei Wölfen[7]: Ein alter Indianer erzählt sie seinen Enkelkindern, während sie um

7 Alexandra Kopf, Traumgeburt

das Lagerfeuer sitzen. Er sagt: »In der Brust jedes Menschen wohnen zwei Wölfe. Der eine verkörpert Misstrauen und Angst, Einsamkeit und Schmerz, Verzweiflung und Haltlosigkeit. Der andere steht für Zuversicht, Hoffnung, Dankbarkeit, Vertrauen und Mut. Beide Wölfe kämpfen. Sie belauern sich. Jeder will gewinnen«.

An diesem Punkt der Geschichte macht der Großvater eine lange Pause und hängt seinen Gedanken nach. Die Kinder fragen ungeduldig, welcher Wolf denn nun gewinne.

Der Großvater lächelt und antwortet weise:

»Es gewinnt der, den du fütterst.«

Katharina – Kontrollverlust

Katharinas Geschichte beginnt, wie so viele, mit Angst. Katharina hatte große Angst vor der Geburt. Durch Bücher und Filme, die sie sich ganz gezielt aussuchte, relativierte sich ihre Angst im Laufe der Schwangerschaft. So konnte sie zunächst sehr kraftvoll und selbstbestimmt zu Hause in die Geburt starten. Doch im Geburtsverlauf hatte Katharina dann eine Verzweiflungsphase – auch das begegnet vielen, eigentlich den meisten, Frauen. Aber Katharina fand aus dieser Phase keinen Ausgang. Manchmal reicht die kurze Zeit der Schwangerschaft eben bei aller guten Vorbereitung nicht, um alte Glaubenssätze und Muster aufzubrechen und sich von ihnen zu verabschieden. Sie kommen dann in diesem existenziellen Moment wieder hoch. Die Wehen überwältigten sie, und auch ihre Hausgeburtshebamme konnte ihr nicht über diese schwierige Phase hinweghelfen. Die Hausgeburt musste abgebrochen werden, und Katharina wechselte in die Klinik. So weit, so gut. Das passiert manchmal. Meistens bekommt die Frau dann ein Schmerzmittel, das ihr ermöglicht, den Rest der Geburt wieder gut zu erleben.

In diesem Fall wurde Katharina vom Klinikteam aber nicht sehr gut aufgenommen. Sie wurde schlecht behandelt, und auch die wichtige Bondingphase mit dem Baby wurde vom Personal gestört. So endete diese Geburt leider nicht so schön, wie sie hätte sein können.

Katharinas Geschichte ist also erst einmal keine wirklich schöne. Warum findet sie trotzdem also Eingang in dieses Buch, welches doch Frauen bestärken und ihnen keine Angst machen soll? Weil Katharina trotz aller

Widrigkeiten eine Möglichkeit gefunden hat, ihr Geburtsgeschehen für sich positiv zu bewerten und sogar eine große Stärke daraus zu ziehen.

Die Information, dass dies möglich ist, ist wichtig. Denn es besteht immer die Chance, dass eine Geburt anders verläuft als gedacht, oder die äußeren Umstände sich plötzlich ungünstig gestalten. Die Flexibilität, darauf zu reagieren, und das Wissen um die Möglichkeit eines inneren Rückzugs in einen eigenen Kraftraum ist etwas, das einem sehr viel Sicherheit und Gelassenheit für die Geburt geben kann.

Dennoch kannst du jetzt noch mal für dich die Entscheidung treffen, ob es der richtige Zeitpunkt für dich ist, diesen Bericht nun zu lesen.

Den Boden bereiten/ die innere Einstellung überdenken

Ich hatte lange auf den für mich »richtigen« Zeitpunkt gewartet, und dann ging mein lang gehegter Wunsch endlich in Erfüllung, und ich wurde geplant schwanger.

Ich begann früh, mich mit dem Thema Geburt zu beschäftigen. Ich bin jemand, der nur schwer Kontrolle abgeben kann, und das bislang vollkommen unbekannte Erlebnis der Geburt machte mir ganz schön Angst, einfach, weil ich nicht wusste, was auf mich zukam. Also suchte ich mir viele Informationen, kaufte Bücher (*Die selbstbestimmte Ge-*

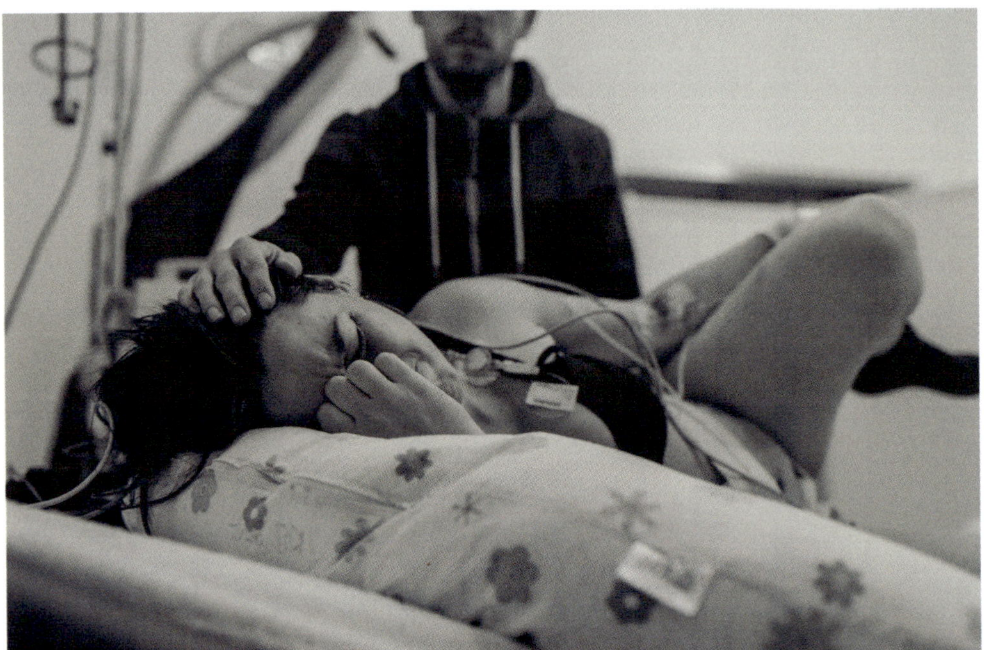

burt von Ina May Gaskin, *Das Geheimnis einer schönen Geburt* von Jana Friedrich, *Autogene Geburt* von Tatje Bartig-Prang und *Meisterin der Geburt* von Jobina Schenk), und sah mir viele Videos von Geburten an, sowohl von Krankenhaus- als auch von Hausgeburten.

Die gewonnenen Informationen führten dazu, dass ich eine realistische Vorstellung davon bekam, wie eine Geburt aussieht, was schon zu einer gewissen Entspannung führte. Dabei fiel mir auf, dass die Videos und Berichte über die Geburten zu Hause oder im Geburtshaus in der Regel eine ruhige, friedliche, weniger dramatische und weniger schmerzhafte Geburt schilderten als die im Krankenhaus. Dort wurde im Allgemeinen sehr viel geschrien, sodass man den Eindruck bekam, dass eine Geburt wahre Folter sein müsste.

Je mehr ich mich mit dem Szenario einer friedlichen und selbstbestimmten Geburt in meinem gewohnten Umfeld befasste, umso mehr ließ die Angst nach und umso größer wurden meine Neugierde und meine Vorfreude. Ja, ich freute mich tatsächlich darauf, bald selbst eine Geburt erleben zu dürfen! Es war für mich ab einem bestimmten Punkt sehr klar, dass ich zu Hause entbinden wollte, wo nicht das Sicherheitsdenken des Krankenhauspersonals, sondern mein naturgegebenes Gespür für meinen Körper und mein Kind maßgeblich für den Geburtsverlauf sein sollten. Der Verlauf der Schwangerschaft hatte mich gelehrt, dass die Natur für alles gesorgt hat, und mein Körper stets das Richtige zur richtigen Zeit tat, um ein gesundes neues Menschlein in mir heranwachsen zu lassen. Auch wenn es mir mal nicht so gut ging, lag jeder Beschwerde eine weise Entscheidung meines Körpers zugrunde. Zum Beispiel bekam ich schlimme Ischiasschmerzen, als meine Kleine sich drehte – aber sie lag dann in der optimalen Geburtsposition, sodass es sinnvoll gewesen war. Ich hatte über die Monate immer wieder Gelegenheit, solche Situationen zu erleben, sodass mein Vertrauen in meinen Körper bis zur Geburt sehr groß wurde.

Es wird Zeit

Nachdem sich mein Töchterchen mehr Zeit gelassen hatte, als mir lieb war, um sich auf den Weg zu machen (wie gesagt, Ischias – aua!), wachte ich in der Nacht zum 23. Mai auf und hatte den Eindruck, dass die Vorwehen diesmal stärker waren und es jetzt doch losging. Ich legte mich aber wieder hin und schlief noch einige Stunden. Um 6:30 Uhr rief ich das erste Mal meine Hebamme Susanne an, da ich mir jetzt endgültig sicher war, dass es endlich so weit war. Die Geburt begann. Der Schleimpfropfen hatte begonnen, sich zu lösen, und ich zeichnete.

> Katharina hatte eine sogenannte »Zeichnungsblutung«. Diese entsteht, wenn die Wehen den Muttermund schon etwas öffnen und es aus den darin enthaltenen kleinen Gefäßen etwas blutet. Zeichenblutungen sind ein gutes Zeichen dafür, dass es losgeht.

Ich war ganz aus dem Häuschen und spürte Euphorie aufsteigen. Mein Mann Steffen konnte das leider nicht teilen, er war ängstlich und angespannt, aber das machte mir nichts, ich hatte Zuversicht für zwei!

Bis zum Mittag hatte ich dann noch unregelmäßige Wehen, zwischen zehn und 30 Minuten Abstand. Sie ließen sich gut ertragen und steigerten sich nur wenig. Ich veränderte oft meine Position und war voller Optimismus und Vorfreude, dass es nach all der Zeit des Wartens so weit sein sollte. Ich würde das Wunder der Geburt erleben!

Um 12:30 Uhr rief ich die Hebamme erneut an, da die Wehen langsam intensiver und regelmäßiger wurden, und ich meinte, tasten zu können, dass der Muttermund circa einen bis zwei Zentimeter geöffnet war. Außerdem konnte ich Amalias Kopf dahinter tasten – was für eine sensationelle Entdeckung, wie motivierend! Die Hebamme kam zu uns und schaute auch nach dem Muttermund. Dieser hatte sich bislang wie angenommen nur wenig geöffnet und war noch recht fest, sodass sie zunächst wieder fuhr.

Das war unerwartet, ich hatte angenommen, dass sie von Beginn an dabei sein würde. Wir hatten nicht explizit darüber gesprochen, ich war einfach davon ausgegangen, und ein Teil meiner Zuversicht kam natürlich auch von der Annahme, dass eine erfahrene Hebamme mich die ganze Zeit begleiten würde.

> Es liegt im Ermessen der betreuenden Hebamme, ab welchem Zeitpunkt sie die Geburt kontinuierlich begleitet. Die meisten Hebammen machen es aber so wie hier beschrieben. In der Latenzphase, also der Phase, in der sich die Geburt zwar deutlich ankündigt, der Muttermund sich aber noch nicht oder nur wenig öffnet, bleiben sie noch nicht dabei, sofern alles in Ordnung ist.

Wehen zähmen

Auf mich gestellt, fand ich aber dennoch einen Rhythmus, wippte auf dem Gymnastikball, lief umher, atmete, und wir befüllten den Pool, der schon lange im Wohnzimmer stand und den ich oft sehnsüchtig und erwartungsvoll angestarrt hatte. Um 18 Uhr war ich dann so weit, dass ich auch hineinwollte, um mich zu entspannen, und ich hatte das Bedürfnis, beim Ausatmen zu tönen. So brachte ich noch gut zwei Stunden im Pool zu und war sehr dankbar dafür, dass wir ihn zu Hause hatten.

Steffen legte sich abends gegen 22 Uhr dann noch mal hin, und ich arbeitete weiter, voller Zuversicht und Selbstvertrauen, aber auch sichtlich eingenommen von dem, was vor sich ging. Ich saß im Halbdunkel lange auf dem Gymnastikball im Türrahmen des Wohnzimmers, wippte und kreiste mit dem Becken, um bei jeder neuen Wehe aufzustehen, und mich mit dem unteren Rücken gegen den Rahmen zu stemmen, was sehr gut funktionierte. Ich hatte das Gefühl, mit jeder Wehe spüren zu können, wie der Muttermund auseinandergezogen wurde, und nutzte Imaginationen und die Wellenatmung, um dies zu unterstützen. Dadurch bekam ich das Gefühl, mit meinem Körper arbeiten zu können, was zu Optimismus und Freude beitrug.

Die Ruhe zu Hause, das gedämpfte Licht, die leise Musik und mein schlafender Mann im Bett – es war eine so friedliche, schöne Atmosphäre – genau, wie ich es mir gewünscht hatte. Ich genoss diese Stunden sehr. Ich rief dann um 0:45 Uhr die Hebamme erneut an, nachdem ich über eine Stunde sehr regelmäßig alle drei bis vier Minuten Wehen gehabt hatte.

Überschwemmung – Blasensprung mit Lachkrampf

Als sie eine Stunde später ankam, dann die Enttäuschung: der Muttermund war weiterhin nur einen bis zwei Zentimeter geöffnet, allerdings viel weicher.

Susanne wollte wieder nach Hause fahren. Sie hatte sich gerade verabschiedet und ging den Hausflur hinab, als meine Fruchtblase sprang. Ich rief sie zurück, und wir standen an der Haustür, ich im Wohnungsflur, sie vor der Tür, und ich musste so sehr lachen, wie ich dastand, und das Fruchtwasser lief und lief und lief ... und je mehr ich lachte, umso mehr lief es aus mir heraus. Wir standen beide da und schütteten uns aus vor Lachen.

Suse blieb dann doch da, und von da an veränderten sich die Wehen, wurden immer kräftiger. Ich legte mich dann noch einmal kurz hin und schlief zehn Minuten, und als ich von einer Wehe geweckt wurde, dachte ich das erste Mal: »Das tat weh.«

Bis dahin war das Konzept Schmerz überhaupt nicht in meinem Kopf gewesen, und auch kein Gedanke daran, dass ich etwas gegen Schmerzen haben wollen oder es nicht ertragen würde.

In den folgenden vier Stunden war ich viel im Positionswechsel und saß auch noch mal länger im Pool. In dieser Zeit tönte ich dann immer lauter, was sehr befreiend war. Bis ich gegen 4:30 Uhr dann langsam das Gefühl hatte, nicht mehr zu können und zu wollen. Ich wollte wissen, wie weit ich mittlerweile war, hatte aber Angst vor der Antwort und bat Suse nicht darum nachzuschauen. Ich fiel im Pool immer wieder in Sekundenschlaf und wurde mit jeder neuen Wehe geweckt. Susanne und Steffen halfen mir dann, aus dem Pool zu steigen. Ich hatte das Bedürfnis »niederzukommen« und begann, mich auf allen vieren fortzubewegen.

Es wird knackig

Dann wurde es langsam unerträglich, ich fing an, beim Ausatmen zu schnaufen, zu brüllen und zu schreien. Ich hatte das Gefühl, dass die Natur vollkommen das Ruder übernommen hatte und ich nur noch instinktiv handelte. Der Kopf war ausgeschaltet, ich

scherte mich nicht mehr um Steffen, die Wohnung, die Hebamme, die Mitbewohner im Haus ... alles war egal, ich war wie triebgesteuert.
Ich fühlte die unbändige Kraft der Wehen und war einerseits überfordert, andererseits sehr glücklich – ich war so unendlich froh, dass ich zu Hause war, dass Suse und Steffen bei mir waren, dass ich alle Freiheiten hatte, dass ich mich gehen lassen konnte, dass ich GEBURT KONNTE.

Ich weinte vor Glück und Freude und Stolz, und als ich alles hinausschrie, war ich für einen Moment in meiner vollsten Kraft. Ich hätte allen Gegnern dieser Welt gegenüberstehen können, ich hätte allen ins Gesicht gelacht, fühlte mich unbesiegbar, unzerbrechlich.

Meine Vision der Hausgeburt war Wirklichkeit geworden, so hatte ich es mir gewünscht: Ich hatte mir Zeit gewünscht, die Geburt wirklich ERLEBEN zu können, eine Zwei-Stunden-Geburt wäre mir zu schnell gewesen. Ich hatte mir Ungestörtheit und Autonomie gewünscht und so sehr gehofft, dass es mir gelingen würde, auf die Kraft und Weisheit der Natur zu vertrauen, meinen Kopf auszuschalten und alles geschehen zu lassen. Und genau so kam es. Umso trauriger bin ich, dass diese schöne Geburt dann anders endete als gehofft ...

Panik

Ich bekam gegen 6 Uhr überwältigende Schmerzen bei jeder neuen Wehe, es drückte nach unten und hinten, auf eine Art und Weise, die mich vollkommen überrollte. Ich wusste nicht mehr damit umzugehen und hätte mich auf dem Boden wälzen können. Suse fühlte bei einer der nächsten Wehen und sagte, der Muttermund sei erst circa sechs Zentimeter offen, sie könne ihn aber zurückstreichen. Ich geriet in absolute Verzweiflung: Wie sollte ich noch mehrere Stunden diesen Zustand aushalten können, der mich wünschen ließ, dass ich ohnmächtig würde, um nicht mehr fühlen zu müssen? Ich konnte nicht mehr an das Wohl meines Kindes denken, war nur noch in Panik, konnte nicht mehr richtig atmen und warf mich Suse um den Hals, flehte sie an, etwas dagegen zu tun. Wir beschlossen, dass sie bei der nächsten Wehe den Muttermund zurückstreichen und ich versuchen würde zu pressen – dabei senkte sich unsere Tochter aber noch kein Stück ins Becken.

Ich wollte zu diesem Zeitpunkt nur noch dieses Kind aus mir herausdrücken und keine Schmerzen mehr haben. Ich sagte zu meiner Hebamme: »Mach was«, und sie erwiderte: »Was soll ich denn machen?« Da ging es mit mir durch, und ich beschloss, dass wir ins Krankenhaus fahren würden.

Ich schnappte Steffen, und wir fuhren Hals über Kopf los. Die Fahrt war fürchterlich, und auch dort ging es mir elend, ich wusste nicht mehr zu atmen oder sonst einen Weg, diese schrecklichen Schmerzen zu bewältigen.

Nicht immer verlaufen die entscheidenden Prozesse, die zur Geburt führen, simultan.

Manchmal ist der Muttermund schon offen, aber das Kind braucht noch etwas, um seinen Weg durchs Becken zu schaffen. Und manchmal verspürt man schon einen starken Druck, der einen denken lässt, das Baby käme gleich, dabei benötigt der Muttermund noch etwas Zeit, sich komplett zu öffnen. Das ist ganz normal, wenn auch durchaus frustrierend, weil es einem das Gefühl geben kann, der Körper funktioniere nicht richtig. Für die eigene Motivation ist das ein gefährlicher Moment. Hier braucht es oft viel Lob und Ansporn von den Geburtsbegleitern.

Manchmal gelingt es der Hebamme, den Muttermund etwas zurückzustreifen. Aber bei sechs Zentimetern finde ich das sehr gewagt. Bei circa neun Zentimetern geht das manchmal ganz gut, vor allem, wenn es das zweite Kind ist.

Hier fehlte eine Strategie für die Wehen. Auch die Hebamme motivierte Katharina leider nicht, wodurch nur noch ein Schmerzmittel als Ausweg blieb. Und das gibt es nur in der Klinik.

Als wir an der Notaufnahme ankamen, sprang gleich eine junge Krankenschwester herbei, schnappte einen Rollstuhl und brachte mich zum Kreißsaal. Auf dem Weg dorthin rief sie immer wieder verzweifelt: »Wenn Sie jetzt Ihr Kind kriegen... !!

So eine Scheiße, Sie kriegen mir jetzt nicht Ihr Kind!« Auf dem Flur begegnete uns ein Arzt, dem sie befahl: »Du kommst jetzt mit, wenn die ihr Kind im Fahrstuhl kriegt, ich mach das nicht!« Und ich sagte immer wieder: »Aber das Kind kann gar nicht kommen«, und amüsierte mich trotz der Schmerzen innerlich sehr über diese liebe aufgeregte Schwester.

In der Mühle – Kreißsaalkulturschock

Im Kreißsaal flehte ich die Hebamme unter Tränen an, etwas zu tun, aber die Zeit verging quälend langsam, ohne dass etwas unternommen werden konnte, da erst alle möglichen Formalitäten, Blutentnahme, CTG und so weiter erfolgten, währenddessen ich mich weiter umherwarf und kopflos agierte.

Zwar war der Muttermund mittlerweile vollständig geöffnet und ich bekam starken Pressdrang, sollte aber dennoch nicht pressen.

Mir wurden Fragen gestellt, für die ich keinen Kopf hatte: »Warum kommen Sie jetzt erst?«, »Warum ist die Hebamme nicht mitgekommen?«, »Sie haben zu früh gepresst« ... Ich sollte eine Position einnehmen, die ich nicht ertrug, durfte zum Teil meine Sätze nicht beenden, bevor man mir über den Mund fuhr, und ich fühlte mich genau so, wie ich es von einer Geburtssituation im Krankenhaus erwartet und befürchtet hatte.

Die Hebammen verließen das Zimmer, ich sollte noch nicht pressen. Aber mein Körper machte unerbittlich weiter und schob unsere Tochter hinab. Ich schickte Steffen hinterher, und rief immer wieder: »Das Kind kommt jetzt, da könnt ihr machen, was ihr wollt!«

Also kamen die Hebammen zurück, und ich sollte mitpressen – daraufhin wurde das CTG kurz schlechter, sodass ich wieder nicht pressen durfte, sondern zwei, drei Wehen abwarten sollte, um Amalia eine Erholung zu gönnen. Das war furchtbar, aber ich versuchte es. Währenddessen wurde ich immer wieder ermahnt und kritisiert, weil ich falsch atmete und an sich alles falsch zu machen schien. Ich wurde angefaucht, dass ich mich jetzt mal zusammenreißen, gefälligst zuhören und machen solle, was man mir sage.

Das ist natürlich ganz furchtbar übergriffig und unverschämt und geht gar nicht!

Leider war der Wechsel von der Hausgeburt zur Klinikgeburt nicht so schön. In einigen Kliniken ist es so geregelt, dass die Hausgeburtshebamme zunächst noch mit bei der Frau bleibt, um sie (in gute Hände) zu übergeben und einen sanften Übergang zu schaffen. Wer eine Hausgeburt plant, sollte sich daher immer nach den Gepflogenheiten in der Klinik erkundigen, in die bei Komplikationen verlegt wird.

Endlich da

Dann sollte aus Amalias Kopf Blut entnommen werden, um die Sauerstoffsättigung zu messen, dafür wurde ich umgelagert. Als sie das Blut entnehmen wollten, zog sie sich in mich zurück. Ich konnte das richtig spüren – sie machte einen richtigen Satz gegen meine Rippen, und ich war froh und stolz auf unsere Tochter, die so etwas nicht mit sich machen ließ.

Die sogenannte MBU (Mikroblutuntersuchung) wird gemacht, wenn der Verdacht besteht, dass es dem Baby im Bauch nicht mehr gut geht und man abwägen möchte, ob das Baby weiterhin auf dem natürlichen Wege oder vielleicht durch einen Kaiserschnitt zur Welt kommen sollte.

Dann ging es ganz schnell – bei der nächsten Presswehe sahen die Hebammen, dass Amalia nun doch hinabrutschte, und ich durfte endlich richtig mitpressen.

Nach spätestens zwei weiteren Wehen (ich glaube, es war nur eine einzige), kam sie dann schon heraus. Es tat nicht weh, es brannte nur ein wenig und war insgesamt ein wunderbares Gefühl, unser Baby aus mir herauszuschieben.

Steffen sagte, die Nabelschnur sei beim Heraustreten eingerissen, wenn nicht gar schon zerrissen gewesen, und sie wurde innerhalb von Sekunden abgenabelt.

Amalia machte ihren ersten Schrei und wurde mir gereicht. Ich nahm sie an mich, und sie wurde sofort ruhig. Ich wollte sie auf meiner nackten Haut haben, aber mein langes Hemd war im Weg. Als ich darum bat, mein Hemd hochzuschieben, wurde geantwortet: »Es gibt jetzt erst mal Wichtigeres.« Was denn so wichtig war, wurde mir aber nicht gesagt. Mit Steffens Hilfe zog ich so gut es ging mein Hemd hoch, legte unsere Tochter an meine Haut und war überwältigt davon, dass sie jetzt tatsächlich bei uns war. Es war so schwer auszuhalten, dass man sie kurz danach für die erste Untersuchung wegnahm, und sie dabei so sehr weinen zu hören.

> Falls hier mit »Es gibt Wichtigeres« die Geburt der Plazenta gemeint war, so kann diese die kleine Verzögerung vertragen.
>
> Das ist ein ganz schlimmer Ton, der da angeschlagen wurde. Und tatsächlich finde ich, gibt es in dem Moment nichts Wichtigeres, als Mutter (Vater) und Kind beim Bonden zu unterstützen. Es sei denn, die Frau blutet stark oder eine andere schwerwiegende Komplikation tritt ein.
>
> Es sollte sich inzwischen durchgesetzt haben, dass die erste Stunde der Familie gehört. Die Werte, die beim Kind erhoben werden, verändern sich in dieser Zeit nicht ausschlaggebend. Nur in Notfällen sollte man die wichtige Kennenlernphase schon so früh unterbrechen. Auch das ist ganz schlechter Stil.

Steffen sollte dann auf die Seite kommen, um den Namen unserer Kleinen einzutragen und so weiter. Die Hebamme sagte: »Jetzt kommen Sie mal hier rüber – aber gucken Sie da nicht hin«, mit Geste zu meinem Intimbereich. Ich fragte mich, welches Massaker da wohl stattgefunden haben müsse, wenn er nicht hinschauen sollte (es war gar nichts, es wurde nur ein kleines Gefäß genäht, aber ich war an sich intakt geblieben).

Ich war so froh, als ich Amalia wieder im Arm hatte und sie sich an mich schmiegte, sich gleich beruhigte und einschlief. Ich wünschte mir, ich könnte sie anlegen, wusste aber nicht, wie. Es kam auch niemand, um es uns zu zeigen. Das geschah erst, als die Hausgeburtshebamme kam, um nach uns zu sehen. Ich war so stolz auf unsere Tochter, die diese aufregende, lange und anstrengende Geburt so toll gemeistert hatte. Bis wir dann nach Hause konnten, um unser Familienglück richtig zu genießen, vergingen noch zwei tränenreiche Tage mit einem eigentlich unnötigen Aufenthalt auf der Intensivstation. Es gab »Predigten« über die Leichtsinnigkeit, das Kind zu Hause gebären zu wollen (»Früher wäre so ein Kind bei der Geburt gestorben!« – bei einer kerngesunden Tochter, mit einem Apgar-Score von 10 nach der Geburt?!), und ständigem Aufdrängen weiterer Interventionen und verlängertem Aufenthalt, was bei Nachfragen nicht begründet werden konnte, sodass wir letztlich aus dem Krankenhaus »geflohen« sind und erst zu Hause endlich Ruhe und Entspannung fanden.

Wenn eine Frau stillen möchte, sollte sie die Chance zum Anlegen erhalten und bei Bedarf auch dabei unterstützt werden, sobald das Kind Hungerzeichen zeigt. Das ist in der Regel schon kurz nach der Geburt der Fall. Es ist wirklich schade, wie wenig Engagement das Klinikpersonal in diesem Fall gezeigt hat.

Es hört sich so an, als wenn die Familie in der Klinik für den Versuch der Hausgeburt »bestraft« worden sei. Leider gibt es immer mal wieder solche Anmaßungen. Ich finde das sehr schade. Wäre es doch im Interesse der Frauen, wenn Klinikpersonal und freiberufliche Hebammen einander mit Wertschätzung für die jeweilige Arbeit begegnen würden.

Nachwort

Ich weiß, dass dieses Krankenhaus von anderen Müttern sehr gelobt wird – bei Nachfragen, weshalb sie sich dort gut aufgehoben fühlten, werden genau die Dinge aufgezählt, die für mich eine Beschneidung meiner Autonomie darstellen. Mir ist bewusst, dass das Krankenhauspersonal so handelt, um sich stets abzusichern, und dass andere Mütter andere Bedürfnisse haben und dieses Setting als gut und richtig für sich empfinden. Aber für mich bedeutete der Abbruch der Hausgeburt einen großen Verlust.

Wesentliche Gründe für die Entscheidung zur Hausgeburt waren der Wunsch nach Ruhe, nach (Entscheidungs-)Freiheit gewesen. Vor allem hatte ich nach der Geburt unserer Kleinen sofort intensiv und ungestört mit ihr schmusen wollen. Daher macht es mich nach wie vor unheimlich traurig, dass sie im Krankenhaus schon im Kreißsaal weggenommen und am nächsten Tag sogar für viele Stunden von mir getrennt wurde, als sie zur Überwachung auf die Intensivstation kam. Ich trauere darum, dass ich sie nicht in meinem Arm halten konnte.

Ich kämpfe oft mit Schuldgefühlen – hätte ich noch etwas durchgehalten, wäre sie zu Hause geboren worden. Denn letztlich kam sie ja im Krankenhaus ohne jede Intervention ganz von selbst zur Welt. Ich denke auch, dass ich von der Hausgeburtshebamme mehr Unterstützung gebraucht hätte. Ich hatte mir Suse ausgesucht, weil sie für mich eine hohe Kompetenz, Selbstvertrauen und Ruhe ausstrahlt und viel Erfahrung mitbrachte (aber auch, weil es sonst im Umkreis meines Wohnorts keine andere Hebamme gab, die Hausgeburten betreute). Auch verstand sie meine Gründe für eine Hausgeburt sehr gut.

Im Nachhinein denke ich jedoch, dass sich ihre Überzeugung, dass Frauen sehr gut auch ohne Interventionen Kinder bekommen können, auch darin ausdrückte, dass sie mich zu Hause gewähren ließ, und nur selten eingriff, beispielsweise um zwischendurch die Herztöne des Kindes zu prüfen. Das war für mich vielleicht nicht ganz passend, und ich hätte als »Geburtsneuling« am Schluss vielleicht doch ein wenig mehr Anleitung oder Ansprache gebraucht, um durchzuhalten.

> Manchmal gibt es eine sehr gute, intensive Verbindung zwischen gebärender Frau und Hebamme. Die Hebamme sagt genau die richtigen Dinge, um die Frau zu stärken, und alle Vorschläge passen einfach optimal. Manchmal passt es nicht so perfekt oder die Verbindung bricht unter der Geburt ab. Hebammen sind auch nur Menschen, die zu unterschiedlichen Tagen und Zeiten einfach mehr oder weniger Kapazitäten für Empathie und Takt haben. Manchmal passt es einfach nicht. Das ist dann wirklich schade, kann aber natürlich in seltenen Fällen passieren.

Ich blicke also mit einem lachenden und einem weinenden Auge auf die Geburt zurück. Wenn ich gefragt werde, sage ich, dass ich eine schöne Geburt hatte, und das meine ich auch so. Mein Mann lacht dann immer etwas bitter und verweist auf mein lautes Gebrüll aber die Männer sehen ja nur das Äußere, über mein inneres Erleben kann er nichts sagen. Ich bin in dieser lauten Zeit mit meinem tiefsten Inneren in Berührung gekommen, und was ich dort fand, war schön, und ich hätte dieses Erleben gern konserviert. Gleichzeitig muss ich noch manches Mal weinen, aus Enttäuschung und Schmerz über den unerwarteten Ausgang und alles Nachfolgende in der Klinik. Ich bin froh, dass wir noch ein weiteres Kind möchten und ich wohl noch einmal Gelegenheit bekommen werde, Geburt zu erfahren. Beim nächsten Mal weiß ich, was auf mich zukommt, und ich weiß, dass ich damit fertigwerde. Ich freue mich darauf!

Rückblick auf die Geburt mit etwas Abstand

Ich war als frischgebackene Mutter in den ersten Monaten vollkommen erschlagen von den körperlichen Anstrengungen durch den Dauereinsatz als Mami. Unsere Kleine ist offenbar das, was man heutzutage ein High-Need-Baby nennt. Aber auch psychisch war ich völlig geschafft, sowohl durch die ständige notgedrungene Missachtung meiner eigenen Bedürfnisse als auch das viele Weinen meiner Tochter. Ich hatte das Gefühl, meine Hormone fuhren Achterbahn, dazu das Einfinden in eine völlig neue Lebenssituation mit vielfältigen Herausforderungen. Und in dieser Verfassung galt es nun, die Eindrücke der Geburt zu verarbeiten.

Ich musste damals einfach diesen Geburtsbericht schreiben. Die Erfahrungen unter der Geburt haben mich tagtäglich beschäftigt, ich musste mich damit auseinandersetzen, um es verarbeiten zu können. Mir war vorher nicht klar, wie tief eine Frau von einem Geburtserlebnis berührt wird und wie unwiderruflich sie sich dadurch verändert.

Ich habe zwischenzeitlich einiges dafür getan, um bezüglich des Ausgangs der Geburt mit mir ins Reine zu kommen: Ich habe die Behandlungsunterlagen angefordert und diese mit meiner Hebamme besprochen.

Ich habe einen ausführlichen Brief anlässlich des Roses Revolution Day geschrieben und diesen mit einer Rose vor dem Kreißsaal abgelegt. Das war damals eine unheimliche Befreiung und hat mir ein ganzes Stück Kontrolle wiedergegeben. Dadurch konnte ich weitgehend damit abschließen, was im Krankenhaus geschah.

Ein Nachgespräch ist eine der besten Möglichkeiten der Verarbeitung. Am besten bespricht man das Geschehene mit der Hebamme oder dem Arzt, die/der bei der Geburt dabei war. Oder aber – wenn man gerade mit dieser Person ein Problem hat – man bespricht die Geburt anhand der eigenen Erinnerung und der Geburtsdokumente mit der betreuenden Hebamme.

Die Unterlagen einer Geburt können noch bis zu 30 Jahre nach der Geburt in der Geburtsklinik angefordert werden.

Der Roses Revolution Day findet jedes Jahr am 25. November statt. An diesem Tag sollen Frauen, die unter der Geburt verbale oder körperliche Gewalt erfahren haben, vor den entsprechenden Institutionen rosafarbene Rosen ablegen. Wer möchte, legt einen erklärenden Brief dazu.

Schwieriger fand ich es, mich damit auseinanderzusetzen, weshalb ich plötzlich panisch geworden und kopflos ins Krankenhaus gefahren war. Das ist eine Analyse, für die ich lange gebraucht habe. Mittlerweile ist mir klar, was in diesem Moment geschah, und ich kann es mir selbst nachsehen, bin nicht mehr so enttäuscht von mir.

Es war ein unheimliches Stück Arbeit, die Geburtserfahrungen zu verdauen. Ich bin der Meinung, dass mir das weitgehend gelungen ist, was ich nicht zuletzt daran merke, dass mittlerweile die negativen Erfahrungen ziemlich in den Hintergrund gerückt sind. Und das ist es, was ich noch zu meinem Bericht ergänzen möchte: Je mehr Zeit seit der Geburt vergangen ist, umso größer ist der innere Gewinn, den ich gemacht habe.

Ich denke sehr oft an die Geburt zurück, dann aber an die wunderbaren intimen Momente mit mir selbst, in denen ich ganz bei mir und meinem Kind war. Die Momente, in denen alles um mich herum gleichgültig wurde, ich einfach »sein« konnte und nichts anderes mehr wichtig war. Ich habe bis dahin immer von mir selbst geglaubt, ich sei irgendwie »kaputt«. Aufgrund meiner Biografie habe ich mich selbst immer als beschädigt und schwach wahrgenommen.

Und dann erlebe ich unter der Geburt, wie Schicht um Schicht von mir freigelegt wird, ich immer tiefer in mich eintauche, bis ich im tiefsten Inneren einen leuchtenden, starken, heilen Kern finde.

Dieses Erlebnis kann mir nicht mehr genommen werden. Ich weiß jetzt, dass ich im Innersten nicht kaputt, sondern ganz und stark bin. Die Schwangerschaft, die Geburt und die Stillzeit haben mich zur Frau gemacht. Erst dadurch bin ich mit meiner Weiblichkeit wirklich in Kontakt gekommen, und ich liebe es. Ich sehe meinen Körper in einem ganz neuen Licht – aus einem jahrelangen Feind wurde ein wundervoller Gefährte, dem ich dankbar bin.

Die Erfahrung, einen neuen Menschen in mir heranwachsen lassen zu können und einen Säugling ernähren zu können, haben auch die alte Überzeugung, ich sei eigentlich schädlich für andere, weggewischt. Jetzt weiß ich, dass ich anderen guttue. So viele wunderbare Eindrücke, die mich für den Rest meines Lebens begleiten werden.

Schwangere und vor allem Gebärende sind ganz besonders dünnhäutig. Bei einer Geburt geht es ja darum, sich zu öffnen und sich hinzugeben. Dadurch ist Unfreundlichkeit für Gebärende extrem verletzend. Man ist unter der Geburt nicht gut in der Lage, sich davor zu schützen. Besonders durch die Betreuungspersonen verursachte Verletzungen treffen einen sehr, da die Gewalt in einem Bereich geschieht, der doch eigentlich dazu da ist, sich sicher und geborgen zu fühlen.

Katharina ist es trotz aller Widrigkeiten gelungen, Kraft aus ihrem Geburtserleben zu ziehen. Das ist bemerkenswert und besonders. Einigen Frauen, die Missachtung, psychische oder physische Gewalt unter der Geburt erlebt haben, gelingt das nicht. Dann ist es unglaublich wichtig, das Erlebte im Nachhinein gut zu verarbeiten und bestenfalls irgendwann Frieden damit schließen zu können.

Ich empfehle als ersten Schritt, die Geburt mit der nachbetreuenden Hebamme zu besprechen. Als Grundlage kann man sich den Geburtsbericht aus der Klinik anfordern. So kann man das eigene Erleben mit dem dokumentierten äußeren Geschehen abgleichen.

Oft reicht das nicht. Dann ist es gut, sich professionelle Hilfe zu suchen. Psychotherapeuten leisten hier eine gute Hilfe im Sinne einer Krisenintervention.

Abschließend ist es sinnvoll, am Roses Revolution Day teilzunehmen, wie Katharina es getan hat.

Dabei geht es darum,

- ein Zeichen zu setzen/das Trauma sichtbar zu machen,
- den an der Gewalt Beteiligten zu vermitteln, was sie einem angetan haben. Auch um ihnen die Möglichkeit zu geben, sich mit der Konsequenz ihres Handelns auseinanderzusetzen,
- sich alles von der Seele zu schreiben,
- ein Ritual zu vollziehen, um mit dem Geschehen besser abschließen zu können.

Den meisten Frauen, die Ungerechtigkeit, verbale oder gar körperliche Gewalt erlebt haben, tut es unwahrscheinlich gut, diesen Schritt zu tun und am Roses Revolution Day teilzunehmen. Am besten tut man diesen Schritt nicht allein, sondern nimmt sich einen nahestehenden Menschen mit. Denn der Ort des Geschehens kann einen natürlich auch nochmals sehr triggern.

Das eigene Geburtserleben begleitet einen durch das restliche Leben. Man tut gut daran, es gut verarbeitet mit sich zu tragen. Das gilt umso mehr, wenn ein weiterer Kinderwunsch besteht.

Stephanie – das Weihnachtsbaby

Stephanie erlebte eine ganz unkomplizierte Geburt, die wirklich schön hätte sein können. Leider wurde sie von dem Klinikteam schlecht behandelt und geradezu entmündigt. So wurde aus einer potenziellen Traumgeburt eine Geburt, die okay war, aber doch auch ungute Spuren in Stephanies Psyche hinterließ. Warum findet so eine Geschichte ihren Weg in dieses Buch? Weil solche Situationen sich ein Stück weit vermeiden lassen. Stephanie sagt selbst: »Ich würde sehr gerne meine Erfahrung teilen, um Frauen und insbesondere die Partner zu ermutigen, während der Geburt selbstbewusster zu sein und sich nicht alles gefallen zu lassen!«

Triggerwarnung: Überlegt euch dennoch, ob jetzt und hier der richtige Moment ist, diesen Bericht zu lesen, ob ihr ihn auslasst oder zu einem anderen Zeitpunkt lest.

In der Schwangerschaft hörte ich stets: »Aber nicht, dass das Baby an Heiligabend kommt!« Ich dachte mir, es kommt, wann es möchte. Und so begannen die Wehen Punkt Mitternacht in der Nacht zum Heiligen Abend.

Als die Wehen in einem Abstand von acht Minuten kamen, rief ich in der Klinik an. Dort wurde mir versichert, dass ich mich ruhig noch ins Bett legen und abwarten solle, solange ich es noch aushielte. Da ich Endometriose habe, bin ich Regelschmerzen gewohnt, und die Wehenschmerzen waren nicht wirklich schlimmer. Und so legte ich mich ins Bett und schlief tatsächlich noch einige Stunden.

Selbst wenn die Wehen schon begonnen haben, ist es immer gut, dem Körper noch mal die Möglichkeit zum Kräftesammeln zu geben. Gerade in der Eröffnungsperiode kann man manchmal noch ein wenig schlafen. Selbst wenn man nur ruht, tankt man Kraft.

Am Morgen frühstückte ich ordentlich. Als eine ganze Zeit lang später der Schleimpfropfen abging, rief ich noch mal in der Klinik an. Wieder hieß es, ich müsse noch nicht kommen. Also verbrachte ich den Vormittag zu Hause. Im Vierfüßlerstand hing ich über einem Gymnastikball und rollte, wie im Geburtsvorbereitungskurs gelernt, langsam hin und her, wobei ich noch etwas fernsah. Insgesamt war ich tiefenentspannt. Ich war meinem Baby sehr nahe. Und ich fühlte mich mit meinem Körper verbunden wie noch nie zuvor.

Mein Mann Maximilian ließ mich in Ruhe. Er kennt mich ja gut und weiß, dass ich Schmerzen am liebsten mit mir alleine ausmache. Solange ich ihn nicht rief, erledigte er noch Haushaltsdinge.

Um 11 Uhr waren die Wehen aber dann so stark, dass ich jedes Mal laut tönte. Ich befürchtete, die ganze Nachbarschaft könne mich schon hören. So setzten wir uns ins Auto und fuhren los Richtung Krankenhaus. Die Sitzheizung war angenehm, der Haltegriff überm Fenster hervorragend zum Ziehen geeignet. Und ich tönte bei den Wehen, die nun etwa jede Minute kamen, in meinen Schal. Zwischendurch sang ich meinem Baby Weihnachtslieder vor. Ich hatte einfach gute Laune: nicht mehr lange, und ich würde endlich meine Tochter im Arm halten!

In der Klinik angekommen, wollte ich uns schnell anmelden und dann noch spazieren gehen. Mein Mann sah mich bei dem Vorschlag zwar zweifelnd an, nickte aber stumm. Im Kreißsaal wurde ich jedoch eines Besseren belehrt ... Während ich mich auszog und für die Untersuchung auf die Liege legte, holte mein Mann noch den Gymnastikball aus dem Auto – was zu Hause so hervorragend geklappt hatte, wollte ich hier fortführen. Die Frage nach Schmerzmitteln verneinte ich. Bisher war ich schließlich auch ohne hervorragend zurechtgekommen.

Zunächst bestand die Hebamme, eine vom alten Schlag, nun auf ein CTG. Im Liegen. Ich bat sie um ein mobiles CTG, da Liegen gerade die schlechteste Option war. Im Liegen spürte ich die Wehen um ein Vielfaches schmerzhafter. Das ließ sie aber nicht zu, sondern schnallte mir kurzerhand das CTG um den Bauch. Schon im nächsten Moment dachte ich, es zerreißt mich innerlich. Die Wehen taten unglaublich weh!

Der Arzt kam und wollte mir einen Venenzugang in den Handrücken legen. Das wollte ich nun wirklich nicht, ich wollte mich auf die Wehen konzentrieren, aufs Tönen und mein Baby. Ich wollte zurück zu der Harmonie, und mein Baby nun sanft auf die Welt bringen. Selbst der kleinste Piks würde mich ablenken. Dies sagte ich dem Arzt, der mich daraufhin von der Wichtigkeit des Zugangs zu überzeugen versuchte. Aber schon schwappte die nächste Wehe über mich hinweg. »Nicht jetzt!«, quetschte ich mit zusammengebissenen Zähnen hervor und versuchte, mich auf die Wehe zu konzentrieren. Der Arzt wartete, bis die Wehe vorbei war. Ob er jetzt weiterreden dürfe, wollte er von oben herab wissen. »Oh Mist, nun habe ich den Arzt verärgert«, schoss es mir durch den Kopf. Er redete wieder los und ich reichte ihm schnell die rechte Hand. Ich wollte einfach nur, dass er aufhörte zu reden. Dafür hatte ich nun wahrlich keine Nerven. Er legte mir den Zugang. Kurz darauf wurde der Druck auf den Enddarm bei jeder Wehe stärker. Als würde mein Körper versuchen, eine Wassermelone dort durchzudrücken. Ich wünschte mir eine Wassergeburt. Entschlossen sagte ich der Hebamme, dass ich in die Wanne wolle, aber sie lachte mich aus. So würde sie mich nicht mehr in die Badewanne lassen.

Dann wolle ich zumindest ein mobiles CTG, um mich bewegen zu können, ließ ich sie wissen. Auch das wäre nicht mehr möglich, man müsse die Herztöne des Babys jetzt gut überwachen. Der Druck war inzwischen kaum mehr auszuhalten. Ich wand mich auf der Liege, riss am Bettlaken und an meinen Haaren und brüllte wie ein Löwe.

Das sei die Fruchtblase, erklärte die Hebamme trocken, die drücke auf den Enddarm. Nach einigen Wehen fragte mein Mann vorsichtig, ob ich nicht etwas zum Festhalten haben könne, woraufhin die Hebamme ein Tuch am Bett befestigte, an dem ich nun ziehen konnte. Das war um einiges besser.

Zwischen den Wehen schrie ich einmal in sehr hoher Tonlage. Ich merkte, wie mich das erleichterte, den Stress einfach rauszulassen. Allerdings wurde ich sofort von der Hebamme angeherrscht, ich solle mich doch beruhigen! Das saß. Ich war tatsächlich so irritiert von diesem Tonfall, dass ich aufhörte zu schreien. Der Arzt saß währenddessen die ganze Zeit am Fußende und starrte auf mich oder zwischen meine Beine, sagte aber kein Wort.

Es gibt keinen Grund, das Aufnahme-CTG nicht im Stehen zu schreiben. Nur wenn die Aufzeichnungen aufgrund der vielen Bewegungen schlecht sind, kann man überlegen, wie man eine bessere Dokumentation hinbekommt. Meist geht das im Sitzen beispielsweise auch ganz gut.

In einigen Kliniken ist es ein Standardprozedere, einer Frau bei der Aufnahme in den Kreißsaal einen Zugang zu legen. Es gibt aber bei einer normal verlaufenden Geburt ohne Notsituation keinen zwingenden Grund, dies zu tun. Man kann das also auch ablehnen. Juristisch gilt ein solcher Eingriff sogar als Körperverletzung, solange man nicht zustimmt.

Es gibt Ausschlusskriterien für Wannengeburten – wie ein hohes, geschätztes Geburtsgewicht des Kindes, eine Blutungsneigung der Frau, extremes Übergewicht der Mutter oder eine PDA, aber keine trifft auf diese Geburt zu. Vielleicht mochte die Hebamme selbst keine Wassergeburten? Es ist nicht zu verstehen.

Den Wunsch einer Frau einfach mit Lachen abzutun, ist unprofessionell und unverschämt.

In der Klinik ist es üblich, die Herztöne des Kindes unter der Geburt so lückenlos wie möglich zu dokumentieren. Aber in der Regel ist das auch mit einem mobilen Gerät und im Stehen möglich.

Laut zu werden hilft vielen Frauen, die Wehen besser aushalten zu können. Schrille Töne sind natürlich für alle im Raum anwesenden Menschen heftig. Aber es kann helfen, der Frau dann einfach auf eine andere Frequenz zu verhelfen. Das geht durch gemeinsames Tönen sehr gut. Anherrschen sollte die Hebamme einen nie.

Maximilian versuchte, die Wehen mit mir zu veratmen, schaffte es aber nicht, meinen schnellen Atemrhythmus einzufangen, sodass er mir bei den Wehen ins Gesicht pustete. Das störte zwar, aber so hatte er zumindest das Gefühl, auch etwas tun zu können.

Kurze Zeit später konnte er mir jedoch wirklich helfen. Ich hatte irgendwo gehört, dass Hebammen die Fruchtblase auch öffnen können. »Bitte helfen Sie mir!«, flüsterte ich. Der Arzt warf der Hebamme einen, wie mir schien, etwas ratlosen Blick zu. Diese seufzte. Sie drehte mich auf den Rücken und befahl mir, dass ich das Kinn auf die Brust pressen, die Zähne zusammenbeißen, die Beine anwinkeln und mit den Händen in der Kniekehle meine Beine hochhalten solle. Genau diese Position ist die umständlichste, um zu gebären, hatten wir im Vorbereitungskurs gelernt. So wollte ich auf keinen Fall mein Kind zur Welt bringen! Ich versuchte das der Hebamme mitzuteilen, aber sie fuhr mich an, dass ich pressen, aber nicht reden solle! Und mein rechtes Bein ordentlich hochhalten! Eingeschüchtert versuchte ich brav, das Bein zu halten, aber genau in dieser Hand steckte ja der Venenzugang! Sobald ich mit meinem Unterschenkel dagegenstieß, tat meine Hand weh. Ich versuchte es mit den Fingerspitzen, rutschte aber immer im Schweiß ab. Die Wehe kam, ich presste und die Hebamme schimpfte, weil ich mit meinem Fuß gegen sie drückte, statt das Bein selbst zu halten.

Der verzweifelte Kampf vollzog sich so etwa drei Wehen lang. Die Hebamme fluchte und machte Anstalten, den Raum zu verlassen, wodurch ich einen Schrecken bekam. Würde sie mich alleine lassen?

Das ist emotionale Erpressung und geht gar nicht!

Ich bat sie, doch nicht mehr mit mir zu schimpfen, ich würde ja mein Bestes geben. Letztlich fasste sich mein Mann ein Herz und griff mitten in der Wehe quer über die Liege, packte mein Bein und hielt es hoch. Die Hebamme war nun ruhig, und ich konnte endlich meine Hand sinken lassen. Was für eine Erleichterung.

In der Pause zwischen den Wehen spürte ich warme Flüssigkeit zwischen meinen Beinen. Endlich war die Fruchtblase geplatzt! Eine Dreiviertelstunde lang hatte sie auf meinen Enddarm gedrückt. Ich war unendlich erleichtert. Der Arzt warf einen letzten Blick zwischen meine Beine und mit dem Kommentar, dass es ja noch dauern würde, stand er auf und ging zur Tür.

In genau diesem Moment spürte ich, wie sich etwas Rundes durch mich hindurchschob. »Sie kommt! Jetzt!«, quetschte ich zwischen meinen Zähnen hervor. Woraufhin der Arzt eilig umkehrte und wieder zwischen meinen Beinen Platz nahm. Meine Tochter rutschte wie auf einer Rutschbahn aus mir heraus und war keine Minute später da.

An Schmerzen in dieser Phase kann ich mich nicht erinnern. Ich war so unendlich erleichtert und völlig geschafft! Ich lag auf dem Rücken und verschnaufte, während die Hebamme dem Baby die Nabelschnur vom Hals wickelte. Es gab noch eine Diskussion, weil ich wollte, dass die Nabelschnur nicht zu kurz abgeschnitten wird. Arzt und Hebamme waren sich aber einig, dass eine kurze Nabelschnur besser sei, und so wurde es gemacht.

Auch hier erschließt sich mir nicht, warum auf den Wunsch der Mutter keine Rücksicht genommen wurde.

Ich war zu erschöpft, um mich durchzusetzen. Kurz darauf herrschte mich die Hebamme an, ob ich nicht endlich mal mein Kind hochnehmen wollen würde. Ich war mir sicher gewesen, dass sie es mir auf die Brust legen würden, wenn sie fertig waren, und hatte daher in der Zeit einfach nur die Ruhe nach dem Sturm genossen. Ich kam vom Liegen nicht ins Sitzen hoch und bat um Hilfe, aber die Hebamme meinte, das müsse ich schon alleine können. Mein Mann half mir dann einfach wortlos. Da lag nun meine Tochter vor mir auf dem Bauch, mit den Füßen zu mir. Ich hatte keine Ahnung, wie ich dieses kleine, zarte Wesen von 2510 Gramm nun hochnehmen könnte, ohne es zu zerbrechen. Die Hebamme schimpfte, und ich nahm die Kleine schnell irgendwie hoch.

> Schade, dass dieser eigentlich so schöne und emotionale Moment durch unempathisches, extrem unfreundliches Verhalten gestört wurde.

Die Nachgeburt ließ auf sich warten. Die Hebamme zog ungeduldig an der Nabelschnur, aber sie kam nicht. Als sie mir dann auch noch einen Blasenkatheter legen wollte, weil sie gleich Schichtwechsel habe, ist mir dann der Kragen geplatzt, und sie verließ beleidigt das Zimmer. Das war Gott sei Dank das letzte Mal, dass ich sie gesehen habe.

Eine andere Hebamme kam und drückte vorsichtig auf meinen Bauch. Die Nachgeburt kam ohne zusätzliche Maßnahmen heraus.

Letzten Endes stellte sich heraus, dass sich ein kleines Stück von der Plazenta gelöst hatte und in meinem Bauch geblieben war. Es erschien mir wie eine letzte Schikane von der schimpfenden Hebamme, die aus meiner harmonischen, selbstbestimmten Geburt ein furchtbares Erlebnis gemacht hatte.

Maximilian und ich haben einige Wochen gebraucht, um die Geburt einigermaßen zu verarbeiten.

> Es war für mich schwer erträglich, diesen Bericht zu lesen. Alles lief doch wie von selbst. Nur das Personal hat gestört. Das Verhalten der Hebamme ist einfach unmöglich, grausam und unentschuldbar. Sie hat eindeutig ihre Macht missbraucht und entgegen ihrem Berufsethos gehandelt. Danach »achten Hebammen die körperlichen, seelischen und sozialen Bedürfnisse der Frauen, die ihre gesundheitliche Unterstützung suchen«.[8]

8 hebammenblog.de/einzigartig/verband-ethik

Wie kann man verhindern, dass einem so etwas widerfährt?

Im Vorfeld:

- Überlege einfach mal gemeinsam mit deinem Partner, was dir für deine Geburt wichtig ist.
- Frage bei der Anmeldung in einer Klinik, welche Routinen dort üblich sind, und überlege, ob diese für dich passen. Wenn nicht, frage nach, ob du sie ausschließen kannst. Einen Zugang darfst du natürlich grundsätzlich ablehnen, aber manchmal merkt man schon ganz gut, wie der Stil einer Klinik ist, je nachdem, wie auf die Frage reagiert wird.
- Wenn es absolut nicht passt und du dich schon bei der Anmeldung entmündigt fühlst, wechsle die Klinik.

Während der Geburt:

- Der Partner bekommt die Aufgabe des Bodyguards zugeteilt. Wenn er das Gefühl hat, dass jemand unfreundlich ist oder unsinnige Regeln aufstellt (zum Beispiel »nur liegen ist erlaubt« – ohne, dass ein guter Grund dafür genannt wird), dann tritt er für die Rechte seiner Frau ein. Er achtet auf einen angemessenen Ton, darauf, dass vernünftige Erklärungen gegeben und Wünsche respektiert werden.
- Wenn dir wirklich mal der berühmte »Drache« zugeteilt wird, kannst du immer noch darum bitten, von einer anderen Hebamme betreut zu werden. Das ist dann sicher eine schwierige Situation, aber wenn jemand wirklich unfreundlich ist, ist das wohl die einzige Möglichkeit, deine Geburt zu retten. Ich denke, dass niemand so einen Wechsel leichtfertig fordert.

Wichtig ist natürlich, trotzdem noch zwischen einem physiologischen (also gesunden) Geburtsverlauf und einem Notfall zu unterscheiden. Auch da sollte immer noch kurz Zeit für Erklärungen sein, aber diese dürfen dann ausnahmsweise deutlich minimalistischer ausfallen. Hebammen und Ärzte sind auch nur Menschen, das darf man nicht vergessen. In so einem Fall kann ein Nachgespräch oft die Hektik des Momentes kompensieren.

Vanessa – Schnelldurchgang

Wie geht man in eine Geburt, wenn man eine schon fast irrationale Angst vor Schmerzen hat und gar nicht weiß, wie man die Geburt bewältigen soll? Noch dazu, wenn man eine ausgeprägte Spritzenphobie hat? Vanessa konnte diese Probleme mit viel Optimismus wettmachen und erlebte trotz vorausgegangenem Beckenbruch und knackigem Reiterbeckenboden (Reiterinnen sagt man ja einen sehr starken Beckenboden nach) eine selbstbestimmte, interventionsfreie und unkomplizierte Geburt.

Schwanger! Was für eine Nachricht! Da das ungeplant geschehen war, mussten wir erst einmal vieles für uns sortieren: gedanklich, emotional, beruflich, sogar wohnlich. Anfangs war das eine ganz schöne Achterbahnfahrt, aber mehr und mehr gelangten wir zu der Überzeugung: Das wuppen wir schon irgendwie. Diese Überzeugung »Alles wird gut« begleitete mich auch durch die ganze Schwangerschaft. Keine Ahnung, woher ich diese Gelassenheit nahm, aber ich war sicher, alles würde gut werden.

Dabei gab es einige Themen, die auf uns zukamen: Mit 14 hatte ich durch einen Reitunfall einen dreifachen Beckenbruch erlitten, sodass nun plötzlich abgeklärt werden musste, ob eine spontane Entbindung überhaupt generell möglich sei. Oder ob durch eine eventuelle Kante beziehungsweise Verengung im inneren Beckenring von vornherein ein Kaiserschnitt geplant werden musste. Für mich, die eine riesige, völlig irrationale und schon fast peinliche Angst vor Spritzen hat, eine Horrorvorstellung! PDA? Die Vorstellung, dass der Schmerz nachlässt, ist schön, aber die Spritze? No way. Schon das regelmäßige Blutabnehmen in der Schwangerschaft verursachte mir regelmäßig Schweißausbrüche, und in dem beruhigenden Lächeln der Arzthelferinnen sah ich auch immer die Frage: »Wie will sie nur die Geburt durchstehen?!«

Bei einer geplanten Schwangerschaft hätte man das natürlich vorab vom Orthopäden abklären lassen können; so war Röntgen nicht mehr möglich. Nach viel Rumtelefoniererei hatte ich endlich ein altes Röntgenbild des Beckens zutage gefördert. Aussage im geburtsvorbereitenden Gespräch im Krankenhaus: Wir versuchen es erst einmal spontan, aber sollte es länger dauern, würde man einen Kaiserschnitt anstreben.

Oje … Zudem war ich ja »schon« 36, also eine Risikoschwangere, was musste man da alles machen? Fruchtwasserpunktion? Nackenfaltenmessung? Was würden wir tun, wenn … Alles neue Themen, in die man sich hineindenken und für sich klären musste. Wir wollten insgesamt so wenig Intervention wie möglich.

Die Schwangerschaft verlief ziemlich problemlos: Ich musste mich nur zweimal ein wenig schonen, aber das lag wohl daran, dass ich noch im siebten Monat geritten bin.

Ansonsten hatte ich nur kribbelige Arme dank des Karpaltunnelsyndroms, welches die Hebammen aber prima durch Akupunktur in den Griff bekamen.

> Beim Karpaltunnelsyndrom drücken (in diesem Fall schwangerschaftsbedingte) Ödeme auf den Nervus medianus im Handgelenk innen. Dadurch entsteht ein Kribbeln bis hin zu Taubheitsgefühlen in der Hand. Akupunktur kann helfen, Tapen scheint gut zu wirken, und ansonsten wird das Tragen einer Schiene über Nacht sehr empfohlen.

Auch hier machte ich mich jedes Mal zum Clown, aber die Nadeln brachten mich einfach zum Zittern. Trotzdem entschloss ich mich auch zur geburtsvorbereitenden Akupunktur, da sie beim Karpaltunnelsyndrom so gut gewirkt hatte.

Die Wochen schritten voran, der Sommer wurde immer heißer. Ich war überzeugt davon, dass das Kind drei Wochen früher auf die Welt kommen würde. Es tat sich: nichts. Auch nicht zwei Wochen vorher, auch nicht kurz vorm Termin, auch nicht zum Termin selbst.

Da war es hilfreich, mit meiner Schwiegermutter zu reden: Mein Bruder und ich kamen jeweils drei Wochen zu früh, aber mein Mann und sein Bruder wurden jeweils eine Woche zu spät geboren. Und so sollte es auch bei uns kommen ...

Da mein Mann als Pilot oft unterwegs ist, haben wir lange gerätselt, wie wir es hinkriegen könnten, dass er auf jeden Fall bei der Geburt mit dabei wäre. Wir dachten: Wenn er bei Geburtsbeginn gerade zum Beispiel Richtung Kanaren startet, könnte es eng werden. Aber alles andere, innerdeutsch beispielsweise, sollte problemlos klappen. Hinfahren könnte mich ja jemand anders; so eine Erstgeburt dauert ja Stunden. Wie falsch wir lagen ...

Am Dienstag sollte er nur Köln–München–Köln fliegen, und wir verabschiedeten uns bis zum späten Abend. Morgens ging ich noch zur CTG-Kontrolle in die Hebammenpraxis. Meine Frauenärztin war schon im Urlaub, aber das CTG war ruhig, keine Wehen in Sicht. Noch schnell akupunktieren, tapen und wir verabredeten uns für eine weitere Kontrolle in zwei Tagen.

Am frühen Abend fuhr ich zur Schwangerenmassage, herrlich, dort gibt es extra eine Liege mit einer Aussparung für Bauch und Brüste, das war sehr entspannend.

Auf dem Rückweg musste ich dank einer Baustelle noch einen ziemlichen Umweg fahren und brauchte statt 15 Minuten knapp eine Stunde.

Spät habe ich dann noch mit meinem Bruder und seiner Familie sowie meiner Mutter, die dort zu Besuch war, zu Abend gegessen, und um 22 Uhr kam dann auch wieder mein Mann nach Hause. Wir gingen ins Bett, wünschten uns eine gute Nacht, er schlief sofort ein, und ich las noch ein wenig.

Nachdem ich das Licht gelöscht hatte und mich in eine gemütliche Position wuchten wollte, machte es »Knugg«. Obwohl ich vorher so oft überlegt hatte, wie man wohl wisse, dass es nun endlich losgehe, wusste ich im selben Moment: Das war's. Die Fruchtblase ist geplatzt, es geht los. Dabei war ich so müde und hätte so liebend gerne erst geschlafen ... Daran war aber nicht mehr zu denken.

Nach einem Telefonat mit der diensthabenden Hebamme (der Kopf lag noch nicht im Becken, und ich sollte mich dort melden, um den Transport zu besprechen) schnappten wir uns die Tasche und ein großes Handtuch, brachten den Beifahrersitz in eine eher liegende Position und düsten los.

Früher hat man bei einem Blasensprung, wenn man wusste, dass das Köpfchen vom Kind noch nicht tief und fest im Becken sitzt, immer den Krankenwagen gerufen. Inzwischen macht man das (laut der geburtshilflichen Richtlinien nur noch bei Beckenendlage oder wenn das Baby vor der 37. Schwangerschaftswoche kommt. Denn da besteht eher die Gefahr eines Nabelschnurvorfalles.[9] Ansonsten können die Frauen sich mit dem eigenen Pkw oder einem Taxi ins Krankenhaus bringen lassen.

Komischerweise war ich immer noch relativ ruhig, so wie ich auch besonders in der letzten Phase der Schwangerschaft immer dachte: »Jo, dat wird schon alles werden.« Keine Ahnung, woher das kam, ich bin sonst eher immer trubelig unterwegs. Kaum lag ich im Wagen, begannen die Wehen. Mein Mann erzählte später, dass er direkt auf die Zeit geachtet habe, und wir starteten von null auf 100: Wehen im Zwei-Minuten-Abstand.

Im Krankenhaus angekommen, empfing uns Christine, die Hebamme, die mir mit ihrer ruhigen Ausstrahlung gleich gefiel. Sie stellte fest, dass der Muttermund bereits vier Zentimeter geöffnet war, und schickte erst einmal meinen Mann mit einem Laufzettel los, um die Anmeldung zu erledigen.

Währenddessen kam die Ärztin, um mir einen Zugang zu legen. In die Hand, undenkbar für mich. Sie ließ sich auf meine Bedenken ein und legte ihn oberhalb vom Handgelenk, was für mich ein wenig angenehmer war. Schon mal eine Sorge weniger. Leider musste ich an den Wehenschreiber, da das Baby trotz Geburtsbeginn einen niedrigen Puls hatte. Aber die Wehen, die nun meinen Körper mit aller Macht im Griff hatten, lenkten ab, und wir machten uns nicht allzu große Sorgen.

9 hebammenblog.de/einzigartig/dggg-leitlinie

Wir sagen ja immer: »Fahrt in die Klinik, wenn die Wehen zwei Stunden lang in einem Abstand von circa fünf Minuten kommen.« Diesen Wehenabstand hat Vanessa übersprungen. Wenn die Wehen direkt so schnell kommen, ist es ganz gut, sich in der Klinik oder bei der Hebamme zu melden, um mal zu schauen, wie das Baby mit diesem Verlauf klarkommt.

Die kindliche Herzfrequenz soll optimalerweise zwischen 120 und 140 Schlägen pro Minute liegen. Während der Wehe oder wenn das Kind gerade sehr aktiv ist, verändert sie sich kurzfristig nach oben. In der Wehe kann die Herzfrequenz unter der Geburt auch mal etwas absinken. Manche Kinder liegen generell etwas unter oder über dem Zielwert. Bei extremeren Abweichungen versuchen wir, die Gründe herauszufinden.

Ein Zugang zählt eigentlich nicht zum Standardprozedere bei der Aufnahme, wird aber gelegt, wenn die Herztöne auffällig sind. So kann bei Bedarf beispielsweise ein Medikament geben werden, das die Wehen kurzfristig unterbricht, wenn sie das Kind sehr anstrengen.

Außer meinem Mann, Christine und mir war kein Mensch weit und breit zu sehen oder hören (ich dafür umso mehr), die Stimmung war, na ja, nicht magisch, nicht gemütlich, es gab auch keine Kerzen wie ich es mir im Geburtshaus vorstelle und eigentlich auch gewünscht hätte, aber doch irgendwie schön. Unglaublicherweise wusste mein Körper, was zu tun war. Da musste »nur« noch mein Kopf mitspielen und ich mich darauf einlassen. Dabei bin ich nicht gut im Kontrolle-Abgeben ... Zum Glück hatte ich das Buch *Das Geheimnis einer schönen Geburt* gelesen: Ich versuchte zu visualisieren und zu atmen, was das Zeug hielt. Ja, es tat weh, aber in erster Linie fand ich es sauanstrengend.

Christine war sehr zuversichtlich, dass wir es noch vor ihrem Schichtende über die Bühne bringen würden. Das war um 7 Uhr, wie ich wusste. Wir waren erst seit 0:15 Uhr im Kreißsaal – das konnte ja nicht klappen.

Mir wurde übel, und ich konnte daher nicht, wie ich mir das so schön vorgestellt hatte, in die Wanne oder auf den Sitzball, sondern lag auf dem Bett und wehte vor mich hin.

Jegliches Massageangebot meines Mannes schlug ich ziemlich fix aus, bloß nicht anfassen, und mir war so unfassbar heiß ...

Christine begann seelenruhig, die Babykleidung zurechtzulegen, erkundigte sich nach dem Namen, den das Kind erhalten sollte, machte das Armkettchen dafür fertig und schaltete die Wärmelampe ein. Da eine Freundin von mir ebenfalls bei ihr entbunden hatte, wusste ich: alles nur Tricks. Es würde noch Stunden dauern. Als sie nach gut anderthalb Stunden fragte, ob ich denn mal mitpressen wolle, dachte ich noch immer, sie wolle mich nur beruhigen und motivieren.

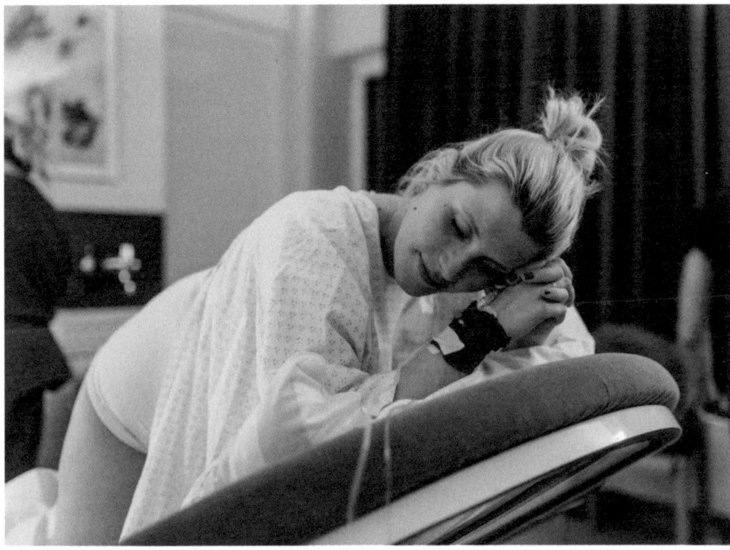

Sie rief dann die Ärztin an und sagte, dass die Geburt bevorstehe, ob sie rüberkommen könne. Auch diese war verwundert und sagte, dass es doch gerade nur eine Frau im Kreißsaal gebe, und dort habe sie erst kürzlich den Zugang gelegt. Ja, genau, um diese Frau gehe es, eine andere sei tatsächlich nicht hier.

Geburt? Jetzt?! Tja, der Reiterbeckenboden sorgte dann dafür, dass das Ganze doch noch ein wenig dauerte, ich presste, und ich fürchte, ich schrie auch. Die Ärztin warf sich auf meinen Bauch, da die Presswehen andauerten, das Kind aber nicht kam.

Die Ärztin wandte den Kristeller-Handgriff an, bei dem wehensynchron von außen ein Druck auf die Gebärmutter ausgeübt wird.

Christine rief, ich solle schieben, aber ich war der Meinung, dass ich es nicht noch kräftiger konnte, und dachte: »Jetzt gleich schneidet sie. Jetzt gleich brechen sie ab, und es wird doch noch ein Kaiserschnitt.« In dem Moment, als ich dachte, nichts gehe mehr, und ich ratlos war, wie ich mich noch mehr anstrengen könnte, hörte ich plötzlich jemanden schluchzen: Meinem Mann liefen neben mir die Tränen übers Gesicht. Es war vorher für ihn das Schlimmste, sich vorzustellen, wie ich da unter Schmerzen läge, und er könne nichts tun. Und genauso kam es ihm nun vor, da half es auch nichts, dass ich ihn beruhigen wollte.

Hatte ich so sehr gejammert?! Nach Heulen war mir nicht zumute, ich war eher wütend und erschöpft.

> Es gibt wohl fast in jeder Geburt einen mehr oder weniger kurzen Verzweiflungsmoment. Meist entsteht er in der Übergangsphase, bei einem Muttermund von acht bis neun Zentimetern. Aber manchmal, wie in diesem Fall, kommt er auch etwas später, mitten im Pressen. Auch wenn das motivationstechnisch immer ein schwieriger Moment ist, so zeigt er doch das baldige Ende der Geburt an.

Im selben Moment spürte ich einen letzten heißen Druck, der Kopf war da, und ich hörte den gut gemeinten Ratschlag von Christine, dass ich jetzt nicht mehr pressen solle, aber das konnte ich nur ignorieren, sodass mein Baby sofort komplett und mit Karacho geboren wurde.

Es war 3:43 Uhr. Es lagen exakt vier Stunden zwischen dem Platzen der Fruchtblase mit anschließendem Beginn der Wehen und dem ersten Schrei. Im selben Moment waren alle Schmerzen vorbei und vergessen, es war unglaublich. Hätte mir das jemand vorher erzählt, ich hätte kein Wort geglaubt und gesagt, dass jeder doch wisse, dass gerade eine erste Geburt Stunden um Stunden dauert. Tja. Im Nachhinein sind wir sogar froh, dass der Flug keine Verspätung hatte. Das hätte selbst bei der Strecke Köln–München–Köln gewaltig in die Hose gehen können.

Leider musste ja auch noch die Nachgeburt raus, damit hatten sie es eilig. Ich hingegen hatte keine Lust mehr auf Pressen. Da sie vermuteten, dass meine Blase gefüllt sei und damit die Nachgeburt behinderte, wollten sie einen Katheter legen, um das Ganze zu beschleunigen. Sie konnten ja nicht wissen, dass das Wort »Katheter« bei mir fast noch schlimmere Erinnerungen an den Beckenbruch auslöst als »Spritze«. Ich habe mich gewehrt wie nur was und konnte ein wenig Aufschub aushandeln, aber die Stimmung war doch getrübt. Sollte es doch noch so werden wie befürchtet? Fremdbestimmt, voller Schmerzen und Interventionen? Ich hatte ein kleines Wesen auf der Brust, was ich bestaunen und es nicht mit Gejammer und Gezappel begrüßen wollte.

> Normalerweise drängeln wir nicht allzu sehr. Es sei denn, die Blutung ist etwas stärker, als uns lieb ist. Dann versuchen wir schon, die Plazentageburt so gut wie möglich zu beschleunigen. Aber die volle Harnblase kann da tatsächlich stören (sie kann übrigens auch der Grund für die lange, anstrengende Pressphase gewesen sein). Leider gelingt es nur wenigen Frauen, so schnell nach der Geburt zu pinkeln, sodass man dann katheterisieren muss.

Hebamme und Ärztin waren sich einig, dass die Plazenta nun rausmüsse und die gefüllte Blase sie einenge, aber ich hätte lieber auf die Liege gepieselt, als einen Katheter zu bekommen. Doch zum Glück hat es dann auch plötzlich so geklappt. Nun kündigte sich die nächste Baustelle an: das Nähen. Ich hatte keinen Dammriss, sondern einen Scheidenriss, davon hatte ich gar nichts gemerkt – vom Nähen spürte ich trotz Betäubung allerdings umso mehr. Das war so fürchterlich, wie ich mir die ganze Geburt vorgestellt hatte, und dämpfte meinen Stolz, diese so gut über die Bühne gebracht zu haben, doch ein wenig.

Ich ranzte auch ziemlich die junge Ärztin an, die total verschüchtert schon das Nähen abbrechen wollte, aber die erfahrene Hebamme sorgte dafür, dass es weiterging und keiner sein Gesicht verlor.

Mich hat es trotzdem noch lange beschäftigt. Mittlerweile überwiegt aber meine positive Erinnerung an die schnelle und ansonsten komplikationslose Geburt. Danach endlich hatten wir Zeit für uns drei: Es gab Sekt und viel Ruhe und Zeit zum Kuscheln. Durch die langen Presswehen war der Kindskopf ziemlich verformt, aber das hat sich mittlerweile alles gut entwickelt.

Christine sagte mir in einem späteren Gespräch, dass wir uns die letzten 45 Minuten »hätten schenken können«, aber ich weiß nicht, wie ich noch eher hätte locker lassen sollen. Das war halt die Geschwindigkeit meines Körpers, ich hatte nicht das Gefühl, sonderlich viel beeinflussen zu können. Außerdem fand ich vier Stunden schon sportlich genug ...

Noch im Kreißsaal zeigte Christine mir, wie ich das Baby anlege – da wusste ich noch nicht, dass mit dem Stillen das nächste große Thema auf uns zukam. Es klappte die ersten Tage so gar nicht, aber, um es kurz zu machen: Heute, zehn Monate später, stillen wir immer noch. Auch hier haben mir die Hebamme und die Akupunktur geholfen. Mir war vorher gar nicht klar, was Hebammen für einen großartigen und komplexen Job machen.

Als wir dann morgens gegen 6 Uhr den Kreißsaal verließen, trafen wir noch die Putzfrau, die uns gleich gratulierte. Ansonsten waren wir tatsächlich die Einzigen auf der Geburtsstation, und das im September.

> Der September ist der geburtenreichste Monat. Die kuschelige Weihnachtszeit ist wohl dafür verantwortlich.

Die Tage davor und danach war unglaublich viel los im Kreißsaal, aber an diesem Tag kam nur unser Sohn dort zu Welt, und wir hatten unsere Ruhe. Ich bin auch froh, dass es nachts war, wer weiß, wer tagsüber noch alles interveniert hätte. Und so konnten wir alle Freunde und die Familie zum Frühstück mit einer tollen Nachricht überraschen. Wir waren (und sind es immer noch) stolz wie Bolle auf dieses kleine Wunder in meinem Arm, aber auch ziemlich geplättet. Dass es jetzt plötzlich da war! Unser Kind!

Noch ein Wort zu meiner Schmerzempfindlichkeit: Es ging tatsächlich ohne Schmerzmittel. Ich habe mich gefragt, wie man das ohne Schmerzmittel durchstehen sollte. Aber es war gefühlt wie im Mittelalter, und es hat funktioniert. Abgesehen davon, dass auch wenig Zeit war, hat die Hebamme mich gar nicht erst gefragt, und mir kam es auch nicht in den Sinn, etwas zu verlangen, obwohl ich ja so ein Weichei bin. Ja, es tat weh, aber es war aushaltbar und machbar.

Vielleicht macht diese Erzählung auch anderen Angsthasen Mut. Der Körper, den man ja viele Jahre zu kennen glaubt, hat ungeahnte Fähigkeiten und weiß schon, was zu tun ist, das fand ich sehr eindrucksvoll.

Natürlich weiß keine von uns, wie sie auf die Wehen reagieren wird. Mein Gefühl ist immer, dass es weniger auf die Schmerzempfindlichkeit ankommt als vielmehr auf die mentale Stärke, die man mitbringt. Insofern hat die positive Einstellung hier sicher sehr geholfen.

Auch macht es ja einen großen Unterschied, warum ein Schmerz auftaucht. Ich denke nicht, dass ich einem Zahnschmerz etwas Positives abgewinnen könnte, denn er bringt ja nichts Gutes zutage. Ein Wehenschmerz hingegen wird letztlich mit einem wunderbaren Kind belohnt.

Angelika – Wassergeburt

Angelika schrieb mir, dass sie leider vollkommen uninformiert in ihre erste Geburt gestolpert sei, die dann auch nicht besonders schön gewesen sei. In der zweiten Schwangerschaft dachte sie dann wirklich gut darüber nach, was sie wollte, und erlebte eine richtig schöne Wassergeburt.

Bis zum ET hatten wir schon gewartet, ob unser Baby nicht auch schon früher kommen würde. Ich war jetzt über dem Termin und wartete und wartete und war echt genervt.

Bei ET + 6 hatte ich etwas Blutungen und fuhr zur Sicherheit mit meinem Mann in die Klinik. Sie schrieben dort ein CTG und sagten, es sei alles okay. Wir fuhren wieder nach Hause.

Unser Vierjähriger wurde an dem Tag von Freunden betreut. Als wir wieder zu Hause waren, brachten sie ihn zu uns, und wir luden sie zum Mittagessen ein. Wir bestellten Essen vom Asiaten. Kurz vorher merkte ich schon leichte Wehen, die aber stärker waren als die vorherigen.

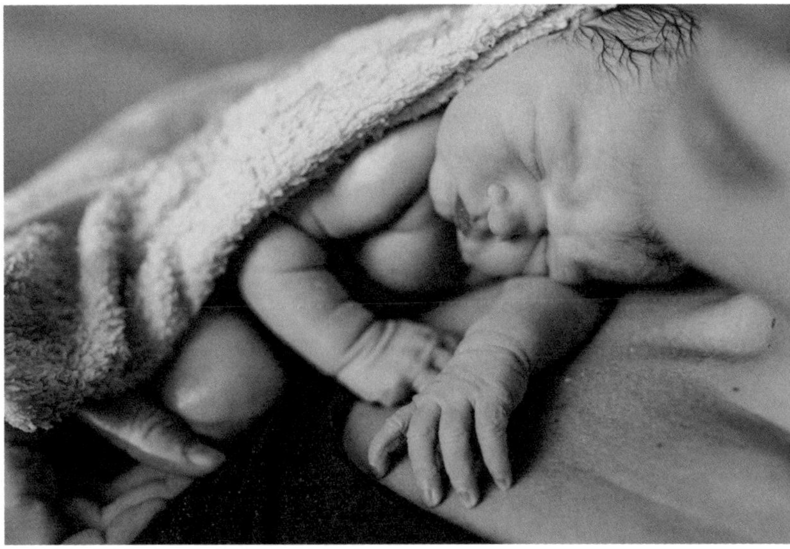

Ich zog mich ins Schlafzimmer zurück. Nach Essen war mir nicht mehr. Aber es ging mir gut. Ich war froh, dass es anscheinend losging. Nach einer Weile bat ich meinen Mann, mir Gesellschaft zu leisten. Ich fühlte mich alleine nicht mehr wohl. Wir entschieden, in die Klinik zu fahren. Er aß noch schnell einen Happen, dann fuhren wir los. Ich hoffte während der Fahrt, dass unser kleiner Mann nicht im Auto zur Welt kommen würde. Es sollte aber noch zweieinhalb Stunden bis zur Geburt dauern. Nach 20 Minuten kamen wir in der Klinik an. Anscheinend gab es kaum Geburten an diesem Tag, denn wir durften uns sogar den Kreißsaal mit der Geburtswanne aussuchen. Mir wurde ein Zugang gelegt.

In einigen Kliniken ist der Zugang immer noch ein Standard. Vielerorts kommt man davon glücklicherweise wieder ab, denn es hemmt die Bewegungsfreiheit sehr. Gerade für Frauen, die sich vornübergeneigt abstützen möchten oder im Vierfüßlerstand sind, ist das sehr störend.

Da ich immer wieder starke Wehen hatte, fragte ich, ob der Zugang auch im Stehen (vorgebeugt) gelegt werden könne. Das war möglich und viel angenehmer, als die liegende Position einzunehmen.

Dann stieg ich relativ bald in die Wanne und nahm dort den Vierfüßlerstand ein. Mit der Hilfe meines Mannes schaffte ich die Wehen, er hielt mich fest, sodass ich über Wasser blieb. Schließlich entstand ein starker Druck nach unten, und die Hebamme sagte passend zu meinem Gefühl, ich dürfe gerne nach unten mitschieben.

Die Hebamme merkte dann irgendwann – ob es nach wenigen Minuten oder einer halben Stunde war, kann ich nicht sagen –, dass mich irgendetwas am Schieben hinderte. Da wurde mir bewusst, dass ich Angst davor hatte, dass etwas kaputtgehen beziehungsweise reißen könnte.

Die Hebamme hat mich super unterstützt, mir gut zugeredet und Mut gemacht. Sie meinte, wenn ich meine Angst überwinden könnte, wäre ich gleich am Ziel und könne mein Baby in den Armen halten.

Es drückte so. Der Kopf war schon ein Stückchen im Wasser, das konnte ich mit den Händen fühlen. Das motivierte mich, »es zu Ende zu bringen«.

Dann kam der Augenblick, und mein Sohn wurde ins Wasser geboren. Da schwamm er unter Wasser, und ich durfte ihn mit meinen eigenen Händen auf den Arm nehmen. Ich war auf der Stelle verliebt.

Es war für mich eine Traumgeburt, die mir durch Jana Friedrichs Blog und ihr Buch möglich war. Es hat mir sehr geholfen, die Geburtsberichte zu lesen, mir durch die Arbeitsblätter[10] überlegen zu können, was ICH für den Verlauf der Geburt wollte und was nicht. Und diese Art der Vorbereitung gab mir eine Relaxtheit, die ich sonst nicht gehabt hätte. Es hat meine komplette Einstellung zur Geburt verändert.

Das freut mich natürlich. Letztlich ist ja genau das die Aufgabe von uns Hebammen: den Frauen Tipps zu geben, ihnen ihre Optionen aufzuzeigen und sie an ihre eigene Stärke zu erinnern. Schaffen muss es am Ende aber jede Frau allein. Insofern möchte ich das Kompliment gerne zurückgeben. An Angelika und alle anderen Frauen. Gut gemacht!

Molly – das zehnte Kind

Molly erwartete ihr zehntes Kind und hatte eine Hausgeburt geplant. Vor einer Klinikgeburt gruselte sie sich aufgrund der Erfahrungen, die sie gemacht hatte, etwas. Sie wollte gerne selbstbestimmt gebären und keinesfalls entmündigt werden.

Man ahnt es schon. Es wurde natürlich keine Hausgeburt. Aber es wurde eine sehr schöne Geburt, bei der Mollys Wünsche respektiert und erfüllt wurden.

10 Du findest den Link zu den Arbeitsblättern auch am Ende dieses Buches unter »Bonusmaterial«

Noch in der Schwangerschaft war klar: Diesmal wird es endlich die seit Jahren gewünschte Hausgeburt! Immer war etwas anderes dazwischengekommen. Immer wieder war ich aus den verschiedensten Gründen im Krankenhaus gelandet.

Ich liebäugelte sogar mit einer Alleingeburt, doch dann fand ich in der Mitte der Schwangerschaft noch eine Hausgeburtshebamme, mit der die Chemie passte. Also dachte ich: »DIESMAL wird es garantiert eine Hausgeburt.« Dieses Kind MUSSTE einfach zu Hause geboren werden!

Da ich immer weit, weit, weeeeiiiitttt übertrage, habe ich mich kohlenhydratreduziert ernährt, da dies einer Studie zufolge bei kräftigen Pummelfeen die Rezeptoren im Gehirn frei macht, wo das körpereigene Oxytocin andockt. War das schwer. Ich bin Kohlenhydratjunkie. Aber ich hab's geschafft! Wie immer hatte ich wochenlang Wehen. Wie immer, dachte ich, würde sich der Muttermund bereits vor dem Termin öffnen. Tat er aber nicht, trotz teilweise sehr starker Wehen. Der Kopf des Babys blieb auf der Symphyse hängen und drückte.

Das bedeutet, der kindliche Kopf senkte sich noch nicht ins Becken. Sehr häufig bekommen Frauen ungefähr vier Wochen vor dem errechneten Termin Senkwehen. Danach sitzt das Kind – und dementsprechend auch der Bauch – deutlich tiefer, nämlich schon in einer perfekten Startposition für die Geburt. Manche Kinder treten aber erst mit Beginn der Geburtswehen wirklich ins Becken ein.

Was Mollys Ernährung betrifft: Tatsächlich forschten Fowden et al. schon 1994 zu dem Zusammenhang von Blutzucker und Prostaglandinen (wehenauslösende Hormone) und stellten fest, dass sich beide bedingen. Also mehr Zucker führt zu weniger Prostaglandinen und somit wahrscheinlich zu einem verzögerten Geburtsbeginn.[11]

Der deutsche Perinatalmediziner, Prof. Dr. Frank Louwen, vertritt aus ebendiesem Grund die These, dass Schwangere ab circa fünf Wochen vor der Geburt Süßes vermeiden sollten. Dieser Verzicht ist inzwischen als »Louwen-Diät« bekannt geworden.

Die Hebamme erläuterte offen ihre Bedenken: Der Kopf und das Kind insgesamt seien zu groß, die Nabelschnur zu kurz und um den Hals des Kindes gewickelt. Deswegen schickte sie mich kurz nach dem ET zum Kontroll-Ultraschall in die Klinik.

11 hebammenblog.de/einzigartig/pubmed-zucker

Der Ultraschall ergab, dass das Baby geschätzt 4300 Gramm wog und einen Kopfumfang von 36 Zentimetern hatte, die Nabelschnur war weder um Körper noch Hals gewickelt. Die Klinikärztin meinte, bei Mehrgebärenden und vor allem beim zehnten Kind sei das völlig normal, dass der Kopf erst bei der Geburt herunterkomme. Ich bräuchte nur ordentliche Wehen.

Die Ärztin hatte mich von der letzten Geburt erkannt und schwärmte, wie toll sie das gefunden habe und dass sie bis heute davon erzähle, wie beeindruckt sie von mir beziehungsweise der Geburt von Kind Nummer neun gewesen sei.

Sie schaute extra in ihren Dienstplan und verkündete strahlend ihre Dienstzeiten. Ich solle doch bitte wieder zu ihr kommen. Für mich war aber klar: Das Baby bekomme ich ZU HAUSE! Basta! Nix anderes kommt infrage!

Wieder in meiner Mitte, wartete ich zu Hause im Kreise der Familie ganz gelassen und ruhig auf das, was kommen würde. Wir hatten jede Menge Spaß. Wir lachten viel und waren megaentspannt. Das Leben war schön, und irgendwann würde das Baby schon sagen: »Achtung, jetzt komm ich!«

Am Samstag, den 16. Juni, wachte ich in der Nacht immer wieder von Wehen auf, die zwar ein wenig heftiger, aber noch nicht schmerzhaft waren. Also alles so wie immer. Umso größer die Überraschung, als ich um 6:30 Uhr eine verstärkte Zeichnungsblutung auf dem WC entdeckte. »Oh, das waren doch richtige Wehen gewesen?«

> Von »zeichnen« spricht man, wenn sich der Muttermund durch die beginnenden Wehen zu öffnen beginnt. In ihm befinden sich kleine Gefäße, aus denen es durch das Weiten leicht blutet.
>
> Oft stellt der errechnete Termin im Leben einer Familie eine Zäsur dar: Ab da stehen keine Vorhaben mehr im Kalender. Alles ist auf diesen Tag ausgerichtet. Verstreicht er, ohne dass sich das Baby auf den Weg macht, beginnt oft eine anstrengende, frustrierende Zeit. Auch die Umwelt fragt danach ständig nach dem Baby. Die wenigsten Familien schaffen es, die Zeit gelassen verstreichen zu lassen. Und doch ist es eigentlich das Beste, was man machen kann, denn erzwingen kann man es ja eh nicht. Und Einleiten ist immer nur die letzte Option.

Ich hatte das Bedürfnis zu ruhen. Die richtigen Wehen würden mich schon wecken, dachte ich. Um 10 Uhr wachte ich wieder auf. Ich hatte Pillepalle-Wehen, so kamen sie mir zumindest vor. Beim Gang aufs WC sah ich, dass die Zeichnungsblutung immer noch im Gange war. »Cool!« Auf dem Weg zurück ins Schlafzimmer, ich stand gerade an der Schwelle, kam dann eine knackige Wehe. Und es machte »Patsch!« ... Das Fruchtwasser strömte aus mir heraus wie ein aufgedrehter Wasserhahn. Unterhose nass. Boden nass. Es lief und lief, und ich musste lachen und lachen. Ich konnte nicht mehr aufhören zu lachen, und das Wasser hörte nicht auf zu laufen. Es lief, breitete sich aus und lief weiter.

So was ist mir auch noch nicht passiert – absolut filmreif! Mein Mann rannte die Treppe hinunter, um Handtücher aus dem Erdgeschoss zu holen. Als er zurückkam, floss es immer noch, und ich stand da und lachte immer noch. Mit einem Handtuch zwischen den Beinen watschelte ich durch den Flur ins Bad zurück, aber das Handtuch reichte nicht. Der Flur war voll, das Bad war voll, und auf der Toilette kam dann nochmals eine ganze Menge.

Und ich lachte und lachte. Die Gesichter der Kinder, das meines Mannes, die geplatzte Fruchtblase – es war zu köstlich.

Mein Problem war aber: Ich spürte nun wieder den Druck des kindlichen Kopfes über/auf der Symphyse und nicht im Becken, wo er hingehört. Also rief ich die Hebamme an, damit sie mal schauen kam. Bis dahin machte ich fleißig Übungen von »Spinning Babys«, damit der Kopf runterkam. Aber ich hatte nur alle zehn Minuten circa eine Wehe. Und die war dann sehr sanft. »Gut«, dachte ich, »dauert halt noch.«

»Spinning Babys« ist ein Trainingsprogramm, das die amerikanische Hebamme Gail Tully 2002 entwickelt hat. Die Übungen sollen das Baby in eine gute Geburtsposition bringen und es bei der Reise durch den Geburtskanal optimal unterstützen.

Die Hebamme kam gegen 11 Uhr.

»Ja, dann wirf dein Kind mal raus. Du hast nur noch einen leichten Saum, der Muttermund ist acht bis neun Zentimeter geöffnet.«

Und das mit Pillepalle-Wehen? Wahnsinn! Zu keiner Zeit tat es richtig weh. Nur wenn der Kopf auf die Symphyse drückte, gab es einen leichten Schmerz beziehungsweise drückte es. Und ich kicherte und lachte. Uns ging's gut. Ich machte Spinning-Baby-Übungen.

Die Hebamme und mein Mann scherzten, dass man mir das Lachgas wegnehmen solle. Haha. Mir ging's super! Easy going. Ich wartete darauf, dass ich den Kopf im Becken spürte. Aber das passierte nicht. Die Wehen blieben so, und er hing auf der Symphyse fest.

Um 12:30 Uhr sagte die Hebamme, sie denke, er komme nicht runter, weil er entweder festhänge und sich so schütze oder ich eine Wehenschwäche hätte. Das fand ich dann nicht mehr lustig, als sie von Notkaiserschnitt und dringend Klinik sprach.

Sie wollte mich unbedingt verlegen. Und das machte uns (meinem Mann und mir) große Angst.

> Bei Frauen, die viele Kinder bekommen, nimmt die Kontraktionsfähigkeit der Gebärmutter manchmal ab, und sie brauchen einfach mehr Zeit, um effektive Wehen zu entwickeln. Oft kommt aber auch ein Punkt, nachdem es nach langsamer Anfangsphase plötzlich rasend schnell geht. Manchmal haben sie aber auch wirklich eine Wehenschwäche und brauchen etwas medikamentöse Unterstützung.

13 Uhr – Ankunft Klinik. Die Hebamme kam nicht mit, sie hatte uns aber telefonisch angekündigt. Ich fühlte nun doch mehr Wehen, aber auch immer den gewaltigen Druck auf die Symphyse und nicht im Becken. Ich war traurig und wütend zugleich. Es sollte doch eine Hausgeburt werden! Und nun waren wir doch in einer Klinik. Wurde es am Ende ein Kaiserschnitt?

Ich musste mich anmelden und gefühlt 100.000 Formulare unterschreiben (Datenschutz et cetera). Grimmig unterschrieb ich ein Blatt nach dem anderen, veratmete Wehen und überlegte, wie sie das wohl machten, wenn das Kind schon rausguckte und winkte.

Dann »durfte« ich hoch in den Kreißsaal. »Erst mal untersuchen, Sie kommen dann auf Station. Richtige Wehen haben Sie ja keine. Sie sind viel zu entspannt.«

»Huch, der Muttermund ist ja vollständig geöffnet??? Nee, Sie müssen hierbleiben.«

Ab in den Kreißsaal und erst mal gefühlt weitere 100 000 Formulare ausfüllen: Familienname, Religion, Papiere fürs Standesamt ...

Um 13:30 Uhr ging's ab zum CTG. Liegend natürlich. Ich hasste es. Ich hatte so Angst vor einem Kaiserschnitt. Aber die Hebamme richtete alles für eine natürliche Geburt her und sagte mir grinsend mit Dialekt: »Denken se wärglisch, isch würd des hier mache, wenn des Baby net so nauskomme würd?«

Zweimal sackten die Herztöne meines Babys dramatisch in den Keller während einer Wehe. Ich bekam Angst. Aber die Hebamme sagte nur: »Na, des bedeutet, das Baby bewegt sich, was richtig so ist unter der Wehe«. Puh, okay!

14 Uhr: Schichtwechsel. Eine sehr junge Hebamme kam zu mir und stellte sich vor. »Wir legen jetzt einen Zugang. Und dann hängen wir einen Wehentropf an.« Ich diskutierte und veratmete Wehen. Ich unterbreitete ihr genau meine Wünsche: »Nein, da kein Zugang, da auch nicht. Ich möcht ihn da haben.« Die Hebamme fügte sich. Ich dachte: »Nanu? Kein Widerstand?«

Ich diskutierte auch über die Einheiten des Wehentropfes. Ich bekam die niedrigste Dosis, ganz ohne Widerstand. »Wow! Okay. Mal sehen, was sie zur Lotusgeburt sagt?« Sie sagte: »Toll, das machen wir!«

»WAS? IN DER KLINIK???« – Genial!

Von einer Lotusgeburt spricht man, wenn Kind und Plazenta nach der Geburt nicht durch Abnabeln voneinander getrennt werden. Die Plazenta verbleibt, durch die Nabelschnur mit dem Kind verbunden, bis der Nabel sich nach einigen Tagen ganz von alleine vom kindlichen Bauch löst. Die Plazenta wird während der Zeit in einem, speziell vorbereiteten, mit Salz, ätherischen Ölen und Kräutern gefüllten Baumwollsäckchen aufbewahrt. So wird sie konserviert und trocknet ein, ohne zu faulen. Wissenschaftlich konnte bisher kein Vor- oder Nachteil der Methode festgestellt werden. Im Internet finden sich zahlreiche Anleitungen, die auf einen großen Trend hindeuten. Jedoch entscheiden sich nur sehr wenige Menschen für diese Variante des Nicht-Abnabelns.

Da kam eine Wow-Wehe und ich veratmete sie, konnte nicht weiter meine Vorstellungen äußern. Da fragte sie mich, SIE FRAGTE, ob sie mal schauen solle oder ob wir warten wollten.

Erst dachte ich: »Die Wehe hört gar nicht mehr auf.« Doch dann merkte ich: »Das ist der Druck vom Kopf!«

Ich warf mich herum, öffnete die Beine und sagte nur: »Baby kommt!« Er rutschte wieder hoch. Sofort drehte ich mich wieder auf die Seite. Beine zu. Baby kommt nicht! Zur Hebamme meinte ich: »Finger weg!« Sie lachte nur und sagte, sie habe schon Haare gesehen. Ob ich so bleiben oder dem Baby Platz machen wolle? Ich motzte: »Das Baby bleibt drinnen …«

Sie lachte und rief den Arzt übers Telefon zur Geburt. »Hö? Moment«, mein Gehirn schaltete sich kurz ein. Sie sieht Haare? Der Arzt soll zur Geburt kommen? Arzt? HAA-RE? ARZT?

»Das schaff ich, bevor der kommt!«

Und so öffnete ich mich. Der Ring of Fire, da war er, tatsächlich.

Mit »Ring of Fire« beschreibt man den Moment, in dem der Kopf das Gewebe von Scheide und Damm maximal dehnt und sich alles sehr gespannt und eben etwas brennend anfühlt.

Mein Kind rauschte durchs Becken. Ich spürte es. Ich drückte mit. Der Kopf kam. Es macht »Plopp«. Die Hebamme sagte: »Atmen, nicht pressen!« Aber der Körper ist eine Dampfmaschine. Ich bekam ihn nicht gedrosselt. Und da lag er schon. 14:28 Uhr. Mein perfekter Sohn. Ich richtete mich auf, und die Hebamme machte Platz. Sie hatte keiner-

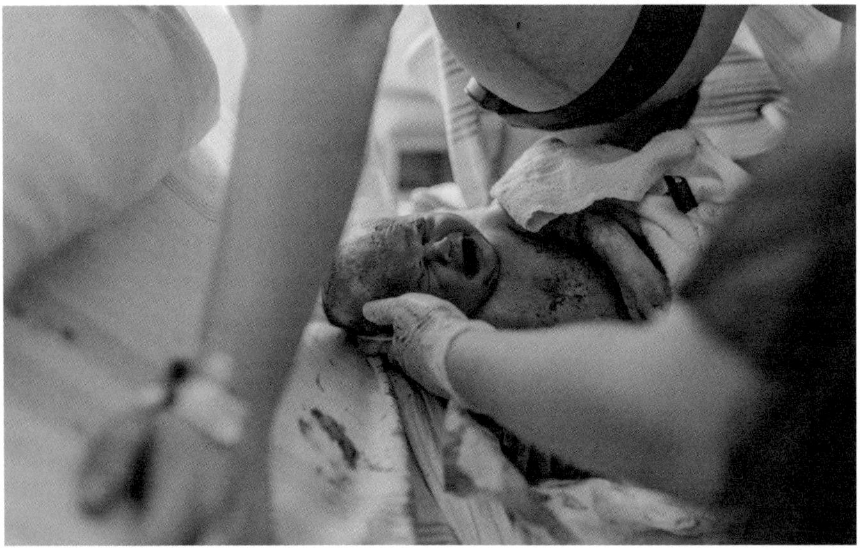

lei Anstalten gemacht, den Kleinen hochzunehmen, denn sie griff so minimal ein wie möglich. Ich nahm ihn also selbst auf, nahm mein mitgebrachtes Handtuch und legte ihn mir auf die nackte Brust. Er schrie nicht, atmete ganz ruhig, schaute sich um und kam sanft an.

Nun, pünktlich zur Plazentageburt (sie löste sich sofort und problemlos), betrat der Oberarzt das Gebärzimmer. Er war erstaunt, dass die Nabelschnur noch nicht durchtrennt war, und schimpfte, wie gefährlich das sei.

Es ist nicht gefährlich, nicht sofort abzunabeln. Im Gegenteil: Von dem zusätzlichen Blutvolumen, welches das Baby so noch aus der Plazenta erhält, profitiert es sehr. Man hat sogar festgestellt, dass Babys bis zu einem halben Jahr nach der Geburt immer noch einen Vorteil in Form eines besseren Eisenwertes von dem zusätzlichen Blut haben. Auch die Weltgesundheitsorganisation (WHO) rät in einer Leitlinie zu einem verzögertem Abnabeln von Neugeborenen.[12]

Ich sagte, dass ich das nicht wolle. Die Hebamme hatte sogar aus der Nabelschnurarterie vorsichtig den pH--Wert (7,42) ermittelt, ohne zu durchtrennen. Doch als die Plazenta geboren war und ich sah, wie weiß und zusammengefallen die Nabelschnur war, gab ich mein Einverständnis zum Durchschneiden.

12 hebammenblog.de/einzigartig/who-abnabeln

Auch danach wurde ich respektvoll behandelt, was mich sehr positiv überraschte.

Vier Stunden nach der Geburt fuhren wir heim. Ich musste unterschreiben, dass wir gegen ärztlichen Rat gingen, da der Kleine einen Blutzuckerwert von 44 hatte (statt 45). Ich kontrollierte dies aber zu Hause weiter.

Abschließend kann ich zwar sagen, dass die Klinikgeburt trotz allem echt gut und sehr respektvoll war, danke dafür! Aber ich bin dennoch traurig und wehmütig, dass es trotz fast schmerzfreier Eröffnung wieder nicht zu Hause geklappt hat.

So war die Geburt unseres zehnten Kindes. Am 16. Juni um 14:28 Uhr kam unser Sohn zur Welt, mit 52 Zentimetern, 4380 Gramm und 37 Zentimetern Kopfumfang.

Wenn man sich ein anderes Geburtssetting erhofft hat, ist man natürlich erst mal enttäuscht. Alles in allem hört sich die Geburtsgeschichte aber so an, als wenn man sich ziemlich gut mit ihr anfreunden könnte. Das Baby kam wie gewünscht spontan zur Welt. Und bis auf das unangenehme CTG und den Wehentropf gab es auch keine Interventionen. Auch Mollys Wünsche wurden akzeptiert und erfüllt.

Also, wenn man nicht wüsste, wie Molly sich das erhofft hatte, würde man von außen betrachtet von einer schönen Geburt sprechen.

Aber natürlich darf man seine Pläne und Wünsche auch immer auf einem hohen Niveau ansiedeln.

Ich freu mich jedenfalls darüber, dass Molly nach ihrer abgebrochenen Hausgeburt in der Klinik so gut betreut wurde. Das ist leider nicht immer so.

Susanne (zweites Kind) – »Air«

Susanne hatte eine sehr lange und schwierige erste Geburt erlebt. (Sie ist auch in diesem Buch zu finden: Im Kapitel über assistierte Geburten). Um sich in der zweiten Schwangerschaft Mut machen, las sie viele Geschichten von schönen Zweitgeburten. Sie erlebte auch tatsächlich eine viel bessere zweite Geburt. Sie sagt: »Da ich selbst nach der ersten Geburt ›süchtig‹ nach Geburtsberichten war, die schöne zweite Geburten nach schweren ersten Geburten beschreiben, hoffe ich, dass auch meine Geschichte Mut und Hoffnung für ein zweites Baby macht.

Unser zweites Kind

Unser zweites Baby ist für Anfang Januar berechnet, fünf Jahre nach dem ersten Kind, Vincent. Ich entscheide mich gegen ein Geburtshaus und für eine Klinikgeburt. Nach der ersten Geburt bin ich doch etwas verunsichert. Ich will für den Fall der Fälle tatsächlich lieber direkt in einem Krankenhaus sein.

Auch dieses Mal ist es eine Schwangerschaft ohne Komplikationen. Das zweite Baby liegt allerdings schon sehr lange in Beckenendlage und weigert sich, das Köpfchen nach unten zu bewegen. Anfang Dezember bin ich zur Kontrolle bei meiner Frauenärztin: Eigentlich verstehen wir uns ganz gut, aber an dem Tag treibt sie mich in den Wahnsinn.

Sie: »Oh das Kind liegt ja immer noch verkehrt herum ...«

Ich: »Ja, ich weiß.« (Ich kann es ja tasten.)

Sie: »Was sagt denn Ihre Hebamme dazu?«

Ich: »Was soll sie schon sagen? Hat ja eh keinen Einfluss auf die Geburtslage.«

Sie: »Wo wollen Sie denn hin zur Entbindung?«

Ich: »In die Uniklinik, weil die unter anderem auf Beckenendlagengeburten spezialisiert sind.«

Es folgt eine längere Belehrung über die Risiken einer spontanen Beckenendlagengeburt, in deren Verlauf ich feststelle, dass meine Ärztin nicht ganz auf dem aktuellen Stand ist, und ich mich über sie ärgere, weil ich bestimmt nicht mein Kind an der nächsten Straßenecke zur Welt bringen werde. So tut sie aber. Ich mache ihr klar, dass ich die Ausfahrt »Kaiserschnitt« ja immer noch nehmen kann, wenn es nicht rundläuft. Außerdem sage ich, dass das Baby sich ja noch drehen könne.

Tatsächlich wurde das Management von Beckenendlagengeburten in den letzten 20 Jahren zweimal vollkommen auf den Kopf gestellt.

Im Jahr 2000 gab es eine Studie (Hannah et al.), die Beckenendlagengeburten schlechte Ergebnisse bescheinigte.[13] Die Studienergebnisse wurden falsch interpretiert. Inzwischen kann man die methodologischen Mängel gut nachvollziehen. Leider spukt diese Studie auch heute noch in den Köpfen einiger Geburtshelfer herum. Darum sollte man sich im Falle einer Beckenendlage Ärzte suchen, die auf der Höhe der Zeit arbeiten und sich mit Beckenendlagengeburten gut auskennen.

Ich verlasse die Praxis wütend, verärgert, verunsichert, enttäuscht. Was soll das? Bis dahin war ich ganz zuversichtlich, und jetzt bin ich voller negativer Gefühle und Gedan-

13 hebammenblog.de/einzigartig/pubmed-bel2000

ken. Zu allem Überfluss ist mein Mann Andreas auf Dienstreise. Und gerade jetzt fehlt jemand, der mir Mut zuspricht. Um mich von meiner schlechten Laune zu kurieren, teile ich mir zwei Tafeln Schokolade mit meinem Sohn Vincent. Danach ärgere ich mich noch mehr, dass ich mich wegen meiner schlechten Laune zu so was Ungesundem habe hinreißen lassen. Zum Ausgleich gibt's zwei Äpfel und Gurke zum Abendessen.

Abends legt sich Baby Nummer zwei so schief in meinen Bauch, dass mir alle Bauchmuskeln wehtun und ich mich kaum bewegen kann. Irgendwie schaffe ich erst meinen Sohn und dann mich ins Bett. Dann telefoniere ich mit einer Hebammenfreundin meiner Schwester. Sie hört mir zu und bestärkt mich in meinen Überlegungen. Sie sagt mir, dass es meine Entscheidung sei. Ich müsse mich dabei gut fühlen. Ein Kaiserschnitt ginge immer, aber es sei wichtig, dass ich mit mir im Reinen sei. Danach geht es mir viel besser. Ich merke, wie ich innerlich loslasse, und denke: »Es ist, wie es ist, es kommt, wie es kommt, und irgendwie wird es schon gut sein.«

In den folgenden Wochen lege ich immer wieder mein Becken hoch, leuchte dem Baby mit der Taschenlampe den Weg nach unten, rede meinem Baby gut zu, dass es sich, wenn es wolle und könne, doch bitte drehen solle. Und wenn nicht, dann halt nicht. Dann warte ich ab.

Drei Wochen vor dem Stichtag

Kurz vor Weihnachten habe ich den Termin zur Beckenendlagen-Anmeldung in der Uniklinik. Die Ärztin scherzt noch: »Vielleicht liegt es ja schon richtig?« Und dann, nach wenigen Sekunden: »Oh, schauen Sie mal, das Köpfchen ist unten!«

Ich kann es nicht glauben! Das ist wie Weihnachten vor Weihnachten! Das Baby muss sich in der Nacht oder am Morgen auf dem Weg zum Krankenhaus gedreht haben. Wahnsinn! Völlig beschwingt gehe ich heim. Weihnachten und Silvester feiere ich nun extrem gut gelaunt.

Das neue Jahr kommt. Die ersten Tage hat mein Mann noch frei. Danach kommt meine Mutter. Zur Not sind aber auch gute Freunde von uns in »Rufbereitschaft«, um auf unser großes Kind aufzupassen, falls es losgeht.

Ein Tag vor dem errechneten Termin

Am Montag wurschtele ich mich durch den Vormittag, dusche mich und mache mich hübsch. Ich höre laut Musik und tanze mit meiner Babyplauze durchs Bad. Nachmittags hole ich meine Mutter vom Zug ab. Vincent ist überglücklich, dass die Oma da ist. Zu Hause angekommen, bereitet Andreas das Abendessen vor, und ich lege mich zu einem »Vorabendnickerchen« hin. Wir trinken Tee und verbringen alle einen netten Abend miteinander. Ich arbeite mich noch mal final durch meinen Papierkram. Um 22 Uhr erkläre ich, dass nun der letzte Rest geschafft sei.

Morgen früh habe ich einen Termin bei meiner Frauenärztin. Ich stelle fest, dass ich nach den Litaneien beim letzten Termin überhaupt keinen Bock habe, sie zu sehen, und sende einen Wunsch in mein Innerstes, dass mir der Termin bei ihr ja erspart bleiben könnte, wenn es heute Nacht losginge. Wir gehen ins Bett.

Am errechneten Termin

Mitten in der Nacht kommt Vincent zu uns ins Bett gekrochen. Ich kuschle etwas mit ihm, bis er wieder einschläft. Als ich mich umdrehe, spüre ich, wie es aus mir herausfließt.

Ich bin sofort wach, fühle in mich hinein. Es ist 3:14 Uhr. Es fließt ein bisschen, zum Glück nicht viel. Ich warte ein paar Minuten und fühle mich gelöst und gespannt-entspannt. Ein cooles Gefühl. Als ich leise aufstehe, bin ich mir ganz sicher: Die Fruchtblase ist geplatzt. Ich gehe auf die Toilette. Dann ziehe ich mir was Frisches an und kuschle mich schnell wieder ins warme Bett zu meinen Schätzen. Ein rhythmisches, leichtes Ziehen in der Leistengegend zeigt erste, aber sehr schwache Wehen an. Ich atme tief und entspanne noch.

Eine Stunde später, kurz nach 4 Uhr, wird mir langweilig. Ich stehe leise auf, räume die Spülmaschine aus und decke den Frühstückstisch. Ich koche Tee. Draußen schneit es. Es ist ganz winterlich-magisch. Ich genieße die Ruhe und die Zeit mit mir. In meinen Leisten zieht es, und ich atme tief und ruhig. Aber auch wenn ich überschaubare Wehen habe: Wegen des Schnees, des Blasensprungs, weil es Nummer zwei und damit schwer kalkulierbar ist, beschließe ich, dass wir noch vor dem großen Berufsverkehr aufbrechen sollten.

Um 5 Uhr wecke ich Andreas. Später wird er sagen, dass ich einen ganz entspannten Eindruck gemacht habe. Wir machen uns fertig und frühstücken. Um kurz nach 6 Uhr wecke ich meine Mutter. Sie ist gar kein Morgenmensch, ist aber dennoch gleich hellwach.

Als ich mich leise von meinem schlafenden Sohn verabschiede, kommen mir die Tränen. Wie wird es für ihn sein, wenn sein Geschwisterchen da ist? Es ist wie ein Abschied von unserer Zweisamkeit. Und obwohl ich mich kolossal auf das Baby freue, bin ich in dem Moment unfassbar traurig. Abschiede waren noch nie mein Ding! Ich raffe mich auf. Um kurz vor halb 7 brechen wir in die 20 Kilometer entfernte Uniklinik auf. Auf dem Weg wird das Ziehen etwas stärker.

> Beim ersten Kind ist der Rat: Man sollte zum Geburtsort aufbrechen, sobald die Wehen zwei Stunden lang in einem Abstand von fünf Minuten kommen. Beim zweiten Kind heißt es dann nur: Gerne schon etwas eher, da die zweiten oft sehr viel schneller kommen.

Herzlicher Empfang

Als wir gegen 7 Uhr ankommen, werden wir hocherfreut begrüßt. »Schön, dass Sie da sind!«

Es ist nichts los in der Geburtsstation, und alle sind ganz glücklich, dass endlich eine Schwangere mit Wehen reinkommt. Es startet das übliche Programm: CTG, Untersuchung. Alles ist gut. Der Muttermund ist bei zwei Zentimetern. Die Wehen sind jetzt richtige Wehen, kommen aber noch etwas unregelmäßig und sind im Vergleich zur ersten Geburt gut auszuhalten. Das wird über die nächsten Stunden mein Trick sein. Bei jeder Wehe denke ich: »Die sind bei Weitem nicht so schmerzhaft und anstrengend wie damals bei der ersten Geburt.«

Draußen ist es nun hell. Wir werden spazieren geschickt. Wir drehen eine Runde beim Kiosk vorbei und kaufen Cappuccino und Schokocroissant für Andreas und Banane für mich. Dann laufen wir in dem kleinen quadratischen Park des Krankenhausgeländes herum. Alle paar Meter stehen Bäume oder Bänke, an denen ich mich aufstützen kann. Die Wehen sind immer noch unregelmäßig.

Gegen 10:30 Uhr gehen wir wieder rein. Mir ist kalt. Es folgt ein weiteres CTG. Die Wehen werden weniger, wahrscheinlich, weil mir kalt ist. Ich werde erst mal auf Station aufgenommen. Dort gibt es Mittagessen. Den Braten überlasse ich Andreas und mache mich lieber über die leckeren Stullen her, die er morgens geschmiert hat.

Ich bin müde und träge und lege mich hin. Ich höre Musik, Bachs »Air« ist für mich perfekt, weil es so was Atmendes-Schwebendes hat. Die Wehen kommen alle acht bis zehn Minuten und dauern fast zwei Minuten an. Bei jeder denke ich tapfer: »Letztes Mal waren sie schlimmer.«

> Wenn die Geburt richtig in Gang ist, vergeht den meisten Frauen der Appetit total. Aber es ist gut, sich zu stärken, solange einem noch danach ist. Denn die Energie braucht man für die Wehen.

Im Kreißsaal

Um 14:30 Uhr stehe ich wieder auf, die Wehen werden intensiver und die Abstände kürzer. Ich tigere ein wenig auf und ab und erkläre um kurz vor 15 Uhr, dass ich jetzt keinen Bock mehr habe und wir wieder zum Kreißsaal gehen sollten.

Die Hebamme ist enttäuscht – immer noch zwei Zentimer. In dem Moment muss ich mir wirklich viel Mühe geben, um optimistisch zu bleiben.

»Schätzelein, was machen wir jetzt mit dir? Wanne?«, fragt die Hebamme. »Ja, gerne!«, sage ich, denn ich spüre, dass mir die Wärme helfen wird.

Vorher gibt es leider noch ein CTG. Um 16:30 Uhr darf ich endlich einsteigen. Und dann umschließt mich wohlige Wärme. Das Wasser kann mir gar nicht warm genug sein. Ich töne bei den Wehen vor mich hin, was meinen Mann irritiert. Das kennt er von der ersten Geburt nicht. Er daddelt, ich töne und denke immer: »Ich bin gaaaaanz eeeeeent-spaaaannt.«

Stunde der Wahrheit

Aber die Entspannung hält nicht ewig. Nach knapp zwei Stunden bin ich ganz schön geschafft. Ich fange an, über einen Kaiserschnitt zu sinnieren, und ich will wissen, wie weit ich bin. Ich beauftrage Andreas, die Hebamme zu holen. Es kommt eine Hebammenschülerin. Mit ihr bespreche ich Vor- und Nachteile des Wissens oder Nicht-Wissens. Am Ende bleibe ich mir selber treu: »Ich muss das jetzt wissen.«

Sie untersucht mich sehr sanft. Dann sagt sie: »Jo, super, ich glaub ich bin heute Ihre beste Freundin. Sie sind fast ganz offen. Da schreiben wir doch schon mal das heutige Datum als Geburtstag auf!«

Es ist circa 19 Uhr. Zweieinhalb Stunden Wanne, und ich bin fast ganz offen. »Halleluja!« Ich bin ganz entzückt und plötzlich wieder wahnsinnig motiviert. Dann käme das Kindchen ja am errechneten Termin! Wie cool wär das denn?!

Die Fruchtblase ist unten am Köpfchen noch erhalten, wie ein Airbag. Sie verhindert, dass der Kopf nach unten schieben kann. Ich soll mich aufrecht hinsetzen, damit sie platzt. Irgendwie schaffe ich es, mich hochzurappeln. Sie platzt tatsächlich. »Lass am besten den ganzen Schmodder in der Wanne«, sagt die Hebamme. Ab da merke ich, wie der Kopf nach unten ins Becken rutschen kann und drückt.

Die Hebammenschülerin macht noch Small Talk mit mir und bereitet schon mal alles vor. Es kann ja auch plötzlich mal alles ganz schnell gehen. Ich zähle meine Wünsche für die Geburt auf. Andreas sagte mir später, ab dem Moment sei ich ganz entspannt gewesen.

Die Herztöne sind fein, aber ich soll raus aus der Wanne für »einen weiteren Streifen CTG« und weil in dieser Klinik nur im Notfall in der Wanne entbunden wird.

Um 19:30 Uhr bin ich aus der Wanne heraus, und wir manövrieren mich auf das Kreißbett. Ich knie zunächst und schiebe vor mich hin. Leider sind aber die Herztöne mies. Mein Puls wird getastet. Warum, verstehe ich erst später so richtig. In dem Moment sage ich nur trocken: »Leben tu ich jedenfalls noch.«

Ich soll mich auf den Rücken legen – und will nicht. Mir wird mit Nachdruck vermittelt, dass die Herztöne nicht gut seien, dass von oben nun mitgeschoben werden müsse.

Das ist sehr schade, dass Susanne aus der Wanne rausmuss. Vielen Frauen hilft das Wasser so gut. Moderne CTG-Geräte sind auch durchaus für die Benutzung im Wasser gemacht.

Beim CTG-Schreiben erwischt man manchmal aus Versehen den Puls der Mutter, der ja viel langsamer ist als der des Babys. Um also auszuschließen, dass man den mütterlichen Puls statt des kindlichen dokumentiert, ertastet man ihn an einer eindeutigen Stelle, wie dem Handgelenk der Frau.

Wenn die Herztöne des Kindes plötzlich viel zu stark abfallen, es dem Kind also nicht gut geht, sind die Geburtshelfer in einem Dilemma: Man weiß zwar, dass eine aufrechte Geburtsposition die beste wäre, um die Geburt voranzubringen, aber in Rückenlage kann man die Entbindung besser unterstützen. Daher werden Frauen dann eher in die »Käferposition« gebracht, die zum Pressen eigentlich so ungünstig ist.

Der Raum ist plötzlich voll mit Menschen: Oberarzt, Ärztin, Hebamme, Hebammenschülerin und – so vermute ich – Kinderärztin. So richtig bekomme ich das aber alles nicht mit. Ich soll mehr schieben und drücken und weniger schreien. Letzteres fällt mir schwer. Die Hebamme tastet an allen möglichen und unmöglich scheinenden Stellen, ob das Baby die Nabelschnur um den Kopf hat. Hat es wohl nicht, und dennoch will es nicht so recht raus. Der Oberarzt schiebt kraftvoll, aber gezielt von oben mit und sagt mir, das Baby müsse jetzt raus. Die Zange wird angedroht, und es brennt höllisch.

»Zange« ist aber tatsächlich das Stichwort für mich. Ich habe keine PDA bekommen, und bei der Vorstellung, dass noch mal so ein Ding in mich hineingezwirbelt wird, gebe ich alles. »Nie wieder Zange«, denke ich mir. Und endlich ist der Kopf da.

Andreas erzählt später, dass sie den Rest des Babys mehr oder weniger rausgezogen haben.

Motivieren ist gut, drohen sollte man natürlich nicht. Es ist für die Familie schon gruselig genug, wenn plötzlich so viele Menschen den Kreißsaal stürmen.

Ein schlaues Kind

»Hurra! Das Baby ist da, ein Mädchen!«

Schnell ist auch klar, warum sie nicht so recht rauskonnte. Die Nabelschnur ist ziemlich kurz! So kurz, dass die Kleine mir gerade so auf den Bauch gelegt werden kann. Ihr Kopf liegt nur knapp oberhalb meines Bauchnabels.

Das erste Quäken kommt nach einer knappen Minute: »Gerade noch in der Zeit«, sagt die Hebamme. Alles ist Wonne. Ich bin so stolz, dass ich das Kindchen zur Welt gebracht habe! Und sogar ohne PDA.

> Das ist ein typischer Geburtsverlauf bei einer kurzen oder um den Hals gewickelten Nabelschnur. Alles läuft super, bis zu dem Moment, wo der Muttermund ganz offen ist und das Kind sich das letzte Stück durchs Becken bewegt. In dem Moment wird die Nabelschnur gezogen oder gedrückt. Dann sieht man an den Herztönen, dass es dem Kind kurzfristig nicht gut geht. (Diesen sehr kurzfristigen Mangel an Sauerstoffzufuhr können Babys gut kompensieren, wenn bis dahin alles in Ordnung war.) Und dann wird das Kind in der Regel sehr schnell mit wenigen Wehen geboren. So, als würde es Anlauf nehmen und dann mit einem kurzen Sprint den unangenehmen Teil des Weges überwinden. Das ist sehr schlau, denn es würde ihm nicht so guttun, wenn es diesem Zug oder Druck über einen langen Zeitraum ausgesetzt wäre.

Bonding

Nun zeigt sich, dass ein nahezu leerer Kreißsaalbereich echtes Glück ist. Nachdem klar ist, dass es unserer Tochter Helena und mir gut geht, gehen alle raus und geben uns ein bisschen Zeit, um als Familie anzukommen. Einen Moment lang sind wir drei ganz allein. Dann kommt die Hebamme wieder nach uns schauen. Aber in den nächsten anderthalb Stunden ist der kleine Schatz nur bei mir, nackt auf meinem Bauch. Helena riecht wundervoll, schaut, guckt, schmatzt.

Mir wird beim Anlegen geholfen. Alles ohne Hektik. Im Krankenhaus ist das ja absolut nicht die Regel, aber ich habe dieses Mal Glück!

Erst nach einer knappen halben Stunde wird die Nabelschnur gekappt, sie ist WIRKLICH kurz. Nach einer Weile kommt die Plazenta. Vorher erkläre ich natürlich: Iich kaaaann niiiicht.« Aber dann geht es doch ganz leicht. Dieses Mal will ich mir alles genau anschauen.

Die zauberhafte, hoch motivierte Hebammenschülerin zeigt mir die Plazenta ganz genau. Sie ist ein Schatz! Ein bisschen muss ich genäht werden. Aber alles in allem bin ich viel fitter und weniger gerädert als beim ersten Baby!

Susannes Gedanken zu der Geburt – mit einigem Abstand aufgeschrieben:

- Auch eine Geburt in der Klinik kann wirklich schön sein!
- Es hilft, wenn man eine Hebamme an seiner Seite hat, die einen motiviert.
- CTGs nerven.

- Aus meiner »Beinahe-Beckenendlage« habe ich gelernt, dass Gelassenheit und Zuversicht oberstes Gebot sind.
- Wärme und Entspannung helfen wirklich.
- Warum auch immer es funktioniert: Wenn man genau an die Stelle atmet, wo es am meisten wehtut, läuft es besser.
- Mit viel innerer und äußerer Wärme plus Optimismus kann man eine schöne zweite Geburt erleben.

Es ist immer ein Geschenk, wenn bei einer Klinikgeburt im Kreißsaal gerade wenig los ist. Es gibt sogar Studien zu den positiven Auswirkungen einer kontinuierlichen Hebammenbetreuung unter der Geburt. Susanne hatte also wahnsinniges Glück. Zumal sie auch noch den Luxus einer Hebamme und einer Hebammenschülerin genießen konnte.

Da man einen leeren Kreißsaal nicht bestellen kann, sollte man sich im Vorfeld einige Gedanken zu dem Geburtsort und der Betreuung machen, die man dort vorfindet.

- Wie viele Hebammen arbeiten pro Schicht? Und wie viele Geburten haben sie im Schnitt zu betreuen?
- Gibt es die Möglichkeit, eine Beleghebamme zu engagieren, die einen dann exklusiv betreut?
- Wen könnte man sonst mitnehmen, der einen motiviert und sich um einen kümmert? Eine Doula?
- Ist der Partner gut vorbereitet, um einen optimal zu unterstützen?

Eine gute Vorbereitung macht es viel wahrscheinlicher, eine positive Geburt zu erleben.

Charlotte (erstes Kind) – mit Einleitung

Charlottes erstes Kind musste wegen einer verringerten Fruchtwassermenge am Termin eingeleitet werden. Es ging aber dann relativ bald los und wurde wie gewünscht eine spontane Geburt. Das Kind hatte während der Geburt ganz schön viel Stress und auch erst mal Anpassungsstörungen, als es dann auf der Welt war. Aber alles ging letzten Endes gut.

Es war Samstag, der Tag aller Tage war erreicht: der errechnete Termin. Morgens wachte ich auf, und das Baby war nach einer ruhigen Nacht immer noch im Bauch. Wir machten uns fertig und fuhren zur Kontrolle in die Klinik. Im Auto sagte ich zu Henning, meinem Mann, dass wir heute noch einen Trockner kaufen und das Auto waschen müssten.

In der Klinik wurde ein CTG geschrieben, das Baby präsentierte sich wie immer zu ruhig, und ich musste Wasser trinken, die Hebamme wackelte am Bauch, und das CTG wurde weitergeschrieben.

> Viele Frauen bekommen ja kurz vor dem Termin einen ausgesprochenen »Nestbautrieb«. Dieser hier ist allerdings etwas ausgefallener.
>
> Es gibt bestimmte Kriterien, die für ein »schönes« CTG sprechen. Eine davon ist, dass man eine Wachphase des Kindes erwischen möchte, um zu sehen, ob das Kind seine Herzfrequenz je nach Aktivitätslevel anpasst. Natürlich schlafen Babys aber auch mal. Um zu verhindern, dass Frauen dann stundenlang am CTG liegen müssen, bis das Kind endlich aufwacht, weckt man das Baby durch Ruckeln, Glöckchenklingeln, Bewegung der Mutter oder eben ein kaltes Getränk.

Danach wurde ich untersucht, und der Muttermund war bereits zwei Zentimeter geöffnet. Anschließend wurde von einem Arzt noch ein Ultraschall gemacht. Das Baby wurde auf 3200 Gramm geschätzt, soweit schien alles okay, doch ich hatte kaum noch Fruchtwasser. Ich hatte keinen Blasensprung und keinen vermehrten Ausfluss bemerkt. Er erklärte mir ruhig und bestimmt, dass das Kind reif sei und die Geburt heute eingeleitet werden müsse. Wir durften noch mal nach Hause, um die Sachen zu holen, sollten aber nicht trödeln. Auf dem Heimweg informierten wir meine Eltern. Nach einer Stunde waren wir wieder in der Klinik.

Wir mussten lange warten, weil gerade ein Baby geboren wurde – was für ein magischer Moment. Dann wurden wir über die Einleitung aufgeklärt, und ich bekam eine halbe Tablette Cytotec und einen venösen Zugang.

Wir durften spazieren gehen. Meine Mutter rief an und fragte, ob sie gegen Abend zu mir kommen dürfe – das durfte sie gerne. Am Ende des Spaziergangs bemerkte ich die ersten zarten Kontraktionen. Zurück im Kreißsaal, wurde ein CTG geschrieben, und ich bekam ein Zimmer auf der Entbindungsstation, ein sogenanntes Wehenzimmer. Henning ging erst mal nach Hause.

Da ich viel zu warm angezogen war, duschte ich und ruhte mich etwas auf dem Bett aus. Die Kontraktionen blieben gut aushaltbar, und auf dem nächsten CTG waren schon kleine Wehenhügel zu erkennen.

Ich bekam die nächste halbe Tablette und durfte zu Abend essen und mich etwas ausruhen. Das nächste CTG zeigte etwas höhere Wehenhügel an. Mein Mann kam wieder und wir schauten im Wehenzimmer eines der WM-Spiele.

Die Hebamme kam, um mich zu untersuchen. Der Muttermund war drei Zentimeter geöffnet, die Fruchtblase war prall und das Köpfchen tastbar. Die Einleitung schlug an.

> Selbst wenn die Fruchtwassermenge insgesamt gering ist, kann sich vor dem Köpfchen des Kindes eine Menge gesammelt haben.
>
> Cytotec ist das übliche Einleitungsmittel. Man nimmt es als Tablette. Die Wirkung kann sehr schnell eintreten, wenn der Körper wehenbereit ist. Wenn nicht, dann dauert es und muss mehrfach – teilweise tagelang – wiederholt werden.

Ein Kreißsaal wurde für mich vorbereitet. Während wir noch sprachen, kam meine Mutter zur Tür herein. Sie nahm mich fest in den Arm und ich war froh, dass sie da war. Wir blieben im Wehenzimmer sitzen, unterhielten uns und schauten das Spiel inklusive Verlängerung und Elfmeterschießen zu Ende. Danach zogen wir – mein Mann, meine Mutter und ich – in den Kreißsaal um. Im Kreißsaal war das Licht gedimmt, und es wirkte so gemütlich. Ich fühlte mich geborgen und voller Vorfreude auf die nächsten Stunden.

Die Hebamme vom Nachtdienst stellte sich vor. Wir besprachen mit ihr, dass wir ein bisschen spazieren gehen würden. Sie bat uns, gegen 22 Uhr zum nächsten CTG wieder zurück zu sein. Wir liefen die fünf Etagen vom Kreißsaal bis ins Erdgeschoss. Ich war langsam unterwegs, und die Wehen ließen sich gut aushalten. Ich hatte fast das Gefühl, sie hätten aufgehört. Der Weg nach oben war beschwerlich. Mein Mann war zu Scherzen aufgelegt, aber ich war reizbar und wollte nicht berührt werden.

Im Kreißsaal fragte mich die Hebamme, ob ich Wehen hätte. Ich antwortete mit »Nicht wirklich«. Henning schaute Fußball, meine Mutter und ich unterhielten uns. Es tat so gut, jemanden an der Seite zu haben, der schon geboren hatte. Im Liegen hatte ich dann auf einmal doch wieder Wehen, noch gut aushaltbar, aber sie waren jetzt schon deutlich intensiver. Ich war froh, als die Hebamme wiederkam und mich untersuchte. Der Muttermund war schon fünf Zentimeter weit geöffnet. Schwungvoll zog ich mir die Hose wieder an und hüpfte von der Liege. Die Hebamme schaute mich verwundert an und sagte: »Ich weiß ja nicht, wie Sie das machen, aber machen Sie genau so weiter!«

Die Wehen waren nun deutlich stärker und ich wechselte die Position häufig. Ich saß, ich stand, und als die Hebamme den Pezziball brachte, nutzte ich auch diesen. In den Wehenpausen konnte ich noch reden, in der Wehe wurde ich still und musste mich auf das Atmen konzentrieren.

Ich bekam einen Einlauf, und die Wehen wurden stärker. Gegen Mitternacht wurde ich erneut untersucht. Der Muttermund war bei sechs Zentimetern. Köpfchen abschiebbar, Fruchtblase nicht so prall.

Während der Wehe sollten Frauen auch wirklich nicht gestört werden. Man benötigt seine ganze Konzentration. Wird man in dieser Situation angesprochen oder abgelenkt, sind die Wehen schnell nicht mehr aushaltbar.

»Köpfchen abschiebbar« bedeutet, dass das Kind noch relativ weit oben im Becken liegt. Auch dass die Fruchtblase nun nicht mehr so prall ist, kann dafür sprechen, dass die Wehen etwas nachgelassen haben.

Die Hebamme bot mir einen Wehentropf an, den ich auch annahm. Das CTG lief nun dauerhaft. Durch die kabellosen Sonden konnte ich mich frei bewegen. Das tat ich auch und wechselte ständig meine Position. Sitzen und Liegen waren kaum noch auszuhalten, und ich wechselte zwischen Laufen und Stehen und fand schließlich meine Position. Ich kniete auf dem »Vaterstuhl« (in dem Kreißsaal stand ein gemütlicher Sessel für müde Väter) und hing über der Armlehne. Ab und an kreiste ich mein Becken und war ansonsten voll in den Wehen versunken.

Irgendwann stand ich auf, lehnte mich auf die Arbeitsplatte (also auf die Fläche im Kreißsaal, auf der die Hebammen ihre Arbeitsmaterialien vorbereiten), mein Mann massierte den Rücken, aber das Stehen war auf Dauer einfach zu anstrengend, und so legte ich mich in das Krankenbett. Aber das ging gar nicht, die Wehen waren liegend unerträglich. Daher fand ich wieder meine Position, diesmal auf dem Bett kniend, und hängte mich über die nach oben verlängerte Rückenlehne. Die Wehen waren noch immer intensiv und schmerzhaft, aber in dieser Position konnte ich damit viel besser umgehen.

Ich war sehr mit den Wehen beschäftigt und nahm meine Außenwelt nur noch begrenzt wahr. Mein Mann schlief etwas, meine Mutter war bei mir und legte mir warme Kissen auf den Rücken. Die Hebamme schaute immer wieder vorbei und checkte das CTG, da die Herztöne immer wieder eingeschränkt waren, mit gelegentlichen Dips bis 100 Beats per Minute mit rascher Erholung.

Das bedeutet, dass die Herztöne immer mal wieder ganz kurz abfielen. Das ist ganz oft unter der Geburt so und kein Problem. Für ein Weilchen können die Kinder das gut tolerieren.

Gegen 2:15 Uhr wurde ich erneut untersucht, der Muttermund muss bei circa 7,5 Zentimetern gewesen sein. Die Hebamme bot mir an, die Fruchtblase zu öffnen. Ich willigte ein, und so geschah es auch. Die nächste Wehe kam, und es fühlte sich ganz anders an. Ich drehte mich sofort zurück in »meine« Position. Die Wehen nahmen mir den Atem, und ich war vollkommen aus dem Takt geraten.

Auf einmal stand mein Mann neben meinem Kopf und sagte: »Hol mal richtig Luft. Und atme mal ordentlich!« Ich tat wie geheißen und war fortan nur noch auf ihn gepolt. Die Hebamme hielt die CTG-Sonden am Bauch fest und meine Mutter massierte mir an genau der richtigen Stelle den Rücken. Ich konzentrierte mich auf die Wehen, die ich mit »Aaaaah« und »Uuuuuh« vertönte oder vielmehr sang.

Nach der Eröffnung der Fruchtblase, aber auch nach einem natürlichen Blasensprung, nehmen die Wehen meist noch mal um einiges an Intensität zu.

Ganz vielen Frauen gibt diese Extrazuwendung durch die Geburtsbegleiter noch mal richtig Kraft. Aber manche brauchen auch Abstand. Das ist individuell sehr unterschiedlich.

In den Wehenpausen konzentrierte ich mich auf meine Atmung, damit sie schön gleichmäßig blieb. Ich war unglaublich müde und wollte eigentlich nur noch schlafen. Ich merkte aber auch, dass ich es unbedingt heute schaffen wollte und noch Kraftreserven hatte, die ich aber nicht unnötig verpulvern wollte. Gleichzeitig war ich zwischenzeitlich auch genervt, dass überall an mir Menschen hingen.

Ein paarmal habe ich meinem Mann und meiner Mutter etwas grob mitgeteilt, dass ich nicht mehr berührt werden möchte. Die Hebamme, die mit dem CTG an meinem Bauch war, hat mich in dieser Situation am meisten genervt, aber ich wusste, dass es sinnvoll und notwendig war, was sie tat, also nahm ich es hin.

Ich merkte, wie der Druck auf den Po zunahm, und verspürte das dringende Bedürfnis, noch mal zur Toilette zu gehen. Nach dem Toilettengang veränderten sich die Wehen. Ich war von der Intensität überwältigt. Ich schrie und trat gegen die Schränke. Ich war am Ende, alles tat weh und ich wollte nur noch schlafen. Auf einmal wurde mir schwarz vor Augen. Mein Mann hielt mich, und ich bekam ein Glas Wasser. Die nächste Wehe kam mit gleicher Intensität. Irgendwie kam ich wieder in mein Bett und wurde erneut untersucht.

Der Muttermund war (um 3:10 Uhr) vollständig geöffnet, bis auf einen Saum, den die Hebamme in der nächsten Wehe über das Köpfchen schob. Es war nicht sonderlich angenehm, dafür veränderten sich die Wehen. Sie waren auf einmal fast angenehm. Ich

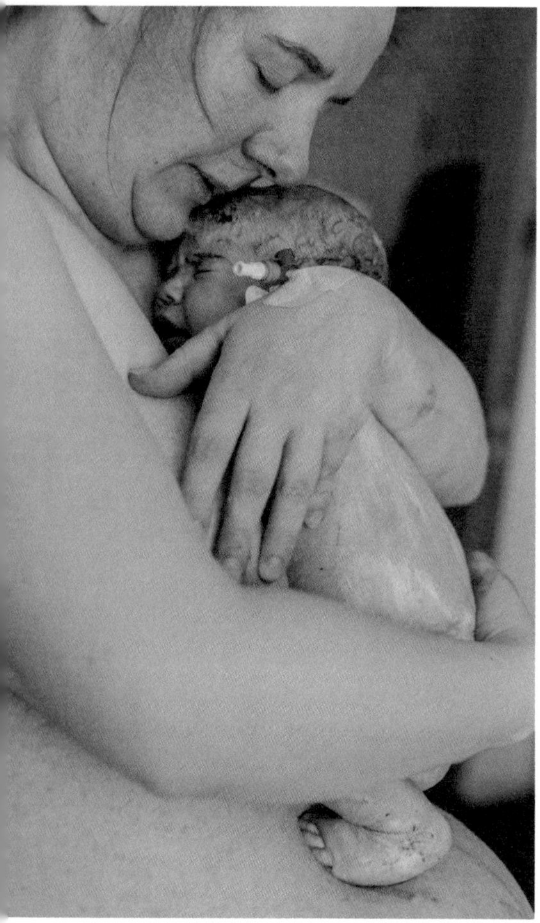

fragte etwas verwundert, ob das Presswehen seien. So war es, und ich durfte mitschieben. Die Hebamme rief den Arzt vom Morgen zur Geburt.

Ich war einen kurzen Moment verdattert, aber auch auf einmal wieder motiviert und voller Tatendrang. Ich spürte eine unbändige Kraft in mir, denn jetzt kam tatsächlich mein Baby. Während der ersten Presswehen presste ich unkontrolliert ins Leere, mir fehlte ein bisschen Anleitung. Die Herztöne des Babys waren nicht mehr optimal, als der Arzt hereinkam. Ich hatte bisher auf einem Krankenbett gelegen und musste nun in das Kreißbett wechseln, in Rückenlage.

Die nächste Presswehe kam, ich war von der Intensität überfordert. Ich sagte, dass ich keine weiteren Kinder mehr kriegen werde, dass ich sofort einen Kaiserschnitt wolle und morgen weitermachen werde, weil ich jetzt keine Lust mehr hätte. Irgendjemand lachte und sagte, dass jetzt sicher kein Kaiserschnitt gemacht werde. Ich hörte die sehr bestimmte Stimme des Arztes: »Wer hier noch so meckert, der strengt sich nicht genug an. Es geht Ihrem Baby nicht gut, es muss jetzt auf die Welt kommen.« Ich habe mir gedacht, dem zeig ich es jetzt.

Das hätte man aber auch ein bisschen freundlicher formulieren können. Gut, dass es trotzdem anspornend war.

Die nächste Wehe kam, mein Mann drückte mir den Oberkörper nach vorne, die Beine waren gegen Arzt und Hebamme gestemmt, alle feuerten mich an, und ich presste. Doch da war ein schier unüberwindbarer Widerstand. Die Wehe war zu Ende, und ich normalisierte meine Atmung.

Die nächste Wehe kam und ich presste, die Hebamme sagte, ich solle keine Angst haben und über den Widerstand hinwegpressen. Wieder Wehenpause …

Die nächste Wehe, und ich presste mit ganzer Kraft, alle feuerten mich wieder an und die Hebamme rief, dass man das Köpfchen sehen könne. Es fühlte sich an, als ob es niemals hindurchpassen würde. Die Wehe war zu Ende. Ich beruhigte meine Atmung wieder und sammelte Kraft.

Die nächste Wehe kam. Ich presste, und irgendwann musste ich schreien. Ich schnappte nach Luft und schob weiter. Ich spürte, wie der Kopf immer weiterrutschte. Die Hebamme hielt meinen Damm, und dann merkte ich, wie der Kopf kam. Ich hörte, wie sie und der Arzt sagten: »Hecheln«, und dann: »Da ist das Köpfchen.« Ich nahm das wie durch einen Schleier wahr, denn ich war völlig erschöpft. Mit einer letzten Wehe glitt der Körper völlig schmerzfrei hinaus.

Um 3:34 Uhr war Jakob da. Ich ließ mich erst mal zurückfallen, um kurz durchzuatmen. Die Schmerzen waren weg, wie alle immer gesagt hatten. Ich kriegte am Rande mit, dass er sofort vom Arzt abgenabelt wurde. Er bat nach dem Sauger und saugte die Atemwege frei. Geschrien hat Jakob nicht.

Er wurde mir kurz gezeigt und dann an mir vorbeigetragen, ein kleines blaues Wesen, ganz mit Mekonium verschmiert. Der Arzt gab ihm etwas Sauerstoff und blähte die Lunge.

Ich schaute mich um, landete langsam wieder in der Realität. Da ertönte der erste Schrei. Mein Mann erzählte mir, dass sich die Nabelschnur zweimal um den Hals gewickelt hatte und dass sich alle in der letzten halben Stunde große Sorgen gemacht hätten, da die Herztöne nicht gut ausgesehen hatten.

Ich hatte nichts davon mitbekommen, niemand hatte es mich spüren lassen, sie alle hatten auf mich immer ruhig und gelassen gewirkt.

Das ist super und sehr professionell. Die Mutter sollte in so einem Moment, so ganz kurz vor der eigentlichen Geburt, nicht beunruhigt werden, da sie schon mit sich selbst beschäftigt genug ist. So kann sie ihre Geburtsarbeit tun, und alle anderen überwachen das Baby. Eine gute Arbeitsaufteilung.

Der Kleine hatte wohl etwas Anpassungsstörungen und wurde kurz auf einem Wickeltisch abgerubbelt, wahrscheinlich abgesaugt und fing dann an zu schreien.

Dann bekam ich meinen Sohn Jakob in den Arm gelegt, und er war wunderschön und hatte lange Haare auf den Ohren.

Die Plazenta kam kurze Zeit später, Hebamme und Arzt waren von der sehr langen Nabelschnur beeindruckt. Ich war heftig gerissen, ein Dammriss zweiten Grades, und wurde circa 30 Minuten lang genäht. Als das endlich geschafft war, durfte ich das Bett wechseln und konnte mit meinem Baby kuscheln. Ich konnte es kaum fassen, endlich war ich Mami.

Charlotte (zweites Kind) – Kniestand

Auch Charlottes zweites Baby wollte sich nicht von ganz allein auf den Weg machen. Zumindest wurde auch hier wieder ein bisschen nachgeholfen. Aber dann lief alles wunderbar. Man sieht hier mal wieder, dass die zweiten Kinder doch meistens die unkomplizierteren sind.

15 Monate war unser Jakob alt, als ich gewünscht, geplant und doch etwas überraschend mit dem zweiten Kind schwanger wurde. Die Schwangerschaft war unkompliziert und wunderschön, die beruflichen Begleitumstände jedoch sehr erschöpfend.

Der errechnete Entbindungstermin war verstrichen, wir hatten uns endlich auf einen Namen geeinigt, das Baby hatte Bezug zum Becken aufgenommen, der Muttermund war zu zwei Zentimetern geöffnet, der Schleimpfropf war dabei abzugehen und das Baby war nicht wie vom Frauenarzt prophezeit längst geboren.

Drei Tage nach errechnetem Termin ging es turbulent bei uns zu: Johann musste mit einer Platzwunde am Kopf verarztet werden. Abends spürte ich dann ein leichtes Ziehen. Gegen Mitternacht wurde das diffuse Ziehen etwas stärker und ich überlegte, ob ich meine Eltern, die auf unseren Großen aufpassen würden, anrufen sollte. Denn sie hatten immerhin einen Anfahrtsweg von einer guten Stunde. Ich fand es dann doch übereilt und ging in die Badewanne. Das Ziehen blieb, wurde aber nicht stärker. Mir war wohlig warm, und ich legte mich ins Bett und schlief sofort ein.

Diese Prophezeiungen des Frauenarztes ... Glaubt mir: Niemand, wirklich niemand kann eine Geburt zweifelsfrei vorhersagen. Das sind immer nur Spekulationen. Ich halte nicht so viel davon, diese laut auszusprechen, weil sich das für Schwangere immer wie ein Versprechen anhört und die Enttäuschung groß ist, wenn es dann nicht so eintritt wie vermutet.

Am nächsten Morgen brachte ich den Großen in die Krippe und fuhr zum Frauenarzt. Das CTG zeichnete leichte Wehen und eingeschränkte Herztöne auf. Ich musste etwas trinken und weiter am CTG bleiben. Ich konnte kaum noch liegen und mir tat der Rücken unsäglich weh. Mein Gynäkologe untersuchte mich und stellte fest, dass der Muttermund nun schon drei bis vier Zentimeter geöffnet sei. Er sagte, dass er mich jetzt gerne in die Klinik zur Geburt einweisen wolle. Ich solle noch meine Tasche holen und dann ins Krankenhaus fahren. Auf dem Weg nach Hause verständigte ich meinen Mann und meine Mutter.

Das ist ein richtig schöner Anfangsbefund. Aber ohne regelmäßige, kräftige Wehen muss man sich noch nicht unbedingt auf den Weg machen.

In der Klinik wurde zuerst ein Ultraschall gemacht. Die Ärztin fragte mich, wie stark die Wehen seien und wie oft sie kämen. Ich konnte es nicht recht in Worte fassen, sagte ihr aber, dass ich selbst so noch nicht in die Klinik gekommen wäre. Es war alles in Ordnung und sie bat mich, dass ich mir Gedanken machen solle, ob ich noch mal nach Hause fahren möchte oder ob sie die Geburt einleiten sollten. Ich durfte in einen Kreißsaal und wurde nun von einer Hebamme in Obhut genommen. Sie schloss ein CTG an, das alle fünf Minuten Wehen aufzeichnete. Sie besprach mit mir nochmals alle Möglichkeiten.

Ich hatte sorgfältig abgewogen und auch zwischenzeitlich mit meinem Mann Henning geredet, und so sprach ich mich für eine Einleitung aus. Ich war entspannt, voller Energie und geburtsbereit. Die Entscheidung fühlte sich richtig an.

Der Befund nach der Untersuchung ergab: Der Muttermund war gut drei Zentimeter geöffnet, noch hinten oben, und der Gebärmutterhals stand noch circa einen Zentimeter.

Der Muttermund ist zu Beginn einer Geburt noch sehr weit hinten zu tasten. Später zentriert er sich, rückt also mehr in die Mitte. Das zusammen mit dem noch längeren Gebärmutterhals spricht eigentlich eher für einen noch etwas unreifen Befund, bei dem man auch gut noch abwarten kann.

Bis circa vier Zentimetern Muttermundöffnung spricht man immer noch von der Latenzphase. Eine Geburt kann dann noch mal stagnieren. Eine Aufnahme in den Kreißsaal ist möglich, aber noch nicht unbedingt nötig.

Da aber offensichtlich schon Wehen da waren, die auch etwas bewirkt hatten, ist eine Einleitung Erfolg versprechend. Eine lange Latenzphase kann ja auch sehr anstrengend sein. Hier muss man abwägen, ob man wirklich in das normale Geschehen eingreifen will oder lieber abwartet.

Mit der Hebamme besprach ich folgendes Vorgehen: Ich sollte zuerst Mittag essen, dann würde ich einen Einlauf bekommen und anschließend sollte ich spazieren gehen und Treppen steigen. Danach würde ich untersucht werden, und bei unverändertem Befund würde ich einen Oxytocin-Tropf bekommen. Mein Mann war zwischenzeitlich gekommen, und wir verließen den Kreißsaal.

Der Befund war nach dem »Sportprogramm« unverändert und die neue Hebamme hängte mir um 15 Uhr den Oxytocin-Tropf an. In den nächsten dreieinhalb Stunden lag ich entspannt im Bett, las in meinem Buch, unterhielt mich mit meinem Mann und der

Hebamme, bekam Akupunkturnadeln gesetzt und gezogen und einen Spascupreel-Tropf. Ich hatte leichte und regelmäßige Wehen. Die Hebamme erklärte mir mögliche Geburtspositionen und holte mir den Gebärhocker, den ich ganz interessant fand.

Der Befund war ernüchternd. Der Muttermund hatte sich auf vier Zentimeter geöffnet. Vor dem Abendessen besprachen wir erneut das weitere Vorgehen: Nach dem Abendessen, um 18:30 Uhr, würde die Fruchtblase geöffnet werden.

> Auch hier wieder: Das kann man machen, aber man muss sich dessen bewusst sein, dass man etwas tut, was irreversibel ist. Eine Blasenpunktion ist ein ordentlicher Eingriff in den natürlichen Ablauf. Aber natürlich kann sie die Geburt auch deutlich verkürzen.
>
> Spascupreel ist ein homöopatisches Komplexmittel. Das bedeutet, es besteht aus einer Zusammenstellung verschiedener homöopatischer Mittel, die allesamt krampflösend wirken sollen.

Ich hatte sofort starke Wehen und bat die Hebamme, die Bettlehne hochzuklappen, damit ich mich im Kniestand darüberhängen konnte. So war es auszuhalten. Wir telefonierten noch kurz mit meiner Mutter, da sie etwas für den Großen suchte. Das Gespräch musste ich dann aber zügig beenden. Die Wehen waren gewaltig und nahmen kontinuierlich an Intensität zu.

Ich bat Henning, die Hebamme zu holen, da es mir ohne ihre Anwesenheit nicht mehr geheuer war. Sie kam gleich. Um 19:05 Uhr wurde ich erneut untersucht, und der Muttermund war inzwischen acht Zentimeter geöffnet.

Für mich war es nicht vorstellbar, diese Wehen noch länger auszuhalten, und ich fragte, wie lange es wohl noch dauern werde. Nach Lehrbuch wären das jetzt noch zwei Stunden, sagte die Hebamme, worauf ich antwortete, dass ich das nicht aushielte. Sie bot mir Schmerzmittel an, ich lehnte ab.

Die Wehen waren sehr stark, und ich tönte lauthals mit, mit jeder Wehe wurde das Stöhnen tiefer. In den Wehenpausen weinte ich und schimpfte wie ein Rohrspatz, dass ich keine weiteren Kinder mehr wolle, dass ich morgen weitermachen wolle, und verlangte natürlich sofort einen Kaiserschnitt. Die nächste Wehe rollte an, und auf einmal merkte ich, wie sich der Kopf durchs Becken schob. Ich spürte einen wahnsinnigen Druck nach unten und schrie: »Der Kopf kommt!«

Die Stimmung wurde kurz hektisch, und mein Mann musste nach der Ärztin klingeln. Die Hebamme zog mir die Unterhose aus, untersuchte, stellte fest, dass der Muttermund vollständig bis auf einen kleinen Saum geöffnet war. Sie bot mir an, auf den Gebärhocker zu wechseln. Das wollte ich nicht, der Kniestand war perfekt.

Ich merkte, wie das Köpfchen immer tiefer rutschte. In den Presswehen musste ich nicht so stark pressen wie bei der ersten Geburt, es war mehr ein gesteuertes Mitschieben. Es passierte alles von allein. Und so wurde nach nur zweieinhalb Presswehen unter einem gewaltigen Urschrei, der mich selbst überraschte und beeindruckte, der Kopf geboren.

Noch eine weitere Wehe, dann wurde Luise geboren. Es war 19:28 Uhr. Ich drehte mich um, und da lag ein kleines, perfektes Wesen. Ich nahm sie in den Arm und konnte mein Glück kaum fassen. Sie schrie und war rosig. Mein perfektes kleines Mädchen.

Die Plazenta kam und war vollständig. Der kleine Riss wurde versorgt, und ich durfte in ein sauberes Bett wechseln. Ich konnte es kaum fassen, dass ich mein kleines Mädchen im Arm hielt!

Wie schön, dass die Interventionen in diesem Fall so gut funktionierten und keine weiteren Probleme nach sich zogen. Man muss eben immer abwägen. Eine Geburt, die ganz natürlich verläuft, kann eben auch sehr lang und anstrengend sein, und eine Geburt mit Interventionen kann sehr zufrieden machen. Nichts ist schwarz-weiß. Ich finde, die Zufriedenheit der Mutter ist hier immer das wichtigste Kriterium.

Christine – selbstbestimmt

Triggerwarnung! Christines Bericht beginnt mit einer Fehlgeburt. Nach diesem traurigen Ereignis folgte aber direkt eine erneute Schwangerschaft, die dann ohne weitere Auffälligkeiten ablief. Spannend ist in diesem Bericht, dass Christines Geburt eingeleitet werden sollte, so wie es die geburtshilflichen Richtlinien empfehlen und die meisten Kliniken praktizieren. Christine hatte kein gutes Gefühl damit und (ver)wehrte sich dagegen. Ganz ohne Anstupsen hatte sie daraufhin eine sehr selbstbestimmte, richtig gute Geburt.

Dieser Bericht beginnt für mich mit meiner Fehlgeburt direkt vor meiner erfolgreichen Schwangerschaft. In der neunten Schwangerschaftswoche lautete die Diagnose »missed abortion«, und ich sollte zur Ausschabung.

Ich fand diese Diagnose unpassend, die Fehlgeburt ist doch nicht »verpasst« worden, sondern mein Körper war einfach noch nicht so weit. Warum ihm nicht die Zeit geben, die er braucht? Ich fand es ganz furchtbar, dass dieses kleine Wesen aus meinem Körper gerissen werden sollte. Ich entschied mich gegen eine Intervention, zum völligen

Unverständnis der Ärztin: »Aber das ist doch nur ein kurzer Eingriff, dann ist es weg und Sie können dann auch gleich wieder nach Hause!«

Nur 24 Stunden später begannen die Krämpfe, und innerhalb einer anstrengenden Nacht ging die Fehlgeburt vonstatten. Ich hatte dadurch viel Zeit, mich zu verabschieden und zu begreifen, was da passierte. Mir hat das psychisch unglaublich gutgetan. Nach zwei Wochen fühlte ich mich zum ersten Mal wieder richtig gut, und auch mein Körper war genesen, der hCG-Wert fast auf null.

Bei der »missed abortion« (verhaltenen Fehlgeburt) merkt man selbst zunächst nicht, dass etwas nicht in Ordnung ist. Es gibt keine Blutung, keine Schmerzen, nichts. Der Befund, dass die Schwangerschaft sich nicht weiterentwickelt hat, wird durch den Ultraschall festgestellt. Verhalten also, weil der Körper noch nicht damit beginnt, die nicht mehr intakte Schwangerschaft zu beenden.

Die übliche Beratung besteht daraus, die Frau über die traurige Tatsache aufzuklären und sie dann zur Ausschabung zu schicken, um dem Prozess nachzuhelfen. Dass es auch alternative gute Lösungen gibt, wird im Kapitel »Stille Geburt« ausführlich erläutert.

Das hCG (humanes Choriongonadotrophin) kann nachgewiesen werden, sobald sich der Embryo in die Schleimhaut der Gebärmutter einnistet. Nach einem Abort sinkt der Wert langsam wieder ab, bis er nach zwei bis fünf Wochen wieder bei null liegt.

Ich machte zur Sicherheit einige Zeit später noch einen hCG-Test. Es war eine leichte Linie auf dem Teststreifen zu erkennen. Mein Bauchgefühl sagte mir schon da, dass es keine Gewebsreste von der Fehlgeburt waren, die das verursachten.

Ich testete noch mal zwei Wochen später, und da war die Linie auf dem Teststreifen dunkel verfärbt. Zur Gynäkologin bin ich dann aber erst später gegangen. Ich wollte die ersten Wochen abwarten, falls es doch wieder schiefgehen würde.

In der Frauenarztpraxis sagte man sofort in vorwurfsvollem Ton, dass der Test nur positiv sei, weil bei der spontanen Fehlgeburt natürlich etwas vom Gewebe in der Gebärmutter geblieben sein musste. Der Ultraschall zeigte aber das, was ich eh schon wusste: eine erneute intakte Schwangerschaft und ein schlagendes Herz.

Meine Schwangerschaft verlief total komplikationslos. Die ersten drei Monate war mir abends übel und ich konnte nur bestimmte Sachen essen. Das ließ aber ab dem vierten Monat nach, und mir ging es super bis zum Schluss. Ich war irgendwie mehr bei mir und fühlte mich weiblicher als je zuvor.

Die Vorsorgeuntersuchungen verliefen auch ohne Auffälligkeiten. Irgendwie haben die mich oft mehr genervt als mir gutgetan. Die Ärztin sagte mir immer nur das, was ich sowieso spürte. Das Geschlecht des Babys wollten wir nicht vorher wissen. Ich habe deshalb nur die nötigsten Ultraschalluntersuchungen machen lassen.

Gearbeitet habe ich bis zum Mutterschutz ohne Probleme. Mein Baby habe ich immer gespürt, und es hat auch auf mich oder meine Umwelt stets deutlich reagiert. Tagsüber waren wir beide aktiv, ich fuhr viel Fahrrad und war zu Fuß unterwegs, aber sobald ich mich zum Schlafen hinlegte, schlief das Baby glücklicherweise auch.

Dann waren wir kurz vor dem errechneten Termin, und alles war wie immer. Dem Baby und mir ging es gut, wir waren entspannt.

Mein Umfeld hingegen wurde immer nervöser und ungeduldiger. Während der Schwangerschaft hatte ich bereits gelesen, dass es total normal ist, wenn Kinder im Zeitraum von 14 Tagen nach ET geboren werden. Nun sagte mir meine Gynäkologin aber plötzlich, dass nach neuem Standard bereits an ET + 7 eingeleitet wird, ich müsse also nicht mehr allzu lang aushalten.

> In den Leitlinien steht tatsächlich, dass eine Einleitung ab dem achten Tag nach ET »angeboten« werden soll. Was auch immer das heißt: »Guten Tag, schön, dass Sie zur Kontrolle kommen. Möchten sie wohl heute eine Einleitung?«
>
> Man sollte diese Intervention vermeiden, wenn es nicht gute Gründe dafür gibt. Eine Einleitung ist indiziert, wenn man Marker dafür hat, dass das Baby in der Gebärmutter nicht mehr gut aufgehoben ist. Das sind zum Beispiel eine deutlich verminderte Fruchtwassermenge oder abnehmende Kindsbewegungen.
>
> Abgesehen davon sollte man die Kinder ihren Geburtstermin besser selbst wählen lassen. Es gibt einen wirklich guten Vortrag von Prof. Dr. med. Sven Hildebrandt dazu, den man auf YouTube nachschauen kann.[14] Dort erklärt er sehr eindrücklich, wie absurd und willkürlich diese Einleitungspraxis ist.

Über die künstliche Einleitung mit ihren Risiken hatte ich mich schon im Vorfeld informiert und staunte über diese Aussage meiner Ärztin. Ich empfand die Situation außerdem überhaupt nicht als ein »Aushalten«, mir ging es körperlich gut, und das Warten gehörte für mich dazu.

14 hebammenblog.de/einzigartig/vortrag-einleitung

Ab ET musste ich dann jeden zweiten Tag zur CTG-Kontrolle zu meiner Gynäkologin und bekam dann die Überweisung ins Krankenhaus ab ET + 7. Ich dachte, dort sollten nur weitere CTG-Kontrollen und eventuell ein Ultraschall durchgeführt werden. Aber die Hebamme in der Klinik empfing mich gleich mit dem Hinweis, dass am nächsten Tag eingeleitet werde und ich gleich schon das Aufklärungsgespräch mit dem zuständigen Arzt haben werde. Ich hätte noch einen Tag Schonfrist, weil es Sonntag sei und außerdem schon mittags, zu spät für eine Einleitung. Dann könne die Entbindung eventuell erst nachts stattfinden, und das wolle man verhindern.

Ich ließ also die Untersuchung über mich ergehen und sprach dann mit dem Arzt. Der erläuterte mir den Vorgang der künstlichen Einleitung. Kaum ein Wort über mögliche Komplikationen. Den Aufklärungsbogen für die PDA drückte er mir auch in die Hand, den solle ich bis zum nächsten Tag bitte lesen und unterschreiben. Als er ausgeredet hatte, fragte ich nur, warum die Einleitung überhaupt nötig sei und ob ich nicht einfach abwarten könne. Seine Antwort war kurz und knapp: »Nein, Sie können nicht abwarten. Sie sind 35 und damit risikoschwanger, wir müssen einleiten! »

Durch diesen Punkt des Risikokatalogs werden unglaublich viele Schwangere zu Risikokandidatinnen. Dabei hat sich das Alter werdender Mütter in den letzten Jahrzehnten deutlich nach hinten verlagert, ohne dass Schwangerschaft und Geburt an Gefährlichkeit zugenommen haben.

Wohlgemerkt, ich war einen Monat zuvor 35 geworden. Nach dem Gespräch war ich innerlich sehr aufgebracht und wollte nur noch weg.

Zu Hause kam ich dann langsam zur Ruhe und war einfach nur wütend, wie mit mir umgegangen worden war. Da ich selbst eine medizinische Ausbildung habe, weiß ich, dass der Patient in einen medizinischen Eingriff immer einwilligen muss. Außerdem braucht es eine Indikation dafür. Bei mir gab es keine, nur Fakten, die gegen eine Einleitung sprachen. Dass weder Hebamme noch Arzt den Einzelfall berücksichtigten, machte mich echt sprachlos. Mein Bauchgefühl sagte mir ganz klar: Das Baby ist noch nicht bereit.

Das Bauchgefühl ist äußerst wichtig und sollte immer berücksichtigt werden.

Außerdem sollten Ärzte und Hebammen Frauen so mit Informationen versorgen, dass sie daraufhin eine gute, evidenzbasierte, vernünftige Entscheidung treffen können, anstatt sich gedrängt zu fühlen.

Nachdem ich mich beruhigt hatte und mein Entschluss feststand, rief ich im Kreißsaal an und sagte die Einleitung ab. Die Hebamme konfrontierte mich mit ihren Ängsten und Bedenken und war sehr erstaunt über meine Entschlossenheit. Ich sagte ihr deutlich, dass ich bis ET + 14 abwarten werde, wenn medizinisch nichts dagegenspreche. Danach würde ich es mir erneut überlegen. Mir ging es nach dem Anruf richtig gut, ich konnte wieder durchatmen.

Die nächsten Tage genoss ich in vollen Zügen, eine Last war abgefallen. Ich hielt mich sehr viel in der Natur auf, fuhr Rad und tat mir viel Gutes. Meinem Baby ging es ebenfalls prächtig, es strampelte den ganzen Tag herum. Die Unruhe und Nervosität der Außenstehenden ließ ich nicht an mich heran, ich wollte dem Baby einfach die nötige Zeit gönnen.

An ET + 12 wurde ich dann kurz nach Mitternacht von Wehen geweckt. Ins Krankenhaus wollte ich möglichst spät, um unnötigen Interventionen zu entgehen. Da es meine erste Geburt war, hatte ich eine Hausgeburt im Vorfeld nicht in Betracht gezogen.

Die Wehen kamen sehr regelmäßig und bereits alle zehn Minuten. Gegen 7 Uhr fuhren wir ins Krankenhaus. Dort wurde ich zunächst untersucht und kam ans CTG. Zufälligerweise hatte die gleiche Hebamme Dienst, die ich vom Telefonat schon kannte. Sie empfing mich mit dem Vorwurf, ich hätte grob fahrlässig gehandelt, weil ich bis jetzt gewartet hätte.

> Das ist leider unprofessionell. Sie hätte sich auch einfach freuen und mal ein Lob für das gute Bauchgefühl aussprechen können.

Gleichzeitig erfuhr ich von ihr und den Ärzten, dass die Werte immer noch alle sehr gut seien und es keine Übertragungszeichen gebe.

Die nächsten Stunden konnte ich dann allein mit meinem Partner in dem sogenannten Wehenzimmer verbringen. Die Hebamme schaute nur zwischendurch rein. Mir tat die Ruhe sehr gut, ich konnte mich ganz auf mich und das Baby konzentrieren. Ich stand die meiste Zeit, auf das Fensterbrett gestützt, und kreiste die Hüften. In den Wehenpausen schlief ich oft ein und konnte Kraft sammeln, generell war ich die ganzen Stunden in einem Dämmerzustand.

> Das ist ein ganz guter, fast meditativer Zustand. Um in diesen Dämmerzustand zu gelangen, üben manche Frauen viele Stunden ihrer Schwangerschaft in Hypnobirthing-Kursen. Und das ist ja auch total sinnvoll, wenn es einen dann in die Lage versetzt, sich so gut zu versenken. Manche Frauen gelangen aber auch, wie Christine, völlig von allein in diesen Zustand.

Als der Muttermund fast vollständig geöffnet war, kam ich in den Kreißsaal. Vom Gefühl her wäre ich lieber in dem Zimmer geblieben, war aber froh über die Unterstützung der Hebamme, die nun dauerhaft bei mir blieb.

Gestützt im Stehen konnte ich weiter die Wehen veratmen, schlief in den Pausen sogar im Stehen ein, was alle überraschte. Ich musste mich dann leider hinlegen, weil mein Kreislauf nicht mehr gut mitmachte und die Vitalzeichen des Babys überwacht werden mussten.

Die Presswehen erlebte ich in der Haltung deshalb als sehr anstrengend, kraftraubend und überwältigend. Das war leider der Punkt, ab dem meine Geburt nicht mehr völlig selbstbestimmt verlief.

Schade, dass hier der Kreislauf nicht mehr mitgemacht hat. Vielleicht wäre eine andere Position aber trotzdem besser gewesen? Manchmal hilft es, seitlich zu liegen oder auf alle viere zu gehen.

Dann endlich, nach einer gefühlten Ewigkeit, war mein kleiner Sohn endlich da, gesund und munter. Seine Maße waren durchschnittlich, weder besonders groß noch schwer. Er weinte nur kurz und suchte sofort die Brust, wo er einschlief.

Rückblickend kann ich sagen, dass ich stolz auf mich bin, da ich meiner Intuition vertraut habe und mir nicht hab reinreden lassen. Die künstliche Einleitung und die PDA konnte ich uns ersparen und meinem Kind die Zeit im Bauch geben, die es brauchte. Das Ende der Geburt verlief leider nicht völlig selbstbestimmt, aber ich habe meinen Frieden damit gemacht. In dem Moment habe ich das Bestmögliche getan.

Es ist ganz schön schwierig, sich gegen Empfehlungen von Experten durchzusetzen und seinen eigenen Weg zu gehen. Und doch ist es manchmal gut und richtig, das zu tun. Es ist natürlich echt nicht leicht zu entscheiden, wann man sich gegen eine Expertenmeinung stellt und wann lieber nicht.

Bei Christine hat das geklappt. Ihr Kind durfte seinen Geburtstermin selbst bestimmen, was beiden einen guten Anfang geschenkt hat.

Auch wenn die Geburt ganz am Schluss nicht zu 100 Prozent wie gewünscht verlief, war es die Vorarbeit für die Geburt, die den Unterschied in Richtung Selbstbestimmung gemacht hat. Entscheidungen zu treffen, auch wenn sie mal unpopulär sind, ist ein wichtiger Schritt zur Selbstermächtigung. Chapeau!

Hausgeburt

Juliane – kraftvoll und sportlich

Juliane ist eine supersportliche Frau, die in der Schwangerschaft bis zum Schluss Mountainbike gefahren ist. Nicht, dass ich das jetzt speziell empfehlen würde, aber grundsätzlich ist körperliche Betätigung auch in der Schwangerschaft sehr gut. Eine Geburt hat ja auch etwas von einem anstrengenden Sportereignis. Und wie beim Sport kommt man bei der Geburt manchmal an einen Punkt, an dem man denkt, man kann nicht mehr. Juliane überwand diesen Punkt und erlebte eine Hausgeburt, die sie und auch beide anwesenden Hebammen als wunderschön empfanden.

Juliane spricht in ihrer Geburtsgeschichte nie von Wehen, sondern immer von Wellen. Das kommt aus dem Hypnobirthing. Man vermeidet negative Assoziationen durch solche Umbenennungen. Diese Technik wird inzwischen von vielen Frauen und Hebammen benutzt, selbst wenn sie nicht speziell mit Hypnobirthing arbeiten.

Nachdem ich seit etwas über zwei Wochen immer wieder ein Ziehen wie Regelschmerzen verspürt hatte, waren die Wellen an diesem Morgen anders: kräftiger. Meine Tochter M. wollte gern wieder schwimmen gehen, was wir diese Woche fast täglich gemacht hatten. Auch ich wollte gern etwas Bewegung für meinen Körper. Ich mache täglich Sport und brauche es für mein Wohlbefinden. So hatte ich es auch die gesamte Schwangerschaft über gemacht.

Zusammen mit meinem Mann F. fuhren wir ins Schwimmbad. So konnte ich ein paar Bahnen ziehen, während F. und M. schon spielten. Doch das Schwimmen heute war anders als sonst: Die Wellen in meinen Körper begleiteten meinen Sport. So hatte ich es bisher noch nie erlebt: Beim Kraulen konnte ich die Beine teilweise nur wenig bewegen, weil es sonst schmerzte, und manchmal musste ich am Rand pausieren, um zu atmen.

Nach nur 500 Metern (sonst schwamm ich mindestens das Doppelte) entschied ich, lieber zum Spielen ins wärmere Wasser zu gehen. Ich hoffte, die inneren Wellen würden dadurch entspannter werden. Zu dritt spielten, schwammen und tauchten wir noch etwas. Doch die ganze Zeit strömten immer wieder die Wellen durch meinen Körper.

Nach einiger Zeit meinte meine Tochter, sie wolle nun duschen gehen: gesagt, getan. Während des Duschens und Umziehens spürte ich immer wieder schmerzhafte Wellen. Ich wollte nun einfach nur noch nach Hause.

Verständlich – mit Wehen noch Schwimmen zu gehen ist auch wirklich sportlich!

Der Weg zum Auto war unangenehm, und ich wünschte mich in die Badewanne (dabei bade ich eigentlich gar nicht gern). Jedes Ruckeln im Auto war schmerzhaft, und ich war froh, als wir endlich parkten. Ich schleppte mich hinauf in unsere Wohnung. Als M. hörte, dass ich baden wolle, sagte sie direkt: »Ich will auch!« Ich spürte jedoch, dass ich allein sein wollte. Doch sie war extrem anhänglich und wollte bei mir sein und kuscheln. Trotzdem stieg ich in die Badewanne, weil es ja heißt: Übungswellen gehen im warmen Wasser wieder weg. F. und M. spielten währenddessen.

Im warmen Wasser wurden die Wellen tatsächlich weniger schmerzhaft, aber kaum dass ich draußen war, hatten sie die gleiche Intensität wie vorher.

Um 14 Uhr kam eine meiner beiden Hebammen zur vereinbarten Vorsorge. Ich hatte zwei Geburtshelferinnen, damit sie sich mit der Rufbereitschaft abwechseln konnten. Als Hebamme L. kam und meinen sich anspannenden Bauch sah, meinte sie, es werde sich wohl einpendeln mit den Wellen. Aber ob das Baby heute oder morgen käme, könne man natürlich nicht sagen. Während sie da war, wurde meine Tochter noch anhänglicher. Das war mir so unangenehm: Ich wollte allein sein, mich nur um mich kümmern.

Hebamme L. verabschiedete sich, weil sie heute keine Rufbereitschaft hatte. Mein Mann rief dann bei unseren Freunden an, ob sie jetzt zu ihnen kommen könnten. Wir hatten es schon vorher verabredet für den Fall der Fälle. Ich hatte während der Schwangerschaft sogar überlegt, dass M. bei der Geburt vielleicht auch dabei sein könnte, wenn wir alle es wollen würden. Aber jetzt war für mich ganz klar: Das würde für mich absolut nicht gehen. Gegen 15 Uhr fuhren die beiden los.

Auch hier ist es gut, aufs Bauchgefühl zu hören. Bei einer Geburt ist es hilfreich, sich sehr in sich selbst zurückzuziehen. Vielen Frauen geht es so wie Juliane, dass ihre Kinder sie bei der Konzentration stören beziehungsweise dass sie auch noch darüber nachdenken, wie es wohl gerade für das Kind sei, was sie dann total rausbringt. Weitere Tipps und Überlegungen dazu gibt es im Geschwisterkinder-Kapitel.

Ich war nun allein, legte mich erst mal aufs Sofa und schaute etwas fern. Außerdem aß ich ein paar Kleinigkeiten, weil ich ziemlichen Hunger hatte. Doch wirklich entspannt war es nicht, weil die Wellen immer schmerzhafter wurden.

Irgendwann dachte ich erschrocken: »Ich muss konzentrierter auf meinen Körper sein!«, und schaltete ab. Ich hatte plötzlich Angst, die Vorgänge im Körper sonst nicht aufmerksam genug wahrnehmen zu können. Die Wellen waren jetzt so schmerzhaft, dass ich panisch und unruhig wurde. Ich hatte Gedanken wie: »Wie soll ich das nur hier zu Hause durchstehen?«

Jetzt weiß ich, warum sich viele Frauen eine PDA wünschen. Was mache ich hier nur? Ruhiges Veratmen erschien mir in diesem Moment unmöglich. Ich fühlte mich allein und hilflos. Also rief ich Hebamme J. an. Sie sei gerade noch in der Nachbarstadt und komme direkt zu mir, werde aber etwa 20 Minuten brauchen. Anschließend rief ich F. an. Auch er kam, so schnell er konnte.

> Es ist gut, sich rechtzeitig Unterstützung zu holen. Geburten sind existenzielle Erlebnisse, bei denen es Momente geben kann, in denen man den Mut verliert, und Zuspruch dann gut gebrauchen kann.

Ungefähr zehn Minuten später, gegen 16:15 Uhr, war er da. Ich lag gerade in der Wanne und fühlte mich kurzzeitig besser. Als ich wieder draußen war und die Wellen kamen, wusste ich nicht so recht, wie ich mich positionieren sollte. Ich versuchte, ruhig zu atmen, was mir immer besser gelang. Trotzdem kamen auch immer wieder diese »Ich weiß nicht wohin und wie ich es aushalten soll«-Gedanken und -gefühle. Besonders am Po schmerzte es sehr stark.

Ich bin dann noch mal baden gegangen, in der Hoffnung, entspannen zu können. Das klappte nun gar nicht mehr: Kam eine Welle, konnte ich nicht mehr liegen bleiben, sondern musste in den Vierfüßlerstand wechseln. Das ging nicht so gut in der Wanne.

Als Hebamme J. dann kam, hing ich wie ein Häufchen Elend über dem Wannenrand. Ganz leise und ruhig fragte sie, wie es mir ginge. Sie blieb bei mir und wartete ab. Ich bin dann raus aus der Wanne und hab mich nackig wieder ins Wohnzimmer geschleppt. So blieb ich auch, bis mein Kind geboren wurde.

Während der Wellenpausen legte ich mich aufs Sofa und ruhte kurz aus. Doch kaum kam eine Welle, konnte ich nicht liegen bleiben. Ich ging in den Vierfüßlerstand und ATMETE. Das gelang mir jetzt zum Glück gut. Seit ich nicht mehr alleine war, hatte ich keine Panik mehr. Irgendwann akzeptierte ich die Schmerzen und atmete mich so tief und ruhig wie möglich durch jede Welle durch.

Diese Akzeptanz des Geschehens ist ein wichtiger Punkt in jeder Geburt. Es wird leichter, wenn man die Wehen nicht mehr bekämpft, sondern sich ihnen hingibt.

Allerdings war es doch jedes Mal so schmerzhaft für mich, dass ich zweifelte, es stundenlang aushalten zu können. (Ich hatte die Geburt von M. im Kopf, die zwölf Stunden gedauert hatte.)

Gegen 17 Uhr untersuchte J. mich vaginal und sagte: »Es wird nicht mehr lange dauern. Der Muttermund ist schon bei neun Zentimetern, und das Köpfchen ist gut eingestellt.« Wie schön, das machte mir Hoffnung. Also atmete ich mich weiterhin fleißig durch jede Welle, immer im Wechsel zwischen Liegen und Aufspringen. Irgendwann kam eine zweite Hebamme hinzu, die ich noch nicht kannte. Die Hebammen arbeiteten immer im Team, damit zusätzliche Unterstützung da war. Ich atmete und wartete darauf, dass die Fruchtblase platzen oder das Kind sich sonst wie hinabsenken würde.

Schon länger lag mir mein Mittagessen ziemlich schwer im Magen und mir war kotzübel. Von allein kam es aber nicht raus, da musste ich nachhelfen. Mir fehlte die Kraft, zur Toilette zu gehen, also übergab ich mich mehrmals in einen Eimer. Auch fürs Hand-Mund-Waschen fehlte mir die Energie, und es war mir in dem Moment auch nicht wichtig. Viel zu sehr war ich mit dem Veratmen beschäftigt. Jetzt war mir wenigstens nicht mehr schlecht.

Bei Fruchtblase und Kind veränderte sich trotz heftiger Wellen aber nichts. J. meinte, ich solle den Beckenboden entspannen, um loslassen zu können. Ich wusste absolut nicht, ob mir das gelingen würde. Die Schmerzen waren so stark und es strengte mich alles so an. Ich ging zur Toilette, und J. meinte, dort könne ich auch etwas sitzen bleiben. Es war aber so unentspannt, ich brauchte etwas Bequemeres. Mir fiel mein Feet-up-Hocker ein: ein Stuhl zum Kopfstandmachen, den ich für Yogaübungen verwendete. Der erinnerte mich an einen Gebärhocker.

Auf dem Stuhl gelang es mir, mich während der Wellen nach unten hin zu entspannen. Ich weiß nicht, wie lange ich auf dem Hocker saß, aber es tat gut. Leider meinte J. irgendwann, dass ich nicht länger dort sitzen dürfe, weil der Druck auf meine Schamlippen zu groß sei.

Durch das lange Sitzen auf dem Gebär- oder Yogahocker kommt es zur Ödembildung, also zu Wassereinlagerungen in den Labien. Das ist für die Geburt natürlich ungünstig, denn ödematöses Gewebe dehnt sich nicht mehr so gut. Daher sollten Frauen, die während der Wehen den Gebärhocker nutzen, zwischendurch immer mal wieder aufstehen.

Ich fand es schrecklich, aber ich wollte auch keine Verletzungen riskieren. Also probierte ich, im Stehen den Wellen zu begegnen und möglichst meinen Beckenboden zu entspannen. DAS war allerdings unmöglich, weil es so anstrengend und schmerzhaft war. Besonders weh taten mir Po und Beine, die ja nun auch noch viel Gewicht halten mussten. F. hielt mich im Stehen fest, um mich etwas zu entlasten, damit ich mich aufs Atmen und Entspannen konzentrieren konnte.

Während der Wellenpausen ruhte ich mich auf dem Sofa aus und wäre gern liegen geblieben, aber die schmerzhaften Wellen ließen mich jedes Mal wieder hochspringen. Es war nun extrem anstrengend für mich, und ich hoffte inständig, dass die Fruchtblase endlich aufgehen würde. Aber es passierte nicht.

J. schlug dann vor, ich solle es in der tiefen Hocke weiterprobieren. Also hockte ich mich vors Sofa, damit ich etwas abgestützt war. F. saß zur weiteren Unterstützung hinter mir. Diese Position war unglaublich schmerzhaft: Meine Beine taten mir so weh und mein Po schmerzte heftigst bei jeder Welle. Mehrere Wellen veratmete ich und versuchte zu entspannen, aber es veränderte sich für mich nichts.

In der tiefen Hocke verändern sich die Beckenverhältnisse innen, sodass das Baby oft besser hindurchrutschen kann.

Die Fruchtblase blieb fest, und das Kind kam nicht tiefer. Mit meiner Erlaubnis ritzte J. die Fruchtblase schließlich an, sodass diese ENDLICH aufging. Das Wasser floss warm heraus, und es fühlte sich für mich erleichternd an. Erschöpft legte ich mich auf den Boden. Genauer gesagt auf eine Matte, die schon die ganze Zeit vor dem Sofa lag. Während ich dort lag, erinnerte ich mich, dass auch die Seitenlage eine mögliche Gebärposition war. Ich hatte außerdem gar keine Kraft mehr, wieder hochzukommen, weil ich nun alle Energie für die folgenden Wellen brauchte: Das Baby wollte endlich geboren werden. Also atmete und schob ich mit aller Kraft nach unten mit.

Und tatsächlich fühlte ich, wie das Baby sich nach unten bewegte. Das kannte ich von M.s Geburt nicht, weil dabei ein Dammschnitt gemacht worden war. Ich fühlte den Druck nach unten so ähnlich wie beim Stuhlgang, was mich zunächst irritierte. Alles Weitere, was im Körper drum herum geschah, war anstrengend und schmerzhaft. Das gab mir die Gewissheit: Dein Baby kommt. Bei jeder Welle schrie ich vor Anstrengung laut mit, weil es mir half, die Kraft aufzubringen, die für die Geburt nötig war. Ich fühlte, wie der Kopf ins Becken und etwas nach draußen rutschte. Doch kaum ließ die Welle nach, glitt er wieder zurück.

> Das ist immer etwas, das die Gebärenden irritiert und frustriert: dass das Baby in der Wehenpause wieder zurückrutscht. Aber was geschafft ist, ist geschafft. In der nächsten Wehe startet man an dem Punkt, den man in der vorherigen erreicht hat. So geht es Stück für Stück immer weiter.

Jedes Mal fühlte es sich so an, als ginge es ein Stück weiter, und ich dachte: »Nun ist der Kopf bestimmt schon fast draußen.« Doch als ich J. danach fragte, meinte sie zu meiner Enttäuschung nur: »Ich sehe schon ein bisschen Haare.« Viele Wellen lang lag ich auf der Seite, schob und schrie und fühlte das Vor-und-wieder-Zurück. Es war so anstrengend und kräftezehrend!

Dann schlug J. vor, ich solle noch mal in die tiefe Hocke gehen. Ich dachte nur: »Bitte nicht!!!« Weil ich ihr aber absolut vertraute, ließ ich mich drauf ein. Schon mit der nächsten Welle wurde das Köpfchen geboren. In der Wellenpause fühlte J., ob die Schultern richtig ins Becken gedreht waren. Mir fiel direkt das Modell vom Geburtsvorbereitungskurs ein. Die nächste Welle kam, und J. meinte: »Jetzt bloß nicht pressen!« Das war leichter gesagt als getan: Ich hatte nämlich mit dieser Welle den Riesendrang, mein Baby endlich hinauszupressen.

Doch ein Geistesblitz erinnerte mich auch hier an meinen Geburtsvorbereitungskurs, wie die Hebamme das sanfte Veratmen vorgemacht hatte. Ich schaffte es, dem heftigen Pressdrang zu widerstehen, und veratmete ganz sanft die Welle. Und mein Baby flutschte damit in die Welt, ins warme, rote Handtuch hinein und dann direkt in meine Arme, auf meine Brust, meinen weichen Bauch.

Es war nun 20:16 Uhr. So saßen wir eine Weile auf der Matte vor unserem Sofa. Ich war unglaublich glücklich, mein Baby endlich in den Armen zu halten. Nach einiger Zeit kümmerte sich J. um meinen Uterus, indem sie Größe und Blutung kontrollierte.

Und dann fehlte noch die Plazenta. Ich erinnerte mich in dem Moment an die Geburt meiner großen Tochter: Das Kind war geboren, ich total fertig, und dann musste auch noch die Plazenta raus! Damals war es so schlimm für mich gewesen. Doch nun glitt sie leicht aus mir heraus, sodass ich mich gar nicht richtig daran erinnere.

Irgendwann konnten wir ins Bett im Schlafzimmer wechseln. Mein Mann und meine Hebamme halfen mir beim Aufstehen und Gehen. Und ab da kuschelte ich mit meinem Baby nackig im Bett, und wir stillten das erste Mal ganz entspannt.

J. kam und zeigte mir die Fruchtblase. Sie sagte, so eine stabile Blase hätte sie noch nie in Händen gehalten. Sehr gut, um das Baby während der Schwangerschaft zu schützen. So was hatte mein Baby auch gebraucht, weil ich bis zum Schluss Mountainbiken war, inklusive Bergab-Spaß.

Meine Hebammen kümmerten sich später noch um meine kleinen Scheidenverletzungen. J. sagte am nächsten Tag zu mir, dass ich Größeres verhindert hätte, als ich dem Pressdrang widerstanden hätte. Nach dem Verarzten und einem Toilettengang ließen sie mich und mein Baby für die Nacht allein.

Wir kuschelten weiterhin nackig. Ich fühlte mich unbeschreiblich glücklich, dass ich diese für mich perfekte Geburt erleben durfte. Die Schmerzen waren quasi sofort vergessen vor Glück.

Auch meine beiden Hebammen meinten, wenn sie mal Kinder bekommen würden, dann bitte mit so einer tollen Geburt wie meiner.

Karin – der erste Schrei im Wohnzimmer

Karins erste Geburt war eine Saugglockengeburt in der Klinik gewesen. Keine schöne Erinnerung. Umso toller, dass ihr zweites Kind im heimischen Wohnzimmer das Licht der Welt erblicken durfte.

Es ist der Morgen des 14. Mai, 7 Uhr. Muttertag. Mit den ersten Sonnenstrahlen, die durch die Jalousien unseres Schlafzimmerfensters fallen, wache ich auf. Aber nicht durch das Licht, sondern durch ein Ziehen, vergleichbar mit einem Regelschmerz. Ich muss zur Toilette. Dort sehe ich beim Abputzen, dass das Papier rosa gefärbt ist. Mir wird klar, dass unser Mädchen zu uns kommen möchte. Voller Vorfreude gehe ich runter ins Esszimmer, wo mein Mann Tobi sitzt, und sage: »Es ist so weit. Sie kommt heute.« Einen Tag vor dem errechneten Termin macht sich unser noch namenloses Baby auf den Weg zu uns – nachdem ich vor dem Schlafengehen einen Großteil der Schwangerschaftsklamotten aussortiert habe.

Schön! Es heißt ja, dass viele Frauen intuitiv wissen, an welchem Tag ihr Kind zur Welt kommen wird, selbst wenn noch keine oder nur wenige Anzeichen da sind. Auch führen solche »rituellen Handlungen« oft dazu, mit einem Kapitel (Schwangerschaft) abzuschließen und sich bereit zu machen für ein neues (Geburt und das Leben mit dem Kind).

Aber erst mal habe ich Hunger. Wir frühstücken ausgiebig, unterhalten uns, genießen die Zeit zu zweit, weil mein Sohn Tammo übers Wochenende bei meinen Schwiegereltern schläft. Mit seinen zweieinhalb Jahren weiß er genau, was er will, und genießt die Exklusivzeit mit seiner Oma immer sehr. Beim Frühstück beginnen dann tatsächlich die Wehen. Sie kommen und gehen im Abstand von zehn Minuten. Ich bin total aufgeregt und aufgeputscht von dem Gedanken, wie ereignisreich der Tag heute wird – ganz egal, wie er abläuft. Ich schreibe meiner Hebamme um kurz vor 9 Uhr, beschreibe, was gerade los ist und bitte sie, eine Geburt für heute einzuplanen. Wir verabreden, dass ich sie auf dem Laufenden halte. Ich frage sie: »Merke ich es, wenn ich dir Bescheid sagen sollte?« Sie bejaht meine Frage und schlägt vor, dass wir bei einem Wehenabstand von vier bis fünf Minuten mal telefonieren und besprechen könnten, wann sie kommen solle. »Zu jeder Zeit früher natürlich auch«, fügt sie noch hinzu. Einfach toll von ihr. Sie hat bewusst alles offengehalten, um mir keinen Stress zu machen. Das weiß ich wirklich zu schätzen. Sie schlägt mir vor, noch eine Runde spazieren zu gehen, weil es draußen echt warm wird, und das machen wir auch.

Danach sind meine Erinnerungen an den Tag nicht mehr so eindeutig. Ich weiß noch, dass wir beim Spaziergang unsere Nachbarn treffen, die fragen, wann das Baby komme, woraufhin wir uns nur ansehen und lächeln. Ich erinnere mich auch, dass wir meinen Schwiegereltern gesagt haben, dass unser Sohn erst mal bei ihnen bleiben solle. Gegen Mittag, nach einem Salat, lege ich mich hin, weil ich schon wieder müde bin. Die Wehen kommen zu dem Zeitpunkt schon deutlicher. Ich kann mich aber gut entspannen und höre über meinen uralten iPod Entspannungsmusik. Beim zweiten Baby hatte ich den Luxus, die Vorsorge fast komplett bei meiner Hausgeburtshebamme zu machen. Zu einem CTG wurde ich nur einmal in die Praxis meines Gynäkologen »genötigt«. In Absprache haben wir es dann für den Rest der Schwangerschaft gelassen, weil es keinen Anlass gab, diese Untersuchung zu wiederholen. Auch während der Geburt war das nicht nötig.

> Es ist sehr sinnvoll, die Latenzphase, also die Phase, in der die Wehen noch nicht so stark oder noch unregelmäßig sind, zu nutzen, um Kraft für die Geburt zu schöpfen. Daher ist Schlafen eine gute Idee. Auch wenn es nur ein Powernap oder leichtes Wegdösen ist.

Während ich mich in meinem Bett entspanne, mich auf meine Atmung konzentriere und ab und zu dösend einschlafe, tanke ich Kraft. Gut gelaunt wache ich aus diesem Zustand wieder auf und gehe runter. Inzwischen hat Tobi den Gebärpool aufgebaut, den wir gebraucht erstanden hatten und den er für mich vorher gut gereinigt hat. Nach einem Probelauf ein paar Wochen vor der Geburt war klar, dass ich den Pool im Wohnzimmer stehen haben möchte. Im Mittelpunkt unseres Hauses, wo alles seinen Platz findet: in der Weihnachtszeit der Tannenbaum, Freunde und Familie zu Besuch, im Alltag die Spiele mit Tammo, Zärtlichkeiten mit meinem Mann – eben einfach alles, was für uns zum Leben dazugehört. Da war es nur logisch, dass unsere Tochter in diesem Raum

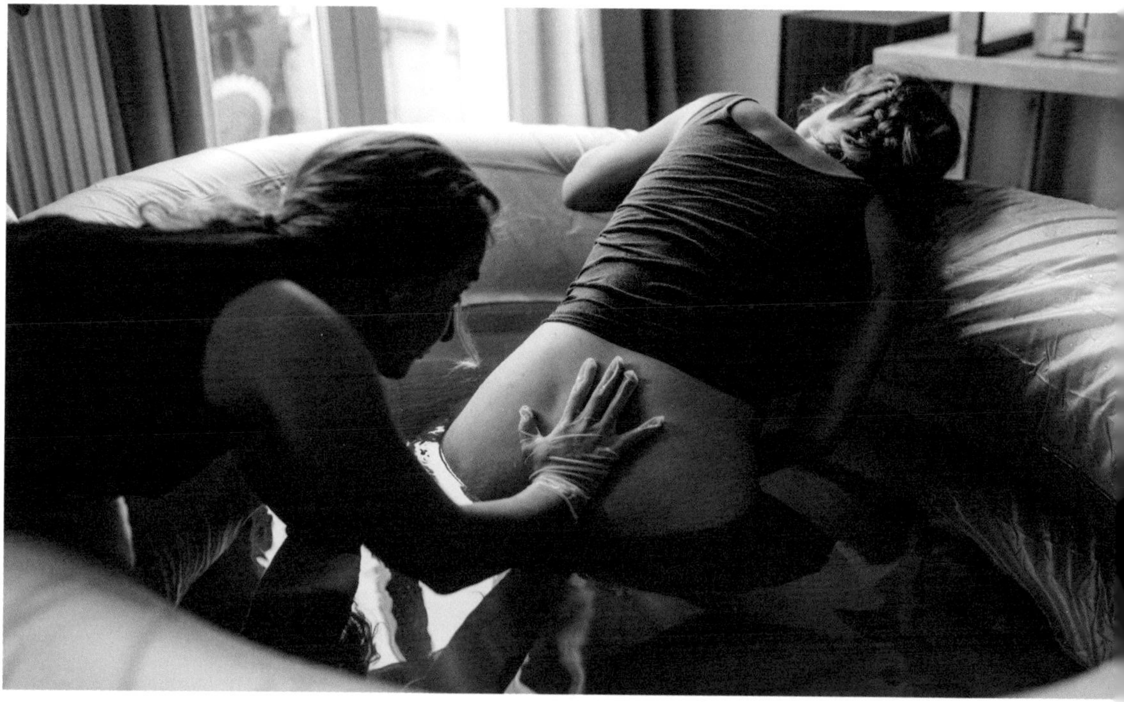

ihren ersten Atemzug machen sollte. Wir holen das Wäschefass mit lauter Utensilien für die Geburt, das ich vorbereitet habe: Darin sind alte Handtücher, Decken, eine Isomatte, Waschlappen, eine Lavendelkerze, die während des gesamten Tages ihren feinen Duft im Raum verbreitet.

Ich spaziere durch das Erdgeschoss, bleibe hin und wieder stehen und atme konzentriert. Kurz vor 15 Uhr habe ich Lust auf einen Cappuccino und mache mir einen. Um 15:10 Uhr schreibe ich meiner Hebamme, weil die Abstände zwischen den Wehen manchmal schon sehr kurz sind. Teilweise zwei Minuten, manchmal aber auch noch vier. Mein Gefühl sagt mir: »Ich will die Hebamme hier haben.« Eine Minute später schreibt sie: »Okay. Ich mache mich auf den Weg.« Dann endet unser Chatverlauf für den Tag und somit auch unsere digitalen Spuren, die mein Gedächtnis ersetzen.

Aus meiner Erinnerung weiß ich, dass ich, als unsere Hebamme kommt, schon nackt im Gebärpool bin und meine Entspannung dort weiter aufrechterhalten kann. Tobi tut alles, damit ich genau die richtige Wassertemperatur habe und mich wohlfühle. Er holt mir stilles Wasser zum Trinken und unterhält sich ruhig mit mir. Er ist an dem Tag mein Diener, mein Partner und meine Stütze gleichzeitig. Das muss für ihn extrem anstrengend sein. Er putzt sogar noch das Bad, damit wir alles schön haben, wenn die kleine da ist. Ein toller Mann! Ich bin froh, dass er an meiner Seite ist und mir den Rücken so freihält.

> Partner fragen sich ja oft, was sie bei der Geburt tun können oder was ihre Rolle ist. Es sind genau diese kleinen Dinge, die es den Frauen leichter machen.

Als die Hebamme in unseren Geburtsraum kommt, reagiert mein Körper sehr stark auf die Veränderung: Ich habe keine Wehen mehr. Verblüfft und mit schlechtem Gewissen, weil ich sie schon gerufen habe, spreche ich mit meiner Hebamme. Sie sagt nur, dass eine Geburt dynamisch sei und wir dann jetzt Zeit für eine Untersuchung hätten. Ich verlasse den Pool, damit sie meinen Muttermund ertasten kann. Das finde ich unangenehm. Sie fühlt eine Öffnung von ein paar Zentimetern und sagt, sie dachte, dass es mehr sein würden – nach meiner Beschreibung der Wehen. Mein schlechtes Gewissen meldet sich wieder. Doch sie beruhigt mich und spricht einfach mit mir. Ihre Ruhe überträgt sich auf mich, und die Geburt geht weiter.

> Diese Wehenpause bei Veränderungen ist typisch und kommt hier auch in einigen Geburtsberichten vor. Das Wehenhormon Oxytocin mag einfach keine Störungen. Nur, wenn wir uns sicher und geborgen fühlen, kann es so fließen, dass die Geburt gut vorangeht.

Die Wehen steigern sich, und ein paar Stunden später will ich aus dem warmen Wasser heraus. Es muss früher Abend gewesen sein, als ich auf unserer Isomatte kniend spüre, wie mein Becken sich öffnet. Es sind sehr kraftvolle Wehen, die ich als schmerzhaft empfinde. Zwischendurch entspanne ich mich mit dem Oberkörper auf einem Gymnastikball hängend. Nach einer Weile wird es anstrengend, und ich frage meine Hebamme, ob sie mir helfen könne. Sie schlägt mir vor, auf »A« zu tönen, was mir hilft, da ich meinen Mund dabei weit öffne und weniger verkrampfe.

Später (nach der Geburt) werde ich sehen können, dass mir um 19:22 Uhr meine Nachbarin aus der anderen Doppelhaushälfte eine Nachricht schreibt: »Ist heute der Tag, wo ich nicht die Polizei rufen soll, weil komische Geräusche aus dem Nachbarhaus kommen? Lass uns bitte wissen, wenn ihr was braucht.« Wir haben sie vorgewarnt, weil wir nicht wussten, wie laut es werden würde. In dem Moment bekomme ich von ihrer SMS aber nichts mit, das Geschehen um mich herum ist völlig ausgeblendet. So sehr fühle ich in meinen Körper hinein und merke, wie mein Becken mit jeder Wehe weiter wird und sich öffnet. Das ist der Wahnsinn! Irgendwann bemerke ich, dass die zweite Hebamme auch schon da ist und im Schneidersitz auf unserem Sofa das Geschehen beobachtet. Meine Augen sehen sie, meinem Verstand ist es egal. Ich nehme es so an wie alles, was gerade passiert.

Plötzlich will ich wieder ins Wasser. Ich brauche Wärme. Bei der nächsten Wehe im Pool platzt meine Fruchtblase. Ich meine, mich sogar an das Geräusch zu erinnern.

> Fruchtblasen, die unter Spannung bei einer Wehe springen, machen wirklich ein richtiges Plopp-Geräusch.

Meine Hebamme drückt auf meinen Steiß. Das hilft ungemein, die starken Wehen zu veratmen. Tobi übernimmt das kurz, trifft die Stelle aber irgendwie nicht so gut wie meine Hebamme, sodass ich sie bitte, es weiterzumachen. Sie versucht, meinen Muttermund im Pool zu ertasten, um ungefähr abzuschätzen, wie weit ich bin. Sie sagt nichts, ich weiß also nicht, wie weit ich bin. Während meine Wehen sehr stark werden, suche ich Halt und bewege mich irgendwie ziellos im Wasser. Die zweite Hebamme in meinem Wohnzimmer sieht das. Sie kommt zu mir und hält nur meine Hand. Sie sieht mir tief in die Augen und hält mich einfach fest. Das hilft. In dem Moment erweist die Hebamme mir einen großen Dienst. Bei ihr darf ich mich anlehnen und ausweinen, weil ich das in dem Moment brauche. Ich jammere und schluchze. Ich bin sauer auf die Tatsache, dass ich schwanger bin. Ich bin verzweifelt und meckere, weil die Schmerzen mich ärgern und ich die Nase voll habe von diesen blöden Gedanken. »Von außen sah das bestimmt sehr theatralisch aus«, werde ich im Nachhinein denken.

> Das ist die Übergangsphase. Die Phase der Geburt, in der kurz mal alles doof ist, in der man jammert oder schreit, nicht mehr will oder einfach verzweifelt. Kurz danach beginnt der Pressdrang. Man hat dann schon das allermeiste geschafft.

Dann kommt eine Phase, wo ich aus diesem Jammern erwache und wieder aktiv werde. »Du sollst kommen«, spreche ich im Befehlston zu dem kleinen Wesen in meinem Bauch. Ich wechsle die Position und sage zu Tobi, er müsse jetzt zu mir in den Pool kommen, damit er mich festhalten könne. Ich hocke und brauche Stabilität. Ohne zu zögern, zieht er sich bis auf die Unterhose aus und hält mich stabil im Wasser. Obwohl mein Verstand weiß, dass mein Körper mein Baby auch ohne Pressen allein durch die Muskelbewegung hinausgeleiten kann, fange ich an, nach unten zu drücken. Zu einem gewissen Zeitpunkt haben wir alle vier das Gefühl, nicht weiterzukommen. Die Hebammen meinen, dass wir es mit mehr Schwerkraft probieren könnten, und besorgen schnell einen Gebärhocker aus dem Auto. (Verrückterweise hatte ich mir beim ersten Kind schon vorgestellt, dass ich es gerne auf so einem Hocker bekommen würde. Das hatte damals nicht geklappt, weil die im Krankenhaus nicht so flexibel waren. Ich lag damals auf der Seite, und der kleine Tammo wurde mit einer Saugglocke aus mir herausgezogen, während von oben nachgedrückt wurde – ein ganz furchtbares Gefühl.)

Ich finde die Idee mit dem Hocker super und steige schnell aus dem Pool. Eingehüllt in mehrere Handtücher, mein Mann sitzt wieder hinter mir, geht die Geburt weiter. Ich drücke und drücke. Gefühlt tut sich nichts, und ich habe weniger Kraft. Weil die Kleine schon sehr tief im Becken sitzt, können die Hebammen keine Herztöne hören. Ich weiß trotzdem, dass alles okay ist. Gleichzeitig spüre ich die Anspannung meines Mannes hinter mir. Er hält mich, und die beiden Frauen feuern mich regelrecht an, zu schieben und dabei länger durchzuhalten. Als meine Kraft wieder ein bisschen schwindet, macht meine Hebamme zum ersten Mal in ihrem Leben einen Dammschnitt und öffnet meine Scheide ein wenig. Unser Mädchen kommt bei der nächsten Wehe in einem Stück regelrecht aus mir herausgeschossen und schreit sofort empört los, als hätte man sie mitten in ihrem Schläfchen gestört. Direkt auf meinen nackten Oberkörper gelegt, beruhigt sie sich sofort. Sie spürt, dass sie zu mir gehört und in Sicherheit ist. Ich bin so froh und erleichtert, dass sie da ist, und habe eigentlich nur einen Gedanken: »Endlich sind wir komplett.«

Da wir alle in dem Moment vergessen haben, auf die Uhr zu schauen, schätzen wir, dass sie um 20:12 Uhr auf die Welt kam – mit 4500 Gramm und 54 Zentimetern. Eigentlich wollte ich die Nabelschnur durchtrennen, nachdem sie auspulsiert war. Sie war jedoch so kurz, dass ich blind hätte schneiden müssen. Das wollte ich nicht. Ich bat meine Hebamme, die Schnur zu durchtrennen. Ich blutete wohl relativ stark, wie bei der ersten Geburt, und so gab mir die Hebamme eine Spritze, und ich gebar ohne Anstrengung eine vollständige, wunderschöne und in meinen Augen riesige Plazenta.

> In der Klinik ist diese Injektion oft Routine. Sie wird aber auf jeden Fall gemacht, wenn Frauen stark bluten. Es handelt sich um künstliches Oxytocin, ein Kontraktions-, also Wehenmittel, welches bewirkt, dass sich die Gebärmutter stärker zusammenzieht und die Plazenta sich dadurch schneller löst. Dadurch soll der Blutverlust geringer gehalten werden. Auch Hausgeburtshebammen haben immer Oxytocin dabei.

Ich ziehe mich in eine Ecke unserer Couch zurück und stille unser noch namenloses Baby. Es dockt an und saugt kräftig an meiner linken Brust.

Leider hört da die Romantik nach der Geburt kurz auf, weil ich genäht werde, was wirklich ziemlich unangenehm ist. Wettgemacht wird das jedoch von einer sehr intensiven Kuschelzeit nach einer warmen Dusche. Wir liegen nun in unserem Bett. Mit Keksen und einer vollen Tasse Milch auf dem Nachttisch. Mein Mann hat die undankbare Aufgabe, das Wohnzimmer aufzuräumen, was in meinen Augen wirklich der einzige Nachteil unserer Hausgeburt ist. Mitten in der Nacht kommt er zu uns und kuschelt mit.

Nach den Erlebnissen des Tages sind wir so durcheinander, dass wir wirklich nicht in der Lage sind, uns für den Namen unseres Kindes zu entscheiden. Ich beschließe, dass wir warten und beim Frühstück darüber reden würden. Das ruhige Gemüt unseres Kindes hat uns davon überzeugt, dass sie einfach eine Frieda ist.

Meinen engsten Freundinnen habe ich nach Friedas Geburt gesagt, dass es anstrengend sei, aber sie das schaffen würden, und dass die Geburt zwar ein unglaubliches Ereignis sei, aber danach eigentlich erst alles so richtig anfange.

> Das stimmt natürlich. Auch wirkt sich die Geburt unmittelbar auf die erste Zeit mit dem Kind aus. War sie schön und selbstbestimmt, so beginnt das Muttersein schon mit einem ganz anderen Selbstbewusstsein als bei einer Geburt, bei der unglaublich viel interveniert wurde. Insofern ist so eine schöne Hausgeburt, trotz des Dammschnitts, sicherlich ein ziemlich optimaler Start.

Simone – Pfannkuchen mit Erdbeermarmelade

Zum Zeitpunkt meiner ersten Schwangerschaft arbeitete ich bereits zehn Jahre als freiberufliche Hebamme. Seit meiner Ausbildung wusste ich, dass ich meine Kinder zu Hause bekommen möchte.

Mein erster Anruf nach dem positiven Schwangerschaftstest galt meiner Kollegin, die ich mir schon immer für meine Hausgeburt gewünscht hatte. Erst danach erzählte ich meinem Partner von der Schwangerschaft. Dazwischen lag etwa eine Woche, in der ich mit meinem kleinen Geheimnis noch ganz ungläubig für mich allein unterwegs war.

> »Wie ist das eigentlich, wenn Hebammen Kinder bekommen?« Ich werde das tatsächlich sehr oft von Frauen gefragt. Abgesehen davon, dass das natürlich auch individuell ist, unterscheiden wir uns ja nur durch mehr Vorwissen zu Geburten von anderen Frauen. Ob das nun gut oder schlecht ist, ist schwer zu sagen. Ich persönlich war bei meinen Geburten froh, meistens gut einschätzen zu können, an welchem Punkt ich mich befand. Andererseits ist ja auch gerade das Loslassen und das Abschalten der logisch denkenden

Hirnareale wichtig. In Simones Bericht sieht man gut, wie sie zwischen dem »Hebammesein« und dem »Einfach-schwangere-Frau-Sein« hin und her wechselt.

Simone erlebte wie gewünscht eine Hausgeburt. Diese war nicht ganz ohne Schreckmomente, aber sie war trotzdem sehr zufrieden damit. Vor allem aufgrund der guten Betreuung ihrer Hebamme, die an einigen Stellen den Ausschlag für eine gute Wendung gab. Aber auch Simones grundpositive Einstellung hat enorm zu diesem schönen Erlebnis beigetragen.

Ich kenne die Statistik nicht, aber mein Gefühl ist, dass überdurchschnittlich viele Hebammen sich zu einer Hausgeburt entscheiden. Ist es nicht interessant, dass viele von uns, die wir so viel über Geburten wissen – und natürlich auch darüber, was dabei alles passieren kann –, dennoch (oder gerade deswegen) so überzeugt von der Hausgeburtshilfe sind?

Eine Bilderbuchschwangerschaft

Die Vorsorgen machten wir mit der Hebamme, ich ging nur zum ersten Ultraschall zur Gynäkologin. Diese fand die Idee der Hausgeburt prima und hatte nichts gegen die ausschließliche Hebammenvorsorge. Ich sah meine Ärztin in der gesamten Schwangerschaft nur zwei Mal. Das Organscreening ließ ich in der anthroposophischen Klinik durchführen. Hier wurde der Wunsch, das Geschlecht nicht wissen zu wollen, ganz selbstverständlich respektiert und auch die Entscheidung für die Geburt zu Hause beglückwünscht.

Das ist wunderbar und bei Weitem nicht immer so. Oft werden Frauen ja, wenn sie den Wunsch nach einer Hausgeburt äußern, sehr angegangen, als verantwortungslos hingestellt, und man versucht, sie davon abzubringen.

Die Schwangerschaft erlebte ich wunderbar entspannt und konnte sie sehr genießen. Ich fühlte mich rundum wohl mit diesem wachsenden und sich verändernden Körper und dem Baby in mir.

Zu einem Geburtsvorbereitungskurs konnte ich meinen Freund Jakob nicht überzeugen. Stattdessen buchten wir drei individuelle Termine bei einer tollen Doula und Yogalehrerin. Bei ihr besuchte ich mehrere Wochen einen Yoga-Achtsamkeits-Kurs. Die drei zusätzlichen Termine zu Hause haben uns als Paar gut auf die Geburt vorbereitet.

Zum Ende der Schwangerschaft ging es mir immer noch sehr gut, und ich genoss die Zeit mit dem Baby im Bauch sehr. Ich konnte gar nicht glauben, dass die Zeit schon vorbei sein sollte. Mich plagten keinerlei nennenswerte Beschwerden, und ich war noch nicht von dem bei vielen Frauen vorherrschenden Gefühl »Jetzt ist auch gut, wenn das Baby endlich mal rauskommt« geplagt.

Super-GAU

Zur Kontrolle bei ET + 3 fuhren wir in die anthroposophische Klinik, in der wir für alle Fälle auch angemeldet waren.

> Diese Untersuchung ist bei dem Wunsch einer Hausgeburt obligatorisch. Aber auch ohne angestrebte Hausgeburt wird die Schwangerschaft ab dem Termin sehr engmaschig überwacht.

Auf dem Weg lag ein Erdbeerfeld. Wir pflückten noch schnell einige Erdbeeren, aus denen ich später Marmelade kochte.

Eigentlich wollten wir nur schnell den Ultraschall hinter uns bringen und dann gemeinsam essen gehen. Es kam aber anders. Die Ärztin meinte, das Fruchtwasser zeige eine hohe Echodichte, es wirke »krisselig«. Ihr Kommentar: »Sie wissen ja, was das bedeutet, es handelt sich um grünes Fruchtwasser, damit ist die Hausgeburt vom Tisch. Wir machen jetzt erst mal ein CTG. Da es heute so voll ist, müssen wir danach besprechen, wann wir mit der Einleitung starten.« Zack, war sie aus dem Raum.

Mein Hebammenhirn schaltete sich sofort aus. Ich war nicht mehr in der Lage, über das Gesagte als Hebamme zu urteilen.

> Kein Wunder. Eine schwangere Frau ist sehr dünnhäutig. Es ist nicht leicht, eine vermeintliche Diagnose professionell distanziert zu betrachten, wenn man gleichzeitig Angst hat.
>
> Grünes Fruchtwasser bedeutet, dass das Kind aus irgendeinem Grund Stress hatte oder hat. Es setzt dann Kot ab (was es eigentlich erst nach der Geburt macht), dadurch verfärbt sich das Fruchtwasser grün. Es ist sehr schwierig, dass auf dem Ultraschallbild eindeutig zu diagnostizieren.

Eine emotionale Achterbahnfahrt begann.

Ich bestand auf ein Gespräch mit der Chefärztin, auf deren Urteil ich viel Wert lege. Diese schätzte die Situation ganz anders ein. Man könne nicht mit Sicherheit sagen, was diese Echodichte ausmache, sie habe es einige Male erlebt, kein einziges Mal sei das Fruchtwasser bei der Geburt grün gewesen. Sicher sagen könne man es aber nicht. Sie gab grünes Licht für die Geburt zu Hause, bot uns aber auch an, jederzeit in die Klinik zu kommen.

Mein Freund hatte nichtsdestotrotz Angst um das Kind und stand nicht mehr hinter der Hausgeburt. Für mich brach damit eine Welt zusammen. Eine Geburt zu Hause, wenn der Vater aus Angst nicht damit einverstanden war, wie sollte das gehen?

Klärung

Unsere Hebamme war sofort erreichbar. Das Gespräch tat mir sehr gut, und sie bot an, am nächsten Tag zu kommen. Sie nahm sich sehr viel Zeit und besprach alle Ängste und Sorgen mit uns. Am Ende des Gesprächs sagte mein Freund: »So, jetzt bin ich mehr denn je für die Hausgeburt. Die wissen ja nicht, was sie erzählen, da im Krankenhaus. Die eine Ärztin sagt dies, die andere das ... die wissen wohl selber nicht, was sie wollen.«

Somit hatte sich die Aufregung gelegt, und zwei Tage später machte unser Baby sich auf den Weg.

Es kann losgehen

Am Samstag fühlte ich mich gut wie immer. Aber ich sagte die Verabredung zum Kaffeetrinken mit einer Freundin ab. Irgendwie war mir nicht danach. Stattdessen machte ich Pfannkuchen und nähte parallel noch eine Babymütze und ein Halstuch fertig.

Über den Vormittag hinweg spürte ich ein ganz leichtes Ziehen so ähnlich wie Regelschmerzen und dachte beruhigt: »Na so langsam tut sich mal etwas, wir haben ja auch »nur« noch eine Woche Zeit für die Geburt zu Hause«.

Mit dem Beginn der Geburt rechnete ich aber noch überhaupt nicht. In meinem Kopf war fest verankert, dass sich das beim ersten Kind oft über einige Tage hinzieht. Ich hatte bis dahin keine Senk- oder Übungswehen gespürt. Wir legten uns zu einem gemeinsamen Mittagsschlaf hin. Während dieser anderthalb Stunden spürte ich zweimal ein ganz leichtes Ziehen.

Am frühen Abend, um 17 Uhr, hatte ich Lust auf ein Bad. Ich war müde und wollte danach früh ins Bett gehen. Ich entspannte eine Stunde lang in der Wanne. Währenddessen spürte ich kein Ziehen und war deshalb weiterhin überzeugt, dass es heute nicht losgehen würde (Badewannentest).

Als ich aus der Wanne stieg, überrollte mich plötzlich die erste Kontraktion. Drei Minuten später die nächste. Ich verstand zuerst gar nicht. Ich hatte mir ja vorgenommen, ins Bett zu gehen. An diesem Plan hielt ich fest. Nach den nächsten zwei Wehen, die im Abstand von drei bis vier Minuten kamen, ging ich ins Wohnzimmer und lehnte mich im Vierfüßlerstand über den Ball.

Mein Freund kam kurze Zeit später herein und war direkt alarmiert: »Geht die Geburt los?«

»Nein«, antwortete ich, »das hört bestimmt gleich wieder auf.« Dann ging ich ins Bett.

> An Geburten von Hebammen oder Geburtshelferinnen sieht man immer wieder schön, wie unser Wissen unser Handeln bestimmt. Wir haben natürlich im Kopf, dass die meisten Frauen ihre Hebamme eher zu früh als zu spät informieren. Daher spielte Simone den Geburtsbeginn immer noch herunter, obwohl die Wehen schon ganz schön häufig kamen und sie sich bereits ziemlich auf sie konzentrieren musste.

Mein Partner lief unentschlossenen hin und her. Die Wehen kamen schnell aufeinander, kräftig, aber noch sehr kurz. Er wollte unsere Hebamme anrufen, was ich ihm verbot. »Das ist noch viel zu früh, das hört gleich auf und ich gehe schlafen«, behauptete ich. Drei Wehen später merkte ich, dass das vielleicht doch nicht ganz der Realität entsprach, und erlaubte ihm, die Wehenabstände zu beobachten. Davon halte ich eigentlich nicht viel, aber er nervte mich mit seinem Herumlaufen, und so hatte er etwas zu tun. Nach 20 Minuten sagte er: »Du hast alle drei Minuten eine Wehe, ich rufe jetzt die Hebamme an!«

Ich dachte nur: »Oh neee, wie peinlich, jetzt scheuchen wir die Hebamme am Samstagabend raus, und ich habe gerade mal seit 'ner halben Stunden Wehen, noch dazu ganz kurze. Bis sie hier ist, haben die wieder aufgehört, und sie ist umsonst gekommen.« Gleichzeitig merkte ich aber, dass die Wehen schnell intensiver wurden. Und ich wurde kurz mutlos und dachte: »Wenn die ersten Wehen schon so heftig und häufig sind, wie soll ich das nur über Stunden schaffen? Was habe ich mir nur bei dem ganzen Hypnobirthing-Quatsch gedacht? Habe ich nicht immer gesagt, ich freue mich auf die Geburt, ich denke, ich werde mit den Schmerzen ganz gut umgehen können und mich nicht gegen sie wehren?« Jetzt fühlte sich das doch anders an.

Kurz stieg Panik in mir auf.

> Auch Hebammen brauchen Hebammen. Selbst mit jahrelanger Berufserfahrung ist es schwierig, sich selbst bei einer Geburt einzuschätzen. Daher halte ich auch nichts von Alleingeburten. Es ist schon gut, wenn ein anderer Mensch von außen auf das Geburtsgeschehen schaut und auf einen aufpasst.

Die Hebamme kommt und bringt Vertrauen mit

Schon nach 20 Minuten war die Hebamme da, und ich tönte zu dem Zeitpunkt schon unweigerlich.

Ich hing immer noch über meinem Ball und hatte die Augen geschlossen. Die Hebamme betrat die Wohnung und ich hörte, wie sie meinen Freund in den Arm nahm, ihre

Taschen abstellte und fragte: »Hast du schon das Bett bezogen?« Ungläubig fragte er: »Jetzt schon? « Wir hatten besprochen, dass er das im Laufe der Geburt machen solle, wenn wir sicher wären, dass das Baby bald komme – er hasst Bettenbeziehen. Ihre Antwort: »Ja klar, euer Baby kommt jetzt!«

Schon in diesem Moment war die nächste Wehe für mich absolut auszuhalten. Ich bin immer noch erstaunt, was die bloße Anwesenheit dieser wunderbaren Frau mit mir gemacht hat. Ich konnte ab diesem Moment loslassen, mich in mich kehren, atmen und vertrauen. Die Wehen kamen weiterhin in sehr kurzen Abständen. Aber ich dachte nicht mehr: »Oje, das tut ja doch echt weh«, sondern eher: »Wow, wie anstrengend das ist – und wie toll, dass der Körper das schafft!« Bewegen wollte ich mich die ganze Geburt über nicht. Dabei hatte ich das doch jahrelang in den Kursen gepredigt. Aber ich fühlte mich im Vierfüßlerstand auf meinem Ball mit geschlossenen Augen am wohlsten.

Aus Studien ist bekannt, dass die kontinuierliche Anwesenheit einer Hebamme bewirkt, dass Frauen weniger Schmerzmittel brauchen. Es ist auch immer wieder faszinierend, das selbst zu erleben.

Die Geschwindigkeit der Geburt fordert ihren Tribut

Kurz nach der Ankunft untersuchte die Hebamme mich, und der Muttermund war bereits fünf Zentimeter geöffnet. Ich nahm am Rande wahr, dass mein Freund und die Hebamme sagten, das werde ja eine rasche Geburt werden.

Die Wehen blieben die ganze Zeit über kurz, intensiv und kamen alle drei Minuten. Das war heftig, zumal es eine ganze Zeit lang sehr unangenehme Doppelwehen waren: Die eine Wehe ebbte nur zu etwa 50 Prozent ab und ging dann direkt in die nächste über. Das war sehr herausfordernd. Das Verabschieden der Wehe und das Freuen auf die Pause gelangen mir nur sehr schwer. Ich erinnere mich, wie ich mehrmals bat: »Ich brauche einmal fünf Minuten Pause, nur einmal.« Aber es blieb bei den Doppelwehen.

Dafür war der Muttermund sehr schnell neun Zentimeter geöffnet, innerhalb von etwa zwei Stunden nach der ersten Wehe. Die Phase, in der der Saum sich vorn am Schambein einklemmte, habe ich als sehr schmerzhaft in Erinnerung. Der Saum war aber nach einigen Wehen weg, und dann wurde es wieder erträglicher.

Der Muttermund war noch nicht ganz geöffnet. Den kleinen Rand, der bei neun Zentimetern Öffnung noch da ist, nennen wir auch »Saum«. Dieser kann sich manchmal zwischen dem Schambein und dem kindlichen Köpfchen einklemmen.

Nachdem der Muttermund vollständig geöffnet war, setzte sofort ein Pressdrang ein. Davon war ich etwas verwirrt ... ich hatte noch nicht das Gefühl, dass der Kopf bereits auf dem Beckenboden war, aber ich konnte nicht anders, als am Wehenende mitzuschieben. Das war sehr kräftezehrend. Irgendwann schlug die Hebamme vor, die Blase zu öffnen. Ich hatte dazu keine Meinung, war ich doch mit Atmen beschäftigt, vertraute ihr aber in ihrer Entscheidung.

Durch die Vorgeschichte in der Klinik waren wir alle wohl recht angespannt, welche Farbe das Fruchtwasser denn nun haben würde. Die Antwort lautete: GRÜN. Mmmdpf ...

Egal, keine Zeit zum Nachdenken; atmen und entspannen war angesagt. Ich spürte aber, dass die Hebamme entspannt blieb und wohl auch meinen Freund gut mitnehmen konnte. Ich war sofort wieder in meine Geburtskonzentration vertieft.

> In der Regel versuchen wir ja, möglichst wenig einzugreifen. Das gilt auch für die Eröffnung der Fruchtblase. Wenn aber die Geburt in den letzten Zügen ist und die Frau sich sehr schwertut, weil sie erschöpft ist, oder das Pressen einfach nicht so richtig vorangeht, gibt es manchmal einen schönen Schub, wenn die Fruchtblase eröffnet wird.

Die Geburt stagniert

So schnell die Eröffnungsphase verlief, umso zögerlicher fühlte sich die Austreibungsphase an. Wobei das relativ ist – von der ersten Wehe nach dem Bad bis zur Geburt des 4000-Gramm-Kindes vergingen sechs Stunden. Ich hatte mit jeder Wehe Pressdrang. Veratmen ging nicht mehr gut.

> »Schnelle Eröffnung = langsame Austreibung« – so lautet eine alte geburtshilfliche Weisheit, und sehr häufig wird sie wahr. Bei einem großen Kind ist das aber auch kein Wunder.

Die Hebamme ermunterte mich, richtig mitzuschieben und keine Angst vor dem Schmerz zu haben. In meinem Kopf formte sich der Gedanke: »Es ist nicht die Angst vor dem Schmerz beim Durchtreten des Köpfchens. Nein, das ist es nicht, vielmehr habe ich keine Kraft mehr. Die Wehe dauert nicht lange genug.« Aber so viele Worte konnte ich nicht mehr aneinanderreihen und aussprechen.

Auf Empfehlung der Hebamme wechselten wir ins Bett. Bis dahin verharrte ich die ganze Zeit im Vierfüßlerstand über meinen Ball gelehnt im Wohnzimmer. Nix Bewegen, nix Positionswechsel ... Ich hatte extra eine Reckstange im Türrahmen angebracht, um ein Tuch befestigen zu können, und eine dicke Gymnastikmatte angeschafft. Aber ich fühlte mich superwohl über meinem Ball, schaukelte in den sehr kurzen Pausen höchstens etwas hin und her. Diese Erfahrung werde ich ganz sicher mit in meine Geburtsvorbereitungskurse nehmen. Nicht-Bewegen kann völlig okay und gut sein. Ich bin sehr froh, dass meine Hebamme mich in der Position gelassen hat.

Im Bett fand ich keine Entspannung. Liegen ging nicht. Meine Beine taten weh, ich bekam im linken Bein (in dem ich eine leichte Parese von einem Bandscheibenvorfall habe) mit jeder Wehe einen heftigen Krampf. Ich hielt mich aber tapfer an den Vorschlag der wechselnden Seitenlage, damit das Baby tiefer rutschte.

Wenn Frauen sehr erschöpft sind und nur noch liegen können, ist diese Schaukellagerung günstig, um dem Baby zu helfen, weiter nach unten zu rutschen. Tatsächlich bekommen relativ viele Frauen ihre Kinder in Seitenlage.

Irgendwann schlug die Hebamme vor, ihre Kollegin dazuzurufen. Wir hatten im Vorfeld vereinbart, dass ich ihr die Entscheidung überließe, ob sie eine zweite Kollegin bei der Geburt dabeihaben möchte oder nicht.

Ich wusste also: Sie macht sich Sorgen, es läuft nicht reibungslos, sie möchte gerne jemanden dabeihaben, falls sie mehr Hände benötigt als ihre eigenen. Ich hatte aber nicht viel Zeit, mir darüber Gedanken oder Sorgen zu machen, sondern konnte mich schnell wieder in meine Geburtskonzentration vertiefen.

Die Ankunft der Kollegin und ihre Anwesenheit bemerkte ich gar nicht richtig. Sie war einfach da, und ihre Präsenz war mir sehr angenehm. Sie übernahm nur das Schreiben des Partogramms.

Sie machte die Dokumentation und hielt sich erst mal im Hintergrund – sie war einfach sicherheitshalber da. Manchmal ist doch eine Verlegung in eine Klinik nötig. Dann ist es gut, wenn jemand da ist, der die Klinik benachrichtigt oder gegebenenfalls einen Krankentransport organisiert. Oder wenn ein Kind geboren wird, das nach einer langen Austreibungsperiode Anpassungsschwierigkeiten hat – auch dann ist man um zwei weitere Hände dankbar. Schließlich hat man in so einem Fall zwei »Patienten«. Ebenso kann es nach einer Geburt zu einer verstärkten Blutung bei der Frau kommen. Auch dann braucht man zusätzliche Hilfe. Die Kollegin zu rufen, war einfach eine vorausschauende, verantwortungsbewusste Sicherheitsmaßnahme. Viele Hebammen rufen generell zum Ende der Geburt eine zweite Hebamme dazu.

Sinnkrise

Plötzlich wurde ich ganz klar und wach, richtete mich auf und fragte: »So, und was machen wir jetzt, wenn ich das nicht schaffe? Was ist euer Plan? Ich habe keine Kraft mehr. Ich bekomme das Kind da nicht raus. Was machen denn nun?«

Mit Abstand betrachtet ist das witzig, denn als Hebamme weiß ich die Antwort. Und ich weiß auch, dass, wenn Frauen dieses Gefühl haben, die Geburt oft unmittelbar bevorsteht. Aber ich selbst konnte dieses Wissen in dem Moment nicht für mich anwenden und hatte ernsthaft Sorge, dass das hier nix werden würde. Ich verlangte nach Vanille-Cola und Müsliriegeln. (Ich hatte in den letzten Wochen vor der Geburt Vorräte in einem kleinen Körbchen angesammelt: besondere Getränke, Smoothies, Müsliriegel, Nüsse, hübsch verpackte Schokolade …)

Jetzt musste hier irgendwas passieren. Ich merkte ganz deutlich, wie die Wehenabstände größer wurden und die Wehen schwächer. Mir ging die Kraft aus, und ich bekam Angst. Die Ruhe und Zuversicht der Hebammen halfen mir, wieder Mut zu finden. Wir schaffen das. Müssen wir ja!

Abbruch der Hausgeburt?!

Irgendwann wurden dann die Herztöne schlecht. Sie fielen dreimal leicht ab, dazu das grüne Fruchtwasser und die lange Pressphase … Ich hörte meine Hebamme zu ihrer Kollegin sagen: »Ruf mal bitte den RTW.« (Also den Rettungswagen.)

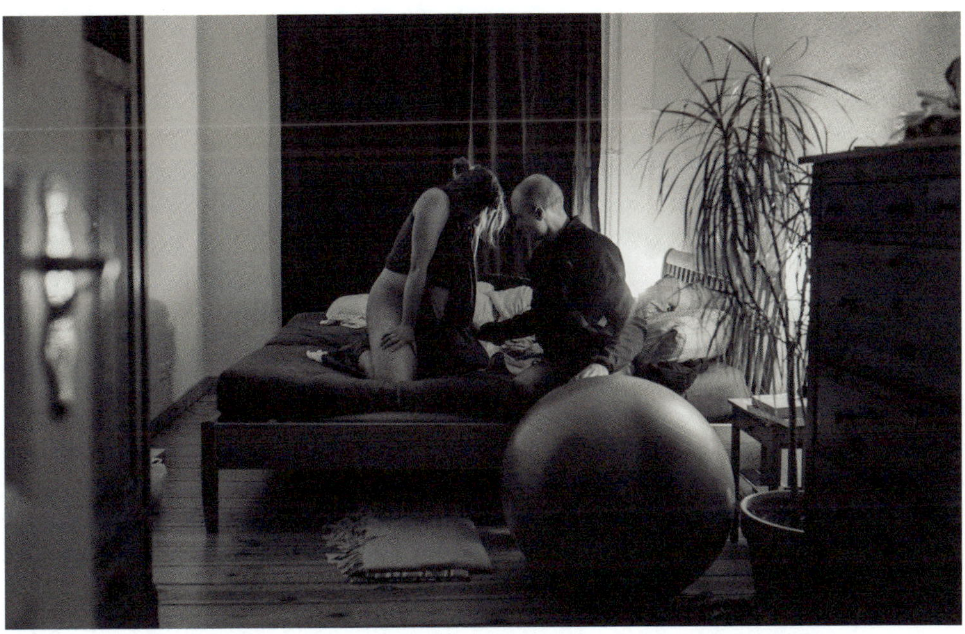

Ich dachte: »Was??? RTW? Ihr spinnt wohl. Ich habe mich doch nicht bis hierher durchgekämpft, um jetzt in die Klinik zu fahren!! Und überhaupt: Wie soll ich so die Treppen runterkommen? Auf keinen Fall!«

Gleichzeitig stellte ich die Entscheidung in keiner Weise infrage. Wenn die Hebamme das entscheidet, dann ist es richtig so. Trotzdem sah ich sie erschrocken an.

Sie sagte: »Pass auf, meine Kollegin ist gut darin, den Rettungsdienst abzuwimmeln, wenn wir ihn nicht brauchen. Ich bin sicher, du schaffst es, dein Kind rauszuschieben, bis sie hier sind. Wir wechseln jetzt vor das Bett in die tiefe Hocke, und du gibst alles.«

Gesagt, getan. Mein Freund wurde auf die Bettkante positioniert, ich zwischen seine Beine in die Hocke. Der Positionswechsel und der angedrohte RTW setzten noch mal Kraft frei. Aber ich war unsicher. Sollte ich jetzt nach Gefühl pressen? Auch ohne Wehe? Oder auf die nächste warten? Wie jetzt? Sag mir, was ich machen soll!

Angeleitetes Pressen

Das hatte ich mir natürlich etwas anders vorgestellt. Ich dachte, ich würde nach Gefühl drücken, ohne Anleitung, so wie es mein Körper von ganz alleine machte ... Aber so war es auch okay. Ich brauchte ganz klar die Ansage, wann Mitschieben, wann Ausatmen, wann Abwarten. So gelang es mir, den nicht kleinen Kopf noch eine gute Weile am Damm stehen zu lassen, bevor er dann geboren wurde. Das war ganz gut, um die Geburtsverletzung gering zu halten.

Allerdings sah ich aus dem Augenwinkel, dass die Hebamme zögernd die Schere in die Hand nahm. Ich sah sie nur an und meinte: »Wenn es sein muss, mach. Ist okay.«

Sie machte dann nichts, und darüber bin ich doch sehr froh.

Den Durchtritt des Kopfes fand ich gar nicht besonders schmerzhaft. Ich war eher darauf konzentriert, diese unfassbare Kraft zu finden, die es brauchte, das Kind endlich herauszuschieben. Ich glaube, sein Kopf wurde genau geboren, als die Sanitäter an der Tür klingelten.

Die zweite Hebamme führte die beiden in die Küche, und sie waren froh, nicht einschreiten zu müssen, und warteten mit einer Cola geduldig, bis wir sie circa eine halbe Stunde später hereinholten.

> Ein Dammschnitt wird mit einer speziellen Dammschere durchgeführt, nicht mit einem Skalpell, wie manche Frauen vielleicht denken.

Er ist da!

Da lag also das Baby vor mir. Groß. Erschrocken. Sofort schauten wir nach: ein Junge! Ach was ... mein Freund und ich hatten beide gedacht, es sei ein Mädchen, irgendwie ...

ein Junge ... Auch gut! Mein Freund war überglücklich. Weinte. Bedankte sich unaufhörlich. Bei mir. Der Hebamme.

Ich musste meinen kleinen, großen Sohn erst mal anschauen. Ich dachte: Er sieht aus wie die Nichte meines Freundes. Wie die Tochter der Frau, mit der ich eine angespannte Beziehung habe. Hmmmmpff ... Warum siehst du eins zu eins aus wie ein Mensch, den es schon gibt?

Verrückt. So viele Gefühle auf einmal in mir.

Dann nahm ich unseren Johann auf den Arm. Wundervoll! Geschafft! Ein unglaubliches Gefühl.

Dieser Moment des Abwartens, in dem ich mein Baby betrachtete, bevor ich es selbst auf den Arm nehmen durfte, das war ein sehr wichtiger Moment für mich.

Kurzer Schreckmoment

Dann: stärkere Blutungen. Mehr, als es bluten sollte. Das Fachhirn sprang sofort an. »Die Tiefkühlerbsen sind im Gefrierschrank in der zweiten Schublade von oben«, sagte ich.

»Entspann du dich mal und schau dir dein Baby an, wir machen das schon.« Okay.

Die kleine atonische Blutung kam von selbst zum Stillstand. Alles gut. Keine Medikamente waren notwendig.

Die Sanitäter kamen kurz rein, beglückwünschten uns und zogen dann wieder ab.

> Wenn die Blutung stärker ist, als sie sein soll (etwas blutet es ja immer), gibt es verschiedene Möglichkeiten, wie man versuchen kann, die Gebärmutter dazu zu bringen, sich schnell wieder zusammenzuziehen und so die Blutung zu verlangsamen. Eine davon ist, etwas Kaltes auf den Bauch zu legen. In der Hausgeburtshilfe ist eine Tüte mit Erbsen sehr beliebt. Sie passen sich gut an, sind kalt, aber besser aushaltbar als ein Coolpack auf dem Bauch und in vielen Haushalten auch ohne Absprache vorhanden.

Erst mal stillen

Ich lege Johann erst einmal an. Darauf habe ich mich schon so lange gefreut. Endlich stillen. So schön!

Die Hebamme näht die Dammverletzung. Da ich auf das Baby konzentriert bin, geht das gut. Auch die Atem- und Zähltechnik aus dem Hypnobirthing hilft mir gut.

Freund und Hebamme räumen gemeinsam auf und waschen mich im Bett, weil der Kreislauf ein Aufstehen erst mal nicht zulässt.

Ich esse Pfannkuchen mit frischer Erdbeermarmelade im Bett und bin glücklich. Unser künftiges Geburtstagsessen – ich liebe Rituale zu Feierlichkeiten.

Noch ein kleines Nachspiel – leider

Mit der U1 lassen wir uns Zeit. Die Hebamme bleibt. Ganz schön lange. Ich finde das schön, aber sie soll ja jetzt auch mal Feierabend machen. Sie hört das Baby aber immer wieder ab. Irgendwann sagt sie, sie mache sich etwas Sorgen wegen der Herzfrequenz und der Atmung. Johann macht immer wieder leicht angestrengte Atemgeräusche (knorksen) und seine Herzfrequenz fällt leicht ab. Wir überlegen gemeinsam lange hin und her und geben ihm noch eine Stunde, und noch eine. Am Ende entscheiden wir fünf Stunden nach der Geburt gemeinsam, dass wir ihn lieber in der Kinderklinik vorstellen, um eine beginnende Infektion auszuschließen. Am Sonntagfrüh um 5 Uhr finden wir leider keinen Kinderarzt, der zu uns nach Hause kommen könnte.

Was für ein Kraftakt. Meinen Kreislauf in Schwung bekommen, das Baby anziehen, aus dem dritten Stock unseres Altbaus herabsteigen. Immerhin ist die Klinik nicht weit. Leider nehmen sie dort nicht wie gewünscht das Blut ab, um eine Infektion auszuschließen. Mehr als ärgerlich. Aber während der Fahrt spuckt Johann mehrfach Schleim und Fruchtwasser, und dort angekommen, atmet er einwandfrei und das Herz schlägt bestens.

Zeit fürs Verlieben

Nach zwei Stunden sind wir wieder zu Hause. Ich kann mich nicht erinnern, wie wir nach oben gelangt sind. Irgendwie habe ich es geschafft und bin so froh, endlich in unserem Bett zu sein.

Endlich gemeinsam im Bett. Das Baby bewundern und bestaunen, Leute informieren. Stolz sein. Wunderschön, diese ersten Stunden.

Auch wenn es am Ende etwas hoch herging und der Ausflug in die Kinderklinik wirklich blöd war: Es war eine sehr schöne und superschnelle Geburt. Es war richtig toll. Ich freue mich schon auf die nächste Geburt! Dann mit schnellerer Austreibungsphase und ohne Ausflug in die Klinik, sondern stattdessen mit der Familie im Bett. Mit Pfannkuchen und Erdbeermarmelade.

Und mit der allerbesten Hebamme, die es auf der Welt gibt, unserer Gerlinde.

Eine Geburt ist gut verlaufen, wenn man am Ende mit ihr im Reinen ist. Das liegt einerseits an dem Verlauf selbst und andererseits an der Resilienzfähigkeit der Frau und ihrem Fokus auf die guten Dinge. Das ist eine Fähigkeit, die einem unter der Geburt zugutekommt. Und hier hilft einem vielleicht doch das »Hebammesein«. Denn »guter Hoffnung zu sein« ist bei uns ja quasi Teil des Berufsbildes.

Nina – der Einleitung zuvorgekommen

Yasmin kam exakt eine Woche vor dem errechneten Geburtstermin. Dass wir eine Tochter hatten, erfuhren wir erst dann. Vorher wollten wir es nicht wissen, um zu verhindern, dass sich unser Umfeld bereits im Vorfeld auf Geschlechterstereotype einschoss.

> Ich persönlich finde das ja sehr schön. Wir wissen heute so vieles vorher. Es ist doch wunderbar, wenn noch ein paar Geheimnisse erhalten bleiben. Aber das soll natürlich jede Familie für sich entscheiden.
>
> Malte und Nina waren in einem meiner Geburtsvorbereitungskurse. Nach einer komplikationsreichen Schwangerschaft verlief Yasmins Geburt »dafür« sehr gut! Sie kam genau eine Woche vor der geplanten Einleitung spontan und vaginal zur Welt. Und das in einem rasanten Tempo!

Yasmins Geburt waren drei Monate des Bangens vorausgegangen. Nach einer in der Klinik verhinderten, drohenden Frühgeburt in der 28. Woche – ich hatte alle sechs Minuten Kontraktionen gehabt – hofften wir wochen- und monatelang, dass sich unser Kind im Bauch nicht nur gut von den Strapazen erholen würde, sondern dass es möglichst lange im Bauch bleiben und weiterwachsen würde.

Aufgrund der sehr seltenen Komplikation, die den Geburtsvorgang ausgelöst hatte, rechneten weder die beteiligten Ärzte noch wir mit einer zeitgerechten, spontanen Geburt. Für uns war ab dann auch klar, dass ich als Risikoschwangere in einem der großen, akademischen Geburtenzentren entbinden würde.

Die Geburt als schönes Ereignis erleben zu dürfen, schien vom Tisch. Wir konnten uns erst langsam entspannen, als unser Kind, entgegen aller Erwartungen, in Schwangerschaftswoche Nummer 37+ immer noch gesund in meinem Bauch lag.

Die wenigen vorhandenen Richtlinien empfahlen eine Einleitung oder Sectio zwischen der 34. und 38. Woche. Da sich diese Richtlinien jedoch lediglich auf Expertenmeinungen statt medizinische Studien stützen, entschieden wir uns nach jeder Kontrolluntersuchung gemeinsam mit dem behandelnden Team von Neuem dazu, keine Geburt zu forcieren. Stattdessen wollten wir unserem Kind, solange es ihm gut ging, so viel Zeit wie möglich für seine Entwicklung im Bauch lassen.

Die drohende Gefahr von möglichen Komplikationen selbst zu verantworten, war jedoch nicht leicht. Eineinhalb Wochen vor dem errechneten Geburtstermin planten wir dann eine Einleitung auf den errechneten Geburtstermin.

Das ist eine der schwierigen Entscheidungen, die Eltern zu treffen haben. Was ist das Beste für dieses Kind? In vielen Bereichen gibt es Standards. Und oft sind diese gut und richtig – für das Gros der Menschen. Entscheidet man sich dagegen, dann oft gegen ärztlichen Rat. Aber wissen Ärzte und Hebammen immer alles besser? Wissen sie, was das Beste in diesem individuellen Fall ist? Letztlich beraten Experten auch nur unter Einbeziehung ihres Wissens und ihrer Erfahrung.

Meine Erfahrung ist: Das Bauchgefühl der Eltern sollte man immer ernst nehmen. Oft wissen sie intuitiv einfach, was das Richtige für sie und ihr Kind ist.

Zu der Einleitung kam es allerdings nie. Eine Woche vor dem Termin ging die Geburt von selbst los. Um 1 Uhr morgens hatte ich ganz leichte Wehen, konnte aber nach einer Stärkung mit Milchschokolade und einem Apfel noch mal einschlafen. Dann wachte ich um 5 Uhr mit etwas stärkeren Wehen auf und konnte nicht mehr schlafen, aber noch gut in der Wohnung herumspazieren und zur Ablenkung Videos schauen.

Ab 7 Uhr war Malte auf mein Wecken hin auf den Beinen, packte die Kliniktasche fertig und organisierte noch ein paar Dinge. Zu diesem Zeitpunkt dachte ich noch, dass wir wahrscheinlich gegen Nachmittag in die Klinik fahren würden. Schließlich dauert eine Geburt ja normalerweise ziemlich lange, besonders beim ersten Kind.

Ab 8 Uhr wurde es schon richtig heftig mit 30-sekündigen Wehen alle zwei Minuten. Um 9 Uhr hatte ich auf dem Küchenboden kauernd einen Blasensprung mit grünem Fruchtwasser.

Ich aß gerade ein Honigbrötchen, das ging nur noch in der Hocke auf dem Boden. Das Hocken ist allerdings sowieso eine meiner Lieblingsstellungen, ich arbeite auch häufig auf dem Boden am Laptop. Das grüne Fruchtwasser duschte ich trotz Wehen noch kurz ab, denn ich wollte nicht so verschmiert in die Klinik fahren. Dann verließen wir die Wohnung. Ich wollte erst den Krankenwagen rufen, da mich das grüne Fruchtwasser verunsicherte, aber Malte erinnerte mich daran, dass uns empfohlen worden war, auch bei grünem Fruchtwasser ein Taxi zu nehmen.

Tatsächlich geht es oft schneller mit dem Taxi, und die Sanitäter würden unterwegs auch nichts weiter tun, als ein CTG zu schreiben und gegebenenfalls einen Zugang zu legen.

Das Fruchtwasser wird grün, wenn das Baby Stress hat und den ersten Stuhlgang ins Fruchtwasser absetzt.

Die tiefe Hocke ist eine großartige Position für die Geburt, weil sie das Becken weitet und so dem Kind das Tiefertreten vereinfacht. Jedoch fällt es den meisten Frauen aus unserem Kulturkreis schwer, diese Haltung einzunehmen.

Im Treppenhaus traf ich laut atmend noch auf einen Nachbarn, der ganz lieb helfen wollte, aber das Taxi war schon auf dem Weg und auch sonst war alles in Ordnung.

Nach der Fahrt mit einem ziemlich beunruhigten Fahrer kamen wir um 10 Uhr in der Klinik an. Es dauerte ein Weilchen, bis wir beim Kreißsaal klingeln konnten, denn ich musste mich während der Wehen auf den Boden setzen und konnte nur in den kurzen Pausen gehen.

Das CTG zu schreiben dauerte etwas länger, weil ich mich erst nicht hinlegen, sondern auf den Boden setzen wollte und die Sensoren dort immer verrutschten.

Die Vorstellung, mich mit den Wehen auf ein Bett zu legen, war einfach grauenhaft. Aber die Krankenschwester sagte irgendwann, dass ich mich zum Wohle des Kindes auf das Bett legen solle, und so konnte ich mich dann überwinden.

Normalerweise ist es wirklich schwierig, die Herztöne in alternativen Positionen gut abzuleiten. Aber es lohnt sich, denn es hilft den Frauen sehr, wenn sie sich in einer bestimmten Position einfach wohler fühlen. (Wenn eine Hebamme allerdings gerade zig Frauen gleichzeitig betreuen muss, ist das oft leider nicht machbar.)

Liegend waren die Wehen dann allerdings wirklich schwerer erträglich als kauernd. Ich dachte, dass die Geburt lange, noch mindestens sechs Stunden, dauern würde, und wollte deshalb ein Schmerzmittel haben. Als die Ärztin kam, um mir den Zugang zu legen, streckte ich ihr sofort die Hand entgegen, weil ich mir so schnell wie möglich Linderung erhoffte. Mein Eifer brachte sie und die Hebamme zum Lachen, was ich ihnen nicht übel nahm. Aber dann konnte ich zum Glück doch bald wieder vom Bett runter und in den Kreißsaal.

Bei der ersten Untersuchung des Muttermundes war dieser bereits zehn Zentimeter geöffnet! Außer für Paracetamol und Buscopan blieb also keine Zeit für Schmerzmittel. Alles ging nun unerwartet schnell, und ich war so froh, dass Malte und ich durch Jana Friedrichs Kurs so gut vorbereitet waren! Zum Beispiel hatte ich dort verschiedene Stellungen ausprobieren können und schon herausgefunden, dass ich unbedingt auf dem Boden sein wollte. Ich konnte am Boden die Wehen veratmen und »pfiff« viel.

Malte war die ganze Zeit nahe bei mir, massierte mich und gab mir Tipps (zum Beispiel, langsam auszuatmen oder länger aus- als einzuatmen). Die ständige Nähe zu ihm und seine Berührungen halfen mir enorm! Dafür bin ich ihm heute noch dankbar. Ich hatte das gute Gefühl, dass wir die Geburt gemeinsam anpackten. Ich wollte ihn die ganze Zeit über bei mir haben. Denn wenn er mich nicht berührte, waren die Wehen gleich schwerer zu ertragen.

Malte stellte mir auch, wie von Jana empfohlen, fast keine Fragen, sondern probierte einfach Dinge aus. Er spielte Musik ab, die ich mir wünschte. Das half. Und er verbannte alle Gegenstände aus meinem Blickfeld, die ich nicht ertrug, wie zum Beispiel das Smartphone. Das brachte mich aus meinem Körpergefühl heraus in meinen Kopf, und ich brauchte ja meine ganze Konzentration für die Wehen. Ich verstand jetzt auch, was Jana damit meinte, dass man möglichst in den Körper kommen solle. Das gelang mir gut.

Manchmal wurde ich aber schon etwas panisch, weil ich einfach fast keine Wehenpausen hatte. Die Abstände waren kurz, und teilweise hatte ich auch in den Pausen Schmerzen. Das war schon krass, mich dazwischen nicht erholen zu können.

Das waren die Wehen der Übergangsphase, die oft viel chaotischer sind als die Eröffnungswehen.

Aber wie gesagt halfen die vielen Tipps und die Tatsache, dass Malte und ich so eingespielt waren, sehr! Auch die Gespräche über den Damm und die Dammmassage, die ich auf Janas Empfehlung hin zu Hause ausprobiert hatte, halfen. Wie auch die Beckenbodenübungen aus dem Kurs, die ich im Vorfeld täglich gemacht hatte, neben Schwangerschaftsyoga und täglichen Spaziergängen. Ich hatte dadurch in der Tat ein besseres Gefühl für meinen Körper bekommen.

Zuletzt lag ich dann kurz auf dem Bett. Die Wehen hatten sich in Presswehen verwandelt. Als die Hebamme mich fragte, wie es mir ginge, meinte ich nur, dass die Wehen irgendwie schwerer seien. Die Hebamme massierte meinen Damm und den Scheideneingang und wärmte ihn mit einem warmen Tuch. Sie wischte auch den Stuhl weg, was sehr angenehm war. Ich hatte das Gefühl, mich für nichts schämen zu müssen.

Die Dammmassage unter der Geburt wird von den Guidelines nicht empfohlen, hat aber hier offensichtlich auch nicht gestört. Ich glaube ja, dass es einem hilft, sich im Vorfeld damit zu beschäftigen, dass das Köpfchen den Damm stark dehnt.

Ich fürchtete nur, dass ich etwas unfreundlich zu allen Beteiligten war, da ich nur sehr laut und direktiv sprechen konnte. Malte meinte jedoch später, dass er das nicht so wahrgenommen habe.

Nach kurzer Zeit auf dem Bett meinte die Hebamme nach einem Blick aufs CTG, dass das Kind jetzt wirklich kommen wolle. Yasmin lag mit dem Kopf etwas schief, was die Hebamme und die Ärztin zu beunruhigen schien. Die Ärztin half mir, indem sie auf meinen Bauch drückte.

Es machte mir keine Angst, sondern ich war einfach froh um die Hilfe. Denn trotz der guten Anweisungen vom Team war das Pressen nicht ganz einfach. Es war nicht einfach zu wissen, wie man das am besten machte. Ich versuchte sogar, eine Wehe zu verheimlichen, um eine Pause zu haben und nicht pressen zu müssen. Aber ich flog sofort auf.

Einmal hatte ich das Gefühl, dass ich ganz kurz weggetreten war oder einschlief. Dann kam ich aber sofort wieder zu mir und realisierte, dass ich unbedingt pressen musste, damit das Kind kommen konnte. Malte sagte im Nachhinein, dass er davon nichts mitbekommen habe. Er saß ganz nah bei mir am Kopfende. Ich war sehr froh, aus dem Kurs so vieles zu kennen. Zum Beispiel über die Pressstellung im Liegen. Ich durfte bei der Hebamme richtig »reindrücken«.

> Wenn man doch aus irgendeinem Grund in Rückenlage presst, dann gibt es einem mehr Halt, wenn man die Füße irgendwo abstellen kann und sie nicht wie bei einem Käfer in der Luft hängen. Man kann die Füße dann in die Hüften von Ärztin und Hebamme stemmen.
>
> Manchmal braucht der Körper aber auch eine Erholungspause. Eine kurze Pause kurz vor dem Endspurt ist sogar ziemlich verbreitet.

Die Hebamme, die Schülerin und die Ärztin waren fantastisch! Besonders die Hebamme war sehr einfühlsam und gleichzeitig klar und direktiv in den Anweisungen. Sie motivierte mich und sprach mir gut zu. Das gab mir Sicherheit. Als ich beispielsweise vom Boden aufs Bett stieg, wusste ich einmal kurz nicht, was ich tun sollte, und fragte panisch nach. Ich bekam für einen Augenblick richtig Angst, fühlte mich so hilflos. Die Hebamme erklärte jedoch sofort genau, wie ich atmen und pressen solle, und somit kam ich wieder in die Aktivität.

Zum Schluss beim Pressen hatte ich manchmal das Gefühl, nicht mehr zu können, und sagte das auch. Da feuerten mich alle, inklusive Malte, so richtig an. Das half enorm! Und beim Pusten ganz am Schluss war ich wieder froh, dass ich das vom Kurs schon kannte.

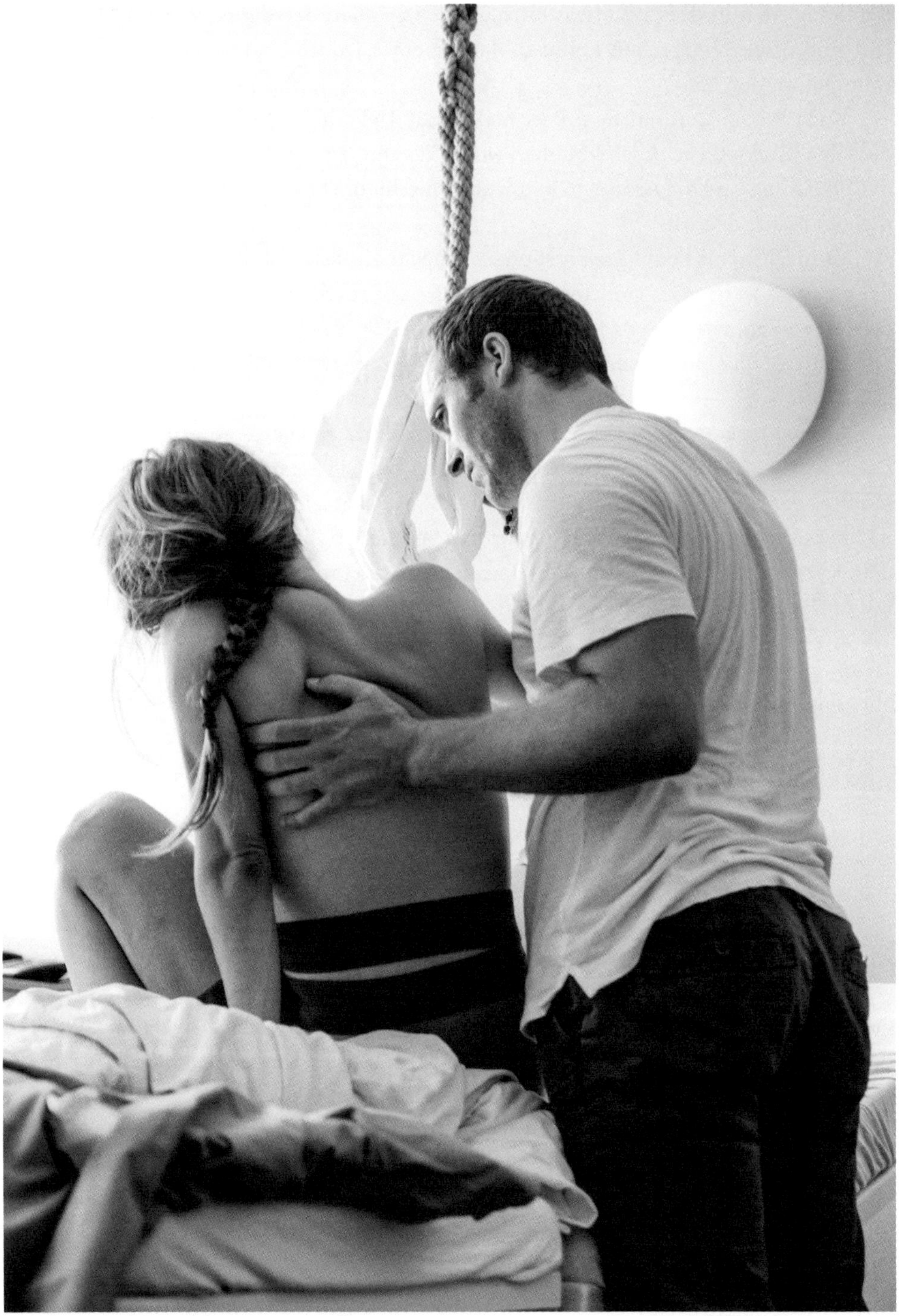

Als Yasmin da war, war ich total überrascht, weil alles so schnell gegangen war. Ich konnte es gar nicht glauben und verstand es erst gar nicht richtig, dass sie schon da war! Als die Hebamme freudig sagte, dass es ein Mädchen sei, ging mir durch den Kopf, wie typisch es für unsere gegenderte Welt ist, dass dies das Erste ist, was über einen neugeborenen Menschen gesagt wird. Ich fragte mich, ob sich Yasmin später überhaupt mit der Mädchenrolle identifizieren würde. Wir würden ihr auf jeden Fall alle Freiheiten geben.

Ehrlich gesagt war ich aber erst mal einfach nur froh, dass die krassen Wehen nun vorüber waren und ich mich bald ausruhen durfte. Und natürlich, dass Yasmin auf den ersten Blick gesund schien! Und das nach der komplikationsreichen Schwangerschaft! All das entspannte mich. Und ich war neugierig auf Yasmin und freute mich darauf, sie mit Malte kennenzulernen!

Die Hebamme gratulierte noch nicht. Dass sie dies erst tun würde, sobald die Plazenta da war, wusste ich auch aus dem Kurs. Diese kam dann schnell, und das Pressen war nicht mehr so anstrengend.

Es kümmerten sich alle weiterhin ganz lieb um uns drei, und wir durften noch stundenlang im Kreißsaal bleiben.

> In der Regel wird nach circa zwei Stunden auf die Wochenbettstation verlegt. Es kommt aber auch darauf an, wie dringend der Raum wieder gebraucht wird.

Draußen war strahlend sonniges Herbstwetter, was mich sehr freute. Ich wurde auch noch genäht, denn ich hatte einen kleinen Scheidenriss und einen kleinen Dammriss, beides aber zum Glück nur sehr oberflächlich. Ich hatte es während der Geburt auch gar nicht gespürt. Zu diesem Zeitpunkt aßen Malte und ich schon Schokolade, und er machte ein paar Fotos von Yasmin. Wir unterhielten uns dabei mit der Ärztin, die nähte, über Schokolade. So war ich gut abgelenkt.

Wegen des Stuhls im grünen Fruchtwasser war Yasmin ziemlich schmutzig und wurde von der Hebamme behutsam gebadet. Das genoss sie sichtlich. Sie schaute auch ganz schön umher, was mich zum Lachen brachte. Sie so zufrieden baden zu sehen, entspannte mich.

> Normalerweise werden die Babys nach der Geburt nicht mehr direkt gebadet, weil wir festgestellt haben, dass Babys dadurch eher auskühlen. Auch finden wir es wertvoller, die Familien in dieser Zeit bonden zu lassen. Wenn sie aber wie hier ganz »grün« sind, machen wir das natürlich gerne.

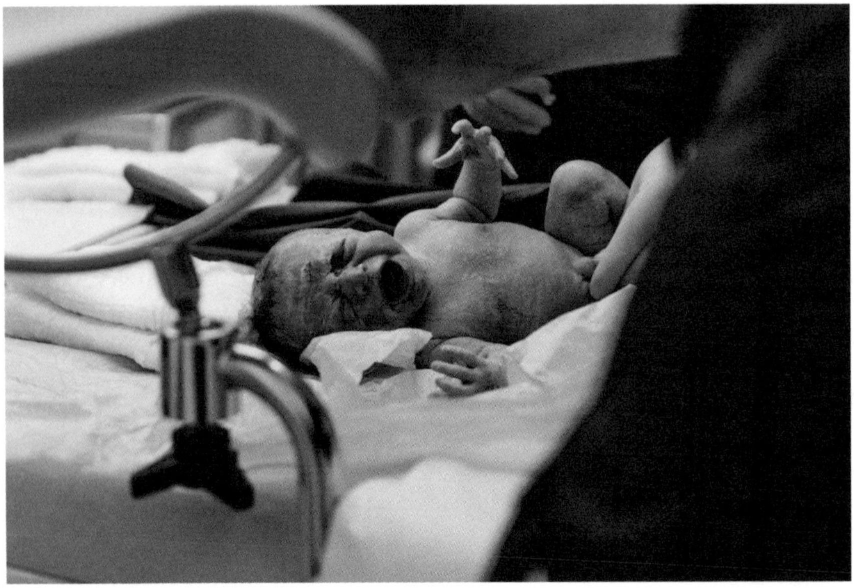

Ich war in diesem Moment sehr zu frieden. Für intensive Glücksgefühle war ich allerdings noch zu k.o. Ich genoss es einfach, ganz viel an Yasmin zu riechen. Sobald ich fitter war, durfte ich dann auch duschen. In der ersten Nacht hatte ich gar keine Lust zu schlafen. Yasmin lag die meiste Zeit auf mir, und ich hielt sie einfach fest. Ich hatte das Gefühl, dass uns beiden das guttat. Ich war ziemlich überwältigt, konnte dann aber erst am zweiten Tag vor Freude und Erleichterung weinen. Nach der komplizierten Schwangerschaft traute ich mich noch nicht ganz zu hoffen, dass wirklich ganz alles in Ordnung sein würde, aber es sah gut aus. Nach einer Nacht im Zweibettzimmer kriegten wir dann ein Familienzimmer, wo wir eine sehr, sehr schöne Zeit zu dritt hatten.

Im Nachhinein sind Malte und ich beindruckt davon, wie lieb und jederzeit hilfsbereit in der Klinik alle zu uns waren und wie liebevoll sie mit Yasmin umgingen – trotz der Größe der Klinik. Auch die Kommunikation und Aufklärung in Bezug auf die Risikoschwangerschaft war enorm hilfreich gewesen. Uns wurde jede unserer vielen Fragen beantwortet, und die Chefärztin diskutierte auf unseren Wunsch hin wissenschaftliche Studien mit uns. Auch die Wochenbettbetreuung der Hebamme zu Hause war super und beinhaltete neben praktischen Tipps und Ermunterungen auch Gespräche über medizinische Studien. Mithilfe all dieser Unterstützung konnte ich mich körperlich schnell erholen. Sogar das Stillen klappte schnell gut. Auch mental konnte ich mich langsam entspannen und die Sorgen der Schwangerschaft abstreifen.

Heute ist Yasmin neun Wochen alt. Wir sind sehr dankbar, dass alles gut gelaufen ist, und wir sind überglücklich! Und ich bin überzeugt, dass wir einiges davon Janas Geburtsvorbereitungskurs zu verdanken haben. Deshalb: ganz vielen Dank dafür! Es gibt ja viele Horrorstorys, aber Yasmins Geburt ist für mich und Malte eine sehr schöne Geschichte. Es war ein wunderbares Ereignis.

> Das freut mich natürlich sehr! Ich denke, dass Vorbereitung auch dazu beiträgt, dass die Geburt gut verläuft. Es braucht ein wenig Vorwissen, um informierte Entscheidungen treffen zu können, man hat eine bessere Vorstellung davon, was auf einen zukommt, und man kann das Geschehen insgesamt besser einordnen.

Was ich einer Freundin raten würde? Ich finde eigentlich, dass Schwangere viel zu viel unaufgeforderten Rat erhalten. Nichtsdestotrotz empfehle ich jetzt auch etwas:

- Ich würde die eigene Lieblingssportart beibehalten. Schwangerschaftsyoga ist toll und Spaziergänge kann ich nur empfehlen. Das alles hilft, Energie für die Geburt zu tanken und sich körperlich stark zu fühlen.
- Dann würde ich mit der Begleitperson für die Entbindung unbedingt einen Geburtsvorbereitungskurs besuchen und im Voraus viel über das anstehende Ereignis sprechen – besonders darüber, was sich alle Beteiligten wünschen. Wir hatten das sogar aufgeschrieben. Ich glaube, dass Malte während der Geburt »spickte« und das hilfreich fand.
- Und dann sollte die Begleitung eben während der Geburt keine Fragen stellen und sich möglichst auf Berührungen konzentrieren. Das half mir mit den Schmerzen und der Angst und gab Geborgenheit und Zuversicht.
- Zudem kann ich die Wochenbettbetreuung durch eine Hebamme sehr empfehlen – für ein entspanntes Heimkommen.
- Geburtsberichte alarmistischer Zeitgenossen würde ich meiden. Such lieber Gespräche mit bodenständigen Freundinnen. Schließlich würde ich der werdenden Familie raten, die ganzen Meinungen und Empfehlungen aus dem Umfeld großzügig zu ignorieren. Es gibt viel Irrglauben und veraltetes Wissen. Zudem weiß man ja meist selbst am besten, was man braucht. Und im Zweifelsfalle hört man lieber auf Menschen, die sich wirklich auskennen, also Hebammen, Pfleger und Ärzte. Und aufs eigene Bauchgefühl.

PS: Etwa drei Wochen nach der Geburt brauchten wir wieder ein Taxi und trafen zufälligerweise auf den gleichen Taxifahrer, der uns in die Klinik gefahren hatte. Er freute sich sehr zu sehen, dass alles gut gegangen war.

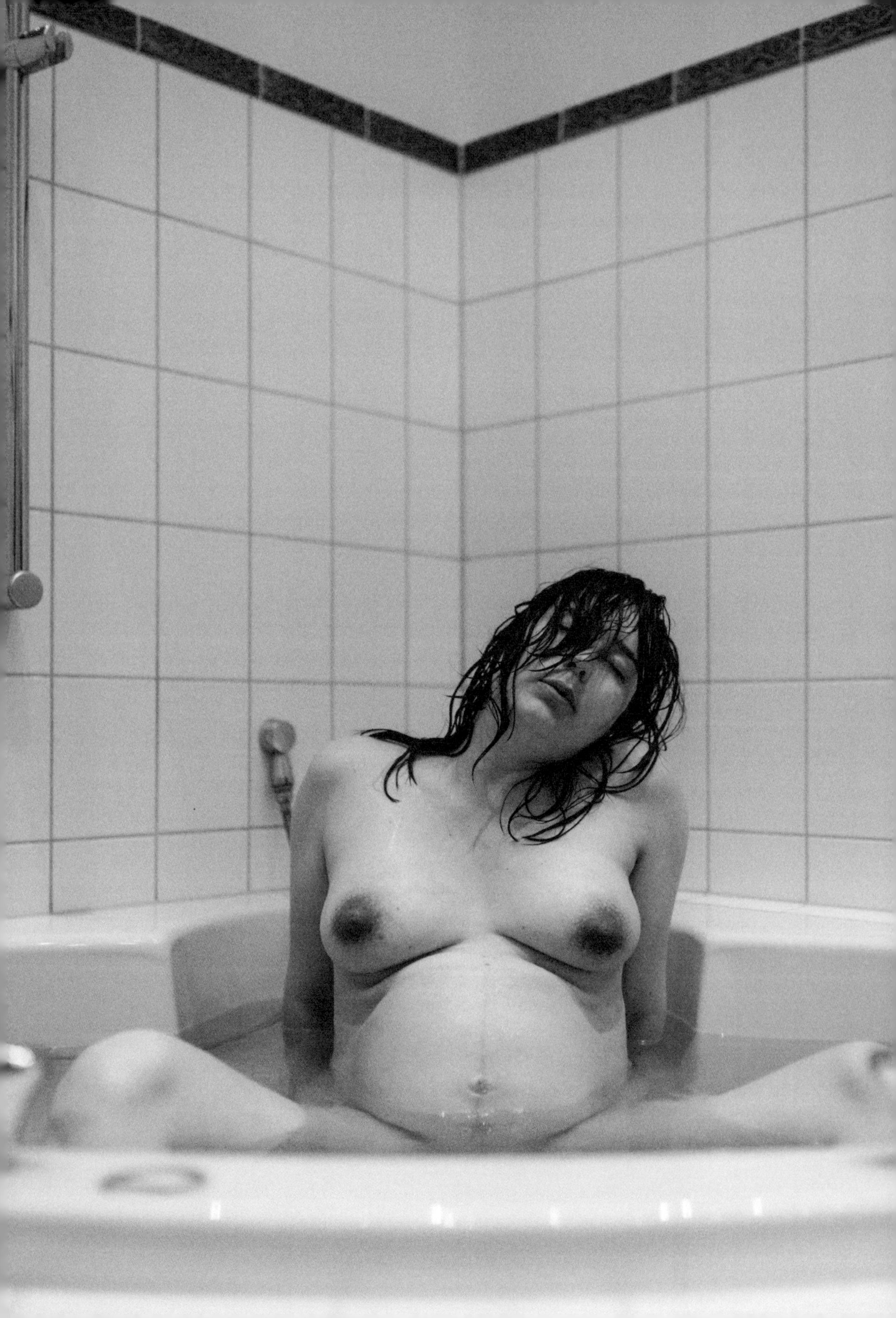

Geburt (fast) ohne Schmerzen

Den allermeisten Frauen, die ich als Hebamme begleitete, merkte man die große Anstrengung und die Herausforderung der Wehen sehr an. Aber ab und zu gab es werdende Mütter, denen die Wehen nichts anzuhaben schienen. Oft waren das Frauen, die sehr unvorbereitet in die Geburt gegangen waren. Meist waren es auch Frauen, die einfach nicht viel darüber nachgedacht hatten, was da auf sie zukam. Sie schienen oft erst beim Pressen einen gewissen Dehnungsdruck (Schmerz?) zu spüren. Das waren häufig Geburten, die schnell und leicht vonstattengingen. Beneidenswert.

Als junge Hebamme war mir das ein Rätsel. »Frauen, die nicht so viel nachdenken, bekommen eben leichter ihr Kind«, hieß es. Erst später, als ich mich intensiver mit den Vorgängen im Gehirn beschäftigt habe – Teil der Ausbildung war das nicht –, habe ich verstanden, warum das stimmt und auch wieder nicht. Denn natürlich gibt es auch intellektuelle Frauen, die solche schmerzfreien Geburten haben. Warum Geburten schmerzfrei sind, ist multifaktoriell. Nicht so viel zu denken ist nur ein Faktor, der eine Geburt wirklich leicht werden lässt.

Das bekannteste Schlagwort in Zusammenhang mit schmerzfreier Geburt ist »Hypnobirthing«. Unter diesem Label boomen Kurse zur mentalen Geburtsvorbereitung. Dabei sollen durch Selbsthypnose Geburtsschmerzen ganz oder teilweise vermieden werden. Frauen lernen dabei, sich in eine Art Trance zu begeben. Durch Worte und Berührungen des Geburtspartners kann dieser Effekt verstärkt werden. Atemtechniken fördern die Entspannung und negative Bilder der Geburt werden durch positive ausgetauscht. Auch alle Bezeichnungen, die negative Assoziationen auslösen könnten, werden umbenannt. So werden Wehen als Wellen bezeichnet. Hypnobirthing beinhaltet natürlich noch vieles mehr. Aber dazu gibt es eigene Bücher. Das hier ist nur ein minikleiner Einblick.

Viele der Techniken, die in diesen Kursen gelehrt werden, sind auch Teile von herkömmlichen Geburtsvorbereitungskursen. Denn alles beruht auf demselben Wissen: Teile des Gehirns können in ihren Funktionen etwas gedämpft werden, damit unser »Geburtsprogramm« in Ruhe arbeiten kann und der Hormonfluss der Geburt nicht gestört wird.

Im Kapitel »Wehen verstehen, Wehen zähmen«, erkläre ich die ganzen körperlichen Vorgänge genauer und beschreibe auch, was man tun kann, um diese optimalen Bedingungen herzustellen.

Es ist hilfreich, im Vorfeld viele positive Informationen über Geburten aufzunehmen. Negative Gedanken und Ängste sind störend und kontraproduktiv für eine Geburt.

Auch unsere Erwartung, wie Wehen sind, macht einen Unterschied dabei, wie sie dann empfunden werden.

Diese Umprogrammierung unserer Glaubenssätze, sei es in Kursen zum Mentaltraining, in der Geburtsvorbereitung oder mithilfe von Audiodateien zu Hause, ist äußerst hilfreich. Tatsächlich kann man angstbehaftete Denkmuster ablegen und voller Zuversicht und Ruhe in die Geburt starten. Die Chance, dass eine Geburt dann auch leicht und schmerzarm oder sogar ganz frei von Schmerzen abläuft, wird dadurch erhöht.

Aber natürlich gibt es auch weiterhin Frauen, denen einfache und schmerzarme Geburten einfach von Haus aus zufliegen. Sei es, weil sie sehr positiv denken oder weil einfache Geburten bei ihnen in der Familie liegen, sei es, weil sie sich durch eigene Atemtechniken, durch Tönen oder durch Mantren von selbst in eine erleichternde Trance bringen.

Manche Frauen haben einfach Glück.

Abschließend möchte ich jedoch noch mal betonen, dass Schmerzfreiheit zwar schön, aber nicht das entscheidende Kriterium für eine als gut empfundene Geburt ist. Viele Frauen haben ihre Geburten als wunderschön wahrgenommen, obwohl von Schmerzfreiheit keine Rede sein konnte.

Klinikgeburt

Christiane – schmerzfreie Ein-Stunden-Geburt

Es gibt Frauen, die haben das Glück, ganz ohne spezielle Vorbereitung eine schnelle, schmerzfreie Geburt zu erleben. Wenn man selbst die volle Wucht von Wehenschmerzen erlebt hat, mag einem das verrückt vorkommen. Christiane ist so ein Glückskind.

Die Geburt unseres ersten Kindes

Zwei Wochen vor dem errechneten Geburtstermin hatte ich Geburtstag. Ich hatte zuvor eine traumhafte Schwangerschaft genossen, ganz ohne Übelkeit, dafür mit viel Aktivität. Bis zum achten Monat war ich mit meinem Mann noch regelmäßig zum Tanzen gegangen. Nun aber merkte ich so langsam, wie der schwere Bauch an mir zog, und ich hatte mir fest vorgenommen, die letzten zwei Wochen nur noch mit guten Büchern auf dem Sofa zu verbringen.

Meinen Geburtstag wollte ich zuvor aber noch feiern, und so war ich am Vortag viel auf den Beinen, kochte Suppe und backte Kuchen und bereitete die Party vor.

Am Abend saß ich noch am Tisch und bastelte Dekoration, als ich immer mal wieder so ein komisches Ziehen im Bauch verspürte. »Nach diesem Tag kein Wunder«, dachte ich, und verordnete mir selbst frühzeitig Bettruhe. Dort wollte sich die Ruhe aber nicht so recht einstellen. Das Ziehen wurde stärker und ließ mich nicht in den Schlaf kommen. Als mein Mann ins Bett kam, bat ich ihn, mir ein heißes Bad einzulassen. »Das sind bestimmt diese Übungswehen«, verkündete ich munter. »Die gehen in der Wanne wieder weg.«

Der Badewannentest ist in solchen Fällen ja immer aussagekräftig. Entweder die Wehen lassen im warmen Wasser deutlich nach, oder es handelt sich um Geburtswehen.

Viele Frauen bekommen ja kurz vorm Termin noch mal einen ganz starken Nestbautrieb. Vom Feiertrieb hatte ich bisher noch nichts gehört.

Das Gegenteil war der Fall. Schon bald musste ich heftig Wehen veratmen. In den Pausen rief ich meinem Mann Anweisungen aus der Wanne zu, wo er was finde und was er wie packen solle – mir war nicht im Traum eingefallen, dass sich das Kind etwa nicht an den Zeitplan halten könnte, und hatte daher noch gar keine Kliniktasche gepackt.

Wir empfehlen immer, die Tasche circa drei Wochen vor dem ET zu packen. Aber zur allergrößten Not muss man sich auch nicht stressen. Die Klinik stattet einen auch erst mal mit allem aus, was man braucht: Handtücher, Nachthemden, eine Zahnbürste, das Wichtigste lässt sich überbrücken.

Mein Mann rief das Taxi und hievte mich dann aus der Wanne raus – aus eigener Kraft hätte ich das schon nicht mehr geschafft. Beim Anziehen veratmete ich zwischen den einzelnen Kleidungsstücken weitere Wehen und schwankte dann am Arm meines Mannes zum Taxi. Da ging es mir schon wieder ganz gut, und ich munterte den Taxifahrer noch fröhlich auf, der sich schon Sorgen darum machte, gleich als Geburtshelfer einspringen zu müssen.

Und so kamen wir in einer stürmischen Novembernacht im Krankenhaus an. Offenbar hatte die erste Sturmflut der Saison in Hamburg bei einigen Frauen den Geburtsvorgang angestoßen, jedenfalls begrüßte uns die Hebamme mit: »Gehen Sie mal erst ins Wehenzimmer, die Kreißsäle sind alle belegt.« Dort bat sie mich noch, auf die Toilette zu gehen, wo mich die erste Presswehe überraschte. Was mich vor allem wunderte, war, dass sie sich gar nicht schmerzhaft anfühlte, eher angenehm.

Die Hebamme untersuchte mich dann und stellte fest: »Oh, da ist ja gar kein Muttermund mehr vorhanden! Na, da kriegen Sie das Kind wohl hier, die Frauen in den Kreißsälen sind alle noch lange nicht so weit.« Und so war es dann auch.

Mir war es recht – ich lag soweit bequem und die Presswehen fühlten sich an, als hätte jetzt eine andere Kraft übernommen. In regelmäßigen Abständen kam eine große Druckwelle über mich. Diese Wellen lagen außerhalb meiner Kontrolle und meiner Macht; mir blieb nur, so gut wie möglich mitzuhelfen. Es tat nicht weh, es war nur sehr anstrengend.

In meiner Erinnerung ist die komplette Geburt sehr kurz gewesen – es fühlte sich an wie eine Viertelstunde. In der Realität dauerte es immerhin eine Stunde, bis ich die allerschönste Geburtstagsüberraschung aller Zeiten im Arm hielt.

> Eine Stunde ist, gerade beim ersten Kind, wirklich rasant!

Warum die Geburt so unkompliziert verlief?

Ich kann nur Vermutungen anstellen. Zunächst mal habe ich das, was man landläufig als »gebärfreudiges Becken« bezeichnet. Beim Hosenkauf eher ein Hindernis, aber nun kam es mir zugute.

Weiterhin hat mir das Schwangerenyoga sehr geholfen – es war sehr entspannend, und die Yogalehrerin hat viel mit uns über das Thema »Umgang mit Schmerzen« geredet. Und mich darauf gebracht, dass ich bereits eine ganz gute Technik habe: Bei schlimmen Schmerzen versuche ich nicht, davor wegzulaufen, sondern ich »gehe dem Schmerz entgegen«. Ich versuche, nicht zu verkrampfen, sondern mich im Gegenteil zu entspannen und mich »in den Schmerz hineinzulegen«. Auf diese Weise habe ich auch schon größere Zahngeschichten ohne Betäubung überstanden.

Insofern vermute ich, dass dieser eher entspannte Umgang mit dem Thema Schmerz dazu geführt hat, dass ich ganz sorglos in die Geburt hineingegangen bin. Um alles Mögliche hatte ich mir bereits im Vorfeld Sorgen gemacht: Ob ich eine gute Mutter werden würde, ob ich die schlaflosen Nächte hinbekäme, ob mein Mann und ich auch als Paar weiterhin funktionieren würden, wie ich später Beruf und Kind unter einen Hut bekäme und so weiter. Die Geburt selber habe ich frei nach dem Motto »Drin geblieben ist noch keins« immer sehr entspannt gesehen.

Dreieinhalb Jahre später kam dann der kleine Bruder auf die Welt. Genauso wie sein großer Bruder machte er sich exakt 14 Tage vor dem Geburtstermin auf die Reise. Und genauso wie sein Bruder hatte er es, kaum dass wir im Krankenhaus waren, auch ziemlich eilig, auf die Welt zu kommen. Leider hatte er sich irgendwie in eine ungünstige Lage gedreht und drückte mich unter der Geburt an Stellen, von denen ich gar nicht wusste, dass ich sie habe. Insofern hat sich die Traumgeburt vom ersten Kind nicht ganz wiederholt, aber das ist jetzt wirklich Jammern auf hohem Niveau.

Manche Frauen haben einfach Glück mit der Schmerzfreiheit. Aber es hilft auch, eine gute Schmerzstrategie zu haben und der Geburt insgesamt entspannt entgegenzutreten. Christiane hatte zusätzlich noch verinnerlicht, dass sie ein »gebär*freudig*es« Becken hat. Das ist natürlich ein superpositives Bild für die Geburt.

Kerstin – Geburt mit Wellnessfaktor

Kerstin hat sich mit einer besonderen Methode vorbereitet. Sie heißt »Die friedliche Geburt« und stammt von Kristin Graf.[15] Kristin ist Mentaltrainerin und hat sich auf Geburtsvorbereitung mit Hypnose spezialisiert. In ihren Kursen bietet sie die Möglichkeit zu lernen, wie man während der Wehen in Trance gehen, sie halten und dadurch mehr oder weniger schmerzfrei gebären kann.

Vorgeschichte

Ich war also tatsächlich ein drittes Mal schwanger. Das positive Testergebnis überraschte mich etwas – hatte ich nicht gerade noch meine Tage gehabt? Oder was war das gewesen? Wenn ich tatsächlich schwanger war, musste ich nach meiner Rechnung schon mindestens in der zehnten Woche sein! Die Bestätigung kam von der Frauenärztin, allerdings errechnete sie den Geburtstermin einige Wochen später als ich.

Aufgrund dieser Ungewissheit horchte ich bereits Wochen vor der Geburt immer wieder in mich hinein. Da waren sie doch, die ersten zarten Wellen. Obwohl es die dritte Schwangerschaft war, hatte ich keine Ahnung, wie eine Geburt eigentlich natürlich beginnt, denn bei den beiden Geburten vorher musste eingeleitet werden. Ich wurde häufig nachts von leichten Wellen geweckt, und eines Morgens, etwa zwei Wochen vor dem ärztlich errechneten Termin, dachte ich wirklich, es gehe jetzt los. Ich war gut vorbereitet, hatte mit den Trancen von Kristin mehrere Monate immer wieder geübt, mich in die Tiefenentspannung zu bringen. Ich war voller Vorfreude und glaubte fest daran,

15 www.geburt-in-hypnose.de

dass es ein tolles Erlebnis werden würde und ich doch recht hatte mit meiner Rechnung des Geburtstermins.

> Je häufiger das »In-die-Trance-Gehen« geübt wird, desto zuverlässiger soll es im benötigten Moment erreicht werden.

Nachdem an diesem Morgen die Wellen immer regelmäßiger wurden, bat ich meinen Mann Christian, sich um unsere beiden Großen, Emil (5 Jahre) und Paul (3 Jahre), zu kümmern und nachdem er sie in den Kindergarten gebracht hatte, wieder zu mir zu kommen. Ich würde solange im Bett bleiben. Obwohl Christian natürlich wusste, dass ich mich die letzten Monate mental auf die Geburt vorbereitet und ich ihm immer wieder gesagt hatte, dass ich dann, wenn es so weit wäre, meine Zeit für mich brauchen würde, ging an diesem Morgen alles schief. Ich hatte es mir im Bett bequem gemacht und horchte per Kopfhörer den Geburtsmeditationen. Ich wurde innerlich immer ruhiger, bis plötzlich die Schlafzimmertür wieder aufging. Da stand Christian und fragte, was die Jungs zum Frühstücken mitnehmen sollen. Ich winkte ab und sagte nur kurz, dass das egal sei. Kurz danach stand Emil da und beschwerte sich über das Essen, das Papa ihm eingepackt hatte, während Paul im Badezimmer sich weigerte, die Zähne zu putzen. Tränen und Geschrei. Ich beschloss, meine gemütliche Position zu verlassen und zu helfen, bis alle aus dem Haus waren. Der Morgen lief chaotisch ab, ich war weit weg von tiefenentspannt und meine Wellen waren nach all dem wieder abgeflaut, sodass ich Christian enttäuscht zur Arbeit schickte.

Dieser Morgen zeigte mir, dass ich besser vorbereitet sein musste, vor allem auf das Loslassen meiner Alltagspflichten. Ich wollte Christian noch mal sagen, dass ich mich, wenn es losgehe, wirklich um nichts kümmern, sondern mich einfach nur auf mich konzentrieren wolle, und dass das wichtig sei, um in die Entspannung zu finden. Die Tage verstrichen. Um meiner inneren Ruhe willen war die Oma ein paar Tage bei uns eingezogen, sodass wenigstens Emil und Paul gut versorgt gewesen wären, wenn es losgegangen wäre. Aber auch das bewirkte nichts, also fuhr die Oma zwei Tage vor dem ärztlich errechneten Termin wieder nach Hause. Da wussten wir noch nicht, dass es in der kommenden Nacht nun endlich so weit sein würde.

> Ob der Stress an diesem Morgen den Beginn der Geburt hemmte, ist unklar. Die Psyche hat einen Einfluss auf den Beginn und die Entwicklung des Geburtsgeschehens. Aber manchmal gibt es auch ohne ersichtlichen Grund einen Fehlalarm, bevor es dann richtig losgeht.

Geburtstag

Ich nahm abends ein Bad, mir war sehr danach! Die sommerlichen Temperaturen waren endlich abgekühlt und der Regen prasselte gegen die Scheiben. Nach dem Baden stellte ich fest, dass ich leichte Schmierblutungen hatte, machte mir aber keine weiteren Gedanken und legte mich schlafen. Gegen 1 Uhr nachts kam Paul zu uns ins Bett und weckte mich. Ein seltsames Gefühl ließ mich auf die Toilette gehen und noch mal schauen, ob alles okay sei. Ich hatte nicht das Gefühl, dass große Mengen Fruchtwasser abgingen, aber dennoch griff ich nach dem Testhandschuh, um zu schauen, ob der pH-Wert noch in Ordnung war. Schnell verfärbte sich der Teststreifen dunkelgrün. Laut Anleitung ein Zeichen dafür, dass es sich um Fruchtwasser handelte. Inzwischen spürte ich auch wieder leichte Wellen und beschloss, mich ins Wohnzimmer zu setzen und eine Weile abzuwarten. Irgendwie glaubte ich in dem Moment nicht wirklich daran, dass die Geburt jetzt losginge. Dennoch wollte ich wissen, ob alles okay war, und wir beschlossen, ins Krankenhaus zur Kontrolle zu fahren. Die Blutungen und der Handschuh mit dem Fruchtwasser machten mir doch ein ungutes Gefühl. Zumal ich bei einer geplatzten Fruchtblase möglichst zeitnah das Antibiotikum gegen die B-Streptokken nehmen sollte.

B-Streptokokken sind Bakterien, die bei 30 bis 40 Prozent aller Schwangeren in der Scheide oder im Darm vorkommen. In der Regel weiß man davon nichts, denn sie machen bei gesunden Frauen zunächst keine Probleme und sind daher auch nicht behandlungswürdig. Jedoch kann sich das Baby unter der Geburt mit diesen Streptokokken infizieren und schwer erkranken. Daher behandelt man eine Frau, die »Strept.-B positiv«, deren Streptokokkentest also positiv ist, unter der Geburt beziehungsweise nach einem Blasensprung mit einem Antibiotikum. Diese Praxis wird zurzeit sehr hinterfragt, erhalten doch eine große Anzahl von Frauen so eine Medikation. Und letztlich ist noch gar nicht so richtig klar, warum sich manche Kinder unter der Geburt infizieren und Probleme bekommen und andere nicht. Ob das Antibiotikum dabei eine Rolle spielt oder ob es ganz andere Faktoren sind, das wird gerade noch weiter erforscht. Man weiß aber schon, dass es einen bestimmten Immunfaktor gibt, der den erkrankten Kindern fehlt.

Also rief ich eine Freundin an, die mit ihrem Baby zum Aufpassen kam. Ich hoffte, die Jungs würden unseren nächtlichen Kurzausflug ins Krankenhaus einfach verschlafen.

Wir machten uns also auf den Weg ins Krankenhaus. Die Wellen waren noch ganz sanft, aber regelmäßig alle fünf Minuten zu spüren. Dennoch war ich zu unkonzentriert, um mich in die Tiefenentspannung zu bringen. Ich hatte aber auch das Gefühl, es wäre noch nicht nötig. Als wir gegen 2 Uhr im Krankenhaus ankamen, klingelten wir an die Kreißsaaltür, und eine liebe Hebamme nahm uns in Empfang. Ich erzählte von dem Fruchtwassertest und auch von meinen Plänen zur Geburt und warum ich mit Kopfhörern in den Ohren vor ihr saß.

Ich weiß nicht genau, ob sie mich wirklich ernst nahm, sie respektierte aber meinen Wunsch nach möglichst wenig Kommunikation. Mir hingegen fiel es eher schwer, nichts zu sagen, was aber wohl auch zeigte, dass ich eigentlich noch nicht wirklich unter der Geburt stand. Sie schloss mich ans CTG an und untersuchte den Muttermund – ein Zentimeter. »Na gut«, dachte ich, »das kann ja noch dauern«, und ich gebe zu: Diese Ein-Zentimeter-Öffnung frustrierte mich dennoch ein wenig, schließlich dachte ich, mein Körper arbeite schon seit Wochen auf die Geburt hin.

Die Wellen waren zwar inzwischen zu spüren und auf dem CTG ebenfalls gut erkennbar, aber da ich ja schon zwei Kinder bekommen hatte, stellte ich mich auf einige Stunden ein. Erneut startete ich die Endlosschleife der Geburtstrance und ließ mich von Kristin runterzählen. 333, 222, 111. – 10, 9, 8, 7, 6, 5, 4, 3, 2, 1.

> In der Vorbereitungsphase werden diese Zahlen als Hilfe zum Abtauchen in die Hypnose implementiert.
>
> Kristin empfiehlt den Frauen, während der Geburt Kopfhörer zu tragen, mit denen sie einerseits die Geburtsmeditationen hören können und die sie andererseits nach außen hin abschirmen. Denn Fragen und andere äußere Reize stören unter Umständen die Geburtstrance.
>
> Ein Körper bereitet sich tatsächlich auf die Geburt vor. Er schaltet von »Schwangerschaft = halten« auf »Geburt = loslassen«. Dennoch öffnet sich der Muttermund oft erst unmittelbar mit den Geburtswehen. Daher muss es einen nicht frustrieren, wenn der erste Muttermundbefund noch ganz klein ist. Denn er sagt gar nichts darüber aus, wie die Geburt sich entwickeln wird.

Ich tauchte ab, tief ein in meinen Körper und versuchte zu visualisieren, wie sich der Muttermund mehr und mehr öffnet. In der Zwischenzeit wurde mir der Zugang für das Antibiotikum gelegt, und während das Medikament in mich hineintröpfelte, gelang es mir, das Gefühl der Tiefenentspannung zu erreichen, welches ich aus meinen täglichen Übungen mit den Geburtsvorbereitungstrancen von Kristin kannte. Es fühlte sich ein wenig an wie nach einem Schluck Rotwein, es wurde warm im Körper und die Muskeln entspannten sich.

Inzwischen war es 3:30 Uhr in der Nacht, das Medikament war komplett verabreicht und ich hatte die Wahl zwischen spazieren gehen und baden. Da Bewegung und die Tiefenentspannung für mich überhaupt nicht zusammenpassten, entschied ich mich für die Wanne. Ich hatte immer noch die Kopfhörer im Ohr und lauschte Kristins sanfter Stimme. Die Hebamme ließ uns im Badezimmer allein. Christian machte es sich mit seinem Handy bequem und ich lag da und genoss das warme Wasser am Körper und die frische Luft um die Nase (die Fenster waren offen). Ich atmete jede Welle tief in den Bauch ein, nach unten zum Beckenboden.

> Auch diese Atmung entstammt dem Vorbereitungsprogramm. Sie wird generell beim Hypnobirthing angewandt. Dabei atmet man wirklich tief in den Bauch, wobei der Brustkorb sich nur minimal mitbewegt. Die Atmung steht etwas im Gegensatz zu der »klassischen« Geburtsatmung, bei der der Fokus eher auf dem langen Ausatmen liegt. Meiner Erfahrung nach klappt beides gut. Wichtig sind das tiefe, ruhige Atmen und die daraus resultierende Entspannung.

Ich hatte das Gefühl, vor allem die Atmung klappe immer besser, und ich spürte, wie sich am Muttermund etwas tat. Auch das Visualisieren, das mir beim Üben nie wirklich gelungen war, klappte immer besser. Zwischenzeitlich steckte die Hebamme kurz ihren Kopf durch die Tür. Ich glaube, sie dachte, ich sei eingeschlafen im gemütlichen Kerzenlicht mit meinen Kopfhörern im Ohr. Jedenfalls rechnete keiner damit, dass wir sie dann auf einmal doch ganz schnell brauchen würden.

Christian verschwand gegen 5:15 Uhr auf die Toilette. Ich war gerade dabei, tatsächlich kurz wegzunicken, zuckte dann aber zusammen, als es in mir »Plopp« machte: Die Fruchtblase war geplatzt. Christian kam wieder und ich bat ihn, die Hebamme zu rufen, denn auf einmal wurde ich unruhig.

> Gerade dritte Kinder sind ja berühmt dafür, irgendwann ganz schnell und plötzlich zu erscheinen. Deshalb sollte man als Hebamme Drittgebärende immer im Auge behalten.
>
> Wenn sowieso schon Pressdrang besteht, so verstärkt er sich ab diesem Moment enorm, da ein harter, fester Kopf natürlich mehr Druck aufbaut als eine weiche, nachgiebige Fruchtblase.

Ich wollte jetzt definitiv nicht mehr einfach nur allein in der Wanne liegen. Die Hebamme kam und wollte in aller Ruhe das CTG anlegen, da kam in mir das Bedürfnis hoch, nun doch mal den einen oder anderen Laut von mir zu geben, um zu signalisieren, dass jetzt irgendwas in mir passierte.

Der Druck auf mein Becken wurde mit der nächsten Welle immer größer, ich traute mich aber nicht mitzudrücken. Doch genau dazu forderte mich die Hebamme bei der nächsten Welle auf: »Einmal feste mitdrücken, und dann ist das Köpfchen schon da!«

Ich hörte Christian, der bis eben noch gemütlich im Internet gesurft hatte, nur erstaunt sagen: »Wie – so schnell!?« Und ich konnte es tatsächlich auch kaum glauben. Ich versuchte, weiter ruhig zu atmen, aber es gelang mir nicht. Ich atmete zwar weiterhin tief ein und aus, aber das bewirkte nur, dass gefühlt mein ganzer Körper zu kribbeln begann, so als würde der Arm einschlafen, nur eben diesmal der ganze Körper.

Die nächste Welle kam, und mit Löwengebrüll presste ich das Köpfchen durchs Becken. So entspannt, wie alles vorab war, so kraftvoll war dieser Teil der Geburt. Das Tönen half, und auch wenn es insgesamt nur 15 Minuten dauerte, war ich heilfroh, als ich den kleinen Mann, unseren Pelle, dann endlich auf meiner Brust liegen hatte.

»Wow, das war es jetzt?«, dachte ich. Ich hatte ja schon zwei Geburten hinter mir, und irgendwie hatte ich mehr erwartet: mehr Anstrengung, mehr Erschöpfung, mehr Schmerz.

Beim letzten Mal hatte ich mich furchtbar heldenhaft gefühlt, weil ich es über Stunden so gut ausgehalten hatte. Diesmal aber war da nicht dieses Gefühl, stundenlang Schmerzen ertragen zu haben. Es war mir eher wie eine Wellnessauszeit mit anschließendem Löwengebrüll vorgekommen. Verrückt – dass es tatsächlich so schnell ging, dass Loslassen und Entspannen so sehr helfen würden. Ich konnte es selbst kaum glauben und frage ich mich manchmal, ob ich vielleicht einfach Glück hatte.

> Ein bisschen Glück braucht jede Geburt. Aber eine gute Vorbereitung ist eben auch Gold wert.

Erst, als wir vom Badezimmer in einen Kreißsaal wechselten, bemerkte ich die Schreie aus den anderen Entbindungsräumen. Ich fing an, mit den anderen Frauen mitzuleiden. Ich wünschte jeder Einzelnen, sie hätten es so leicht gehabt wie ich, aber es klang leider gar nicht so. Wir kuschelten noch eine Weile im großen Bett und bekamen Frühstück gebracht, was ich bejubelte. Denn nach der Geburt verspürte ich großen Hunger. Nach dem Frühstück und der U1 machten wir uns nach nur sieben Stunden im Krankenhaus wieder auf den Weg nach Hause, um dort das Wochenbett zu genießen.

Emil und Paul haben zu Hause schon auf uns gewartet und waren sehr gespannt, Pelle endlich zu sehen. Sie haben ihn liebevoll empfangen und sofort ins Herz geschlossen.

Es war eine wirklich besondere Erfahrung, diese Geburt. Auch mein Mann staunt immer noch darüber, und wenn ich es jemandem im Freundeskreis erzähle, werde ich ungläubig belächelt. Eine so leichte und entspannte Geburt können sich die wenigsten vorstellen, dabei ist es eine tolle Erfahrung, die mich sehr dankbar macht.

Es ist sicherlich nicht so, dass jede Frau, die sich mit Hypnose vorbereitet, eine schmerzfreie Geburt haben wird. Ob eine Geburt schmerzhaft ist oder nicht, ist auch nicht das entscheidende Kriterium für eine gut erlebte Geburt. Aber eine Wehenstrategie zu haben, wie auch immer die aussieht, ist wahnsinnig wertvoll. Es verhindert Hilflosigkeit. Und Hilflosigkeit macht Angst. Und Angst ist kein guter Geburtsbegleiter.

Clara – Glückskind

Claras Vorgeschichte ist nicht gerade typisch dafür, zu einer schmerzfreien Geburt zu führen. Sie hatte keinen Hypnobirthing-Kurs besucht, hatte sich mental nicht besonders vorbereitet und hatte immer nur gehört, wie schmerzhaft Wehen seien. Dennoch ging sie mit einer gewissen Fatalität in die Geburt. Und obwohl ihr auch da noch von ihren betreuenden Hebammen jede Menge Steine in den Weg geworfen wurden, erlebte sie eine nicht nur schmerzfreie, sondern geradezu orgastische Geburt.

Die Schwangerschaft mit meinem ersten Sohn verlief bis auf die Hyperemesis gravidarum (extremes Schwangerschaftserbrechen) ohne Beschwerden. Ich habe insgesamt knapp neun Kilogramm Gewicht verloren und bin trotzdem die ganze Zeit zur Uni gegangen. Mein abendlich fester Termin war eine Infusion in der Praxis meiner Gynäkologin. Insgesamt acht Wochen lang ging das so. Medikamente gegen die Übelkeit habe ich abgelehnt.

Ich ging – wie eigentlich alle Erstschwangeren – in einen Geburtsvorbereitungskurs. Hörte mir Tipps gegen Schwangerschaftsbeschwerden an, die ich nie hatte. Ich lernte, wie man Wehenschmerz begegnen kann, und hörte immer nur die Botschaft: »Wehen tun weh!«

»Na gut«, dachte ich. »Ich habe die Hyperemesis überstanden – es wird schon zu schaffen sein.«

Das ist ganz schade. Die Hauptmessage zum Thema Wehen sollte im Geburtsvorbereitungskurs doch sein:

Wehen können zwar ein existenzielles Erlebnis sein, aber absolut machbar.

Wehen beziehungsweise das Arbeiten von Muskeln müssen beziehungsweise muss nicht per se als schmerzhaft wahrgenommen werden.

Wehen tun dem Körper nichts. Sie kommen und gehen, und der Körper bleibt absolut unversehrt.

Geplante Hausgeburt

Wir haben von Anfang an eine Hausgeburt geplant und uns darauf eingestellt, dass ich über den errechneten Termin gehen würde. Ich selbst bin nämlich 14 Tage nach dem ET geboren worden.

Mein Termin ist von Anfang an falsch berechnet worden, nämlich mit einer Zykluslänge von 28 Tagen statt 34. Ich beobachtete meine Temperaturkurve und wusste, dass die zweite Phase kürzer war, als das Lehrbuch sagte. Das hat meine Ärztin aber genauso wenig interessiert wie die Zykluslänge: »Sie können ja gar nicht wissen, was Sie für einen Zyklus haben«, sagte sie nur.

An Tag 13 nach ET stellten sich langsam erste Wehen ein und ich rief ich meine Hebamme an. Sie war krank. Die Vertretungshebamme, die einsprang, kam dann zwar zu mir, meinte aber ohne weitere Erklärung, es sei noch nicht so weit, und ging wieder.

Am nächsten Morgen kam sie erneut, untersuchte mich und ging. Meine eigentliche Hebamme war immer noch krank und konnte nicht übernehmen.

Informationen darüber, dass sich eine Latenzphase (Phase der Geburt, in der Wehen unregelmäßig und uneffektiv sind) nicht nur über Stunden, sondern möglicherweise auch über mehrere Tage hinweg ziehen konnte, bekam ich nicht. Ich konnte die Wehen, die bis zum Schluss nicht schlimm waren, also gar nicht richtig einordnen … Ich nahm die Körperarbeit zur Kenntnis und war immer etwas irritiert darüber, dass es sich nur anstrengend, aber nie schmerzhaft anfühlte.

Am 16. Tag nach dem ET gab es dann so etwas wie eine Eröffnungsphase. Aber die Chemie zwischen der Hebamme und mir stimmte nicht. Mit vier Zentimetern Muttermundsbefund hat sie uns in die einzige Klinik verlegt, die Rostock für Geburten zu bieten hat. »Ich habe langsam keine Lust mehr«, waren ihre Worte.

> Huch! Was ist das denn für eine Aussage? Für eine Hausgeburt braucht man eine Tasche voller Hilfsmittel – gar nicht so viel, wie man denkt. Was aber jede Hebamme dabeihaben sollte, ist Geduld. Auch wenn sie nur die Vertretungshebamme war – sie hat den Job angenommen und somit die Verantwortung, die Frau auch bis zum Ende zu betreuen. Geburten sind nun mal unterschiedlich. Mal geht es schnell, dann hat man Glück, und mal braucht es Zeit. Das gehört eben dazu. Von einer Verlegung wegen Unlust der Hebamme hatte ich bisher noch nie gehört.

Umzug in die Klinik

In der Klinik angekommen, gaben wir der diensthabenden Hebamme unseren Geburtsplan. Wir hatten auf einer halben Seite festgelegt, was unsere Wünsche bestimmten geburtshilflichen Maßnahmen gegenüber waren: was ich wollte, was ich explizit nicht wollte.

Die Hebamme las das Blatt durch, schaute mich an und maulte: »Und wie soll ich so arbeiten? Was wollen Sie dann überhaupt?«

> Glücklicherweise haben sich inzwischen fast alle Hebammen und Ärzte an solche Verfügungen/Geburtspläne gewöhnt, sodass so ein Plan nun meist sehr gut aufgenommen wird. Eigentlich wünschen wir uns doch auch mündige Klientinnen, die sich nicht an der Kreißsaaltür abgeben, sondern eigene Vorstellungen mitbringen. Natürlich sollte ein Plan immer so formuliert sein, dass die Geburtshelfer das auch gut annehmen können. Ich habe auch schon einige Pläne gelesen, bei denen ich ganz schön schlucken musste, um das noch freundlich aufzunehmen.

Wir einigten uns auf eine Badewanne. Nach einer halben Stunde stieg ich wieder heraus, weil es unangenehm war. Ich kann schon außerhalb der Schwangerschaft nicht lange baden. Das fiel also auch weg.

Die Hebamme diskutierte mit mir über jeden Punkt auf meiner Liste. Nebenbei lag ich am CTG auf dem Bett und mir tat alles weh. Die Position ändern durfte ich nicht, sonst würde das CTG nicht mehr schreiben. Als die Hebamme den Raum verließ, wechselte ich sehr schnell in den Vierfüßlerstand. Ich hängte mich über das Kopfende des Bettes – das CTG schrieb trotzdem weiter.

Um 19 Uhr waren wir in der Klinik angekommen. Um 21:30 Uhr werde ich erneut untersucht. Es waren immer noch vier Zentimeter Muttermundöffnung. Die Untersuchung tat weh. Angeblich sei das normal so.

> Untersuchungen sollen natürlich nicht wehtun. Manchmal ist es schwer zu vermeiden, dass es etwas unangenehm ist. Aber Schmerzen darf eine vaginale Untersuchung keinesfalls verursachen. Das ist Körperverletzung!
>
> Manchmal hilft nur noch Eigeninitiative. Normalerweise spricht nichts gegen Positionen, die einem guttun. In der Regel hilft das sogar der Geburt.

Geburtsorgasmus

22 Uhr – eine neue Hebamme stellte sich vor. Ich hatte das Gefühl: Das passt.

Die Fruchtblase sprang. Die Wehen taten immer noch nicht weh, aber währenddessen nahm ich meine Umgebung nicht mehr wahr, ich war wie eingehüllt in Atmung. Die Wehen begannen, sich heiß anzufühlen. Die Hitze strömte aus dem Unterleib in meinen gesamten Körper.

Ich atmete mich knapp eine halbe Stunde lang durch ein orgasmusähnliches Gefühl. Ich erinnere mich, dass die Hebamme irgendwann zu meinem Mann sagte, wenn er das Kind selbst auffangen wolle, solle er langsam mal seine Hände bereithalten. Ansonsten gab es nur mich und die Hitzewellen um mich herum. Um 22:32 Uhr wurde er geboren. 16 Tage über dem ET. Ohne Übertragungszeichen. Draußen schepperte es – ein Gewitter, wie man es aus dem ersten Kapitel von *Ronja Räubertochter* kennt.

Ich hatte keine Geburtsverletzungen. Nach zwei Stunden durften wir nach Hause gehen. Wenn ich mich an die Geburt erinnere, spüre ich immer noch die Wärme, die mir wellenartig durch den Körper strömte. Wie ein inneres Lächeln. Bis zu meiner zweiten Geburt konnte ich mir gar nicht vorstellen, dass Wehen auch wehtun können.

> Man sieht es dem Baby an, wenn es deutlich übertragen wurde. Es hat dann beispielsweise keine Käseschmiere mehr und ganz schrumpelige Finger (wie nach einem zu langen Bad).

Was ich mitgenommen habe

Gelernt habe ich aus beiden Geburten: Jede Geburt ist anders – auch bei ein- und derselben Frau. Bei meiner zweiten Geburt, die gar nicht schmerzfrei war, sondern im Vergleich dazu eine echte Hausnummer, war ich platt, aber fühlte mich trotzdem stark: Es braucht Vertrauen in den eigenen Körper und in die eigene Gebärfähigkeit. Der Körper geht nie über die Grenze dessen, was er handeln kann.

> Es gibt immer mal wieder solche Frauen, denen ohne jegliche Vorbereitung eine schmerzfreie Geburt zuteilwird. Wenn man aber gezielt versuchen möchte, diesen Zustand von Trance und Schmerzfreiheit unter der Geburt herzustellen, so hilft es, die Mechanismen im Körper zu verstehen, die Wehen schmerzhaft erscheinen lassen oder eben nicht. Im Kapitel »Wehen verstehen, Wehen zähmen« erkläre ich das ausführlich.

Geburtshausgeburt

Steffi – mit Hypnobirthing-Touch im Geburtshaus

Steffi hat sich mit Hypnobirthing auf die Geburt ihres ersten Kindes vorbereitet. Einige der Techniken konnte sie gut nutzen. Zusätzlich hatte sie aber auch ein realistisches Konzept von Geburt, ein gutes Körpergefühl und ganz viel Zuversicht. Das alles ergab eine wunderbare Mischung, die Steffi eine leichte und recht schnelle Geburt beschert hat.

Steffi hat in ihrer Ausbildung mal ein halbes Jahr auf der Gynäkologie- und Wochenbettstation gearbeitet, weswegen sie sich mit dem Ablauf von Geburten ziemlich gut auskennt.

ET + 3

Den ganzen Tag über ist mir schon komisch. In letzter Zeit bin ich immer zwei bis drei Stunden täglich spazieren gegangen. Heute habe ich dagegen den halben Tag geschlafen. Ich bin richtig k. o., und irgendwie zieht es an allen Ecken und Enden. Vielleicht weiß mein Körper etwas, das ich noch nicht weiß? Nun ist es 23 Uhr, und ich kann nicht einschlafen.

Irgendwie bin ich trotz Müdigkeit hibbelig.

ET + 4, 1 Uhr

Kaum eingeschlafen, werde von einem komischen Ziehen im Rücken geweckt. Geht es los? Mal sehen. Ich werde versuchen weiterzuschlafen. »Wenn's losgeht, werde ich schon wieder aufwachen«, denke ich mir. Mir ist zumindest keine Mutter bekannt, die eine Geburt verschlafen hat.

2:30 Uhr

Ich wache wieder auf. Nun ist das Rücken- und Bauchziehen deutlich stärker. Ich bin endgültig wach und eile zur Toilette.

3:30 Uhr

Nanu? Schon wieder aufs Klo. Eindeutig. Mein Darm leert sich. Dieses Ziehen wird auch immer kräftiger. Es ist anders als während der letzten zwei Wochen. Ab hier ist mir klar: Heute bekommen wir unser Baby! Verschlafen blicke ich in den Spiegel und verspüre eine leichte Vorfreude. Diesen Bauch werde ich wohl bald nicht sehen, ich muss ihn noch mal lange betrachten und in Erinnerung behalten.

> Bei vielen Frauen beginnt gleichzeitig mit den ersten Wehen, oder bereits davor, der Körper mit einem kleinen Ausscheidungsprozess.

4:54 Uhr

Ich bin auf die Couch umgezogen, weil der Mann so schnarcht. Die Wehen kommen seit 3:30 Uhr regelmäßiger, alle zehn bis 15 Minuten. Ich versuche, in den Pausen zu dösen. Das geht, seitdem ich auf der Couch liege, ganz gut.

Schlafen – Wehe – auf die Knie – umdrehen und weiterschlafen, so mache ich das Wehe für Wehe. Der Hund guckt mich etwas irritiert an.

> Kraft zu sammeln und sich schon mal ein bisschen an die Wehen zu gewöhnen ist gut.

6:30 Uhr

Der Mann steht auf, und ich sage ihm, er brauche heute nicht zur Arbeit zu gehen. Okay, dann legt er sich wieder hin. Ich überlege kurz, ob ich lieber seine Gesellschaft hätte, verneine dies aber schnell in Gedanken. Ich fühle mich allein sehr wohl. Außerdem möchte ich gern noch etwas vor mich hin dösen. Ich bin müde und wer weiß, wie lange das noch dauert.

Ich überlege, ob ich vielleicht schon mal der Hebamme Bescheid geben sollte. Aber ich fühle mich allein im Augenblick wirklich sehr wohl und habe idiotischerweise ein bisschen Angst, es könnte mir geraten werden, doch bitte gleich zu kommen. Ich würde mir mit dem Bescheidsagen noch Zeit lassen, beschließe ich.

9:30 Uhr

Liegen ist nicht mehr angenehm, ich stehe mal auf und lasse mir ein Bad ein. Bis die Wanne voll ist, tigere ich durch die Wohnung und füttere den Hund. Das Herumlaufen führt zu Wehen, die kaum noch durch Pausen unterbrochen werden. Puh, ist das unangenehm. Lieber schnell in die Wanne.

Das warme Wasser ist total wohltuend, die Wehen sind hier gut auszuhalten. Die Schwerelosigkeit fühlt sich genial an. Im Radio läuft tolle Musik. Dieses Lied – wenn ich mich nur erinnern könnte, wie es heißt. (»I See Fire« von Ed Sheeran, fällt mir später ein.) Im Wasser wippe ich sanft mit, mal in Rücken-, mal in Seitenlage.

Ich habe mich ein bisschen mit Hypnobirthing vorbereitet. Aber jegliche Hypnobirthing-Visualisierungen, Entspannungstechniken, die CD inklusive, habe ich schnell komplett über Bord geworfen, ohne eingehend zu üben. Ich bin einfach nicht der Typ dafür.

Ich vermisse nichts, verlasse mich auf mein Gespür und fühle mich gut damit. Wenn mir die »Vorbereitung« mit dem Hypnobirthing-Buch[16] bis hier etwas gebracht hat, dann, dass ich mich in meinem Urvertrauen in das Können des eigenen Körpers bestärkt fühle und es somit schaffe, entspannt zu bleiben. Ich höre auf meinen Instinkt. Ich merke auch ganz deutlich, wie im Buch so schön beschrieben, wie Anspannung sofort zu Schmerz führt und wie locker und einfach alles läuft, wenn ich nur in meinen Rhythmus abtauchen kann.

12:20 Uhr

Genug gebadet! Die Wehen kommen alle zehn Minuten, teilweise kürzer, selten länger. Habe Herrn Schatzi aufgeweckt, ich möchte endlich etwas zu essen haben und bin etwas angesäuert, dass er immer noch schläft. Der Hund muss mal raus, und er wollte mir doch »helfen«. Gleichzeitig bin ich froh über seine Gelassenheit. Er steht auf und macht mir ein Käsebrot.

Ich beschließe, dass es doch langsam mal Zeit ist, im Geburtshaus anzurufen, schließlich muss ich den für heut Abend geplanten Kontrolltermin auch mal absagen. Ich erfahre, dass meine »Wunschhebamme« heute Dienst hat, juhu! Sie fragt, ob wir schon kommen wollen, ich verneine und sage, ich fühle mich noch wohl zu Hause. Sie sagt: »Okay, dann melde dich einfach wieder, wenn du dich zu Hause nicht mehr wohlfühlst. Allerspätestens, wenn die Wehen alle drei Minuten kommen, bitte unbedingt anrufen und losfahren. Nicht, dass dein Baby im Auto kommt.«

Ich schmunzle und denke mir: »Das Baby kommt doch nicht im Auto, da bin ich vorher schon Stunden im Geburtshaus.« Später sollte ich von etwas anderem überzeugt werden.

Das Käsebrot schmeckt mir nicht, Herr Schatzi hat unglaublich viel Butter draufgeschmiert und mir ist übel. Aber etwas anderes ist, bis auf Hühnersuppe und viel Tiefgefrorenem, nicht im Haus.

Der Mann fährt zum Bäcker, um essbare Brötchen zu holen, und ich mache mich mal wieder auf den Weg Richtung Toilette. Dieses permanente Gefühl, groß zu müssen, macht mich latent wahnsinnig, und ich hoffe, das wird sich ändern, bis ich ins Geburtshaus fahre. Anderswo gehe ich doch so ungern auf die Toilette. Aber seit 9:30 Uhr kommt nichts mehr, nur noch das Gefühl zu müssen.

Als ich von der Toilette zurückkomme, frisst Kasper, der Hund, gemütlich mein Käsebrot. Ich bin nicht traurig, so muss ich es nicht mehr essen.

16 Marie F. Mongan: *HypnoBirthing. Der natürliche Weg zu einer sicheren, sanften und leichten Geburt*

13 Uhr

Es ist mir nur etappenweise möglich, mich fertig zu machen, aber ohne Schminke geht's heute einfach nicht. Ein Auge – Wehe – nächstes Auge ...

> Ich staune ja oft über Frauen, die perfekt geschminkt in den Kreißsaal kommen. Aber alles, was zum Wohlbefinden beiträgt, ist gut. Frauen unter der Geburt sind Königinnen mit absoluter Narrenfreiheit.

Nun bin ich geschminkt, aber nackt, was gerade sehr angenehm ist: Ich schwitze wie verrückt. Ich freue mich, dass ich zu Hause bin und einfach machen kann, was ich möchte.

Die Wehen sind kräftig, aber ich empfinde sie nicht als schmerzhaft und denke stets: »Gleich wieder vorbei.« Ich fühle tief in meinen Körper und bin erstaunt über dieses Gefühl, kann es absolut nicht beschreiben. Ich bin fasziniert von dieser Kraft, die so ein menschlicher Körper entwickelt.

Ich wechsle zwischen Vierfüßlerstand und Seitenlage auf der Couch hin und her, tigere durch die Wohnung und hänge mich ins Tragetuch, das ich mir schon Wochen vorher am Dachbalken aufgehängt habe. Damit habe ich regelmäßig meinen vom Bandscheibenvorfall gebeutelten Rücken »ausgehängt«. Hin und wieder setze ich mich auf meinen Gymnastikball, dann wieder empfinde ich die tiefe Hocke als ganz angenehm. Ich folge einfach meinem Gefühl.

Mittlerweile erweist sich leises Tönen als hilfreich. Ich favorisiere tiefe »Ooooohs«. Wer hätte das gedacht? War ich doch der Meinung, *ich* würde nicht tönen.

Der Mann arbeitet ein wenig am PC, und wider Erwarten brauche ich ihn nicht, ich »arbeite« auf meine Weise vor mich hin. Ein paarmal bitte ich ihn, in den Wehen gegen mein Kreuzbein zu drücken und mir in den Pausen den Rücken zu massieren, aber so essenziell wie ich dachte, ist das gar nicht. Es bringt mich eher aus meinem Rhythmus.

Ich schaffe es, zwischen den Wehen eine Semmel herunterzubekommen. Trinken mag ich nicht wirklich, auch wenn ich weiß, dass ich das muss. Mir ist immer noch schlecht. Mit dem Gefühl, ständig groß zu müssen, hab ich mich arrangiert. Langsam dämmert mir, dass das wohl das Baby ist, das nach unten drückt, und diese lästige Übelkeit lässt mich ahnen, dass die Wehen wohl doch schon etwas länger wirksam sind, als ich dachte.

14 Uhr

Ich würde gerne wissen, wie weit der Muttermund ist, nach tasten ist mir aber irgendwie nicht. Egal, ich überwinde mich. Fühlt sich seltsam an. Ich bin irgendwie verwundert über meinen veränderten Körper. Bei sich selbst zu tasten ist anders als bei anderen, außerdem ist mir der Bauch im Weg. Ich schätze die Öffnung auf circa sechs Zentimeter, vielleicht auch etwas mehr. Demnach hätten wir ja noch etwas Zeit.

> Auch ich hatte große Schwierigkeiten, mich unter der Geburt selbst zu untersuchen, und habe es dann auch gelassen.
>
> Ein Zentimeter Muttermundsöffnung pro Stunde – so steht es im Lehrbuch. Aber es gibt auch immer mal große Abweichungen von diesem Wert. In beide Richtungen.

Schatzi erinnert mich daran, dass wir die Fahrt ins Geburtshaus ja auch noch einberechnen müssen. Ich sage »Ja, ja« und überlege, ob ich das jetzt schon will, wo ich doch so gut klarkomme.

Ich fühle mich pudelwohl, bin völlig entspannt, wach, putzmunter, ausgeglichen und ganz bei mir und dem kleinen Bauchzwerg. Zwischendurch quatschen wir irgendwas, ich scherze, dass ich hysterisch kreischende Frauen nun definitiv nicht verstehen kann. Das Tönen kann ich aber nicht unterdrücken und möchte es auch gar nicht. Ich bin gut gelaunt und denke mir: »Wenn das eine Geburt ist, verstehe ich nicht, was daran so schlimm sein soll.«

14:55 Uhr

Wehen alle fünf bis sieben Minuten. Ich habe das Gefühl, dass es immer gleich mehrere hintereinander sind, und empfinde sie als unregelmäßig. An Übergangsphase denke ich noch nicht. Da hat man doch gar keine Pausen?

Herr Schatzi soll doch bitte mal mit dem Hund rausgehen. Ich will dann doch lieber mal die Hebamme anrufen und möchte dazu meine Ruhe. Tapse noch ein bisschen im Bad herum, warte auf eine Wehenpause, denn ich möchte ja normal klingen am Telefon ... Die Hebamme sagt, sie könne in 45 Minuten im Geburtshaus sein. Ich sage: »Wir in 30, wir lassen uns aber etwas Zeit.«

Das Anziehen wird nun zum Kraftakt. Danach packe ich noch schnell die restlichen Sachen in die Tasche. Gebe Kasper noch einen Kauknochen, er muss ja schließlich allein bleiben. Mir noch eine Jacke drüber – da blitzt es in mir auf, dass ich am liebsten dableiben würde, wo ich bin. Irgendwie kommt an dieser Stelle etwas Hektik auf. Irgendwie hab ich aber auch getrödelt. Dazu bin ich mir nicht sicher, ob ich noch mal aufs Klo muss. Ich renne noch dreimal hin, und für einen kurzen Moment weiß ich nicht genau, ob wir es wirklich noch ins Geburtshaus schaffen.

15:15 Uhr

Endlich mal eine Wehenpause, schnell ins Auto, hoffentlich quatscht mich niemand an, hoffentlich sieht mich niemand, Nachbarn haben da ja ein Talent – puh, geschafft, wir sitzen im Auto. Los geht's. Ich knie mich gleich auf die Rückbank. An Sitzen ist gerade nicht zu denken. Gott sei Dank sind die Scheiben verdunkelt.

Gefühlt werden die Pausen kürzer und die Wehen dauern länger. Ich verfluche jede rote Ampel. Der »Aufbruch« aus meiner gemütlichen Höhle hat mich irgendwie aus dem Konzept gebracht. Ich bin aus meinem Rhythmus und die Wehen im Auto sind echt fies. Wie ging das noch gleich mit dem veratmen?

> Die meisten Frauen empfinden das Autofahren als extrem unangenehm. Die Bewegungsfreiheit fehlt, es ist kein heimeliger Ort und man möchte dort auf keinen Fall sein Kind bekommen.

15:50 Uhr

Ankunft im Geburtshaus. Die Hebamme steht schon vor der Tür, ich tapse ihr mal entgegen. An meinen Mann denke ich irgendwie nicht. Der wird schon nachkommen. Ich bin total verplant, hänge meine Jacke noch unnötigerweise an die Garderobe, dann wackeln wir rein ins Geburtszimmer.

»Schöööön«, denke ich: Kerzen brennen, das Bett ist aufgedeckt und hübsch bezogen. Vor dem Bett liegt eine weiche Matte, die Tür ins Bad ist auch offen. So hab ich mir das vorgestellt. Hat doch ein wenig Wohnzimmercharakter. Nur schade, dass es taghell ist. Im Dämmerlicht wäre es bestimmt noch »romantischer«.

Ob ich gleich pieseln gehen mag? Mhm, mal sehen ... Ich watschle auf die Toilette, überlege, ob ich vielleicht einfach allein hierbleibe. Ich mag mich nicht gerne Menschen zeigen, wenn es mir »nicht gut« geht, komme mir blöd vor, weil ich so kurz angebunden bin, mag gar nicht mehr gerne reden, aber es bringt ja auch nichts. Man würde mich wohl suchen kommen. Also wackle ich wieder rüber.

> Alles darf, nichts muss. Keiner verlangt ein spritziges Gespräch unter der Geburt und es ist völlig okay, sich etwas in sich selbst zurückzuziehen.

Die Hebamme bittet mich, mich hinzulegen, sie möchte meinen Bauch abtasten. Oh Gott, hinlegen, wie schrecklich! Ich überlebe es aber irgendwie. Das Baby liegt wunderbar im Becken, aber wohl noch nicht sooo tief. Der Blutdruck ist gut. Es wird ein kurzes CTG geschrieben, ich setze mich dazu aufs Bett. Die Herztöne sind »cool« bei 115 bis 140 pro Minute.

Die Wehen kommen nun schätzungsweise alle zwei bis drei Minuten. Ich habe keine Uhr mehr, ab jetzt läuft alles »zeitlos« ab. Das CTG zeigt die Wehen allerdings nicht deutlich an. Die Hebamme kommentiert das mit »Macht nichts, die Wehen sehen wir ja an dir«, und fragt mich, wo ich sie denn spüren würde. »Im unteren Bauch und im Rücken«, japse ich.

Die Hebamme sitzt geduldig neben mir und hält den Herztonknopf, sonst gehen die Herztöne immer wieder weg. Sie betont ständig, ich könne machen, was ich wolle. Ich müsse nicht auf dem Fleck sitzen nur wegen des CTGs.

Das ist schön, dass die Bewegungsfreiheit nicht zur Debatte steht.

Ich bin überrascht von der Intensität der Wehen, dass sie so schnell kommen, und weiß eigentlich grad gar nicht, wo ich mit mir hinsoll.

Die ruhige Art meiner Hebamme tut mir gut. Sie atmet mit mir, das hilft ungemein. Und schon macht es »Puff!«, und mir läuft's die Beine runter. Die Hebamme hilft mir aus der Hose. Das Fruchtwasser ist klar, die Reste vom Schleimpfropf im Hosenbein verteilt. Fein.

Ich bekomme dann sexy Netzschlüpfer und eine Vorlage und knie mich auf die Matte am Boden – das ist angenehmer. Die Wehen fühlen sich nun wieder anders an. Der Druck wird immer kräftiger. Die Hebamme merkt das, atmet wieder mit und sagt: »Ja, Wehen ohne Fruchtblase fühlen sich anders an.«

An dieser Stelle fällt mir auf, dass ich eine Hebamme zur Geburt wirklich niemals missen möchte. Obwohl ich so autonom und ein schrecklicher Sturkopf bin, käme etwas wie eine Alleingeburt für mich niemals infrage. Auch wenn ich die meiste Zeit der Geburt allein verbracht habe, ist die Unterstützung an dieser Stelle nun genau richtig.

Wir schreiben das CTG noch fertig. Dann fragt sie, ob ich denn gerne in die Badewanne möchte. Ich bejahe; genau das möchte ich.

Kaum ist die Hebamme jedoch im Bad, überkommt mich eine unglaubliche Urgewalt. Egal, was ich mache, mein ganzer Körper zieht sich zusammen und schiebt, ohne Ankündigung. Mir stockt der Atem, ich winde mich und japse nach Luft. Zu allem Überfluss ist mir nun speiübel. Mein Magen zieht sich zusammen. Der Druck nach unten ist gigantisch und ich merke richtig, wie der Zwerg ein Stück weiter hinunterrutscht. Im ersten Moment verstehe ich gar nicht, was los ist, im zweiten wird mir klar: »Das ist das Baby.«

Die Hebamme hüpft wieder rein, ich glaube, fast genauso irritiert wie ich. »Hey, locker lassen«, sagt sie, fasst mein Becken, hilft mir beim Kreisen und atmet mit mir. »Irgendwo hältst du dich fest, hm? Atem fließen lassen!« Haha, wie denn?

Als die Wehe abflaut, gelingt es dann doch, und mir fällt auf, dass wir noch gar keine Muttermundkontrolle gemacht haben. Ich frage mich, was die Hebamme wohl denkt. Wahrscheinlich geht sie vom Standard »Erstgebärende, maximal vier bis fünf Zentimeter, dauert bestimmt noch ewig« aus.

Ich bekomme kurz Angst, der Zwerg könnte kommen, solange ich den Netzschlüpfer noch anhabe, weil jeder denkt, es dauere noch. Ich bin aber so fernab von allem, dass es mir nicht in den Sinn kommt zu sagen: »Hallo, ich halte mich nirgendwo fest, das Baby steht bereits am Ausgang.« Ich sage nur: »Puh, das drückt so nach unten.«

Kaum habe ich das ausgesprochen, fragt die Hebamme, ob wir mal nach dem Muttermund schauen wollen oder ob ich mal gucken wolle, ob ich schon was fühlen kann. Ich nicke: »Darfst gerne schauen.«

Ein verdutztes: »Oookay, da kann ich das Wasser wieder ausschalten, der Muttermund ist vollständig geöffnet, dass Köpfchen ist schon ganz unten.« Ich taste selbst. Ein irres Gefühl! Schnell noch aus dem Schlüpfer raus.

Die Hebamme ruft ihre Kollegin dazu. Zu meiner Freude ist die zweite eine meiner favorisierten Hebammen. Ich denke noch kurz: »Wie schade, dass ich nicht mehr in die Wanne kann«, aber eigentlich ist es auch egal.

Ab hier verliere ich mich irgendwie ein bisschen in der Urgewalt und nehme meine Umgebung nur noch wahr wie durch eine Milchglasscheibe. Die Hebamme lässt warmes Wasser in eine Schüssel ein. »Nicht erschrecken, ich komm mal mit dem warmen Tuch, damit der Damm schon mal schön weich wird. Wenn du magst, kannst du auch schon mitschieben.« Seltsam, wie oft habe ich diesen Satz gehört, und nun gilt er *mir*. Nun bekomme *ich* tatsächlich ein Baby!

Erst in diesem Moment begreife ich vollständig, dass das Ganze wirklich eine Geburt ist. Ich denke noch kurz: »Ich glaub, da kommt Stuhlgang«, verdränge das aber gleich wieder mit dem Gedanken, es jetzt eh nicht ändern zu können. Im Nachhinein erfahre ich, dass auch gar nichts mitkam. Und selbst wenn, wäre das bekanntlich nichts Außergewöhnliches gewesen.

Das von mir so gefürchtete Schamgefühl habe ich in diesem Moment wirklich nicht, auch wenn ich nicht behaupten kann, dass mir alles egal ist. Ich bekomme sehr wohl mit, was passiert, und bin Herr/Frau meiner Sinne, wenn auch in anderen Sphären.

»Hilft es dir vielleicht, wenn dein Mann sich vor dich setzt?« Genau das habe ich vorhin schon mal gedacht, war aber irgendwie zu »weit weg«, um es zu sagen. Ich nicke und sage ihm, wie er sitzen soll.

Irgendwann kommt die Kollegin, ich winke nur kurz, meinen Kopf in Schatzis Schoß vergraben. Ich weiß weder, wie lange diese Phase dauert, noch, wie viele Wehen es sind. Lange kann es jedenfalls nicht sein. Dreimal merke ich, wie das Köpfchen wieder zurückrutscht. Die Hebamme kommentiert das und sagt: »Das ist gut, dann kann sich alles schön dehnen.« Ich denke in dem Moment: Gut?? Komm endlich raus, kleines Zwerglein, komm endlich!

Dieser Druck ist gigantisch und ich denke an die Aussagen so vieler, die sagten, die Austreibungsphase sei am angenehmsten. Pah!

> Das sagen wirklich die meisten Frauen.

Für mich ist es definitiv nach der Autofahrt der heftigste Part der Geburt. Ich sage aber dennoch bewusst nicht »schmerzhaft«, denn Schmerz ist für mich etwas anderes. Schmerz ist negativ, und das hier ist nicht negativ. Jeglicher Versuch, es zu beschreiben, ist zwecklos, ich denke, alle Mamis verstehen das. Es ist einfach eine Urgewalt.

Nach mitschieben ist mir irgendwie nicht. Ich atme einfach ganz doll nach unten. Teilweise zwingt mich mein Körper zu pressen, bäumt sich richtig auf. Das will ich aber nicht. Ich versuche dann doch mal, vorsichtig mitzuschieben. Viele sagen, dann werde es besser. Aber das fühlt sich auch nicht gut an. Also bemühe ich mich wieder, »nach unten zu atmen«. Das klappt ganz gut und ich fühle mich wohl damit.

> Super! Letzten Endes kann der Körper das ganz allein. So extrem feste mitzuschieben ist oft gar nicht nötig, wenn man lange genug wartet. Manchmal ist es eher ein sanftes Lockerlassen.

Bezüglich des Atmens hat mir Hypnobirthing wohl doch ein wenig mehr geholfen, als ich während des Lesens und der Vorbereitung dachte. Die Vorstellung, wie die Muskeln arbeiten, hilft mir jetzt seltsamerweise. Hin und wieder gebe ich ganz komische Geräusche von mir. Ich selbst komme mir laut vor. Im Nachhinein erfahre ich, dass ich bis auf Atmen und ein kleines »Fieps« ganz am Ende wohl keinen Ton von mir gegeben habe. Oder aber mein Umfeld war taub.

Nun merke ich dann endlich, wie der Zwerg weiterrutscht. Ich habe das Gefühl, er hat seine Füße in meinem Magen. Dieser Druck ist maximal und fast unerträglich. Ich pruste. Denke: »Egal! Alles egal. Gleich ist es vorbei. Gleich bist du da, Baby!«

Die Hebamme sagt: »Da kommt der Kopf. Fühl mal!« Tatsächlich. »Und der Rest kommt gleich hinterher.« In diesem kurzen Moment bin ich wie weggetreten. Wie in einer anderen Welt, alles läuft irgendwie in Zeitlupe.

Da liegt es nun und schnieft und guckt. Dieses kleine blaue Bündel, der Kopf ganz lang, die Augen ganz verschwollen, blinzelnd. Exakt eine Stunde nach der Ankunft im Geburtshaus. So viel also zum Thema »Da bin ich dann stundenlang«.

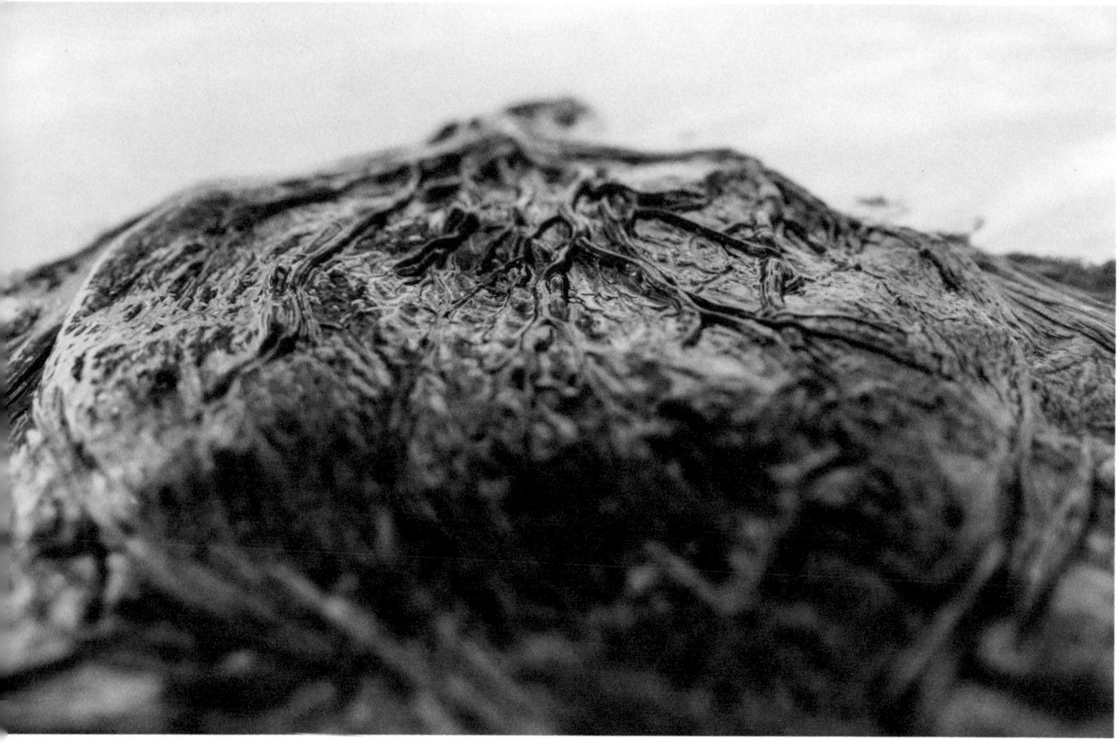

Irgendwie helfen mir Hebamme und Mann aus dem BH. Und irgendwie schnappe ich mir ganz schnell mein kleines Bündel, bevor es noch jemand anderes aufhebt. Es protestiert bereits kräftig schreiend angesichts dieser komischen Welt. Ich blicke kurz zu der Hebamme. Sie lächelt ganz herzlich. Auch die Kollegin grinst und hat ganz nette rote Bäckchen. Ich fasle irgendwas von wegen »Mein armes Baby« und »Doofe Welt«, und die Hebamme fragt, ob wir ins Bett umziehen möchten.

Ja, das möchten wir. Ich bekomme ganz viele Kirschkernkissen, da der Raum noch etwas kalt ist. Es ging ja so schnell. Ich habe eiskalte Füße. Wir kuscheln das erste Mal zu dritt. Mein kleines Baby guckt nun aus großen ruhigen Augen. Seine Stirn ist ganz runzelig.

Die Nabelschnur ist nach zehn Minuten ganz auspulsiert. Die Hebamme lässt mich fühlen. Mein Baby liegt auf meiner Brust, kommt aber noch nicht auf die Idee, richtig zu saugen.

Nach weiteren zehn, 15 Minuten fragt mich die Hebamme, ob ich schon ein Ziehen spüren würde? Hmm, eigentlich zieht gerade irgendwie alles. Aber, liebe Plazenta, wir können es ja mal versuchen.

»Schieb mal mit, so wie vorhin!«

Und schwupp, schon ist sie da. Nun kommt die Frage aller Fragen, wer wohl die Nabelschnur durchschneidet, und ich beschließe, das muss Papa tun. »Ganz schön zäh«, sagt er.

»Nun bist du ein eigenständiger kleiner Mensch«, sage ich zum Baby. Wir gucken zu dritt die Plazenta an, sie ist vollständig und noch völlig intakt. Keinerlei Verkalkungen, trotz ET + 4.

> Manchmal sieht man einer Plazenta an, dass die Schwangerschaft etwas länger gedauert hat. Sie hat dann Verkalkungen: helle, etwas festere Stellen.
>
> Besonders starke Verkalkungen weisen übrigens oft Plazenten von Raucherinnen auf. Sie sehen dann teilweise viel »älter« aus, als es die Schwangerschaftswoche vermuten ließe.

Inzwischen schmatzt auch unser Baby leise vor sich hin. »Nun lernt euch erst mal kennen«, sagt die Hebamme. »Wir sind nebenan.« Und das machen wir.

Eine Weile später kommen die beiden, um mich auf Geburtsverletzungen hin zu kontrollieren. Sie finden nichts.

»Glückskind«, sagt die Hebamme. Anschließend vermessen wir den Kleinen gemeinsam: 49 Zentimeter, 3400 Gramm und 34,5 Zentimeter Kopfumfang. Und während Papa und Hebamme das Baby in seinen ersten Strampler stecken (der trotz Minigröße 50 viel zu groß scheint), stehe ich auf, als wäre nichts gewesen. Ich gehe gemütlich duschen. Ich dusche und bin fasziniert, wie schnell der Bauch verschwunden ist. Leer.

Ich bin frisch, der Kleine ist verpackt. Wir kuscheln und stillen noch mal eine Stunde, bevor wir, nun als kleine glückliche Minifamilie, den Heimweg antreten. Zu Hause angekommen, werden wir von einer neugierig schnuppernden Hundenase in Empfang genommen.

Im Nachgespräch bekomme ich von den Hebammen gesagt, wie überrascht sie darüber waren, wie »einfach« ich dieses Baby »hinausgeatmet« habe. Für uns hätte es nicht besser laufen können.

Mein Fazit zu Hypnobirthing: eine durchaus gute und hilfreiche Methode, wenn man das Ganze nicht zu ernst nimmt. Ob nun Atemtechnik, Visualisierung, Selbsthypnose oder einfach nur das Verstehen der Geburtsvorgänge oder alles zusammen – sicher können viele Frauen irgendetwas Sinnvolles für sich daraus mitnehmen. Von dem Druck, dadurch eine »perfekte« Geburt haben zu müssen, sollte man sich aber, wie ich finde, distanzieren. Denn das ist von deutlich mehr Umständen und Einflussfaktoren beeinflusst als nur von Hypnobirthing.

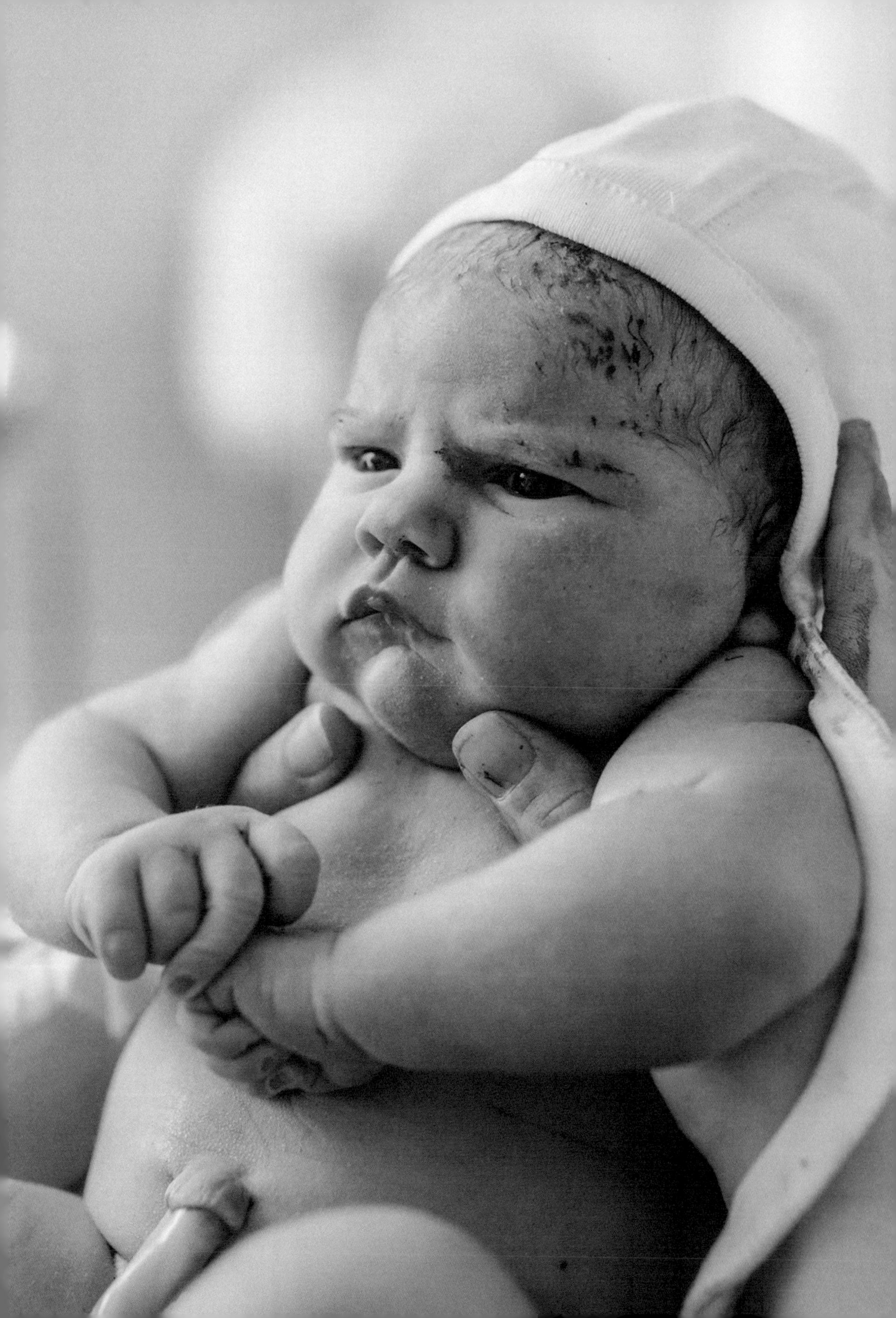

Beckenendlagengeburt

Vier bis fünf von 100 Kindern liegen zum Geburtstermin in Beckenendlage. Warum, das weiß man oft nicht so genau. Nur bei ungefähr der Hälfte der Beckenendlagenkinder findet sich ein ersichtlicher Grund für diese Präferenz.

Gründe für die BEL

Manchmal gibt es Tumore oder Fehlbildungen im mütterlichen Becken. Es kann auch sein, dass das Becken selbst eine ungewöhnliche Form hat. Oder die Plazenta hat sich an einem so tiefen Punkt der Gebärmutter eingenistet, dass der kindliche Kopf dort nicht den Platz findet, den er bräuchte.

Es gibt auch kindliche Gründe für die Lage. Bei Mehrlingen liegt aus Platzgründen oft ein Zwilling in BEL. Frühchen haben sich manchmal noch nicht in Schädellage gedreht, weil sie schlicht noch nicht so groß sind, dass es nötig war, sich in diese platzoptimierende Lage zu begeben. Auch die Kopfform kann die Lage beeinflussen. Oder die Nabelschnur ist sehr kurz beziehungsweise das Baby hat sich in ihr verwickelt, sodass eine Drehung nicht gut möglich ist. Zu viel oder zu wenig Fruchtwasser kann ebenfalls zu Beckenendlagen führen. Auch die Körperspannung des Kindes kann sich auf seine Lage auswirken.

Eigentlich ist das nicht weiter schlimm, wenn ein Kind so liegt, denn die Beckenendlage gehört zu den geburtsmöglichen Lagen. Da aber nicht der Kopf, sondern eben der Po oder auch die Füße vorangehen, spricht man von einer Regelwidrigkeit der Kindslage. Grundsätzlich kann ein Kind aus Beckenendlage spontan (also über den natürlichen Weg) geboren werden. Es gibt aber bestimmte ungünstige Kriterien, bei denen eine Schnittentbindung erwogen werden sollte.

Risikofaktoren bei BEL

- Das geschätzte Geburtsgewicht liegt über 4000 Gramm
- Vorangegangene Schnittentbindung oder andere Gebärmutteroperationen
- Fußlage
- Geringe Fruchtwassermenge (kann auch auf eine Plazentainsuffizienz hinweisen)
- Bestimmte Schwangerschaftserkrankungen
- Kindliche Wachstumsverzögerungen
- Der Kopf des Kindes ist sehr viel größer gemessen als sein Bauch

Die Befürchtung bei einer spontanen Beckenendlagengeburt ist die mögliche Sauerstoffmangelversorgung des Kindes. Diese könnte entstehen, wenn es nach der Geburt des Steißes sehr lange dauert, bis der Kopf geboren wird. Dafür gibt es dann bestimmte Spezialgriffe, mit denen Geburtshelferinnen dem Baby auf die Welt helfen.

Bei der Entscheidung für eine Spontangeburt aus Beckenendlage kommt es also neben dem eigenen Wunsch vor allem auf die Erfahrung und das Können der Geburtshelfer an. Hier bietet es sich an, sich eine Geburtsklinik zu suchen, die auf Beckenendlagen spezialisiert ist.

Optionen bei BEL

1. Man versucht, das Kind noch zur Wendung zu bewegen.
2. Man entscheidet sich für eine Spontangeburt, solange oben genannte Risiken ausgeschlossen werden können.
3. Man plant einen Kaiserschnitt.

Sanfte Wendungsversuche bei BEL

Bis zur 34. Schwangerschaftswoche drehen sich die meisten Kinder ganz von alleine in Schädellage. Nur einige wenige sitzen die Sache einfach aus und machen keine Anstalten, sich allzu sehr zu bewegen. Ab dieser Woche kann man also schon mal vorsichtig versuchen, das Kind zur Drehung zu bewegen. Folgende Methoden sind als Angebote oder Anfrage an das Kind zu verstehen. Ein Kind, das von der Nabelschnur zurückgehalten wird, wird diese höflich ignorieren und in seiner bequemen Lage verharren. Aber ein Kind, das einfach noch nicht gemerkt hat, dass es dort unten im Becken noch etwas mehr Platz für das wachsende Köpfchen gibt, wird dieses Angebot vielleicht gerne wahrnehmen.

Indische Brücke und Knie-Ellenbogen-Stand

Am bekanntesten – und auch wirklich oft effektiv – ist die indische Brücke. Dazu liegt man auf dem Rücken und steckt sich eine dicke Polsterung unter den Po. Gut eignen sich hier dicke, stabile Sofakissen. Die Beine können bequem abgelegt werden, zum Beispiel auf dem Sofa. Der Bauch soll entspannt sein. Wichtig ist es, dass das Becken wirklich viel höher liegt als die Schultern. Diese Position darf ein Weilchen gehalten werden. Dann steht man mit etwas Schwung über die Seite auf. Wenn es zu unangenehm ist, oder einem schwindelig wird, die Übung bitte sofort abbrechen.

Durch diese Beckenhochlage soll der Popo des Kindes zunächst aus dem Becken rutschen. Dann soll das Baby durch das schwunghafte Aufstehen dazu eingeladen werden, einen kleinen Purzelbaum zu machen.

Dasselbe gilt für den Knie-Ellenbogen-Stand. Dabei geht man in den Vierfüßlerstand, um dann mit dem Oberkörper nach vorne auf die Unterarme abzusinken. Der Po beziehungsweise das Becken befindet sich auch hier, höher als die Schultern. Der Sinn der Übung ist der gleiche. Man kann also einfach ausprobieren, was einem besser gefällt oder das Kind zu mehr Bewegung animiert.

Moxen

Das Moxen kommt, wie auch die Akupunktur, aus der traditionellen chinesischen Medizin. Moxazigarren bestehen aus gerolltem Beifuß. Diese hält man einige Zentimeter vor einen bestimmten Akupunkturpunkt. Für die Wendung des Kindes ist das der Punkt »Blase 67«, der sich am Nagelfalzwinkel der kleinen Zehe befindet. Der Punkt wird durch die Erwärmung tonisiert. Über die Leitbahn soll das Baby dadurch einen Bewegungsimpuls bekommen. Da das Abbrennen der Moxazigarre sehr geruchsintensiv ist, empfiehlt es sich, die Übung bei geöffnetem Fenster zu machen.

Chiropraktik

Bei der Chiropraktik wird die Haltung der Mutter optimiert. Dadurch hat es das Kind leichter, die gewünschte Lage einzunehmen.

Taschenlampe/Glöckchen

Oft wird Frauen auch empfohlen, dem Baby mit einer Taschenlampe den Weg zu leuchten oder es mit Glöckchengeklingel in die Schädellage zu locken. Bei meinem Beckenendlagenkind habe ich das auch versucht. Aber weder bei mir noch bei irgendeiner Frau, die ich jemals betreut habe, hat das wirklich funktioniert. Die oben beschriebenen Methoden hingegen haben einige Male zum gewünschten Resultat geführt. Wenn aber alle sanften Versuche gescheitert sind, besteht immer noch die Möglichkeit einer äußeren Wendung in der Klinik.

Äußere Wendung

Hat sich das Kind bis zur 36. Schwangerschaftswoche noch nicht gedreht, kann man in der Klinik einen Termin für eine äußere Wendung machen. Dieser findet dann optimalerweise bei Schwangerschaftswoche 37 + 0 statt. Denn dann ist die Chance für eine erfolgreiche Wendung noch ganz gut, weil das Kind noch etwas zarter ist als am Geburtstermin. Sollte aber bei der Wendung ein Problem auftreten und das Baby müsste geholt werden, würde es ab diesem Tag nicht mehr als Frühgeburt gelten.

Die Erfolgschancen der äußeren Wendung liegen bei circa 50 Prozent. Natürlich gibt es, wie bei jeder Intervention, auch Risiken. Wenn es dem Kind durch die Manipulation plötzlich nicht mehr gut geht, muss ein Notkaiserschnitt erfolgen. Das ist bei 0,19 Prozent aller Wendungen der Fall. (Aus einer Statistik der Berliner Klinik für Geburtsmedizin Vivantes Klinikum Neukölln. Die Statistik bezieht ihre Werte aus den Wendungsversuchen bei 1026 Frauen.)

Spontangeburt oder Kaiserschnitt?
Bleibt es bei der Beckenendlage, so hat man immer noch die Möglichkeit, zwischen Spontangeburt und Kaiserschnittgeburt zu entscheiden. Am Ende zählt, wie so oft, das Bauchgefühl.

Svea – eingeleitete Beckenendlagengeburt

Svea wünschte sich eine spontane Geburt. Sie hielt auch an diesem Wunsch fest, obwohl der Rat der Ärzte zunächst ganz anders ausfiel. Aber für sie war eine Beckenendlagengeburt keine große Besonderheit, das kannte sie als Tiermedizinerin so. Ihre Hartnäckigkeit zahlte sich aus, ihr Wunsch wurde erfüllt.

Beckenendlage

Seit fast zwei Monaten sitzt das Baby wie ein kleiner Buddha in meinem Bauch. Es macht keine Anstalten, sich von allein umzudrehen. Die Ärzte sind sich uneins, ob das Fruchtwasser für einen Drehversuch ausreicht oder nicht. Schnell wird von einem Kaiserschnitt gesprochen, was mich stutzig macht. Als Tiermedizinstudentin habe ich schon BEL-Geburten gesehen und gelernt, dass es sich um eine geburtsmögliche Lage handelt. Im Gespräch mit meiner Nachsorgehebamme stellt sich heraus, dass eine natürliche Geburt möglich ist; sie empfiehlt mir gleich ein Krankenhaus.

Ich rufe dort an und darf mich auch vorstellen. Hier fühle ich mich gut aufgehoben! Nach ausführlichen Erklärungen darüber, wie eine solche Geburt abläuft, welche Eingriffe erfolgen, wenn es doch nicht klappt, und welche Risiken bestehen (oder eben auch nicht!), steht mein Entschluss endgültig fest: Ich will es wenigstens versuchen! Einen Kaiserschnitt kann man immer noch machen. Mein Mann vertraut mir in meiner Entscheidung und unterstützt mich.

Hier ist es besonders wichtig, sich die Geburtsklinik ganz genau anzusehen. Beckenendlagen werden nämlich je nach Krankenhaus ganz unterschiedlich gehandhabt.

Einleitung

Der große Termin kommt und geht. Unser kleiner Nachwuchs beschließt sich noch zu putzen und will sich partout nicht auf den Weg machen. Sieben Tage nach dem Termin wird dann eingeleitet. Das Angebot, die Einleitung anthroposophisch und nicht schulmedizinisch zu beginnen, lehne ich ab.

So gibt es Freitag früh um 8 Uhr die erste Cytotec-Tablette. Mittags die zweite. Trotzdem tut sich nichts. Darauf war ich vorbereitet; womit ich nicht gerechnet hatte, war, dass es keine weitere Tablette geben sollte. Ich solle nachts keine Wehen bekommen, sagt die Ärztin. Von den Hebammen höre ich, dass die Station voll sei, am Samstag aber einige entlassen werden würden. Das frustriert zutiefst, aber ändern kann ich daran nichts.

Blasensprung

Früh um 1 Uhr fühle ich das Platzen der Fruchtblase nach vereinzelten Wehen. Im Kreißsaal zeigt das CTG keine Wehen, aber der pH-Streifen bestätigt, was eigentlich schon klar ist. Ich solle mich hinlegen und versuchen zu schlafen, sagen die Hebammen. Gesagt, getan, na ja – versucht.

Jede Viertelstunde kommt eine deutliche Wehe – so kann ich nicht schlafen. Ich bin erstaunt, dass im Bauch oder Unterleib gar nichts wehtut, nur im Kreuz schmerzt es. Nach vorne gebeugt lässt sich das aber gut aushalten. Um 6 Uhr früh rufe ich meinen Mann an: »Es geht los.« Um 8 Uhr beim Frühstück kommen die Wehen regelmäßig alle sechs Minuten. Ich versuche, trotzdem zu essen, und gehe dann runter in den Kreißsaal. Das CTG zeigt nicht eine einzige Wehe an. Die Hebamme glaubt mir trotzdem, schickt mich aber ins Bett, damit ich ausgeruht bin.

> Ein Blasensprung zählt theoretisch als Geburtsbeginn. Praktisch ist es aber gut, sich noch auszuruhen, gerade wenn noch keine Wehen zu spüren sind. Die Kraft braucht man später noch.
>
> Aber natürlich ist man nach einem Blasensprung erst einmal ziemlich aufgeregt, sodass es gar nicht so leicht ist, abzuschalten und sich zu entspannen.

11 Uhr

Die Wehen sind plötzlich fast weg. Alle 15 Minuten ein leichtes Ziehen, sonst nichts. Also gibt es doch noch eine halbe Cytotec, die letzte ist fast 24 Stunden her. So setzen die Wehen wieder ein und werden auch deutlich intensiver. Aus Angst, dass sie wieder aufhören, spazieren wir das Gelände ab. Der Nachmittag schleicht so dahin.

Vier Stunden später wieder CTG, man sieht immer noch nichts, aber ich merke einiges. Mir wird freigestellt, eine weitere Tablette zu nehmen. Ich bejahe. Zu groß ist die Angst, dass das Kind sich zu viel Zeit lässt und doch noch ein Kaiserschnitt gemacht werden muss.

18 Uhr

Die Wehen ziehen ausschließlich in den Rücken. Wir spazieren weiter, sind aber deutlich langsamer, auch kann ich in der Wehe kaum noch stehen.

Abendessen ist jetzt nicht mehr möglich. Mein Mann besteht darauf, dass wir noch mal in den Kreißsaal gehen. Dort angekommen, werden wir in ein Zimmer geschickt und erst mal dort gelassen. Die Wehen werden für mich immer unkontrollierbarer. Ich komme schlecht damit zurecht. Irgendwie haben die Wehen jetzt so eine Art Doppelspitze angenommen. Kaum ist der erste Gipfel überschritten und eine langsame Entspannung tritt ein, kommt der nächste und noch etwas schlimmere Wehengipfel, dann eine kurze Pause.

Mein Mann massiert meinen Rücken. Das hilft etwas. Später kommt die Hebamme herein untersucht mich. Sie sagt, der Muttermund sei bei drei Zentimentern und das Rektum voll. Vor die Wahl gestellt, entscheide ich mich für den Einlauf. Vielleicht nicht das schönste Tischthema, aber eine Wehe, während man auf der Toilette sitzt, ist wirklich kein Spaß.

Der Einlauf war früher ein Standard unter der Geburt. Heute macht man ihn nur noch auf Wunsch oder eben wenn es nötig erscheint. Manchmal werden dadurch die Wehen auch noch mehr angeregt. Außerdem sind manche Frauen am Ende gehemmt, wenn es ans Pressen geht und sie wissen, dass mit dem Kind auch der Stuhlgang kommt.

22 Uhr

Die Wehen werden stärker und die Abstände kürzer.

In den Pausen habe ich kaum Zeit zur Erholung und fast Angst vor der nächsten. In der Hocke ziehe ich oft die Hacken an. Auf die Idee, das Tönen auszuprobieren, komme ich nicht.

22:30 Uhr

Eine andere Hebamme kommt herein und sagt, sie werde mich jetzt betreuen. Später bin ich darüber sehr froh. Wir harmonieren gut.

Ich kann nicht mehr und verlange eine PDA. Eine Viertelstunde später können wir in den Kreißsaal, wo ein riesiges Anästhesiegerät brummt. Das ist auch angekündigt worden und dient dem Notfall. Die neue Hebamme zeigt mir, wie ich besser stehen kann, und sagt, ich solle die Hacken nicht anziehen. So sind die Wehen tatsächlich viel leichter auszuhalten. Auf die Idee, die PDA zu verschieben, jetzt, wo es besser geht, komme ich leider nicht.

23 Uhr

Der Anästhesist erscheint mit der Anästhesieschwester. Sehr freundlich erklärt er mir, was er machen werde, und legt ruck, zuck die PDA. Ich solle mich hinlegen, sodass das Lokalanästhetikum gleichmäßig laufen könne. Gesagt, getan. Überrascht stelle ich fest, dass die PDA sofort wirkt. Er erklärt mir, dass ich ständig selbst nachdosieren könne. Davon muss ich aber keinen Gebrauch machen. Mein Mann erzählt mir später, dass ich eigentlich so ein Krankenhausleibchen anziehen sollte, was der Anästhesist aber vergessen habe. So behalte ich meine eigene Kleidung an.

Eigene Kleidung im Kreißsaal hilft einem, sich etwas wohler und nicht so »krank« zu fühlen.

Viele Frauen wählen ihre Geburtskleidung sehr sorgsam aus. Oft sind es T-Shirts oder Hemden des Partners, in denen sie sich besonders wohlfühlen.

23:30 Uhr

Ich schicke meinen Mann ins Bett. Mein Blutdruck sackt zwischendurch PDA-bedingt immer wieder stark auf 60/30 ab, was das Gerät ständig mit nervösem Piepsen kommentiert. Da ich aber kein Flimmern vor Augen oder sonst irgendwelche Beschwerden habe, beschließt die Hebamme mit mir zusammen, die Manschette wegzulassen. Dieser Alarm macht einen nur nervös. Die Hebamme hängt Infusionen an den Zugang: Flüssigkeit und Oxytocin.

Die PDA drosselt fast immer die Wehen, sodass ein Wehentropf meist nötig ist. Da ein Blutdruckabfall zu den relativ häufigen Nebenwirkungen der PDA zählt, behalten die Frauen die Blutdruckmessmanschette eine Weile um den Arm. Sie ist ans CTG-Gerät gekoppelt und misst alle fünf Minuten ganz automatisch. Im Gerät sind Grenzwerte gespeichert. Die Geräte geben einen Alarm ab, sobald sie über- oder unterschritten werden.

Die Zeit verschwimmt

Weiterhin kann ich die Wehen noch fühlen, aber der große Schmerzpeak ist weg. Das ist gut! Die Hebamme probiert mit mir einige Positionen aus, um herauszufinden, wie ich sie am besten spüre. Es bleibt letztlich bei der Rückenlage. Zwischendurch kommt die Hebamme immer wieder rein. Sie zündet ein paar Kerzen an, um dem Baby den Weg zu weisen, was eine sehr schöne Stimmung macht. Eine Muttermundslippe muss wegmassiert werden, und nach und nach wandert das Baby immer weiter nach unten.

Die Wehen werden stärker spürbar, was ich der Hebamme erzähle. Auf Anweisung soll ich, sobald ich die Wehe spüre, in den Bauch atmen und aktiv das Baby nach unten schieben. Das klappt gut. Die Oberärztin kommt herein und untersucht mich. Sie ruft die Chefärztin an, die auch bei der Geburt dabei sein soll. Ich halte den Zeitpunkt für richtig, meinen Mann zu wecken. Er kommt wenig später. Kaum ist die – mir unsympathische – Chefärztin da, spüre ich die Wehen nicht mehr. Eigentlich warten jetzt alle auf die Hebamme, die aber nicht kommt. Später erfahre ich, dass zwischen 5 und 7 Uhr morgens fünf Babys zur Welt gekommen sind – bei zwei diensthabenden Hebammen! Das Bett wird zum Geburtsstuhl umgebaut, und wir fangen ohne sie an.

In den meisten Kliniken ist es üblich, dass zumindest ein Oberarzt zur Geburt einer Beckenendlage dazukommt. Das scheue Hormon Oxytocin, was ja für regelmäßige Wehen zuständig ist, verflüchtigt sich gerne mal, wenn jemand den Geburtsraum betritt, der einem unsympathisch ist. In dem Kapitel über Wehen erkläre ich das noch etwas ausführlicher.

In vielen Kliniken ist man inzwischen dazu übergegangen, Beckenendlagenkinder im günstigeren Vierfüßlerstand kommen zu lassen. Aber vielerorts ist auch noch die »Steinschnittlage«, also Rückenlage, üblich.

Pressen

Ich soll in den Wehen drücken. Die Beine abgelegt, kann ich gut in die Kniekehlen greifen. Ich spüre das Baby jetzt sehr tief im Becken. Es entsteht ein enormer Druck mit einem brennenden Gefühl. Mit dem Druck spüre ich die Wehen nicht mehr, aber die Ärztin sagt, dass ich auf den Schmerz hindrücken soll. Diese Anweisung verstehe ich gut, allerdings befürchte ich, mehr als nur das Baby herauszudrücken.

Das Brennen ist nicht sehr schlimm, es tut zwar weh, aber ich bin so froh, endlich etwas tun zu können. Ein möglicher Schmerz tut nichts zur Sache. Vage nehme ich wahr, wie die Oberärztin und die Chefärztin die Plätze tauschen.

Es kommt

Das Baby kommt immer wieder ein kleines Stück heraus und rutscht dann zurück, sobald die Wehe nachlässt. Irgendwie kann ich nicht lange genug pressen, um den Po endgültig herauszudrücken.

Plötzlich ist die Hebamme wieder da. Sie hält meine Hand, drückt ihre Stirn an meine (daran erinnere ich mich sehr genau) und hilft mir ungemein. Ich bin sehr dankbar! Sie lässt mich den Po meines Babys fühlen und dann ist er endlich draußen, der Po. Später sieht man, dass der Po kreisrund geschwollen und blau angelaufen ist.

Jetzt heißt es noch mal alle Kräfte zusammennehmen, schließlich muss das Köpfchen auch noch hinaus. Mein Mann erzählt mir später, dass die Chefärztin das Baby quasi ausgehebelt habe. Ich selber merke davon nichts und presse nur immer wieder.

> Es gibt spezielle Griffe, die bei einer Beckenendlage angewendet werden, wenn der Kopf nicht ganz von allein folgt.
>
> Die kleine Schwellung am Po ist der Abdruck vom Muttermund, der unter der Geburt dagegengedrückt hat.

Endlich ist es ganz da.

Die Ärztin schwenkt es ein wenig, es gibt aber keinen Mucks von sich und guckt nur umher. Wir überlassen es der Hebamme, die Nabelschnur zu durchtrennen. Die Geburt der Plazenta nimmt noch einige Zeit in Anspruch. Ich selber fühle nichts mehr und will mich nur mit dem Baby beschäftigen.

Im Nachhinein finde ich das sehr unhöflich, schließlich wäre ohne die Betreuung der Hebamme und der Ärztinnen mein Baby nicht hier.

> Das ist völlig in Ordnung. Es ist doch klar, dass frischgebackene Eltern nur Augen für ihr neugeborenes Baby haben.

Auch mit Oxytocin will die Plazenta nicht kommen. Erst, nachdem die Blase mit einem Katheter entleert ist, kann die Plazenta geboren werden. Ich gucke sie mir nicht an. Zum Glück bin ich nicht verletzt und es muss nichts genäht werden. Wir wollen bei unserem Baby sein.

Das ist ein sehr persönlicher Bericht und damit keinesfalls objektiv. Vieles habe ich sicher nicht mitbekommen oder im Nachhinein durcheinandergebracht. Namen wurden bewusst nicht genannt. Der Hebamme bin ich sehr dankbar und natürlich auch den Ärzten. Später stellt sich heraus, dass das Baby ein Hämatom im rechten M. sternocleiodmastoideus hat. Es liegt immer wie eine Banane da. Sehr wahrscheinlich ist dies eine Geburtsverletzung. Heute (ein halbes Jahr später und mit viel Physiotherapie und Osteopathie) ist davon nichts mehr zusehen. Man kann noch eine Verhärtung spüren, aber das war wohl der Preis für eine natürliche Geburt.

Es gab also einen Bluterguss am großen Kopfwender, dem Muskel, der vom Schlüsselbein zur Schädelbasis (ungefähr hinter dem Ohr) geht. Das ist natürlich nichts, was man sich wünscht, und es hört sich nach einiger Rehaarbeit an.

Ein Beckenendlagenkind braucht auch nicht mehr Platz als ein Kind, welches mit dem Kopf zuerst geboren wird. Es müssen ja dieselben Umfänge hindurch, nur in umgekehrter Reihenfolge. Aber es gibt natürlich bei jeder Geburt und bei jeder Operation ein kleines Restrisiko von Verletzungen und Komplikationen. Glücklicherweise war es reversibel.

Janas Transformation – Maschas Geburt

Dies ist die Geburtsgeschichte meines ersten Kindes, meiner inzwischen erwachsenen Tochter. Ich war damals 26 Jahre alt und ganz frisch Hebamme. Ich wünschte mir eine Hausgeburt, denn damals waren Klinikgeburten noch sehr klinisch. Auch wenn heute noch nicht immer ideale Bedingungen herrschen, so kann ich doch sagen: Seit damals hat sich wirklich viel getan. Vieles, was heute in Kliniken üblich geworden ist, wie alternative Gebärpositionen, bunte Wände (statt grüner Kacheln), Tücher oder Sprossenwände zum Festhalten, verzögertes Abnabeln … kam damals aus der Hausgeburtshilfe langsam in die Kliniken. Daher dachte ich, dass ich echte Selbstbestimmung nur zu Hause finden würde.

Die Geburt verlief völlig anders, als ich es mir erträumt hatte, und obwohl das so war, fühlte ich mich nach dieser Geburt einfach unglaublich. Ich wurde so von den Geburtshormonen geflutet, dass ich mir vorkam wie Superwoman, wie auf Drogen, wie im Rausch, unglaublich glücklich. Diese Geburt hat mich als Mensch, als Frau verändert. Und letztendlich verändert einen, glaube ich, auch nichts so sehr wie die Geburt des ersten Kindes.

Vorgeschichte

Ab der 32. Schwangerschaftswoche, also wenn die meisten Kinder langsam anfangen, sich mit dem Kopf nach unten zu begeben, saß mein Kind konstant in Beckenendlage. Ab der 34. Schwangerschaftswoche begann diese Tatsache mich langsam zu beunruhigen, denn in dieser Woche liegt ein Großteil der Kinder schon »richtig« – also in Schädellage. Ich begann also mit Maßnahmen: Als Erstes beschloss ich, zweimal am Tag die indische Brücke auszuführen. Hierfür legte ich mich mit einem dicken Kissen unter dem Po vor die Couch, die Füße im 45-Grad-Winkel auf der Sitzfläche abgelegt.

Dann besorgte ich mir Moxazigarren (Inhaltsstoff: Beifuß) und ließ mir den Akupunkturpunkt »Blase 67« moxen. Dazu hält man die Zigarre dicht über den Punkt am äußeren Nagelfalz des kleinen Zehs. Dies stimuliert nach der Lehre der TCM den Blasenmeridian, der auch die »Gebärmutterbewegung« beeinflusst. Dadurch soll das Baby zum Purzelbaum angeregt werden.

Ich versuchte sogar, meinem Kind mit der Taschenlampe durch die Bauchdecke den Weg zu leuchten, und hängte mir ein Glöckchen unter den Bauch, um es nach unten zu locken ...

Alle Maßnahmen blieben ohne Erfolg.

Als mein Kind – ich sage »mein Kind«, da ich die ganze Schwangerschaft über nicht wusste, auch nicht wissen wollte, was es werden würde, der »Arbeitstitel« war »Murkel« – sich in der 36. Schwangerschaftswoche immer noch nicht gedreht hatte, machte ich einen Termin zur äußeren Wendung.

Der Wendungsversuch

Als Erstes wurde mein Becken vermessen. Dann wurde mein Murkelchen noch mal geschallt. Man misst, ob das Kind ein gutes Kopf-Bauch-Verhältnis hat. Also ob der Bauch, der ja in diesem Fall vor dem Kopf geboren wird, ähnlich groß ist wie der Kopf, der ja danach folgt. Dann versucht man noch zu erkennen, aber das sieht man nur selten, ob die Nabelschnur irgendwie im Weg ist. Der Wendungsversuch erfolgte am Anfang der 37. Schwangerschaftswoche.

Damit die Gebärmutter bei der äußeren Wendung keine Wehen entwickelt und schön entspannt ist, bekam ich erst über einen Zugang in der Hand ein Tokolytikum, also ein Mittel, das Wehen verhindert. Die Nebenwirkung dieses Medikaments ist, dass man ganz aufgeregt wird und starkes Herzklopfen bekommt. Nicht, dass ich nicht eh schon unglaublich aufgeregt war!!!

Weil die Prozedur der Wendung auch Gefahren birgt, wird das Ganze in »Sectiobereitschaft« durchgeführt. Das heißt, ein OP-Team steht bereit, sodass ganz schnell ein Kaiserschnitt durchgeführt werden kann, wenn etwas schiefgeht.

Dann wird per Ultraschall noch mal geschaut, wie das Baby genau liegt, und dann geht's los. Zwei Ärzte versuchen, das Baby von außen durch Schieben und Drücken zur Wendung zu bewegen. Manchmal klappt das super und ist gar nicht schmerzhaft. Die Erfolgsrate liegt bei circa 50 Prozent. Leider gehörte ich zu der Hälfte, in der der Versuch nicht zum Erfolg führte.

Heute kenne ich ja meine Tochter und weiß, dass sie sich durch einen schnöden, brachialen Versuch wie diesen niemals zu etwas bewegen lassen würde. Im Gegenteil, ich stelle mir vor, dass sie sich nun extra steif machte.

Ich war sehr enttäuscht. Mit diesem Ausgang hatte ich schlicht nicht gerechnet. Meine geplante Hausgeburt würde ich mir aus dem Kopf schlagen müssen. Eine Hausgeburt aus Beckenendlage war mir doch zu heiß.

Aber ich begann, mich mit der Tatsache der Beckenendlage abzufinden, zumal mir von meinen ärztlichen Kollegen versichert wurde, dass einer normalen Geburt nichts im Wege stehe. Ich würde also zur Geburt in die Klinik gehen, in der ich auch arbeitete. Mein Dream-Team von Hebamme und Ärztin hatte ich schnell engagiert: Eine Kollegin, deren Geburtshilfe ich sehr schätze, gewann ich als Beleghebamme und auch meine Wunschärztin sagte mir zu, zur Geburt zu kommen.

Da aber bis zum errechneten Termin noch drei Wochen Zeit waren, hieß es erst mal Warten.

Am errechneten Termin waren noch keine Wehen in Sicht, und ich bekam einen kleinen Einblick auf das Warten beim »Über-den-Termin-Gehen«. Glücklicherweise nicht allzu lange. Denn bei Schwangerschaftswoche 40 + 2 war es so weit.

Es geht los

Es war ein regnerischer, stürmischer Dienstag. Von ganz alleine wachte ich gegen 6 Uhr auf. Ich war irgendwie unruhig und bemerkte ein leichtes Ziehen im Unterbauch, so ähnlich wie bei der Regel. Ich wollte noch etwas weiterdösen, aber der Schmerz steigerte sich rasch, und ich musste mich bewegen. Ich krabbelte leise aus dem Bett und begann, durch die Wohnung zu tigern. Aber es zog doch ganz schön. Da ich ja wusste: »Wärme hilft immer«, ging ich erst mal unter die warme Dusche. Mmhh, schön ... aber die Wehen wurden trotzdem immer doller.

Nach ungefähr einer Stunde war der Schmerz so stark, dass ich ihn nur noch durch konzentriertes Atmen irgendwie überstehen konnte. Ich muss wohl auch angefangen haben, instinktiv zu tönen, denn kurze Zeit später war auch mein Freund auf den Beinen und machte erst mal Frühstück. Ich konnte allerdings nichts mehr essen, die Wehen waren schon viel zu kräftig.

Ich wusste ja, das war erst der Anfang – beim ersten Kind kann die Eröffnungsperiode Stunden dauern, und ich wollte auf keinen Fall zu früh in die Klinik gehen. Aber ich dachte, es sei eine gute Idee, »meinem Team« Bescheid zu sagen, dass ich Wehen hatte.

Ich rief meine Hebamme an, die gerade sowieso Dienst hatte. Während des kurzen Gesprächs mit ihr hatte ich mehrere Wehen. So riet sie mir, mich jetzt mal auf den Weg zu machen. Mein Freund fuhr uns im Auto in die Klinik. Ich muss sagen, das Autofahren war echt die Hölle. Ich konnte mich nicht bewegen. Der Gurt drückte schrecklich. Ich war unendlich froh, nach nur 15 Minuten wieder aussteigen zu können.

In der Klinik

Die Formalitäten gingen schnell. Ich war ja schon angemeldet. Außerdem kannten mich alle. Ich bekam sofort meinen Lieblingskreißsaal – Heimspielvorteil!

Meine Hebamme, Kollegin und Freundin Anke nahm mich kurz in den Arm. Ich fühlte mich gleich gut aufgehoben. Witzigerweise hatte auch »meine Ärztin« sowieso an diesem Tag Dienst, sodass beide nicht extra herkommen mussten. (Glück gehabt, Ladys!)

Anke untersuchte mich und stellte fest, dass der Muttermund drei Zentimeter geöffnet war. Die Fruchtblase stand noch und der Popo meines Babys saß schön fest im Becken. Ich war erst mal unglaublich erleichtert. Meine Horrorvorstellung war gewesen, dass sie sagen würde, der Muttermund sei noch geschlossen und die Wehen seien einfach noch nicht effektiv.

Die Wehen waren zwar schon wirklich fast unerträglich schlimm, aber durch das Wissen, dass es gut voranging, ließen sie sich wieder etwas besser ertragen.

Eröffnungsperiode

Was sich alles in den nächsten Stunden ereignete, verschwimmt im Nachhinein etwas in meinem Kopf. Wehe reihte sich an Wehe. Ich verbrachte gefühlte Stunden auf allen vieren, während mein Freund meinen Rücken massierte. Ich bekam einen Einlauf. Wollte ich. Ich wurde gefragt, ob ich eine PDA möchte. Lehnte ich ab. Ich stand, saß, lief, tanzte.

Ich musste auf die Toilette, und da es an diesem Tag sehr voll im Kreißsaal war, war keine frei. Ich konnte nur in das Wöchnerinnenbad gehen. Dort stand auch eine Waschmaschine, in der die Reinigungsfrauen die bunten Stillkissenbezüge wuschen. Die Kreißsaalleitung hatte einen Zettel auf die Maschine geklebt. Ich werde nie vergessen, was darauf stand, denn einige Wehen hindurch beugte ich mich darüber, und mein dummes Unterbewusstsein sog folgenden Satz auf: »Bitte genau nach Anleitung dosieren und nicht zu viel Waschmittel benutzen, weil es ein Teufelszeug ist.« Dieser unscheinbare Satz sollte mich in den nächsten Stunden verfolgen. Bei jeder Wehe hallte er mantramäßig in meinem Kopf: »Weil es ein Teufelszeug ist – weil es ein Teufelszeug ist …«

Blasensprung

Bei jeder Untersuchung war ich meinem Körper unendlich dankbar dafür, dass er sich nach Lehrbuch verhielt, es ging gut voran. Es gab allerdings immer wieder Momente, wo ich drohte, von den Wehen verschlungen zu werden, keine Chance mehr hatte, sie zu veratmen, und völlig verzweifelt war.

Als der Muttermund ungefähr acht Zentimeter geöffnet war, sprang die Fruchtblase. Es machte richtig »Plöp!« und ein Schwall warmes, grünes Fruchtwasser ergoss sich zwischen meinen Beinen.

Das Fruchtwasser verfärbt sich grün, wenn das Baby im Bauch der Mutter Stress hat, sprich kurzfristig Sauerstoffmangel. Dann setzt es Kot ab. Dadurch wird das Wasser

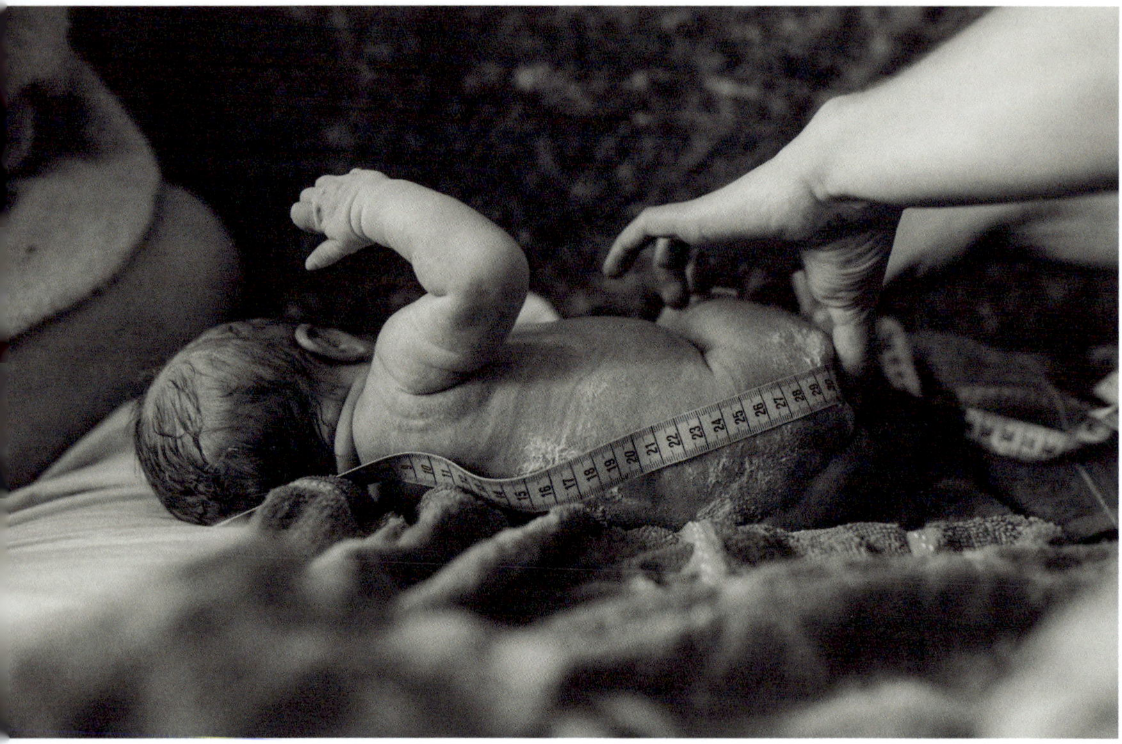

grün. Bei Beckenendlagenkindern ist das so gut wie immer der Fall. In den allermeisten Fällen ist das aber nicht weiter dramatisch.

Übergangsperiode

Die Phase zwischen einem zu acht bis neun Zentimeter eröffneten Muttermund und dem beginnenden Pressdrang nennt sich Übergangsperiode. Diese Phase wird von den meisten Frauen als die schlimmste empfunden. So war es auch bei mir. Ich war am Ende. Dachte, ich würde es wirklich nicht mehr weiter schaffen, ohne zu zerbersten. »Ich kann nicht mehr. Ich will auch nicht mehr. Ich will nur noch nach Hause«, rief ich dann auch anklagend meinen Geburtshelfern entgegen. Anke lächelte mich nur ganz lieb an und sagte: »Ach Jana, du weißt doch, wenn die Frauen das sagen, dann ist es fast geschafft!« Recht hatte sie: Kurze Zeit später begann es zu drücken.

Pressphase

Der Pressdrang war wie eine Erlösung. Ich weiß nicht, ob es daran lag, dass das Ende absehbar war und die Freude auf das Kind nun wieder in den Vordergrund rückte. Oder ob es half, nun aktiv etwas tun zu können, um die Geburt endlich zu beenden. Oder ob die Wehen selbst sich wirklich veränderten. Aber so, wie es mir ging, empfinden viele Frauen. Immer wieder höre ich: »Und dann kam der Pressdrang, und plötzlich war es wieder auszuhalten.«

Das Verrückte war, dass ich wirklich völlig unwillkürlich pressen musste. Ich *tat* es nicht, es *passierte* einfach. Man hätte mir Gold und Juwelen bieten können, ich hätte nicht die Möglichkeit gehabt, es zu stoppen. Eine Naturgewalt, die ich mit offenen Armen begrüßte. Denn nun würde ich gleich mein Kind in den Armen halten.

Der einzige Wermutstropfen war, nun ja, es war ja eine Beckenendlage. Damals war es noch absolut üblich, die Frauen zumindest für den Moment der Geburt auf den Rücken zu legen. Ich wäre so gerne stehen geblieben.

Ich musste mich also auf das Bett legen, die Beine in die Beinhalter manövrieren und so pressen. Glücklicherweise ging es selbst so – völlig unnatürlich und gegen die Schwerkraft – ganz gut. Ich war ein bisschen verärgert, dass Hebamme, Ärztin und werdender Vater vor mir (!) wissen würden, ob es ein Junge oder ein Mädchen war, da das Baby ja nun seinen Po aus mir herausstreckte. Leider – damals auch noch sehr üblich – wurde bei mir ein Dammschnitt gemacht. Dazu kann ich allen Schwangeren beruhigend sagen: Man merkt zwar, dass etwas gemacht wird, aber es tut wirklich nicht weh. Da der Damm in dem Moment so maximal gespannt und fast nicht mehr durchblutet ist, ist er wie betäubt.

Ankunft

Und dann kam endlich, endlich meine kleine Tochter auf die Welt. Sie wurde mir sofort auf den Bauch gelegt und mit warmen Tüchern abgedeckt. Die folgenden Minuten waren einfach unbeschreiblich. Ich war vollkommen glücklich, erleichtert, erschöpft und doch aufgeregt. Ich streichelte und liebkoste meine kleine Tochter, und zwischendurch prüfte die Hebamme in mir die Atmung, den Tonus und die Hautfarbe.

Und es war ein Mädchen. Ich hatte doch irgendwie auch nichts anderes erwartet. Hatte ich doch schon mit sechs Jahren meiner besten Freundin verkündet: Ich bekomme einmal eine Tochter, und die heißt dann Mascha!

In den nächsten Tagen war ich körperlich sehr geschafft, aber innerlich schwebte ich auf rosa Wolken. Dieses Gefühl, Unglaubliches geleistet zu haben, begleitet mich bis heute. Dieses Gefühl wünsche ich allen Müttern. Ganz egal, wie sie ihre Kinder bekommen.

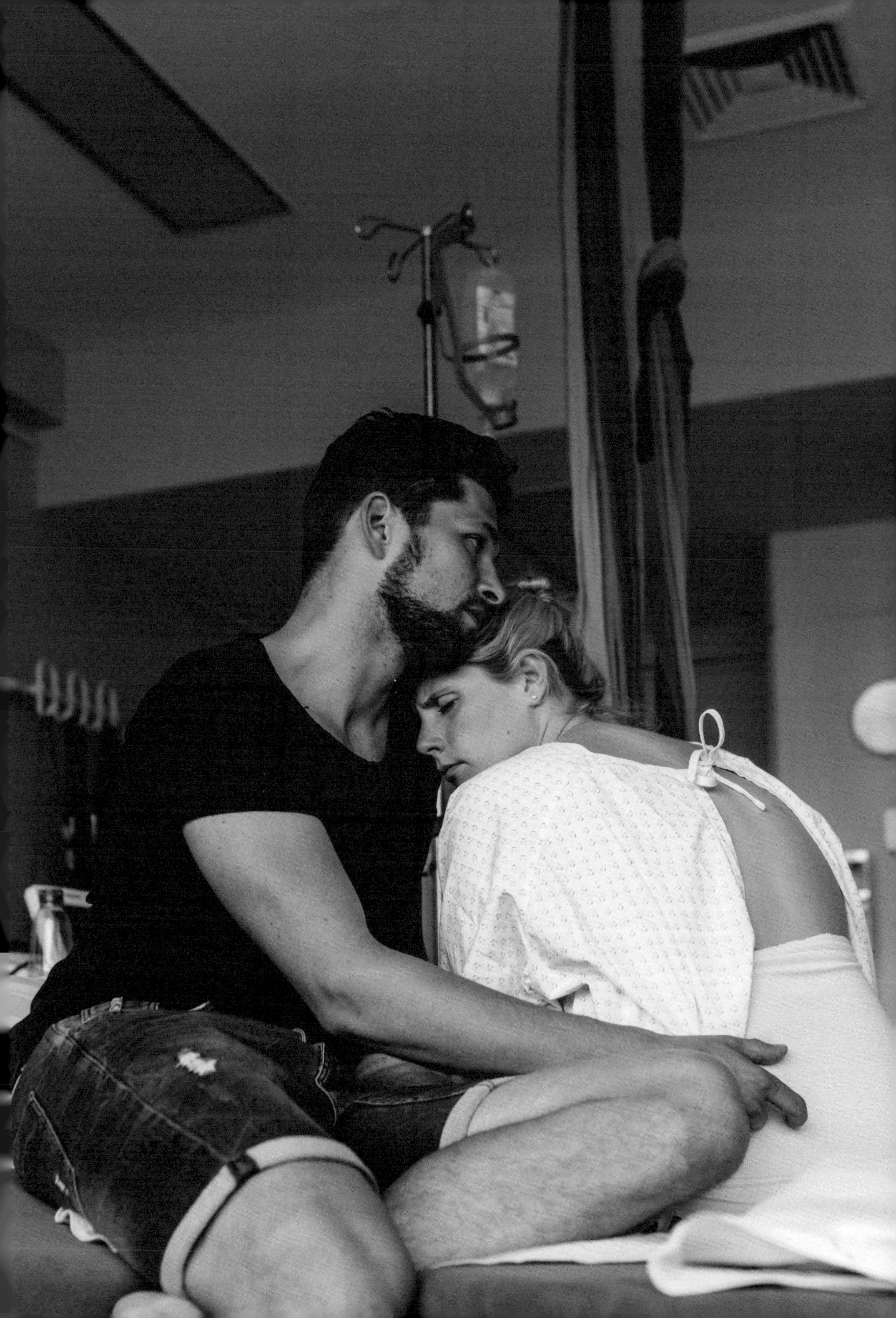

Assistierte Geburt

Circa sechs Prozent aller Geburten (in Deutschland) werden vaginal-operativ beendet.[17] Das bedeutet, dass der vaginalen Geburt mittels einer Geburtszange oder einer Saugglocke nachgeholfen wird.

Saugglocke/VE (Vakuum-Extraktion)

Die Saugglocke besteht meist aus einer kleinen Metallschale mit Gummirand. Diese ist über einen Schlauch mit dem Gerät verbunden, das das Vakuum erzeugt. Wenn ich im Geburtsvorbereitungskurs ein Bild der Saugglocke zeige, fühlen sich die Teilnehmer immer an einen Toilettenpümpel erinnert.

Die kleine, vakuumerzeugende Schale wird in die Scheide eingeführt und an das kindliche Köpfchen angesetzt. Dann wird ein Unterdruck erzeugt. Ist die Sogwirkung voll aufgebaut, wird wehensynchron am Kind gezogen.

Geburtszange

Die Geburtszange besteht aus zwei löffelartigen, metallenen Instrumenten, die einzeln an jeweils eine Seite des kindlichen Kopfes geführt und dann miteinander verbunden werden. Auch hier wird im Rhythmus der Wehen gezogen.

In welchen Fällen wird die instrumentelle Entbindung durchgeführt?

Dies wird nötig, wenn die Geburt für die Gesundheit des Kindes bedrohlich wird, es also schneller geboren werden sollte, als es der natürliche Verlauf hergibt. Das sehen die Geburtshelfer zum Beispiel daran, dass die Herztöne des Kindes nicht mehr in Ordnung sind. Aber auch, wenn es zu einem Geburtsstillstand kommt, wenn also die Geburt nicht mehr vorangeht, kann dadurch manchmal ein Kaiserschnitt verhindert werden. Der dritte Grund einer vaginal-operativen Geburtsbeendigung ist ein mütterlicher: wenn nämlich die Mutter zu erschöpft zum Pressen ist oder sich nicht allzu sehr anstrengen darf (zum Beispiel bei einer Herzerkrankung).

Wann erfolgt eine vaginal-operative Beendigung der Geburt?

Wenn der Muttermund vollständig eröffnet ist und sich das Köpfchen des Babys bereits sehr weit durchs Becken gedrückt hat (Beckenmitte bis Beckenboden) und sich auch

17 hebammenblog.de/einzigartig/buch-perinatalmedizin

schon in die richtige, geburtsbereite Position begeben hat und die Mutter mündlich ihr Einverständnis geäußert hat.

Die Geburtshelfer prüfen vorher nochmals, ob es sich nicht um ein Missverhältnis von Köpfchen und Becken handelt und ob die mütterliche Harnblase entleert wurde (sonst fehlt es unter Umständen einfach an Platz im Becken).

Wenn all das nicht der Fall ist, dann würde man statt der vaginal-operativen Geburtsbeendigung einen Kaiserschnitt machen. Kommt das Kind vor der 34. Schwangerschaftswoche zur Welt, würde man ebenfalls die Geburt im OP beenden. Es gibt noch weitere, aber sehr seltene Gründe.

Zange oder Saugglocke?

Die Saugglocke wird (bei uns) in etwas mehr als 90 Prozent der vaginal-operativen Fälle angewandt. Die Geburtszange nur in knapp zehn Prozent. Letztlich liegt es im Ermessen der Geburtshelfer, auf welches Instrument sie zurückgreifen.

Die Zange war eines der ersten geburtshilflichen Instrumente überhaupt, wurde aber Mitte des 20. Jahrhunderts von der Saugglocke abgelöst (diese braucht ja eine Maschine, also auch Strom, um zu funktionieren). Seitdem stieg der Gebrauch der Glocke an, proportional zur Abnahme der Zangengeburten.

Laut der letzten Leitlinie der Gesellschaft für Gynäkologie und Geburtshilfe[18] funktioniert die Geburtszange zur Geburtsbeendigung aus kindlicher Sicht etwas besser, führt aber besonders bei der Mutter zu etwas mehr Verletzungen.

Viele Geburtshelfer werden im Gebrauch der Zange auch gar nicht mehr richtig ausgebildet. In Ländern mit unregelmäßiger Stromversorgung ist das sicher anders.

Gibt es Risiken bei der vaginal-operativen Entbindung?

Bei jeder Intervention gibt es Risiken. Bei der Mutter kommt es in der Scheide und am Damm zu mehr Geburtsverletzungen.

Die Kinder haben eine sogenannte VE-Marke, das heißt zunächst eine Beule, später einen Abdruck der Glocke. Die Beule geht meistens schon nach einem Tag zurück, den Abdruck sieht man oft noch einige Tage lang. Und natürlich haben die Kinder an der Stelle Schmerzen. Man sollte an den darauffolgenden Tagen sehr vorsichtig beim Halten und Betten des Babys sein. Nur selten kommt es zu schlimmeren Verletzungen.

Was ist das Gute an einer vaginal-operativen Geburt?

Für die meisten Frauen ist es sehr frustrierend, wenn nach vielen Stunden Wehenarbeit ein Kaiserschnitt gemacht werden muss. Wenn eine vaginal-operative Geburt zu diesem

18 hebammenblog.de/einzigartig/dggg-assistiert

Zeitpunkt schon möglich ist, ist das meist die bessere Lösung. Für eine eventuelle weitere Geburt ist es ebenfalls von Vorteil, schon eine vaginale Geburt gehabt zu haben. Dann entgeht man auch der Risikobewertung, die eine Kaiserschnittgeburt immer unweigerlich mit sich bringt. Auch nach einem vorausgegangenen Kaiserschnitt ist natürlich eine vaginale Geburt möglich, aber nach einer vaginal-operativen Geburt wird sie deutlich wahrscheinlicher.

Corinna – die Marathon-Pressphase

Insgesamt hatte ich eine entspannte Schwangerschaft mit Emilia. Einziges Problem waren je in der 22. und 32. Schwangerschaftswoche vorzeitige Wehen mit Gebärmutterhalsverkürzungen, sodass in der 32. Schwangerschaftswoche die Lungenreife im Krankenhaus hergestellt wurde. Ich musste auch ein paar Wochen liegen. Wegen der Wehen befürchtete ich eine Frühgeburt. Tatsächlich aber wurde Emilia am Ende der 41. Woche geboren. Für uns war das eine Punktlandung, da dies der ursprünglich errechnete Termin vor der Korrektur durch die Ärztin war.

Wenn man eine Frühgeburt vor der 34. Schwangerschaftswoche befürchtet, hilft man dem Lungenreifungsprozess etwas nach. Dazu injiziert man der Mutter Cortison. Man möchte erreichen, dass im Falle einer Geburt zu diesem Zeitpunkt die Spannung in den Lungenbläschen dann so herabgesetzt ist, dass sie sich gut entfalten können und das Kind in der Lage ist, eigenständig zu atmen.

Manchmal wird der Geburtstermin ja im Laufe der Schwangerschaft geändert. Wenn das Kind beispielsweise eine Größe hat, die so gar nicht zur Woche passt. Aber oft wissen die Eltern ziemlich genau, wann ihr Kind entstanden ist, und sind sich somit sehr sicher, den Termin exakt errechnet zu haben.

»Ich schaff das, wir schaffen das, unser Baby, mein Mann und ich, alle drei zusammen, ich glaube ganz fest daran!« – Mit diesen Gedanken startete Corinna in die Geburt. Auch unter der Geburt konnte Corinna ihren Optimismus behalten. Auch wenn es zwischendurch ganz schön ans Eingemachte ging.

Auch wenn ich wusste, dass der korrigierte Termin eigentlich zu früh gesetzt worden war, war ich in den letzten Tagen vor dem ET extrem ungeduldig. Ich wollte, dass sie endlich kam, denn ich hatte Angst vor einer Einleitung. Ich hatte gehört, dass die Geburtswehen nach einer Einleitung sehr heftig sein können und sie oft ohne PDA nicht auszuhalten seien. Eine PDA wollte ich auf keinen Fall. Abgesehen davon, dass ich die Idee eines Schlauchs im Rücken furchtbar fand, bedeutete eine PDA für mich möglicherweise eine verlängerte Geburt und mehr Risiko, dass ein Kaiserschnitt notwendig werden würde. Vor allem nachdem ich Janas Buch gelesen hatte, habe ich mir eine Geburt mit möglichst wenig Schmerzmitteln gewünscht. Ich spürte, dass ich die Geburtswehen ohne viel Medizin aushalten konnte. Der Gedanke, dass eine Einleitung vielleicht notwendig wäre, war eine Bedrohung für meine Traumgeburt.

In den letzten Tagen vor der Geburt hatte ich immer wieder Wehen. Sie waren nicht schmerzhaft und gingen immer wieder weg. Ich habe mich über jede einzelne gefreut und war dann enttäuscht, als sie immer wieder aufhörten.

In Woche 40 + 5 waren wir noch mal bei der Frauenärztin. Sie meinte, das nächste Mal, wenn ich Wehen hätte, sollte ich 0,1 Liter Rotwein trinken. Das werde mich entspannen und die Wehen fördern.

> Hier muss ich widersprechen. Solche Empfehlungen sollte es eigentlich nicht mehr geben. Es gibt keine Menge an Alkohol, die für ein ungeborenes Kind als unbedenklich angesehen werden kann.

Wir sollten auch noch mal schön essen gehen, meinte sie. Hauptsache, entspannen und genießen. Dann gehe die Geburt von allein los. Genau das haben wir an dem Abend gemacht. Kaum waren wir danach zu Hause, ich fröhlich mit dem Weinglas in der Hand, merkte ich, dass ich irgendwie tröpfelte.

Zur Sicherheit fuhren wir ins Krankenhaus, wo ich mich kurze Zeit später wie ein kaputter Wasserhahn fühlte. Es war definitiv der Blasensprung, und mein Muttermund war bereits zu einem Zentimeter offen. Mir wurde erklärt, dass es nun innerhalb von 24 Stunden mit der Geburt losgehen sollte; wenn dies nicht der Fall wäre, würde man einleiten.

Ich hatte schon regelmäßige Wehen (so alle fünf Minuten). Die taten aber nicht weh und in der Nacht verschwanden sie. Am Morgen war ich richtig genervt davon und dachte: »Es reicht, ich lass lieber einleiten, ich habe keine Angst mehr, Hauptsache, mein Baby kommt endlich!«

Die Ärztin meinte, wir sollten der Natur bis zum Nachmittag noch eine Chance geben, und wenn es bis dahin keine Fortschritte gebe, würden wir mit einer Einleitung anfangen.

Am Nachmittag lag der Muttermund bei zwei bis drei Zentimetern. Ich hatte regelmäßige, nicht schmerzhafte Wehen. Mir wurde dann Quarzpulver gegeben (ein homöopathisches Mittel), um Wehen zu fördern, und ich sollte spazieren gehen. Zusätzlich hat eine Hebamme meinen Muttermund mit der Hand noch etwas gedehnt (autsch!).

> Das war wahrscheinlich eine Eipollösung. Hier löst man die Fruchtblase etwas um den Muttermund herum und hofft dadurch die in der Fruchtblase enthaltenen Prostaglandine etwas besser freizusetzen. Auch führt eine Manipulation wie die Dehnung am Muttermund oft zu mehr Wehen. Diese Prozedur wird allerdings leider häufig als sehr schmerzhaft wahrgenommen.

Um 20 Uhr wurde das letzte CTG für den Tag geschrieben. Mein Mann Thomas saß neben mir. Es gab alle zwei bis drei Minuten eine Wehe, und mittlerweile spürte ich sie im Rücken.

Wir gingen zurück aufs Zimmer. Ich sollte zum Kreißsaal kommen, falls die Schmerzen stärker würden. Sonst gäbe es ab dem nächsten Morgen eine Einleitung.

Kaum waren wir zurück im Zimmer, kam eine Wehe, bei der ich mir dachte: »Was war das denn?« Ab diesem Zeitpunkt musste ich die Wehen veratmen und sie kamen oft, gefühlt alle zwei Minuten. Wir gingen also direkt wieder in den Kreißsaal zurück und ich sagte, dass ich sofort in die Badewanne wolle. Das ist auch schnell passiert. Mein Muttermund war zu dem Zeitpunkt fünf Zentimeter offen.

Das warme Wasser tat meinem unteren Rücken gut. Dort habe ich zu diesem Zeitpunkt hauptsächlich die Schmerzen gefühlt.

> Tatsächlich nehmen viele Frauen die Wehen eher im Rücken wahr. Hier hilft Wärme, eine Massage oder ein TENS-Gerät sehr gut. TENS bedeutet Transkutane Elektrische Nervenstimulation. Über ein kleines Gerät werden hierbei Miniaturstromstöße auf Elektroden übertragen, die auf den unteren Rücken geklebt werden. Es fühlt sich an wie ein leichtes Kribbeln, der Strom besetzt bestimmte schmerzübertragende Nervenbahnen.

Mein Mann hat mich die ganze Zeit über gestreichelt und geküsst und mir immer gesagt, wann ich das Gesicht entspannen sollte (nach dem Motto »Ein entspanntes Gesicht führt dazu, dass die Eröffnungsphase kürzer ist«) und dass ich den Schmerz annehmen solle. Ich habe bei jeder Wehe laut »Aaaaaah« oder »Jaaaaaa« getönt. Ich habe versucht, alles loszulassen, das Becken zu entspannen, nicht gegen den Schmerz zu kämpfen, genau wie ich es in Janas Buch gelesen hatte und wie ich es im Geburtsvorbereitungskurs gelernt hatte.

Nach einer Stunde in der Wanne wollte ich etwas gegen die Schmerzen. Es hieß, in die Vene gebe es nur etwas, wenn ich aus der Badewanne rausginge. Ich wollte aber das warme Wasser nicht verlassen. In der Wanne könne ich nur ein Buscopan-Zäpfchen haben. Das habe ich dann bekommen, kann aber nicht sagen, ob es mir geholfen hat.

> Buscopan hilft in der Regel bei beginnenden Wehen gut. Bei starken Kontraktionen ist es nicht mehr sooo effektiv, dafür sorgt es oft für einen weicheren Muttermund.

Nach einer weiteren Stunde sollte ein CTG geschrieben werden. Dafür und für die Untersuchung des Muttermundes verließ ich die Badewanne. Und Überraschung, ich hatte inzwischen die volle Muttermundöffnung erreicht! Also würde nun die Austreibungsphase beginnen.

Ich blieb nun auf dem Bett und lag auf der Seite. Schon etwas müde, versuchte ich, zwischen den Wehen zu schlafen. Dann hatten die Hebammen Schichtwechsel. Beide waren sehr toll.

Als ich nach einem weiteren Schmerzmittel fragte, hieße es, dass nun nur noch Lachgas möglich sei. Ich probierte es gefühlt fünfmal aus und ließ es dann wieder sein. Es war nervig, in die Maske zu atmen, ich konnte so nicht richtig tönen. Es war für mich wichtiger, laut zu tönen, weil es die Schmerzen erträglicher machte. Also ließ ich das Lachgas weg.

Am Anfang der Austreibungsphase habe ich selber gar nicht gepresst, sondern versucht, meinen Körper das von alleine machen zu lassen. Die Hebamme hat mich richtig zum Turnen gebracht, in zwei verschiedenen Vierfüßlerstand-Positionen. Mein Mann hat mich unterstützt, wo er konnte, und mir nach den Anweisungen der Hebammen Halt gegeben.

Nach einer Stunde in der Austreibungsphase hatte sich nicht viel getan. Die Aussage war, dass die Austreibungsphase bei Erstgebärenden im Schnitt zwei Stunden dauere. Ich dachte mir: »Oh Gott, wie schaffe ich noch eine Stunde so?« Ich wusste, es gab ab jetzt keine Schmerzmittel mehr.

> Oft gibt es eine Pause zwischen dem vollständig eröffneten Muttermund und dem aufkommenden Pressdrang. Es hört sich so an, als ob hier noch gar kein Pressdrang da war. Ohne ihn sollte man noch nicht pressen, da das unheimlich anstrengend und oft ineffektiv ist und das Kind ziemlich stresst.
>
> Ein Schmerzmittel, genauer gesagt eine PDA, hätte man zu diesem Zeitpunkt immer noch geben können. Solange noch kein Pressdrang besteht, ist das absolut möglich.

Dann musste ich auch anfangen zu pressen. Zuerst erschien es mir sehr fremd und fast unmöglich. Aber mit der richtigen Position ging das plötzlich. Ich ging bei jeder Wehe in die Hocke und stützte mich auf meinem Mann. Dann tief Luft holen, da, wo die Wehe am stärksten war, Luft einhalten, Kinn zum Brustkorb und pressen, pressen, pressen. Dann Luft rauslassen, wieder einatmen, wieder pressen. Dreimal an der Spitze der Wehe. Und dann habe ich richtig Fortschritte gemacht. Der ganze Bauch tat weh, der untere Rücken auch, und zwischen meinen Beinen hat es gespannt. Und ja, es fühlte sich so an, als ob das Baby durch den Po rauskommen würde!

Dabei dachte ich mir: »Ich hätte lieber einen Kaiserschnitt machen sollen. Verdammt, nun ist es zu spät für eine PDA.« Ich war nah dran zu sagen, dass ich nicht mehr könne, ließ es dann aber. Ich wusste, diese Sachen laut zu sagen, machte mich nur schwächer und alles noch schmerzhafter. Ich musste das aushalten, weitermachen, es gab kein Zurück, ich blickte nur nach vorne. Also bat ich meine verstorbene Mutter in Gedanken um Hilfe und machte weiter. Mein Mann und die Hebamme haben mich immer wieder gelobt. Das hat sich gut angefühlt und mir Mut gemacht. Ich fing an, laut zu sagen, dass wir es bald geschafft hätten und das Baby bald da sei, immer und immer wieder, wie eine kaputte Schallplatte.

> »Fake it till you make it« – wenn man lange genug lächelt, bekommt man gute Laune. Es ist total hilfreich, sich positive Affirmationen vorzusagen. Was man sagt, hört man, und was man oft genug hört, glaubt man. Im Kapitel »Wehen verstehen, Wehen zähmen« beschreibe ich diese Technik ausführlich.

Irgendwann war ich müde und legte mich wieder auf die Seite. Ich war nun seit fast drei Stunden in der Austreibungsphase. Das Baby rutschte manchmal nach der Wehe wieder etwas hoch. Das verunsicherte mich. Ich fragte mich, ob ich das noch schaffen würde und was passierte, wenn es nicht mehr weiterginge. Später habe ich erfahren, dass sie mit einer Saugglocke nachgeholfen haben.

> Das war wahrscheinlich eine Kiwi-Saugglocke. Das ist eine kleine Handsaugglocke, die keinen Elektromotor hat, sondern einen Pumpgriff zum Erzeugen des benötigten Unterdrucks.

Das Köpfchen war fast zu sehen, die Ankunft des Babys war so nah und trotzdem gefühlt so weit weg. Mittlerweile war auch eine Ärztin da. Die Hebamme meinte, das Baby sollte langsam kommen, wir seien schon lange in der Austreibungsphase. Dann sagte sie, dass sie einen kleinen Dammschnitt machen werde, um dem Köpfchen etwas mehr Platz zu geben. Ich sagte sofort Ja und dachte: »Egal, Hauptsache, sie kommt raus.«

Bei der nächsten Wehe habe ich so kräftigt gepresst! Ich dachte, es sollte alles schön gedehnt sein, sodass ich den Schnitt nicht fühle. Dann kam die Aufforderung, nicht mehr zu pressen, sondern schnell über den Mund ein- und auszuatmen.

Und so wurde das Köpfchen geboren. Bei der nächsten Wehe presste ich dann vier- bis fünfmal hintereinander mit voller Kraft, und die kleine Emilia kam komplett heraus.

Nachdem sie einige Minuten auf meiner Brust gelegen hatte, übergab ich sie dem Papa, und die Hebamme und ich mussten etwas daran arbeiten, dass die Plazenta geboren wurde.

Durch eine kleine Wehenhormon-Infusion und Akupunkturnadeln auf dem Bauch kam die Plazenta auch heraus. Danach musste ich genäht werden, aber zu meiner Überraschung war gar kein Schnitt gemacht worden und der Damm war auch nicht gerissen. Nur in der Scheide links und rechts gab es kleine Risse.

Glücklicherweise heilen solche Verletzungen fast immer sehr leicht. Ähnlich der Schleimhäute im Mund heilen auch die Scheidenwände schnell und unkompliziert.

Das Nähen ging schnell vorbei. Anschließend habe ich im Kreißsaal noch etwas gegessen, um meinen Kreislauf wieder in Schwung zu bringen. Ich hatte ein bisschen Blut verloren und ich war ein wenig wacklig auf den Beinen. Trotzdem lief ich mit meiner kleinen Familie zum Zimmer, wo ich total erschöpft einschlief.

Das war Emilias Geburt. Fünf Stunden hat sie gedauert. Emilias Herztöne waren die ganze Zeit über stabil, sie war gesund und hat die lange Austreibungsphase so gut mitgemacht!

Auch nach der Geburt lief alles prima: Die Schwellungen an der Scheide und am Po gingen schnell zurück, der Bauch wurde auch sehr bald wieder klein. Ich staune immer noch, wie zügig sich der Körper nach einer spontanen Geburt erholt.

Während der Geburt habe ich meinem Mann gesagt, er solle gut auf dieses Kind aufpassen, ein zweites bekomme er nicht – oder wenn, dann nur mit Kaiserschnitt. Kurze Zeit nach der Geburt dachte ich schon wieder anders darüber, und Fazit ist: Ich würde bei einem zweiten Kind wieder natürlich gebären wollen. Das würde ich noch einmal schaffen, da bin ich mir sicher. Ich freue mich, durch diese Erfahrung gegangen zu sein. Es hat mich stärker gemacht und mir gezeigt, welche Superkräfte wir Frauen haben.

Susanne (erstes Kind) – Langstreckengeburt

Der Titel verrät es schon: Susannes erste Geburt dauerte sehr lang. Das große Problem dabei ist der Schlafmangel. Eine Geburt ist immer eine Herausforderung. Aber Wehen im übernächtigten Zustand auszuhalten, ist einfach oft zu viel. Daher brauchte Susanne auch Hilfe. Sie nahm Schmerzmittel in Anspruch. Eine Intervention wie die PDA zieht aber leider oft weitere nach sich, und so kam es letzten Endes zu einer assistierten Spontangeburt mithilfe einer Geburtszange.

Ich war mit unserem ersten Baby schwanger. Da insbesondere ich mich überraschen lassen wollte, haben wir bis zum Schluss nicht gewusst, was es werden würde. Das machte die Überraschung und Freude am Ende tatsächlich unbeschreiblich. Geplant hatten wir, dass wir, wenn alles normal liefe, im Geburtshaus entbinden wollten. Ich bin kein Fan von Krankenhäusern und finde auch, dass Schwangerschaft und Geburt keine Krankheit sind.

Die Schwangerschaft verlief ohne Komplikationen. Ich habe deswegen und aus verschiedenen anderen Gründen noch bis gut zwei Wochen vor der Geburt gearbeitet. Meinen kurzen Mutterschutz vorher habe ich genossen. Rückblickend habe ich mir jedoch nicht genug Ruhe gegönnt, weil es noch gefühlte tausend kleine und große, angeblich wichtige Dinge gab, die ich erledigen wollte. So auch am Tag vor dem errechneten Termin, einem Freitag im Oktober.

Die ersten Wehen

Obwohl ich mich müde und schlapp fühle, wurstele ich mich durch den Tag. Seltsamerweise habe ich bis heute keine echte Erinnerung an die Details – nur, dass ich mich furchtbar müde fühlte, weiß ich noch. Liegt sicher an den Hormonen. Abends kommt mein Mann Andreas von der Arbeit heim, wir essen zu Abend. Als wir gegen 22 Uhr ins Bett gehen wollen, merke ich die ersten Wehen und denke: »Och nö, ich bin so müde, das geht jetzt gar nicht.« Andreas macht mir ein Fußbad, wir zählen zusammen die Wehen und die Abstände dazwischen, bis 1 Uhr nachts. Dann legt er sich hin und schläft, ich gehe ins Gästezimmer und wehe mich durch die Nacht, alle sechs bis sieben Minuten, jeweils eine knappe Minute. Dazwischen versuche ich zu entspannen und zu dösen und hoffe nach jeder Wehe, dass es die letzte ist. Morgens gegen 5 Uhr werden sie tatsächlich weniger, und ich schlafe drei kostbare Stunden bis kurz nach 8 Uhr.

Wunderbar! Ich kann nur jeder Frau empfehlen, solche Pausen so gut zu nutzen. Eine Geburt ist anstrengend und man braucht alle Kraft. Wenn Ruhepausen möglich sind, ist es immer gut, sich diese noch mal zu gönnen. Selbst wenn es nur ein leichtes Dösen ist, so kann der Körper dadurch doch noch mal etwas auftanken.

Errechneter Termin (ET)

Samstagmorgen sitzen wir dann zusammen beim Frühstück. Ich habe so alle 20 bis 30 Minuten eine Wehe. Andreas ist völlig entspannt und ausgeschlafen und würde gerne ein Heimwerkerprojekt vorantreiben, für das er aber einen großen Teil des Tages unterwegs wäre. Nach dem Motto »Tut sich ja noch nicht so viel, wäre ja rechtzeitig da, wenn's richtig losgeht«. Ich bin nach der halb durchwachten und durchwehten Nacht übellaunig. Ich breche in Tränen aus und erkläre ihm, dass das nicht gehe. Außerdem solle er mich doch bitte mittags zum Kontrolltermin ins Geburtshaus fahren. Ich bin so müde, und das Heimwerkerprojekt hat für mich gerade null Priorität. Zu wenig Schlaf bekommt mir nicht gut. Andreas ist zum Glück ganz verständnisvoll, erträgt meine schlechte Laune kommentarlos (danke, Schatz!) und fährt mich mittags ins Geburtshaus.

Beim CTG habe ich circa alle 20 Minuten Wehen. Kommt eine, braucht sie all meine Kraft und meinen Atem. Ich kann dann nicht sprechen und muss mich konzentrieren. Da das Baby schläft, schreiben wir eine gefühlte Ewigkeit CTG. Ich denke: »Na toll, alle kriegen Schlaf und Erholung, nur ich nicht.« Schließlich wacht mein Baby auf, hat Top-Herztöne und alles ist gut. Die Hebamme empfiehlt: »Leg dich noch mal hin. Und macht dann was Schönes. Heute Abend geht es bestimmt richtig los.«

Ich habe Lust auf Waffeln, und so backen wir nachmittags zusammen welche. Ich lege mich ein Stündchen hin und döse wenigstens. Trotzdem fühle ich mich immer müde und schlapp. Richtig schlafen kann ich nicht.

Den ganzen Tag über habe ich alle 20 Minuten Wehen. Um uns die Zeit zu vertreiben, schauen wir abends einen Film.

Am späten Abend werden die Abstände kürzer und die Wehen stärker, aber nie kurz beziehungsweise intensiv genug für die Fahrt ins Geburtshaus. Rückblickend: Zu dieser Zeit wäre ein Bad wohl das Richtige gewesen, um mich zu entspannen, aber irgendwie hatte ich auf Baden zu diesem Zeitpunkt keinen Bock.

Ich wehe mich wieder durch die Nacht, Andreas schläft.

Der Körper machte noch keine richtig produktiven Wehen. Vielleicht wäre eine Badewanne und ein Spascupreel-Zäpfchen (entkrampfendes Medikament) ganz gut gewesen, um noch mal richtig zur Ruhe zu kommen und dann mit frischer Kraft durchzustarten.

ET + 1

Am Sonntagmorgen habe ich keinen Bock mehr, ich will ins Geburtshaus, damit endlich mal was passiert. Am späten Vormittag kommen wir an. Mein Mann sagt später, dass mich das völlig entspannt habe. Das CTG zeigt Wehen alle fünf Minuten. Die Untersuchung ergibt eine Muttermundsweite von drei Zentimetern. Immerhin!

Dann gehen wir spazieren. Ich bin müde. Mir ist kalt – nicht unbedingt außen, sondern von innen heraus. Meine Oberschenkel zittern andauernd. Als wir nach einer guten Stunde zurück im Geburtshaus sind, sagt die Hebamme, das sei die Anstrengung. Eine heiße Brühe, zwei Decken und eine Wärmflasche helfen. Andreas legt sich hinter mich und wärmt mir den Rücken.

Wir schreiben noch ein CTG. Dem Baby geht es gut. Am späten Nachmittag gehe ich in die Wanne. Die Wärme tut mir gut, aber mir fehlt die Kraft, um die starken Wehen richtig zu veratmen. Zwischendurch döse ich und denke: »Für eine Stunde richtigen Schlaf würde ich alles geben …«

Nach einer guten Stunde komme ich wieder raus. Der Muttermund ist bei circa vier Zentimetern. Wir sind uns einig: Das geht nicht schnell genug voran, und mir fehlen Kraft und Energie, um mich zu entspannen. Ich kann nicht mehr. Die Hebamme empfiehlt eine PDA in der Uniklinik, damit ich mal eine Runde richtig schlafen kann. Per Krankenwagen werde ich ohne Eile ins Krankenhaus transferiert, die Hebamme fährt mit. Andreas folgt in unserem Auto.

In der Klinik

Dort angekommen – es ist mittlerweile Sonntagabend –, bekomme ich nach der Untersuchung zunächst ein Schmerzmittel. Es ist ein Opiat und ich schwebe auf einer rosa Wolke. Seitdem weiß ich, warum manche Menschen drogenabhängig werden.

Andreas hält meine Hand, ich döse und schwebe, nebenher pocht das CTG. Nach zwei Stunden merke ich die Wehen wieder schmerzhaft. Ich spüre, wie ich sofort wieder verkrampfe, frage nach der nächsten Dosis. Aber das geht wohl nur alle sechs Stunden. Ich müsste also noch vier Stunden warten.

Wenn man ein Opiat bei akuten Schmerzen verabreicht bekommt, braucht man keine Angst zu haben, dass man davon süchtig wird. Das Gehirn verarbeitet das ganz anders, als wenn man ohne Grund ein Opiat nimmt. Nur wenn man schon einmal abhängig war oder bei einer längerfristigen Einnahme besteht Suchtgefahr.

Das Problem mit Opiaten oder Opioiden (dem Opium ähnlichen Stoffen), die in den Muskel gespritzt werden, ist, dass das Baby die volle Dosis abbekommt. Ein gesundes Kind kann das verarbeiten. Jedoch sind der Verwendung von Opiaten enge Grenzen gesetzt. Man möchte dem kleinen Organismus ja nicht zu viel zumuten. Daher muss man bestimmte Zeitlimits einhalten. In der Regel hält die schmerzlindernde Wirkung nur circa zwei Stunden an. Aber erst nach vier bis sechs Stunden ist eine erneute Gabe möglich.

PDA

Vier Stunden??? Geht's noch? Mir reicht es, ich will die PDA. Die Ärzte raten ab. Es sei zu früh ... Jetzt habe ich wirklich genug: Ich will schlafen! Seit 36 Stunden bin ich wach und laufe nebenher Marathon. Was genau ist hier bitte »zu früh«???

Ich bekomme also um Mitternacht endlich meine PDA. Andreas fährt zum Schlafen heim, vor morgen früh passiert wohl eh nix. Auch ich falle in einen tiefen Schlaf.

Mitten in der Nacht um 3:30 Uhr werde ich geweckt. Die Herztöne seien schlecht, ich solle mich auf die rechte Seite umdrehen. Zur Not würde ein Kaiserschnitt gemacht werden. Dann wird mir noch die Fruchtblase geöffnet. Warum, verstehe ich bis heute nicht, Wehen hatte ich ja ...

Auf der rechten Seite liegend, gehe ich mit meinem Baby in einen inneren Dialog: »Komm, Kindchen, alles gut, konzentrier dich, es ist mitten in der Nacht, ich will schlafen, dein Papa ist nicht da ...«

Und siehe da: Die Herztöne werden besser. Nebenan schreit nun aber eine Frau wie verrückt, kurze Zeit später Babygeschrei ... »Wie unfair«, denke ich, »dass das anderswo so flott geht.« Dann schlafe ich wieder ein, zumindest so halb.

Das Problem bei so lange dauernden Geburten ist tatsächlich der Schlafmangel. Ist man übermüdet, nimmt man Schmerzen noch viel deutlicher wahr. Irgendwann kann man dann einfach nicht mehr. Eine PDA ist da eine gute Option. Meistens lässt die Wirkung der Wehen durch eine PDA stark nach. Fast immer ist dann ein Wehentropf nötig. Vielleicht wollte die Hebamme einfach durch die Öffnung der Fruchtblase die Wehen etwas verstärken.

ET + 2

Gegen 8 Uhr ist an Schlaf nicht mehr zu denken. Ich stehe langsam auf, esse eine Banane und eine Orange. Gegen 9 Uhr kommt Andreas. Der Professor kommt persönlich und untersucht mich. Der Muttermund ist gut neun bis zehn Zentimeter geöffnet.

Er sagt, dass er jetzt mal gaaanz sanft den Muttermund ausdehnen werde. Ich gehe trotz PDA beinah die Wand hoch.

Dann schickt er mich fröhlich spazieren. Ich hätte nie gedacht, dass mir gute Laune auch mal zu viel werden könnte, aber er geht mir furchtbar auf die Nerven. Wir gehen wieder im Kreißsaal spazieren, zwischendurch lege ich mich hin. Wehe um Wehe, Stunde um Stunde vergehen. Gegen 14 Uhr werde ich zur Tiefenatmung auf den Gebärhocker gesetzt. Mein Mann nimmt hinter mir Platz. Ich finde das nicht bequem, weil ich den Kopf nicht richtig anlehnen kann. Das kann ich aber gar nicht mehr artikulieren. Ich frage mich nur noch, wie lange eine Geburt wohl maximal dauern könne und ob denn nicht – bitte schön, danke schön – endlich mal mein Baby den Ausgang finden könne.

> Der Muttermund geht von alleine auf und es bringt nichts, hier einzugreifen. Nur in seltenen Fällen sind Manipulationen am Muttermund sinnvoll. Zu diesem Stadium der Geburt ist das eine sinnlose Quälerei. Die Wehen haben (wohl wegen der PDA) nicht ausgereicht. Ein Wehentropf wäre hier sinnvoll gewesen.

Endlich Pressdrang!

Es ist schon später Nachmittag. Ich lege mich wieder hin, auf die linke Seite. Nach einer Weile merke ich, wie es nach unten schiebt und ich pressen muss. Welch eine Erleichterung! Ich sage meinem Mann, er solle die Hebamme holen, weil ich mir nicht sicher bin, ob ich wirklich schon mitdrücken darf. Rückblickend ein blöder Gedanke. Wann, wenn nicht jetzt?

Die Hebamme kommt, und ich darf offiziell pressen. Auf der linken Seite geht es nicht so gut. Wir drehen mich zunächst auf den Rücken. Die Hebamme schlägt den Vierfüßlerstand vor. Ich liege jedoch wie ein halb gelähmter Käfer auf dem Rücken. Ich habe nicht das Gefühl, mich noch irgendwohin bewegen zu können. Ich blaffe sie an: »Ich beweg mich hier heute gar nirgends mehr hin!« Die Arme, das hat sie nicht verdient. Auch hier: Rückblickend wäre der Vierfüßlerstand nicht schlecht gewesen, aber in dem Moment ging echt nix mehr.

Andreas steht unten links, die Hebamme rechts, ich soll meine Beine in ihrer beider Hüften stemmen. Bei jeder Wehe schiebe und presse ich. Aber mein Baby und ich schaffen es nicht. Es kommt nicht ums Schambein herum und rutscht immer wieder zurück. Die Ärztin kommt und schiebt von oben mit. Leider federt sie auf meinem Bauch rum, anstatt langsam mitzuschieben. (Mein Beckenboden hatte monatelang etwas davon.)

Das Baby muss mit seinem Kopf eine Vierteldrehung vollziehen und unter der Symphyse hindurchtauchen. Bei manchen Kindern geht das ganz schnell, andere tun sich schwer damit. Oft hilft eine vornübergeneigte Geburtsposition.

Bei der Kristeller-Hilfe wird wehensynchron von oben auf die Gebärmutter gedrückt. Dies soll mit langsam ansteigendem Druck passieren.

Zangengeburt

Schließlich rückt der gut gelaunte Herr Professor wieder an. Die Zange wird geholt. Als der Professor diese in mich reinzwirbelt, bin ich mir ganz sicher, dass sich genau so Sterben anfühlt. Die Ärztin schiebt oben, er zieht unten. Die Hebamme macht den Motivationstrainer für mich. Dann tauschen Professor und Ärztin, er schiebt oben und gibt die Kommandos für die Ärztin an der Zange. Ich presse, was das Zeug hält.

Zum Schluss kommt des Professors Befehl: »Wir machen weiter, egal ob Wehe oder nicht.« Und zu meinem Mann: »Wahnsinn, was Ihre Frau für Kräfte hat.« Der stammelt irgendeine Antwort.

Ich bin total angespannt und fühle nur Hektik und Stress. Dennoch, eines muss ich dem Professor lassen: Er versteht es in dieser Situation wirklich, das Letzte aus mir herauszuholen. Ich bin maximal motiviert und gebe alles – presse und schiebe wie bescheuert.

Und dann: »Hurra, der Kopf ist da!« Und kurz danach das ganze Baby.

Es ist 17 Uhr – fast drei Tage nach Wehenbeginn. Es ist alles gut mit unserem Baby. Ich bin stolz und überglücklich und nach diesem »Triathlon« völlig erschöpft. Ich rappele mich ganz schnell hoch und gucke meinem Baby zwischen die Beinchen: »Ein Junge!«

Nachspiel

Auch wenn die Geburt nicht ganz so schnell und problemlos lief wie erhofft, habe ich meinen Frieden damit gemacht. Irgendwie hat es meinen Sohn und mich auch zusammengeschweißt, dass wir diesen enormen körperlichen Kraftakt zusammen gemeistert haben.

Die lange Geburt zog noch einen gewissen Rattenschwanz nach sich. Mein Sohn, den wir Vincent nannten, war in den ersten Tagen total müde. Daher hat er am Anfang praktisch gar nicht gesaugt. Weil die Geburtsstation voll war, lag ich auf der Gynäkologie. Dort gab es keine Milchpumpe, keine Stillschwester, insgesamt wenig Verständnis und offenbar völlige Unwissenheit. Es wurde keine Rücksicht auf meinen Erschöpfungsgrad genommen und ich bekam keine Hilfe beim Stillen.

Das ist sehr, sehr schade. Gerade nach einer anstrengenden Geburt braucht man Unterstützung und eventuell Stillhilfe.

Nach drei Tagen hatte ich die Schnauze voll und bin heim, obwohl ich körperlich immer noch total zerstört war und mein Becken gefühlt kurz davor war, auseinanderzufallen.

Mein Milcheinschuss kam erst nach gut fünf Tagen. Vincent nahm daher in diesen ersten Tagen so viel ab, dass wir zufüttern mussten – die ganze Stillzeit hindurch. Trotz intensiven Pumpens produzierte ich zu wenig Milch. Auch das war nicht so wie erhofft. Aber mein gesunder und aufgeweckter Sohn zeigt mir, dass auch mit einer Kombination aus Muttermilch und Flaschenmilch alles gut werden kann.

Natürlich wird ein Kind auch mit Zwienahrung oder reiner Flaschenmilch gut groß. Es ist nur traurig, wenn es anders gewünscht war, dies aber durch mangelnde Hilfe in der ersten Zeit nicht ermöglicht wurde. Als Tipp für Familien, die auch auf der falschen oder einer überfüllten Station landen: Besteht darauf, von einer Hebamme oder Laktationsberaterin besucht zu werden. Wenn das nicht klappt, bittet eure Wochenbetthebamme, euch in der Klinik zu besuchen, und macht gemeinsam mit ihr einen Plan. Es gibt zahlreiche Tricks, ein müdes Kind zum Trinken zu animieren. Sollte das nicht funktionieren, kann man die Laktation durch frühes Pumpen auch sehr gut in Schwung bringen.

Was die lange Geburt betrifft: Man kann es sich nicht aussuchen, wie man in die Geburt startet. Ist man ausgeruht und gesund? Oder ist man erschöpft, weil man schon seit Tagen schlecht schläft und auch gerade einen dicken Infekt mitgemacht hat? Das alles kann man nicht beeinflussen.

Sobald die Geburt beginnt, kann man sich ihr einfach nur noch hingeben und dem folgen, was der Körper einem vorgibt. In der Latenzphase der Geburt – also in der Phase, in der man schon Wehen hat, diese aber noch unregelmäßig und ineffektiv sind – ist es gut, sich so lange wie irgendwie möglich ressourcenschonend zu verhalten. Also zu essen, zu trinken und zu schlafen.

Werden die Wehen dann regelmäßig und muttermundswirksam, sind aufrechte Positionen sinnvoll.

Wenn es aber einfach nicht vorangeht und man durch den Schlafmangel verstärkte Schmerzen hat, dann ist ein Schmerzmittel wie die PDA genau das Richtige. Denn Müdigkeit kann quälend sein. Müdigkeit und Wehen in Kombination sind nur schwer auszuhalten.

Eine PDA erhöht die Wahrscheinlichkeit einer vaginal-operativen Geburt,[19] aber sie nimmt einem sehr zuverlässig die Schmerzen. Dafür sind Schmerzmittel da, und das ist gut so.

19 hebammenblog.de/einzigartig/cochrane-pda

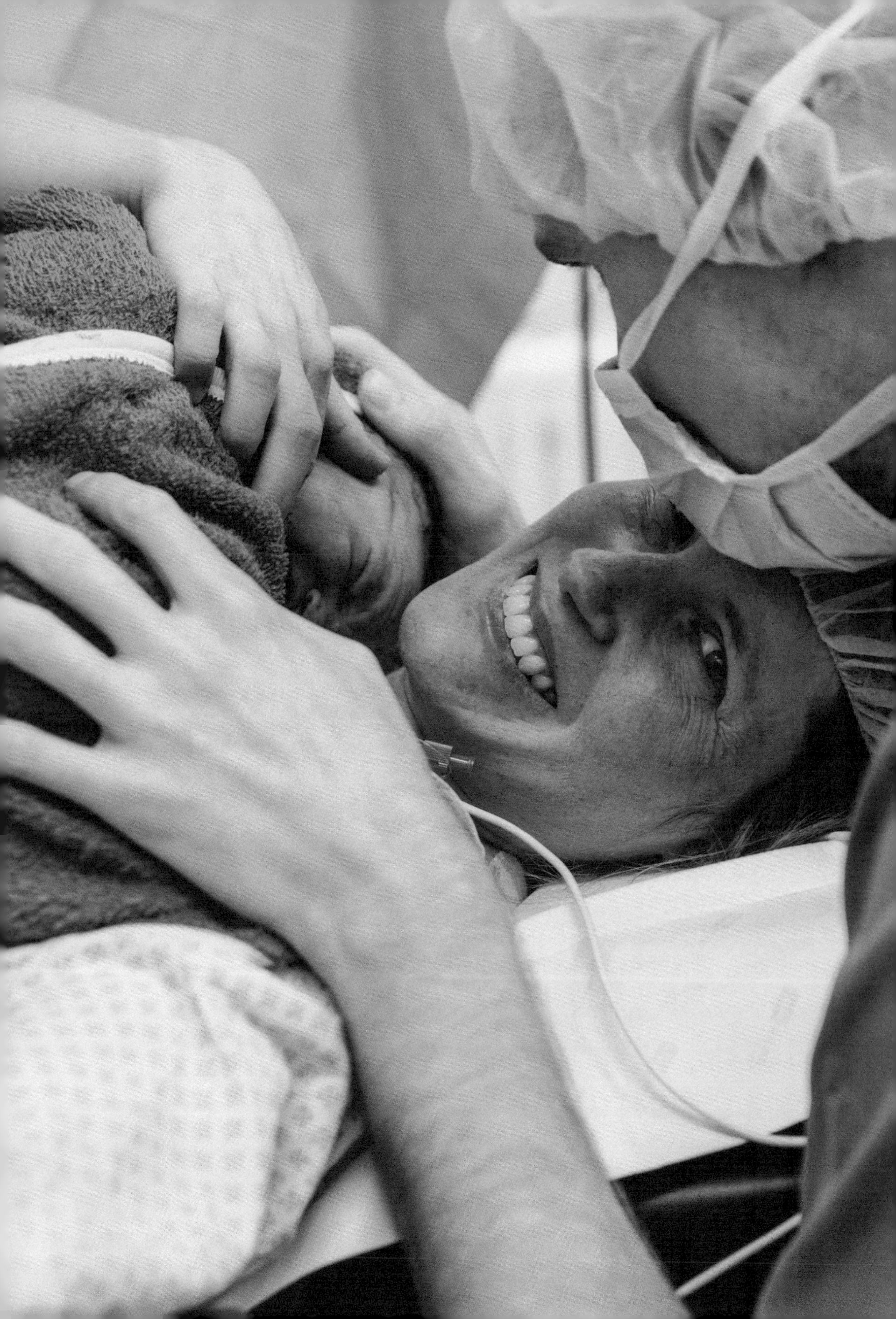

Kaiserschnittgeburt

Bei einer Kaiserschnittgeburt unterscheidet man zwischen dem geplanten Kaiserschnitt (der primären Sectio) und dem Kaiserschnitt, der aufgrund von sich entwickelnden Problemen unter der Geburt entsteht (der sekundären Sectio).

Der geplante Kaiserschnitt

Ein geplanter Kaiserschnitt geschieht entweder, weil es geburtshilflich relevante Probleme gibt, die eine Spontangeburt unmöglich oder gefährlich machen, oder auf Wunsch der Frau (die dann aber auch einen persönlichen Grund angeben muss).

Gründe für einen medizinisch indizierten Kaiserschnitt wären zum Beispiel: Das Baby liegt zum Geburtstermin hin in Querlage, die Plazenta hat sich ausgerechnet vor dem Muttermund eingenistet (Placenta praevia) oder es gibt eine schwerwiegende Allgemeinerkrankung der Mutter oder des Kindes, was eine vaginale Geburt zu anstrengend machen würde.

Es gibt auch psychische Gründe wie vorausgegangene traumatisierende sexuelle Missbrauchserfahrungen der Frau, die im Falle einer vaginalen Geburt zur Retraumatisierung führen könnten.

Dann wird der Entschluss zum Kaiserschnitt gefasst und ein Termin für die Operation festgelegt. In der Regel liegt dieser Termin einige Zeit vor dem errechneten Termin und somit bevor die Wehen beginnen. Es gibt manchmal auch die Möglichkeit, auf den Beginn der Wehen zu warten und dann akut mit der OP zu beginnen. Dieses Prozedere ist nicht bei allen Indikationen möglich und auch nicht alle Geburtshelfer lassen sich darauf ein. Denn der Nachteil ist natürlich die Unplanbarkeit, die es schwieriger macht, perfekte OP-Bedingungen zu schaffen. Zum Beispiel kann es dann sein, dass die Schwangere gerade ziemlich gut gegessen hat, wenn die Wehen losgehen.

Für das Baby ist es wiederum gut, auf Geburtswehen zu warten, denn dann bekommt es schon eine kleine Vorwarnung, bevor es unvermittelt aus dem Bauch geholt wird. Diese Babys haben oft weniger Anpassungsprobleme an die Welt außerhalb des Mutterleibes.

Wenn die Schwangere sich einen Kaiserschnitt wünscht, wird dieser ebenfalls rechtzeitig geplant. Echte Wunschkaiserschnitte gibt es in Deutschland angeblich nicht. In Wahrheit werden sie aber manchmal durchgeführt, dafür wird dann ein Pseudogrund gefunden. Sonst wird der Kaiserschnitt nämlich nicht von der Krankenkasse bezahlt. Wunschkaiserschnitte waren eine Weile an der Tagesordnung. Inzwischen sind sie wirklich selten geworden.

Grundsätzlich sollte ein Kaiserschnitt nur nach strenger medizinischer Indikation durchgeführt werden. Auch wenn der Kaiserschnitt längst eine Routineoperation ist, so handelt es sich doch um eine große Bauchoperation, die einige Zeit der Heilung und Regeneration fordert. Für eine erneute Schwangerschaft bedeutet ein vorausgegangener Kaiserschnitt immer, dass die Schwangerschaft nun als Risikoschwangerschaft gilt. Die Gebärmutter hat nun eine Narbe, die bei einer erneuten Geburt Probleme bereiten könnte.

Der ungeplante Kaiserschnitt

Beim ungeplanten Kaiserschnitt entsteht vor oder während der Geburt eine potenziell gefährliche Situation. Es kann zum Beispiel bei der Mutter eine Schwangerschaftserkrankung, im Volksmund Schwangerschaftsvergiftung, (Präeklampsie) auftreten, durch die sich der gesundheitliche Zustand der Mutter extrem schnell verschlechtern kann und die nur durch eine rasche Geburt des Kindes gestoppt wird. Es kann eine Infektion des Kindes entstehen, die es nötig macht, dieses schnellstmöglich intensivmedizinisch zu behandeln. Es kann auch schlicht zu einem Geburtsstillstand kommen.

Es gibt noch viele weitere Gründe. Tatsächlich ist es in den allermeisten Fällen so, dass das Geschehen sich ankündigt und der Kaiserschnitt in Ruhe oder zumindest ohne zusätzlichen Stress durchgeführt werden kann. Nur selten passiert etwas so plötzlich, dass ein Kaiserschnitt in allergrößter Eile (eine sogenannte Notsectio) durchgeführt werden muss.

Management beim Kaiserschnitt

Bei einem geplanten Kaiserschnitt und in den allermeisten Fällen eines ungeplanten Eingriffs hat man also noch bestimmte Optionen, wie die Operation ablaufen soll.

Hat man die Wahl, so sollte man die regionale Anästhesie immer der Vollnarkose vorziehen. So hat man die Möglichkeit, das Baby sofort nach der Geburt zu sehen und auch gleich direkten Hautkontakt zu erleben. Auch das Stillen ist sofort möglich. So erlebt man die wichtige erste Stunde des Kennenlernens gemeinsam im OP.

Hat man hingegen eine Vollnarkose, so wacht man erst eine Dreiviertelstunde nach der Geburt wieder auf und braucht dann noch Zeit, um die Müdigkeit und die Orientierungslosigkeit wieder abzuschütteln.

Frauen, die ihr Kind erst später im Kreißsaal zum ersten Mal gesehen haben, berichten oft von einem starken Fremdheitsgefühl dem Kind gegenüber. Bei einem sofortigen Bonden im OP ist dieses Phänomen deutlich verringert.

Was wäre, wenn?

Natürlich kann eine geplante, gewünschte vaginale Geburt letztlich immer zu einer sekundären Sectio führen. Circa zehn bis 15 Prozent aller Geburten enden laut WHO (World Health Organization) begründet im OP. Daher ist es gut, dieses Szenario einmal im Geiste durchzuspielen und zu überlegen: Was wäre, wenn ...?

Auch wenn dies nicht der gewünschte Weg ist, so ist es doch einer, den wir uns aus unserem medizinischen Repertoire nicht mehr wegwünschen mögen. Schließlich verhilft er uns letzten Endes auch zu gesunden Müttern und Kindern.

Das Management von Kaiserschnitten kann in verschiedenen Kliniken sehr, sehr unterschiedlich aussehen. Es ist sicher eine gute Idee, das mal bei der Anmeldung zur Geburt abzuklopfen.

Das »Babyfreundlich«- Siegel[20], welches schon einige Kliniken erworben haben, hilft einem dabei durch seine hohen und guten Standards bei der Orientierung.

In den folgenden Berichten kam es jeweils zu kontrolliert stattfindenden Kaiserschnitten, so wie sie am häufigsten vorkommen. Im Kapitel »Frühgeburt« gibt es dann auch die Erzählung eines sehr dramatischen Notkaiserschnitts (Ines' Geschichte).

Sarah – unerwartet, aber schön

Sarah hatte einen Kaiserschnitt. Er kam unerwartet, unerwünscht und war dennoch gut, richtig und schön.

»Ich denke, wir sollten morgen früh dann einen Kaiserschnitt machen. Vielleicht macht sich Ihr Baby jetzt auch so auf den Weg. Manchmal hilft die ›Drohung‹, aber ...«

Nach diesen Worten meiner Frauenärztin kamen mir erst einmal die Tränen. Ich kannte sie seit etwa acht Jahren und vertraute ihr und ihrer Einschätzung, aber damit hatte ich einfach nicht gerechnet. Vier Tage waren seit dem errechneten Geburtstermin vergangen. Mein Blutdruck war in den letzten zehn Tagen kontinuierlich gestiegen und hatte sich auch medikamentös kaum senken lassen. Und alle Versuche, die Geburt unseres Sohnes einzuleiten, hatten keinen Erfolg gezeigt. Ich hatte mich in der Schwangerschaft kaum mit dem Thema Kaiserschnitt beschäftigt. Viele Monate quälte mich die Übelkeit, aber sonst verlief meine Schwangerschaft komplikationslos. Und so hatte ich schlichtweg keinen Grund gesehen, mich genauer über einen Kaiserschnitt zu informieren.

20 hebammenblog.de/einzigartig/babyfreundlich-siegel

Ein stark erhöhter Blutdruck in der Schwangerschaft (schwangerschaftsinduzierte Hypertonie/SIH) ist ein Zustand, der gefährliche Auswirkungen auf Mutter und Kind haben kann. Lässt er sich nicht behandeln, ist die Beendigung der Schwangerschaft das einzig verbleibende Mittel.

Es ist einerseits total verständlich, die Möglichkeit eines Kaiserschnitts zu verdrängen. Andererseits habe ich gute Erfahrungen damit gemacht, während des Geburtsvorbereitungskurses einmal den Ablauf eines Kaiserschnittes durchzuspielen. Es nimmt doch viele Ängste zu wissen, was im Falle des Falles auf einen zukommt. Und bei einer Häufigkeit von zehn bis 30 Prozent (je nach Bundesland) ist ein Kaiserschnitt auch kein absolut exotischer Eingriff.

Ich fühlte mich im ersten Moment völlig erschlagen: Warum ich? Warum kann ich mein Kind nicht natürlich auf die Welt bringen? Was bedeutet das für unseren Start als Familie?

Mein Mann und ich brauchten erst einmal etwas Zeit für uns, um diese Nachricht zu verdauen. Und die hatten wir zum Glück. Anschließend erklärte meine Frauenärztin uns in Ruhe, was auf uns zukommen würde. Im Laufe des Tages kamen mir immer wieder die Tränen. So hatte ich mir das nicht vorgestellt. Die Schwestern und Hebammen, die uns in den letzten drei Tagen im Krankenhaus bereits betreut hatten, kümmerten sich liebevoll um uns: Sie beantworteten all unsere Fragen, waren verständnisvoll und ließen uns Raum, uns mit dieser Entscheidung zurechtzufinden. Und gegen Ende des Tages konnte ich der Entscheidung langsam auch Positives abgewinnen: Bald würde ich mein Baby endlich in den Armen halten können.

Der Kaiserschnitt war für den nächsten Morgen um 8 Uhr geplant. Ich hatte die Nacht über einigermaßen gut schlafen können und machte mich auf zum letzten CTG. Dann die etwas enttäuschende Nachricht, dass wir aufgrund eines Notkaiserschnittes noch eine Stunde warten müssten. Kurz vor 9 Uhr wurden mein Mann und ich abgeholt und zum OP gebracht.

Da geplante Kaiserschnitte keine Notfälle sind, kann es immer passieren, dass ein echter Notfall dazwischenkommt und sich der Termin etwas nach hinten verschiebt.

Mein Mann durfte sich umziehen, um auch bei der Geburt dabei sein zu können. Auf mich wartete eine Hebamme, die mich in den letzten Tagen im Krankenhaus schon begleitet hatte. Ich war froh, neben meiner vertrauten Frauenärztin noch jemanden dabeizuhaben, den ich kannte. Die Hebamme begrüßte mich herzlich. Während der Anästhesist die PDA setzte, war sie mir eine große Stütze. Sie spürte, dass ich noch immer mit dem Kaiserschnitt rang, und fand die richtigen Worte, um mich zu beruhigen und zu bestärken. Ich war dennoch unendlich aufgeregt.

> Das ist ganz normal. Denn auch wenn ein Kaiserschnitt eine sehr sichere Routineoperation ist, so handelt es sich doch um keinen kleinen Eingriff.

Nachdem die Betäubung begonnen hatte zu wirken, ging alles recht schnell, aber keineswegs hektisch vonstatten. Mein Mann durfte in den OP kommen und sich zu mir und dem Anästhesisten setzen. Unterhalb meiner Brust war ein Tuch gespannt, das uns die Sicht auf den Rest meines Körpers verdeckte. Meine Ärztin erklärte mir noch einmal den Ablauf und stellte mir alle Anwesenden vor.

Den eigentlichen Schnitt spürte ich nicht. Ich hatte keine Schmerzen, aber dennoch merkte ich, wie die Ärztin meinen Sohn aus meinem Bauch zog. Das fühlte sich durchaus seltsam an, ging aber so schnell vorüber, dass es im nächsten Moment schon vergessen schien. Ich hörte unseren Sohn schreien. Einerseits war ich erleichtert, andererseits unglaublich aufgeregt. Die Ärztin zeigte ihn uns kurz. Wir sahen das erste Mal sein Gesicht und waren beide fasziniert und überglücklich. Die Hebamme übernahm ihn für den ersten Apgar-Test.

> In den meisten Kliniken ist es üblich, dass das Baby ganz kurz in einem angrenzenden Raum angeschaut wird. Dann wird es noch mal gut abgetrocknet, damit es nicht friert, und kann dann zurück in den OP, um mit der Mutter zu kuscheln und zu bonden.

Dann durfte mein Mann unseren Sohn auf den Arm nehmen. Er schrie immer noch, als ginge es um sein Leben. Mein Mann legte ihn mir auf die Brust. Sofort beruhigte er sich. Es schien, als wüsste er genau, dass er hier bei mir sicher war, dass er am richtigen Platz angekommen war. Mir kamen die Tränen. Ich betrachtete ihn. Streichelte ihn. Küsste ihn. Ein magischer Moment.

Vor der Geburt hatte ich mir nicht vorstellen können, wie sich dieser Moment anfühlen würde. Niemals hätte ich mir ausmalen können, so viel Glück, Freude und Dankbarkeit gleichzeitig zu empfinden. Und darum kann ich von ganzem Herzen sagen, dass ich eine wirklich schöne Geburt erleben durfte.

An meiner Seite waren mir vertraute Menschen – meine Frauenärztin, die Hebamme und vor allem mein Mann. Alle Anwesenden gaben mir das Gefühl, gut aufgehoben

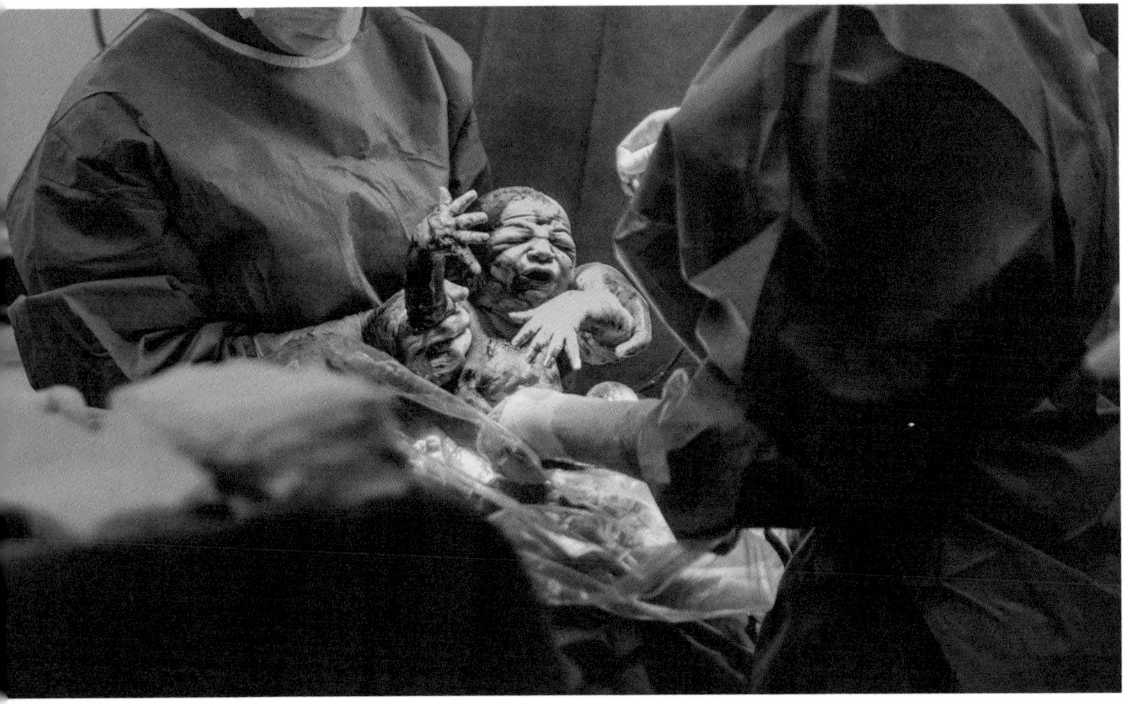

zu sein. Ich war über den Ablauf informiert, erlebte alles bewusst mit, fühlte mich sicher. Und vor allem machte mir die Hebamme deutlich, dass es auch beim Kaiserschnitt auf mich ankam, dass ich einen aktiven Part bei der Geburt haben durfte. Ich sollte diese OP nicht nur über mich ergehen lassen, sondern voll und ganz dabei sein, um unseren Sohn gleich in der Welt zu begrüßen.

> Ich finde es auch wichtig, dass die Frau sich bei der OP »mental mit dem Kind verbindet« und ihm erklärt, was gerade passiert. Schließlich ahnt es ohne Wehen nicht, dass es nun geboren werden wird.

Das hat mir unendlich gutgetan. Ich hatte im Vorhinein sehr mit mir gerungen, auch, weil ich das Gefühl gehabt hatte, durch den Kaiserschnitt bei der Geburt keine aktive Rolle mehr zu haben, mein Kind nicht selbst auf die Welt zu bringen. Es tat gut zu hören und selbst zu erleben, dass dem nicht so war. Nach wenigen Minuten mussten mein Mann und unser Sohn mit der Hebamme den OP verlassen. Ich war traurig, ihn gehen lassen zu müssen, aber gleichzeitig auch noch so überwältigt von meinen Gefühlen, dass die Zeit wie im Flug verging.

Das war eine richtig gute Betreuung. Es hilft den Familien sehr zu wissen, was genau auf sie zukommt. Schließlich ist so eine wach erlebte Operation, die ja gleichzeitig die Geburt des Kindes ist, sehr aufregend.

Meistens wird der Partner mit dem Kind schon etwas vor dem Ende der OP in den Kreißsaal gebracht. Denn der Operationssaal ist eher kühl, und die Babys brauchen es warm, denn sie kühlen doch leicht aus. Schade, dass es hier schon so schnell war. Vielleicht hätte man die Zeit mit einer Wärmelampe noch etwas verlängern können.

Der Schnitt wurde vernäht, und nach etwa 20 Minuten wurde ich in den Aufwachraum des Kreißsaals gebracht. Dort durfte ich die nächsten zwei Stunden mit unserem Sohn kuscheln, ihn kennenlernen, ihn den Weg zur Brust finden lassen und das erste Mal stillen.

Ich hatte mir die Geburt meines ersten Kindes anders vorgestellt, und trotz allem ist das, was ich mir am meisten gewünscht habe, eingetreten. Ich durfte unseren Sohn mit der Unterstützung meiner Frauenärztin und meines Mannes zur Welt bringen. Während unseres Krankenhausaufenthalts wurde ich respekt- und liebevoll vom Personal begleitet. Alle Entscheidungen wurden mit mir gemeinsam besprochen und getroffen. Und ich konnte ohne Einschränkungen diese überschwängliche Freude und Dankbarkeit über die Geburt meines Sohnes spüren. Vom ersten Moment an.

Viele Frauen haben ja nach einer Kaiserschnittgeburt das Gefühl, keine »richtige« Geburt gehabt zu haben, und betrauern dies. Ich finde es sehr schön, zeigen zu können, dass auch Sectiones schön und sehr behutsam und emotional zufriedenstellend ablaufen können.

Isabell – die Zeit läuft davon

Isabells Geburt verlief ganz anders, als sie es sich vorgestellt und erhofft hatte. Sie entwickelte zum Ende der Schwangerschaft hin Symptome einer Schwangerschaftserkrankung und sollte daher eingeleitet werden. Die Einleitung wirkte nur bedingt. Isabell bekam zwar Wehen, diese bewirkten aber keinen Geburtsfortschritt. So kam es am Ende zu einem Kaiserschnitt. Alles lief ohne Hektik und entspannt ab. Insofern war alles gut. Nur eben leider nicht so wie erhofft.

Vorgeschichte

Meine Schwangerschaft verlief eigentlich recht unkompliziert. In den ersten drei Monaten war mir häufig etwas übel und ich hatte keinen Appetit mehr. Aber das war es auch schon. Kein übermäßiges Erbrechen oder sonstige Leiden. Kurzfristig hatte ich leichte Blutungen, die mir eine Krankschreibung einbrachten. Ich durfte mich daher einige Wochen zu Hause schonen.

Zum Ende der Schwangerschaft, etwa mit Beginn des achten Monats, wurde es deutlich schwerer. Ich wurde deutlich schwerer. Zwar versuchte ich mit speziellen Sportkursen fit zu bleiben, aber das Gewicht stieg nun trotzdem deutlich an. Auch mein Blutdruck stieg. Mit jeder Kontrolle beim Frauenarzt verschlechterten sich die Werte.

Etwa sechs Wochen vor der Geburt begann mein Körper, Wasser einzulagern: in den Füßen, in den Händen, im Gesicht. Später dann auch in den Unterschenkeln und in den Armen. Sogar die Schwangerenklamotten wurden zu eng. Das Laufen wurde zur Qual durch die schmerzenden prallen Füße. Ich zählte die Tage bis zum errechneten Termin.

Donnerstag

Eine Woche vor der Geburt hatte ich wieder einen Termin beim Frauenarzt. Er stellte mit Entsetzen fest, dass ich in den letzten drei Wochen fast zehn Kilo zugenommen hatte. Fast alles Wassereinlagerungen. Mein Blutdruck war auf 160/100 gestiegen. Die Harnsäurewerte haben dem Arzt auch nicht mehr gefallen. Er wollte mich am liebsten noch am selben Tag ins Krankenhaus einweisen, zur Einleitung. Ich konnte gerade noch verhandeln, auf den nächsten Tag zu warten. Zu Hause packte ich meinen Klinikkoffer fertig und bereitete mich schon einmal seelisch auf die Geburt vor. Ich stellte mir vor, dass ich bald den kleinen Bauchzwerg betrachten und in den Armen halten würde. Der Gedanke, dass es theoretisch schon am nächsten Tag so weit sein könnte, machte mich etwas nervös. Eigentlich hatte ich den Moment ja in den letzten Wochen herbeigesehnt – jetzt ging mir alles etwas zu schnell.

> Die meisten Frauen haben zum Ende der Schwangerschaft hin leichte Ödeme (Wassereinlagerungen). Nimmt eine Frau jedoch in kurzer Zeit sehr viel zu, weil sie übermäßig viel einlagert, so kann das ein Zeichen für eine Schwangerschaftserkrankung sein, die im Volksmund »Schwangerschaftsvergiftung« genannt wird. Der steigende Blutdruck ist ebenfalls ein Zeichen dafür.

Freitag

Am nächsten Tag stand ich morgens wie vereinbart vor der Kreißsaaltür. Als Erstes wurde ich von einer Ärztin untersucht. Sie wollte auch erst einmal selbst alle Werte prüfen. Auch ein CTG sollte gemacht werden, und, und, und. Das hieß, es würde frühestens am nächsten Tag eingeleitet werden. Das Baby hatte sich übrigens noch einmal gedreht. Es lag zwar weiterhin mit dem Kopf nach unten. Aber bis vor einer Woche hatte es noch mit dem Rücken auf der linken Seite gelegen, nun war der Rücken zu meinem Erstaunen rechts.

Mein Freund war mit in die Klinik gekommen. Nun fuhr er doch noch einmal zur Arbeit. Er fand es unsinnig, dass ich die Nacht über dortbleiben sollte, obwohl noch nichts gemacht werden würde. Nachmittags besuchte er mich noch einmal und fuhr dann abends nach Hause.

Ich versuchte, mir die Zeit mit Häkeln und Fernsehschauen zu vertreiben. Schlafen konnte ich nicht wirklich. Auf der Wöchnerinnenstation rief alle paar Minuten jemand die Schwester per Klingel, und aus jedem Zimmer kam Babygeschrei.

Samstag

Als ich endlich eingeschlafen war, wurde ich durch etwas Warmes, Feuchtes, das sich um mein Becken herum ausbreitete, wieder wach. War meine Beckenbodenmuskulatur so schwach, dass ich mir jetzt schon unbewusst im Schlaf in die Hose mache? Da kam mir der Gedanke, es könnte ja auch die Fruchtblase sein. Ich wurde nervös und ging auf Toilette. Ich war klitschnass, und es war bestimmt kein Urin. Irgendwo hatte ich mal gelesen, dass man gar nicht mehr laufen soll, wenn die Fruchtblase geplatzt ist und das Köpfchen schon fest im Becken sitzt. Da bekam ich Panik, ich wollte ja nicht, dass dem Baby etwas passiert. Ich entfernte schnell die Sauerei im Bett und legte mich wieder hin.

Es passiert sehr häufig, dass die Fruchtblase nachts beim Schlafen springt. Den meisten Frauen geht es genauso wie Isabell: Sie denken erst einmal, sie hätten ins Bett gemacht. Wenn man sich daher nicht sicher ist, ob es sich um Fruchtwasser oder Urin handelt, ist der Test ganz einfach:

- Urin kann man anhalten, Fruchtwasser läuft weiter.
- Urin riecht, Fruchtwasser ist geruchlos.
- Urin ist mehr oder weniger gelblich, Fruchtwasser ist entweder glasklar, leicht rosa oder grünlich.

Wenn das Köpfchen tief und fest im Becken sitzt, kann man ohne Probleme nach einem Blasensprung herumlaufen.

Dann entschied ich mich dafür, doch die Schwester zu rufen und nicht zum Schwesternzimmer zu laufen. Die Schwester sagte mir, dass ich sehr wohl noch laufen dürfe und zum Kreißsaal gehen solle. Ich zog mich noch schnell um und lief los.

Es war 3 Uhr nachts. Ich bekam ein CTG und wurde von der gleichen Ärztin wie am Morgen zuvor untersucht. Sie sah etwas müde und mitgenommen aus. »Sehr beruhigend«, dachte ich, »dass die Ärzte hier anscheinend auch 24-Stunden-Schichten haben.« Sie stellte fest, dass es Fruchtwasser war (es lief immer noch). Mir wurde ein Zugang gelegt, es sollte alle vier Stunden Antibiotika verabreicht werden. Um 5 Uhr lag ich wieder in meinem Bett, doch an Schlafen war nicht mehr zu denken.

Bei der Morgenvisite wurde mir mitgeteilt, man sei nun zuversichtlich, die Geburt werde von allein starten (ein Blasensprung ist ja auch schon eine Art Geburtsbeginn). Man werde also nichts tun, außer regelmäßig die Blutwerte zu kontrollieren und CTGs zu schreiben.

Ich wartete den ganzen Tag auf Wehen, aber es tat sich nichts. Stattdessen hatte ich das Gefühl, komplett auszulaufen. Konnte denn wirklich so viel Fruchtwasser in mir sein, und war überhaupt noch genug übrig? Die zweite Nacht im Krankenhaus konnte ich auch nicht wirklich gut schlafen, ich machte mir Sorgen um unsere Kleine.

> Zum Zeitpunkt der Geburt befindet sich ungefähr ein Liter Fruchtwasser in der Fruchtblase. Wenn das ausläuft, kommt es einem aber viel mehr vor. Außerdem wird nach einem Blasensprung Fruchtwasser nachgebildet. Es kann also sehr lange tropfen.

Sonntag

Am Morgen wurde ich erneut untersucht.

Befund: Muttermund weich, aber geschlossen. Es hatte sich also nichts getan. Diesen Befund hatte mein Frauenarzt schon vor einigen Tagen gestellt. Daher bekam ich nun doch ein Gel zur Einleitung verabreicht. Ich durfte mir, in guter Hoffnung, dass es bald losgehen werde, schon einmal einen Raum im Kreißsaal aussuchen und »mein« Bett einweihen. Dort musste ich dann zwei Stunden lang am CTG liegen. Zur Toilette durfte ich auch nicht.

Kurze Zeit später tat sich tatsächlich etwas. Nach dem CTG, als ich umherlief, um die Wehen anzukurbeln, bekam ich unheimliche Rückenschmerzen. Es fühlte sich an, als würde mir jemand ein Messer in den unteren Rücken rammen. Die Schmerzen kamen sehr regelmäßig, alle fünf bis sieben Minuten, und hielten etwa eine Minute an. Es tat höllisch weh, aber eben nur im unteren Rücken. Sonst hatte ich nichts, kein Zusammenziehen im Bauch oder Ähnliches. Konnten das wirklich Wehen sein?

> Isabell darf nicht auf die Toilette, weil man verhindern möchte, dass das Gel beim Aufstehen einfach wieder aus der Vagina herausläuft.
>
> Viele Frauen nehmen die Wehen zunächst im Rücken wahr. Es können ziehende Schmerzen (durch die Dehnung der Mutterbänder) oder stechende Schmerzen (durch den Druck auf die Nervenenden im Kreuzbeinbereich) sein. Übrigens lassen sie sich sehr gut durch Wärme lindern. Ein warmes Entspannungsbad wirkt in diesem Fall wie ein Schmerzmittel.

In der Hoffnung, dass die Geburt bald losgehen werde, freute ich mich über die Schmerzen und stoppte jedes Mal die Zeit. Es veränderte sich jedoch nichts. Abends wurden die Abstände wieder größer. Mein Freund begleitete mich den ganzen Tag, umsorgte mich mit leckeren Croissants zum Frühstück und ging den gesamten Tag über mit mir spazieren. Abends fuhr er wieder nach Hause.

Keiner von uns konnte in dieser Nacht gut schlafen. Er nicht, weil er aufgeregt war, dass es in der Nacht losgehen könnte, und ich nicht, weil ich diese wahnsinnigen Schmerzen hatte. Gegen 3 Uhr waren die Schmerzen fast komplett verschwunden. Ich schlief drei Stunden, bis die Putzfrau, wie jeden Morgen um kurz nach 6 Uhr, ins Zimmer platzte.

Montag

Am Morgen gab es eine erneute Untersuchung, diesmal von einem sehr sympathischen und kompetent wirkenden Oberarzt. Er stellte fest, dass der Muttermund nun etwa zu zwei Zentimetern geöffnet sei. Das Fruchtwasser war mittlerweile sehr wenig geworden.

Ich bekam noch einmal die doppelte Dosis von dem Gel verabreicht und musste wieder zwei Stunden ans CTG. Der Arzt erkundigte sich mehrmals nach meinem Zustand. Der restliche Tag verlief genauso wie der Tag zuvor. Nichts als Schmerzen, aber die Geburt wollte nicht in Gang kommen. Auch spazieren gehen half nichts.

Ich musste nun alle vier Stunden zum CTG. Da abzusehen war, dass unser Kind, auf welchem Weg auch immer, in den nächsten Tagen oder Stunden auf die Welt kommen würde, hatte sich mein Freund Tom Urlaub genommen. Er konnte den ganzen Tag bei mir sein.

Nachmittags bekam ich ein größeres Zimmer (für den Fall, dass es doch ein Kaiserschnitt werden sollte und ich länger bleiben müsste). Der Arzt klärte mich schon mal genau über den Vorgang und die Risiken eines Kaiserschnitts auf. Das klang sehr beängstigend und ich hoffte, dass die Einleitung doch noch Wirkung zeigen würde.

Abends gegen 21 Uhr musste ich wieder zum CTG. Ganz leichte Wehen waren zu sehen. Dabei fühlten sie sich in meinem Körper riesig an! Liegen wurde unerträglich, deshalb bat ich darum, das CTG im Sitzen machen zu dürfen.

Ich hatte in den letzten Tagen kaum etwas gegessen und auch wenig getrunken. Mir wurde schwindelig. Tom fragte, was mit mir sei, weil ich so blass aussähe. Ich sagte, mir sei irgendwie komisch. Er holte den Arzt und die Hebamme. Ich wurde vom Stuhl aufs Bett verfrachtet und mein Blutdruck wurde gemessen. Der erste Wert war 180 (!), mir wurde immer schwindeliger. Noch einmal gemessen, waren es schon knapp über 200 ... Ich bekam sofort ein Mittel, das den Blutdruck senken sollte. Ansonsten müsste ich sofort in den OP. Kurz darauf war ich wieder bei einem Wert 160. Sicherheitshalber sollte ich die Nacht nach dieser Episode im Kreißsaal zur Beobachtung verbringen. Ich bekam noch ein Mittel zum Einschlafen. Mein Blutdruck wurde regelmäßig gemessen und ich sollte versuchen, mich etwas auszuruhen und Kraft zu tanken.

Leichter gesagt als getan. Unglaublich, dass der Arzt und die Hebamme immer noch davon ausgingen, dass ich in den nächsten Stunden Wehen bekommen würde. Aber besser so, als es nicht zu versuchen und gleich zum Kaiserschnitt überzugehen. Mein Freund schlief in unserem Familienzimmer auf der Station. Der Oberarzt gab ihm freundlicherweise den Zugangscode zum Kreißsaal. So könnte er jederzeit nach mir schauen, ohne klingeln zu müssen.

Nachts um 3 Uhr merkte ich schon, dass die Schmerzen wieder weniger wurden. Ich war traurig, aber zugleich etwas erleichtert, dass ich nun zwei, drei Stunden am Stück schlafen konnte.

Dienstag

Gegen 5:30 Uhr war ich wach. Tom kam auch schon früh in den Kreißsaal, weil er sich Sorgen machte. Ich sagte der Hebamme, dass ich kein Ziehen mehr spüre. Gegen sechs kam der Oberarzt (unglaublich, seit dem vorigen Tag pausenlos im Dienst) und untersuchte den Muttermund. Er hatte sich nicht weiter geöffnet, und auch der Gebärmutterhals war nicht verkürzt. Der Arzt meinte, das sei ihm jetzt zu viel Risiko nach so vielen Tagen. Fruchtwasser sei kaum noch da, hinzu kamen meine schlechten Werte.

Er würde jetzt den Kaiserschnitt veranlassen. Er rief im OP an und klärte noch einiges mit der Hebamme. Ich war völlig kaputt und fing an zu weinen. So hatte ich mir das überhaupt nicht vorgestellt. Tom versuchte mich zu beruhigen, dass es gleich geschafft sei.

Der Anästhesist kam und erklärte mir einiges. Ich nickte nur und unterschrieb. Danach wurde ich innerhalb weniger Minuten für den OP vorbereitet. Der Arzt fragte meinen Freund, ob er dabei sein wolle. Eigentlich hatte er von vornherein gesagt, dass er gern bei der Geburt dabei sein wollte, aber dass eine Operation nichts für ihn sei. Jetzt fragte er allerdings, wie viel er von der Operation mitbekommen würde. Der Arzt versicherte ihm, dass man da aufgrund des Vorhangs gar nichts sehen würde. Daher entschloss sich Tom mitzukommen.

Geburt per Kaiserschnitt

Ich wurde auf eine Liege verfrachtet und in den OP gefahren. Irgendjemand hielt mich fest, sodass der Anästhesist mir die Spritze in den Rücken geben konnte. Ich bekam alles nur noch verschwommen mit. Durch die Betäubung wurde mir schlecht. Ich bekam also noch ein anderes Mittel gegen die Übelkeit und den Schwindel. Ich konnte nicht mehr richtig auf die Fragen des Anästhesisten reagieren und nickte einfach nur. Ich hoffte einfach, dass mein Bauch zum Zeitpunkt des Schnitts taub sein würde.

> Eine der größten Ängste bei einem Kaiserschnitt ist wohl, dass man noch etwas spüren könnte. Fakt ist aber: Bevor wirklich losgelegt wird, testet der Operateur das Schmerzempfinden. Er kneift einfach leicht in die Haut. Sollte das noch wehtun, so muss die Schmerzmitteldosis erhöht beziehungsweise gewartet werden, bis das Mittel seine volle Wirkung entfaltet.

Ich bemerkte, wie die Hebamme meine Hand hielt. Das fand ich in dem Moment wirklich lieb von ihr. Dann kam Tom in den OP. Ich sah ihn zwar nicht, weil er hinter mir saß. Aber er streichelte mein Gesicht. Dann fingen die Ärzte an zu operieren. Ich war wirklich froh, dass der Oberarzt das noch vor seinem Schichtende erledigte und es nicht an den nächsten Arzt abgegeben hat. Es beruhigte mich zu wissen, dass mich jemand operierte, den ich schon vorher bei den Untersuchungen kennengelernt hatte.

Wenige Minuten später hörte ich einen ganz kurzen Schrei. Die Hebamme zeigte mir unsere Kleine und fragte, ob es in Ordnung sei, wenn mein Freund kurz mit zum Messen und Wiegen gehe. Durch die Anspannung konnte ich immer noch nicht reden und auch nur schwer atmen. Mein Kiefer war verkrampft und zusammengepresst. Ich nickte nur. Zwei Minuten später bekam ich unsere kleine Tochter Lara auf die Brust gelegt. Ich konnte sie kaum anschauen, weil ich so flach dalag. Aber ich konnte sie spüren, und das war ein tolles Gefühl. Ich entspannte mich so langsam wieder etwas. Sie lag ganz ruhig auf meiner Brust, bewegte sich nicht und machte keinen Laut, sie schaute nur umher und atmete tief. Die Ärzte nähten mich wieder zu, das dauerte eine gefühlte Ewigkeit.

> In den meisten Kliniken ist es üblich, das Baby kurz in einem separaten, warmen Raum zu untersuchen und vor allem mit warmen Tüchern abzutrocknen. Aber es sollte natürlich so schnell wie möglich auf die mütterliche Brust gelegt werden, damit die beiden Kontakt aufnehmen und mit dem wichtigen Bonding beginnen können.

Bei einem Kaiserschnitt ist die Entwicklung des Kindes der schnellste Teil. Er dauert etwa sieben Minuten. Auf den Rest der OP entfällt dann circa eine Dreiviertelstunde.

Nun bekam ich etwas mehr von der OP mit. Es waren unheimlich viele Leute in dem kleinen Raum. Viele fragten nach dem Namen unserer Tochter. Wir verrieten ihnen, dass sie Lara heißt. Dann war es endlich geschafft. Ich wurde wieder in mein altes Bett gelegt und wir mussten noch zwei Stunden zur Beobachtung in den Kreißsaal. Die zwei Stunden vergingen wie im Flug und die Kleine lag die ganze Zeit auf meiner Brust.

Geschafft

Erst gegen 10 Uhr waren wir wieder auf Station im Zimmer. Mein Freund rief erst einmal die frischgebackenen Großeltern und Tanten an. Alle waren sichtlich erleichtert, da sie immerhin seit fast einem Tag nichts mehr von uns gehört hatten.

Wieder im Zimmer, konnte ich unsere kleine Maus auch endlich richtig betrachten. Lara war für ihre Größe sehr zierlich und sah unheimlich zerbrechlich aus. Dafür hatte sie schon ganz viele Haare.

Die Betäubung ließ nach, und damit kamen auch die Schmerzen. Ich verlangte regelmäßig nach Schmerzmitteln, um es aushalten zu können. Nie habe ich vorher auch nur einmal daran gedacht, dass so ein Kaiserschnitt ja eine richtig große OP ist und mit Schmerzen verbunden. Wenn jemand sagt: »Ich hatte einen Kaiserschnitt«, dann denkt man in erster Linie daran, dass es eine schnelle Geburt war und mit weniger Schmerzen verbrunden als eine normale Entbindung. Es kann nichts reißen, man spürt keine Wehen. Aber dass man mit ganz anderen Leiden zu kämpfen hat, war mir vorher nie so bewusst wie in dem Moment.

Ich durfte den ersten Tag nicht aufstehen und war wirklich froh, dass Tom die ganze Zeit über mit dabei war. Ohne ihn hätte ich die OP nicht so gut durchgestanden und auch die Zeit danach nicht. Ich war sehr unbeweglich, und er kümmerte sich sehr gut um die kleine Lara. Wenn die Windel voll war, wickelte er sie. Wenn sie Hunger hatte, legte er sie mir so an, wie es für mich bequem war.

Es ist unglaublich wichtig, dass der Partner diesen Part übernimmt. Auch nach einer vaginalen Geburt sollte das so sein. Aber nach einer Kaiserschnittgeburt muss die Frau wirklich so viel entlastet werden wie irgend möglich. Der Kaiserschnitt ist zwar eine Routine-OP, das bedeutet aber nicht, dass es sich dabei um einen kleinen Eingriff handelt.

Einen Tag nach der OP durfte ich schon wieder langsam aufstehen. Es war eine Qual, wurde dann aber mit jedem Tag besser. Insgesamt musste ich noch fünf Tage im Krankenhaus bleiben. Das war im Nachhinein betrachtet so ziemlich das Schlimmste. Alle paar Minuten kam jemand ins Zimmer. Entweder stand bei mir eine Untersuchung an oder bei der Kleinen. Dann gab es die Störungen durch die Putzfrau, die Physiotherapeutin, die Schwestern, die das Essen brachten. Und ständig irgendwelche Kontrollen. Nicht einmal in der Nacht konnte ich die Zeit mit meiner Kleinen ungestört genießen. Ich wollte einfach nur nach Hause und sehnte den Tag der Entlassung herbei.

Rückblick

So nach und nach vergaß ich die Schmerzen vor und nach der Geburt. Inzwischen, nach eineinhalb Jahren, kann ich mich sogar mit dem Gedanken eines Geschwisterchens anfreunden.

Abschließend kann ich sagen, dass die Ärzte und Hebammen im Krankenhaus wirklich superkompetent und nett waren und sich sehr bemüht haben, immer alles genau zu erklären. Alle haben sich viel Zeit für mich genommen und auch lange versucht, die Geburt doch noch irgendwie auf normalem Wege stattfinden zu lassen. Die Schwestern auf Station waren zeitweise unterbesetzt und somit sehr im Stress.

In diesem Krankenhaus wurde sehr viel Wert darauf gelegt, dass die Mütter stillen. Ich finde das Stillen an sich auch gut. Nur hat es bei mir nicht von Anfang an geklappt. Ich hatte sehr, sehr wenig Milch, und am dritten Tag hat man dann schon gemerkt, dass die Kleine permanent hungrig war. Sie nahm auch immer weiter ab, das machte mir Sorgen.

Ab dem Zeitpunkt kam alle paar Stunden eine Schwester mit einer neuen Idee, wie sie meine Milchbildung anregen könnte. Ich sollte ständig Milch abpumpen und hatte somit fast gar keine Zeit mehr, einfach mal mit meiner Kleinen zu kuscheln. Schlaf nachholen konnte ich auch nicht. Tagsüber gab es den üblichen Krankenhaustrubel. Und nachts hielt mich Lara wach. Alle redeten auf mich ein, und das machte mich nervös und stresste mich.

Die meisten Frauen haben nach einem Kaiserschnitt eine etwas verzögerte Milchbildung. Es braucht ein gutes Stillmanagement, um das Stillen gut in Gang und somit das Baby satt zu bekommen. Bei einer unterbesetzten Station ist das natürlich ein Problem.

Zu Beginn der Stillzeit kann es tatsächlich sein, dass sich die Empfehlungen von Tag zu Tag oder sogar innerhalb eines Tages ändern, da man auf die sich wandelnde Situation reagiert. Andererseits ist es natürlich möglich, dass die Schwestern einer Station unterschiedliche Meinungen zum Stillen haben und daher sehr verschieden beraten. Gut wäre es, hier eine konstante Person zu haben, die einen durchgängig berät. In manchen Kliniken gibt es spezielle Laktationsberaterinnen, die dann jeweils vormittags im Haus sind. Man kann auch die betreuende Wochenbetthebamme kontaktieren und sich mit ihr abstimmen.

Ich frage mich: Darf ich vielleicht auch noch meine eigenen Entscheidungen treffen? Hat mich jemals jemand gefragt, ob ich überhaupt stillen möchte? Ist vielleicht jemand mal auf die Idee gekommen, dass der Milcheinschuss kommen könnte, wenn ich nur etwas Ruhe hätte und auch gelassener wäre? Am vierten Tag entschieden wir uns dann, etwas zuzufüttern.

Eigentlich ist es üblich, bereits beim Anmeldungsgespräch in der Klinik zu fragen, ob ein Stillwunsch besteht. Da die meisten Frauen stillen möchten, tut man dann erst einmal alles, um diesen Wunsch dann zu realisieren. Zwischendurch wird dann eher nicht mehr nachgefragt, weil es einen oft eher demoralisiert. In der Regel wird alles dafür getan, ein Fläschchen zu vermeiden, da Zufüttern sehr schnell zum Abstillen führt. Zugefüttert wird nur, wenn alle Register gezogen wurden und das Baby trotzdem gut zehn Prozent seines Geburtsgewichts verliert oder der Blutzucker trotz Stillen zu sehr abfällt .

Wir erhielten sehr viele Tipps zum Stillen, aber nur eine einzige Schwester kam auf die Idee, mal fünf Milliliter Pre-Nahrung zuzufüttern. Lara wurde immer blasser, und ich sagte meinem Freund, wenn sie noch mehr abnehme, dann würde ich meine Sachen packen und vorzeitig nach Hause fahren.

DAS tat ich dann auch. Zu Hause angekommen, hatte ich etwas Milch, aber nicht so viel, wie die Kleine brauchte. An der Brust ging es ihr auch irgendwann nicht mehr schnell genug, wahrscheinlich, weil sie schon an das Zufüttern gewöhnt war. Ich versuche, das nicht allzu tragisch zu sehen. Ich lege nach wie vor regelmäßig an und füttere erst danach zu. Aber ich bin immer noch der festen Überzeugung, dass es besser geklappt hätte, wenn ich die ersten Tage nach der Geburt meine Ruhe gehabt hätte. So kann ich mir jetzt von allen Seiten (vor allem von Leuten, die es überhaupt nichts angeht) ständig Fragen anhören wie: »Und, klappt das mit dem Stillen?« Oder: »Na, wird die Milch nun endlich mal mehr bei dir?« – »Hast du schon dies und das und jenes ausprobiert, damit du mehr Milch bekommst?«

Der gesellschaftliche Druck ist beim Thema Stillen leider sehr hoch. Eltern sehen sich allgemein sehr schnell vielen indiskreten Fragen ausgesetzt. Sicherlich ist das oft gut gemeinte Anteilnahme. Doch für junge Eltern, die sich zunächst einmal selbst in ihr Elternsein hineinfinden müssen und oft unsicher sind, ist das einfach übergriffig und unangenehm.

Manchmal klappt das Stillen selbst nach einem schlechten Start noch, sobald zu Hause Ruhe einkehrt und eine gute, konstante Stillhilfe durch die nachbetreuende Hebamme erfolgt. Doch manchmal reicht das dann nicht mehr, und es muss dauerhaft zugefüttert oder ganz abgestillt werden.

Zur Vorbereitung auf das Stillen empfehle ich das Buch *Intuitives Stillen* von Regine Gresens.

Mein Blutdruck hat sich übrigens bereits eine Woche nach dem Krankenhausaufenthalt wieder normalisiert. Anscheinend hatte ich doch so einiges an Wasser im Körper. Zwei Wochen nach der Geburt zeigte die Waage schon 20 Kilo weniger an. Jetzt sind es nur noch fünf Kilo Differenz zu meinem Gewicht vor der Schwangerschaft.

Ich bin total glücklich, dass mit der Kleinen alles in Ordnung ist und dass ich mich wieder fast normal bewegen kann. Für meine zweite Schwangerschaft hoffe ich einfach, dass es auf normalem Wege möglich ist zu gebären, ohne Kaiserschnitt. Und auf jeden Fall wäre ich dann auch schlauer, was das Stillen betrifft. Ich würde nicht so sehr auf das hören, was alle anderen sagen, und einfach meiner Intuition folgen und vor allem nach mehr Ruhe verlangen.

Die WHO geht davon aus, dass bei circa zehn bis 15 Prozent aller Geburten ein Kaiserschnitt notwendig ist.[21] Es kann also letztlich immer sein, dass man zu diesen zehn bis 15 Prozent aller Frauen gehört, bei der eine vaginale Geburt nicht möglich ist. Für manche Frauen ist das okay. Andere hadern sehr mit ihrer Kaiserschnittgeburt. Einige haben das Gefühl, versagt zu haben. Das ist natürlich Quatsch, da eine Geburt nur bis zu einem gewissen Punkt beeinflussbar ist.

Oft wird dann auch noch gesagt: »Was willst du denn? Dein Kind und du, ihr seid doch gesund.« Das ist natürlich richtig, bei einer Geburt geht es aber nicht nur um den Körper. Die Psyche ist mindestens genauso wichtig. Daher sollte eine Geburt, die nicht so verlaufen ist wie geplant, immer gut nachbearbeitet werden.

21 hebammenblog.de/einzigartig/who-sectiorate

In diesem Fall wirkt es so, als wenn Isabell mit ihrem Kaiserschnitt im Reinen wäre. Das ist gut und liegt sicher auch daran, dass die Hebammen und Ärzte sie gut aufgeklärt und alles mit ihr besprochen haben, sodass sie nicht das Gefühl hatte, dass etwas über ihren Kopf hinweg beschlossen wurde.

Sehr schade ist, dass es auf der Wochenbettstation nicht so gut lief. Gerade Frauen, die nach einem Kaiserschnitt einfach vor allem Zeit brauchen, um sich zu regenerieren und zu heilen, benötigen viel Hilfe und genau so viel Ruhe.

Ein guter Plan für den Fall eines Kaiserschnitts könnte daher so aussehen:

- Beide Eltern ziehen mit dem Baby in ein Familienzimmer.
- Der Partner übernimmt das Wickeln und sämtliche Handreichungen für die Frau.
- Die Mutter hat nur die Aufgabe zu stillen und darf ansonsten mit dem Baby kuscheln und bonden, soviel sie möchte.

Die Station übernimmt die Versorgung und leistet kontinuierliche Stillhilfe (sollte es auf der Station sehr voll sein, wird die Wochenbetthebamme einbezogen).

Es ist gut, sich einmal im Vorfeld kurz mit der Möglichkeit eines Kaiserschnitts zu beschäftigen und sich darüber klar zu werden, was man dann braucht oder organisieren sollte.

Einen guten Geburtsplan für eine Kaiserschnittgeburt habe ich als Vorlage in die Bonusmaterialien zum Download gesteckt.

Nicht zuletzt ist es wichtig, sich auch einmal ganz klarzumachen, dass wir uns glücklich schätzen können, in einem Land und einer Zeit zu leben, in der Kaiserschnitte sichere Routineoperationen sind, die Leben retten können.

Nina – Geburtsstillstand

Nina wünschte sich eine natürliche Geburt ohne Interventionen. Aber ihre Geburtsreise endete im OP. Das war okay für sie, denn alles geschah in Absprache und mit ihrer Zustimmung. Dennoch gab es etwas, womit sie gar nicht gerechnet hatte, denn sie hatte das extra in ihrem Geburtsplan vermerkt: Ihr Kind wurde zunächst kurz hinausgebracht, bevor sie es – dann schon in Tücher gewickelt – zurückbekam. Sie schreibt: »Ich habe oft gehört: ›Hauptsache, ihr seid beide gesund‹ – und vor der Geburt meines Sohnes hätte ich so etwas vielleicht auch zu jemandem gesagt. Aber es ist halt nicht genug. Wir sind gesund, aber dieser Moment, der in meiner eigenen Geschichte fehlt, wird nicht zurückkommen – und ich bin immer noch traurig, dass man uns diesen allerersten Kontakt verweigert hat …«

Triggerwarnung: In der Vorgeschichte des Geburtsberichts kommt eine Fehlgeburt vor.

»Kannst du dir vorstellen, dein Kind hier zu Hause zu bekommen?« Ich hätte mir lange nicht vorstellen können, dass ich diese Frage jemals mit Ja beantworten würde. Zu Beginn der Schwangerschaft hätte mein Mann, der Arzt ist und langjährige Erfahrung im Rettungsdienst hat, wohl entsetzt reagiert, hätte man ihn nach einer Hausgeburt gefragt – die Sicherheitsrisiken! Und ich konnte mir das ebenfalls nicht vorstellen: Wie soll man bitte schön ein Kind in einer Mietwohnung bekommen, in der man es sogar hört, wenn oben die Nachbarn aufs Klo gehen?!

Und obwohl es ganz anders geplant war, haben wir in der Nacht, als sich die Geburt unseres Sohnes ankündigte, genau diese Frage unserer Hebamme mit Ja beantwortet. Wir sind sehr froh darüber, dass sie uns auf unserem Weg auf eine Weise begleitet hat, die es uns ermöglichte, am Ende genau so zu entscheiden. Aber von Anfang an.

Schwanger!

Im Mai hielt ich einen positiven Schwangerschaftstest in der Hand. Wir konnten es gar nicht glauben. Beim ersten Mal »Drauf ankommen lassen« sollte es schon geklappt haben? Wir hatten uns ganz pragmatisch auf eine längere Wartezeit eingestellt, schließlich hatten wir beide unseren 30. Geburtstag schon länger hinter uns und meine Ärztin hatte gesagt, ich solle frühestens nach einem Jahr wiederkommen, wenn ich nicht schwanger werden sollte. Und jetzt das.

Nicht schwanger

Unsere ungläubige Freude währte aber leider nur wenige Wochen: Beim ersten Vorsorgetermin stellte sich heraus, dass etwas nicht stimmte. Es waren beim Ultraschall keine Herztöne erkennbar. Die Ärztin vermutete eine Fehlgeburt, wollte aber eine Woche abwarten, um sicherzugehen. Sie schickte uns ohne Hilfsangebote nach Hause. Wir waren geschockt und gleichzeitig absolut sicher, dass sie mit ihrer Vermutung einer Fehlgeburt, einer »missed abortion«, richtiglag. Die Schwangerschaft konnte nicht jünger als gedacht und deshalb noch nicht feststellbar sein.

> Es gibt so viele Frauen, die solch eine traurige Erfahrung einmal oder mehrmals in ihrem Leben machen. Und es ist schade, dass manche Gynäkologen damit immer noch so unsensibel umgehen.

In unserer Verzweiflung suchten wir im Internet nach Wegen, mit den Gefühlen rund um die Fehlgeburt umzugehen und das Erlebnis zu verarbeiten. Wir wollten wissen, was uns – insbesondere mir – bevorstand, und wünschten uns Unterstützung. Zufällig fanden wir heraus, dass es in unserer Stadt eine Beratungsstelle für Eltern gibt, die ein Kind während der Schwangerschaft oder in der ersten Lebenszeit verloren haben. So konnten wir noch während dieser Woche des Abwartens mit einer Hebamme sprechen, die zudem als Trauerbegleiterin ausgebildet war.

Der nächste Arzttermin brachte dann Gewissheit – die Schwangerschaft war nicht mehr intakt. Wir hatten unser ungeborenes Baby verloren, kaum wussten wir, dass es existierte.

Mit dieser Tatsache kamen wir aber bald relativ gut zurecht, nicht zuletzt dank der Gespräche mit der Hebamme von der Fachstelle. Uns half das Wissen, dass die Natur entschieden hatte, diese Schwangerschaft nicht weitergehen zu lassen – und dass es dafür ganz sicher gute Gründe gab, auch wenn wir sie nicht kannten. Aber das Verhältnis zu meiner Ärztin, das bis dahin eigentlich gut gewesen war, hatte gelitten, weil sie uns so schlecht über unsere Möglichkeiten und die Diagnose an sich informiert hatte. Und nun mussten wir mit ihr besprechen, wie es weitergehen sollte.

Sie riet mir schließlich, mit einem Medikament – Cytotec – den Abgang einzuleiten, wie sie es nannte. Das sei schonender als eine Ausschabung, und mit Schmerzmitteln, die sie mir mitgab, werde ich das gut überstehen. Die Hebamme von der Fachstelle sagte uns in einem zweiten Gespräch, dass es zusätzlich auch die Möglichkeit geben würde abzuwarten, bis der Körper selbst die »kleine Geburt« auslöse.

> Beide Varianten sind gut. Manchen Frauen hilft es, den Körper machen zu lassen. Andere können das Warten auf den natürlichen Abgang nicht aushalten und wollen das Ganze lieber schnell hinter sich bringen.

Das kam für mich aber nicht infrage, ich konnte nicht noch länger warten, ich wollte das alles hinter mir haben. Wir hatten einen Kajak-Kurs gebucht, ein Familienfest im Ausland stand an und ich musste beruflich in Kürze verreisen. Ich entschied mich für Cytotec – eine Erfahrung, die ich nicht gebraucht hätte.

Rückblickend war es wohl gleichzeitig die richtige und die falsche Entscheidung: richtig, weil ich danach tatsächlich alles hinter mir hatte und zum Glück keine Ausschabung mehr brauchte. Falsch, weil es eine der – körperlich – schlimmsten Erfahrungen meines Lebens wurde, denn ich habe alle Nebenwirkungen abbekommen, die Cytotec zu bieten hat.

Hätten wir dank meines Mannes nicht eine etwas besser ausgestattete Hausapotheke als die meisten anderen Haushalte, wäre ich an diesem Tag im Krankenhaus gelandet. Denn die Schmerzmittel, die meine Ärztin mir mitgegeben hatte, halfen überhaupt nicht. Mir wurde erst später klar, dass diese Schmerzen Wehen waren – für solche Gedanken war an diesem Tag kein Platz.

Die Verarbeitung kam später – wir redeten viel, nutzten unseren Urlaub im Sommer, um ganz bewusst auch der Traurigkeit Raum zu geben. Dank der Unterstützung der uns beratenden Hebamme waren wir uns schnell sicher, dass wir so bald wie möglich wieder versuchen wollten, schwanger zu werden.

Erneut schwanger

Und schon im September war es so weit. Aufgrund der Erfahrung mit meiner Ärztin bei der Fehlgeburt, wo wir uns überhaupt nicht gut aufgehoben gefühlt hatten, entschieden wir, uns schon früh in dieser zweiten Schwangerschaft eine Hebamme zu suchen und möglichst viele Vorsorgetermine mit ihr zu machen statt mit der Ärztin. Als Risikoschwangere – aufgrund der Fehlgeburt – war klar, dass meine Krankenversicherung mir so viele Hebammenleistungen bezahlen würde, wie ich brauchte, und wir entschlossen uns dazu, das zu nutzen.

So landeten wir bei Martina. Wir verstanden uns mit ihr vom ersten Termin an sehr gut und fühlten uns bei ihr einfach gut aufgehoben. Es entwickelte sich ein tolles Vertrauensverhältnis zwischen uns. Körperlich verlief meine Schwangerschaft zum Glück problemlos, mir ging es die meiste Zeit sehr gut.

Aber die Erinnerung an die Fehlgeburt holte uns immer wieder ein, vor allem bei den Ultraschallterminen. Wir hatten große Angst, es könnte wieder etwas nicht stimmen mit unserem Kind.

> Das ist die Schwierigkeit bei einer Schwangerschaft nach einer vorausgegangenen Fehlgeburt. Man muss erst wieder neu lernen, dem eigenen Körper zu vertrauen.

Doch das Vertrauen in unser Kind wuchs, und das haben wir mehrheitlich Martina zu verdanken. Sie nahm uns und unsere Sorgen sehr ernst. Das überzeugte auch meinen Mann, der seine Ausbildung und sein medizinisches Wissen nun einmal nicht an der Garderobe abgeben kann. Und als die Sprache dann auf den Geburtsort für unser Kind kam, war er so weit, uns eine Hausgeburt zuzutrauen. Ich dagegen lehnte rundweg ab. Die Nachbarn! Und falls etwas schieflaufen würde – dann würden wir diese Erlebnisse für immer mit unserem Zuhause verbinden! Nein, das kam für mich nicht infrage.

Wir überlegten uns ein eigenes Modell. Wenn alles gut gehen würde, würden wir unser Kind in der Hebammenpraxis einer Bekannten von Martina bekommen, die für Geburten eingerichtet war. Das setzte allerdings voraus, dass der Geburtsverlauf eine Autofahrt von 25 Minuten zuließ. Weil Martina sowieso alle ihre Hausgeburten zusätzlich bei einer Klinik anmeldete, haben wir uns für die Frauenklinik entschieden, von der wir nur fünf Autominuten entfernt wohnen und die eine hebammengeleitete Geburt anbietet. Martina würde dann zwar die Geburt nicht selbst leiten dürfen, aber für uns stand fest, dass wir sie dann zumindest als Doula dabeihaben wollten. Wir fühlten uns sehr gut vorbereitet und waren gespannt auf die Geburt.

Eine Woche nach dem errechneten Termin

Unser Baby ließ auf sich warten. Es machte es keine Anstalten zu kommen! Langsam wurden wir ungeduldig. Am Abend vor dem nächsten Termin mit Martina, bei dem wir auch über die Möglichkeit einer Einleitung gesprochen hätten, platzte meine Fruchtblase. Endlich! Wir riefen Martina an. Doch sie meinte, wir sollten uns noch etwas ausruhen. Wehen hatte ich noch keine und es war kurz vor Mitternacht. Wir wollten ohnehin gerade ins Bett.

> Ein Blasensprung bezeichnet zwar auch ohne Wehen den Geburtsbeginn, aber solange sich noch nichts tut, sollte man sich so gut wie möglich ausruhen. Die Kraft benötigt man für die Wehen. Aber diese Empfehlung ist natürlich schwierig. Der Blasensprung ist der Startschuss für die Geburt! Man spürt in sich hinein und wartet auf die Wehen. Wie kann man in so einem Moment schlafen?

Doch aus dem Ausruhen wurde nichts mehr, zumindest nicht für mich. Ich war viel zu aufgeregt. Sehr bald hatte ich auch erste Wehen. Kurz nach 1 Uhr wurden sie regelmäßig und heftig. Wir riefen Martina wieder an und baten sie, zu uns zu kommen.

Als sie da war, meinte sie nach einer kurzen Untersuchung, dass wir ziemlich bald losfahren müssten, wenn wir noch in die Hebammenpraxis wollten. Mir gefiel schon der Gedanke an eine Autofahrt nicht, und das sagte ich ihr. Ich wollte nur in meinen vertrauten vier Wänden bleiben, wo die Katze seelenruhig im Kinderbett schlief, während ich daneben Wehen veratmete. Und so stellte sie mir dann die Frage: »Kannst du dir vorstellen, dein Kind hier zu Hause zu bekommen?« Ich sah meinen Mann an, und wir nickten beide. Ja, wir konnten uns das vorstellen. Es war plötzlich keine schwierige Entscheidung mehr, nichts sprach in diesem Moment dagegen.

Die zweite Hebamme, die uns auch bei der Geburt in der Praxis unterstützt hätte, kam dazu. Meine Wehen wurden immer heftiger, die Pausen kürzer. Es war sehr schmerzhaft und anstrengend – und frustrierend, denn der Muttermund wollte sich einfach nicht weiter öffnen als sechs Zentimeter.

Planänderung

Als der Tag nahte, sagten die Hebammen uns, dass sie vermuteten, dass unser Kind nicht ganz richtig im Becken liege und die Geburt deshalb nicht gut voranginge. Genau konnten sie es nicht sagen, da der Tastbefund nicht eindeutig war. Sie empfahlen uns, in die Klinik zu fahren, und erklärten, dass in diesem Fall eine PDA eine Option sei. Mit dieser könnte ich mich besser entspannen und so dem Kind die Möglichkeit geben, sich besser ins Becken zu drehen. Für den Fall, dass die Lage des Kindes weiterhin ein Problem wäre, wären wir ohnehin in der Klinik am richtigen Ort. Wir stimmten zu, denn inzwischen waren die Wehen so stark, dass ich vor Schmerz schrie. Pausen, in denen ich mich hätte erholen können, gab es kaum noch.

Manchmal liegt ein Kind im Becken ungünstig oder sogar geburtsunmöglich. Man kann dann versuchen, es durch bestimmte Haltungen oder Bewegungen der Mutter in eine bessere Position zu bringen. Auch eine PDA ist durch ihren großen Entspannungseffekt eine gute Möglichkeit. In jedem Fall ist ein Geburtsstillstand ein Grund, eine Hausgeburt abzubrechen und in die Klinik umzuziehen.

Die Fahrt in die Klinik dauerte nur fünf Minuten. Dort angekommen, wurden wir von einer netten Hebamme empfangen, die Martina zufällig kannte. Sie wollte die üblichen Eintrittsuntersuchungen durchführen, bevor der Anästhesist für die PDA kam. Ich dagegen wollte jetzt nur noch, dass die Schmerzen aufhörten. Das wehenhemmende Medikament, das Martina mir für den Transport in die Klinik gegeben hatte, wirkte überhaupt nicht, ich hatte schreckliche Schmerzen und nach wie vor praktisch keine Pause. Ich verweigerte sämtliche Untersuchungen und verlangte, dass ich zuerst von diesen Schmerzen befreit werde.

Der Anästhesist ließ 25 Minuten auf sich warten, und diese 25 Minuten wurden zum schlimmsten Abschnitt der gesamten Geburt. Als er dann endlich kam, wollte er, dass ich mich für das Legen der PDA hinsetzte. Ich weiß zwar nicht mehr, was ich darauf erwidert habe, aber es hat ausgereicht, um ihn davon zu überzeugen, dass das wohl keine gute Idee war. Also durfte ich liegen bleiben. Und ich habe ihn erst gehen lassen, als die

Schmerzen tatsächlich nachließen. Er war viel früher als ich der Meinung, dass es jetzt eigentlich gut sein müsste. Mein Mann erzählte mir später, dass ich den armen Mann ziemlich ins Schwitzen gebracht hatte, ich selbst kann mich kaum erinnern. Aber es tut mir nicht leid, im Gegenteil, ich bin extrem froh, dass ich in dieser Situation noch die Kraft dafür aufgebracht habe, ihm zu sagen, was ich wollte und was nicht.

Als die Schmerzen dann nachließen, folgte die Untersuchung, die die Hebamme schon viel früher hatte machen wollen. Wir waren nach wie vor bei sechs Zentimetern, und auch sie war sich in Bezug auf die Lage meines Kindes nicht sicher. Nach Absprache mit der diensthabenden Ärztin sagte sie, wir würden abwarten, ob sich durch die PDA etwas verändern werde. In den kommenden Stunden forderte sie mich immer wieder auf, mich anders hinzulegen. Die Schmerzen waren irgendwann weg. Mir ging es deutlich besser und die Wehen kamen weiterhin kräftig. Aber ansonsten tat sich nicht viel. Zum Glück blieben die Herztöne meines Babys gut.

Am Mittag besprachen wir uns noch einmal mit Martina, die nun schon fast zwölf Stunden bei uns war. Sie meinte, der nächste Schritt sei, es mit einem Wehenmittel zu versuchen. Falls das auch nichts bringe, würde man uns wohl einen Kaiserschnitt empfehlen. Sie selbst war vom Versuch mit dem Wehenmittel zwar nicht ganz überzeugt, meinte aber, es bestehe schon die Chance, dass sich doch noch was tue. Sie riet uns, es zu versuchen. Danach baten wir sie, nach Hause zu gehen und zu schlafen. Wir fühlten uns mittlerweile von der Klinikhebamme sehr gut betreut.

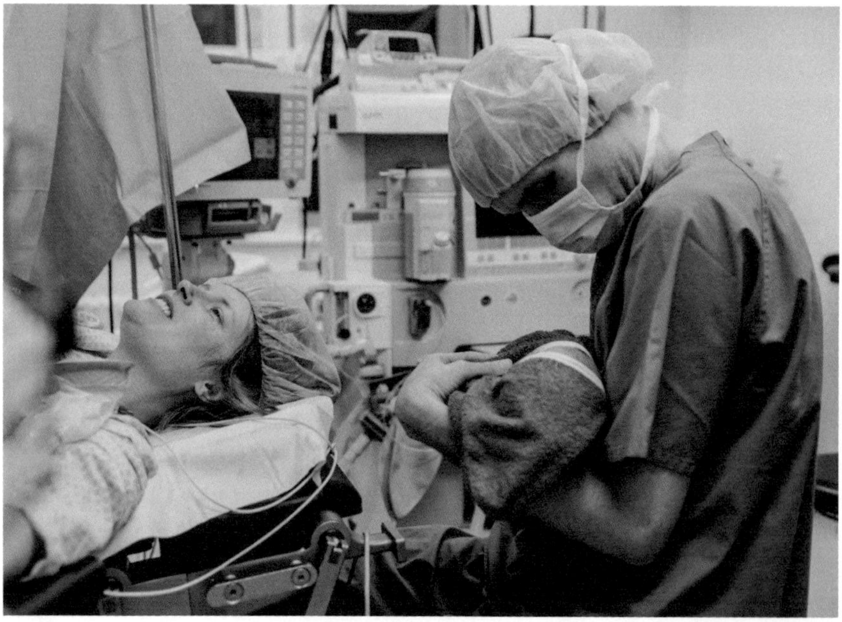

Die Entscheidung steht

Drei Stunden später stand fest, dass das Medikament zwar meine (auch während der PDA) ohnehin schon regelmäßigen und starken Wehen noch verstärkt, aber der Muttermund sich nicht weiter geöffnet hatte. Die Hebamme rief nun die Ärztin dazu – auch sie konnte jedoch die Lage des Kindes nicht mit Sicherheit bestimmen und meinte, sie würde eine Ultraschalluntersuchung durchführen, um sicher zu sein. Sie hielt den Schallkopf auf meinen Bauch und sagte: »Das Kind schaut uns direkt an.« In den folgenden Minuten erklärte sie uns die Besonderheit des »Sternguckers« und dass es zwar durchaus möglich sei, ein Kind aus dieser Lage spontan zu gebären, sie aber bei meinem bisherigen Geburtsverlauf nicht überzeugt sei, dass das noch ohne Probleme gehen würde. Die Hebamme schloss sich dieser Meinung an.

Die hintere Hinterhauptslage (so wird die »Sternenguckerposition« medizinisch korrekt genannt), tritt bei weniger als einem Prozent der Geburten auf. Dabei dreht sich das Kind im Becken nicht, wie sonst üblich, mit dem Gesicht nach hinten, sondern eben nach vorne. Würde die Mutter es in Rückenlage liegend gebären, würde es nach oben, also »in die Sterne« schauen. Eine hintere Hinterhauptslage ist zwar geburtsmöglich, aber sie bringt einige Schwierigkeiten mit sich: Meist löst ein Sternenguckerkind bei seiner Mutter schon früh Pressdrang aus. Die Pressphase der Geburt ist dann letztlich verlangsamt, weil das Kind in dieser Position mehr Schwierigkeiten hat, um das Schambein herumzukommen. Auch wird der mütterliche Damm von Sternenguckerbabys stärker belastet. Der schöne Name trügt also etwas. Insgesamt ist eine solche Geburt etwas schwieriger.

Nina hatte es aber nicht nur mit einem Sternengucker zu tun, sondern die Geburt ging auch insgesamt nicht gut voran. Auch wenn das nicht so explizit gesagt wurde, handelte es sich eigentlich um einen Geburtsstillstand.

Die Ärztin meinte, wenn jetzt ein Kaiserschnitt gemacht würde, könne das alles ohne Hektik ablaufen, da es sowohl mir als auch meinem Baby nach wie vor gut ging. Inzwischen waren seit dem Blasensprung 15 Stunden vergangen, und ich hatte zwar dank der PDA keine Schmerzen mehr, aber ganz eindeutig auch das Gefühl, dass etwas nicht stimmte. Schließlich war so vieles ausprobiert worden, und mein Körper hatte nicht so reagiert, wie das erwartet worden wäre. Ich war mir sicher, dass es dafür einen Grund gab. Mein Mann und ich mussten uns nicht lange besprechen. Wir waren uns sofort einig, dass wir es nicht weiter versuchen wollten.

Und so kam unser Sohn nach 16 Stunden Wehen per Kaiserschnitt zur Welt. Leider haben wir ihn direkt danach nur ganz kurz gesehen. In dieser Klinik war es üblich, dass das Kind direkt nach dem Kaiserschnitt untersucht und den Eltern dann in ein Tuch eingewickelt übergeben wird. Meinem Kreislauf bekam die Operation gar nicht gut, und ich wäre nicht in der Lage gewesen, unseren Sohn festzuhalten. Er wurde meinem Mann in den Arm gelegt.

Das ist ein kleiner Wermutstropfen, ein Stück der Geschichte, das mir fehlt – ich habe meinen Sohn nicht so gesehen, wie er geboren wurde, nackt und nass. Aber ich hatte auf diesen Teil der Geburt keinen Einfluss, es lag nicht in meiner Macht, daran etwas zu ändern, daher versuche ich, das einfach so stehen zu lassen, als eine von vielen Erfahrungen im Leben, die ein bisschen Traurigkeit in einem zurücklassen, auch lange Zeit später noch.

Leider ist es gar nicht unüblich, dass die Mutter ihr Kind nicht gleich sehen darf. In vielen Kliniken ist es so, dass das Baby zunächst in einem angrenzenden Raum untersucht wird. Es gibt aber auch schon häufig die Möglichkeit einer sogenannten Kaisergeburt. Dabei wird das OP-Tuch in dem Moment gesenkt, in dem Das Baby herausgehoben wird. So können die Eltern ihr Kind sofort sehen. Dann wird das Baby der Mutter wie bei einer vaginalen Geburt auf die Brust gelegt.

In anderen Kliniken wird das OP-Feld zwar nicht gezeigt (das ist für manche Eltern auch eine eher gruselige Vorstellung), das Kind wird aber auch ohne Umwege auf der Brust der Mutter platziert.

Auch für den schwachen Kreislauf gibt es eine gute Lösung: Die Mutter bekommt schon vor der OP einen elastischen Schlauchgurt um die Brust gelegt, in den man das Baby dann stecken kann. Denn viele Mütter sind in dem Moment mit der Aufgabe, das Kind zu halten, überfordert. Außerdem haben sie ja nur einen Arm zur Verfügung, da der andere durch den Zugang und die Infusion blockiert ist.

Mit Abstand betrachtet

Im Nachhinein betrachtet war der Kaiserschnitt jedoch genau die richtige Entscheidung. Die Ärztin, die mich operierte, sagte im Anschluss zu meinem Mann, dass der Kleine sich in meinem Becken verkeilt habe und es durchaus möglich gewesen wäre, dass er es nicht aus eigener Kraft geschafft hätte. Als er mir das erzählte, lief es mir kalt den Rücken hinunter. Durch viele Gespräche mit Martina war ich mir vor der Geburt bewusst gewesen, dass man nichts erzwingen kann, dass der Wunsch nach einer natürlichen Geburt ohne Interventionen nicht immer erfüllt werden kann. Sie hatte uns immer wieder gesagt, wie wichtig es sei, offen zu bleiben – und dass ich auf meinen Körper hören und ihm vertrauen solle. Die Vorstellung einer Geburt mit Saugglocke, Zange oder einem Dammschnitt war für mich immer wesentlich furchtbarer als die eines – medizinisch begründeten – Kaiserschnitts gewesen.

Ich habe mir eine natürliche Geburt möglichst ohne Interventionen gewünscht und war bereit, mein Kind zu Hause zu bekommen. Schlussendlich ist es ganz anders gekommen – aber ich hadere nicht damit. Denn der Kaiserschnitt hat mir womöglich schwerwiegende gesundheitliche Folgen erspart und war für meinen Sohn höchstwahrscheinlich deutlich weniger stressig, als es eine natürliche Geburt aus seiner verkeilten Lage heraus gewesen wäre. Die Operation war in der entspannten Atmosphäre, die wir erleben durften, trotz meiner Aufregung halb so wild. Mir ging es wenige Wochen danach wieder sehr gut, und geblieben ist nur eine ziemlich schiefe Narbe, die aber glücklicherweise nur sehr wenige Menschen zu Gesicht bekommen werden.

Wir haben am Tag nach der Geburt die hochgezogenen Augenbrauen der Ärztin ignoriert und sind nach Hause gegangen. Mit meinem Mann zu Hause und Martina, die ja damit gerechnet hatte, uns nach der Geburt zunächst jeden Tag zu besuchen, habe ich mich mit dieser Entscheidung absolut sicher gefühlt. Es war wunderbar, von einer Hebamme während der Schwangerschaft, der Geburt und danach so eng betreut zu werden. Ich würde mir sehr wünschen, alle Frauen hätten diese Möglichkeit und die Freiheit, so wie wir ganz kurzfristig und je nachdem, wie es ihnen während der Geburt geht, zu entscheiden, wo und wie ihr Kind geboren werden soll.

Heute, zehn Monate nachdem ich diesen Bericht geschrieben habe, fällt mir beim Lesen auf, dass ich den Abschnitt darüber, was direkt nach dem Kaiserschnitt passiert ist, sehr kurz gehalten habe. Ich kann mich tatsächlich an wenige Dinge erinnern: daran, dass wir unseren Sohn schreien hörten; daran, dass mein Mann ihn mir gezeigt hat, da war er schon in ein weißes Tuch gewickelt; daran, dass ich gefragt habe, ob ich ihn berühren dürfe. Aber es fehlt ein Stück meiner eigenen Geschichte und ich weiß inzwischen, dass andere Mütter, die einen Kaiserschnitt hatten, das ähnlich erleben. Als ich etwa drei Wochen nach der Geburt eine Brustentzündung hatte und hohes Fieber, sagte ich einmal im Halbschlaf zu meinem Mann, dass ich denke, das Baby da sei gar nicht mein Kind, sie hätten mir ja irgendeins mitgeben können. Er erschrak furchtbar, verständlicherweise. Bis heute verfolgt mich dieser Gedanke manchmal, eine völlig irrationale Folge dieser routinemäßigen Vorgehensweise in der Klinik. Und ja: Ich bin wütend darüber. Im Nachhinein betrachtet war das nicht nötig und ich finde es traurig, dass das Bonding Haut auf Haut – wenigstens mit dem Vater – direkt nach dem Kaiserschnitt nicht völlig selbstverständlich ermöglicht wird, wenn es dem Kind gut geht. Aber abgesehen von der Wut und Trauer darüber, dass dieses Stück unserer Geschichte in meiner Erinnerung fehlt, stimmt es nach wie vor: Ich hadere nicht mit dem Kaiserschnitt. Es war die richtige Entscheidung.

In vielen Kliniken ist das Bonding eine Selbstverständlichkeit. Wie so etwas konkret gehandhabt wird, das ist sicher eine der Fragen, die man bei der Anmeldung zur Geburt stellen sollte.

Viele Frauen machen einen Geburtsplan.[22] Vielleicht sollte man in der Schwangerschaft auch mal einen Moment darauf verwenden, einen Plan B zu entwerfen und diesen in seiner Geburtsklinik zu hinterlegen – für alle Fälle.

Die geburtshilflichen Abteilungen haben sich in den letzten Jahrzehnten immer mehr den Wünschen der Frauen geöffnet. Diese Entwicklung sieht man auch schon vielerorts in der Handhabung von Kaiserschnitten. Hoffen wir, dass diese guten Praktiken sich schnell verbreiten.

In diesem Fall ist es natürlich bitter, dass Nina einen Geburtsplan gemacht – und speziell auf ihren Bondingwunsch hingewiesen hatte –, der aber ignoriert wurde. Sie hatte den Plan mit ihrem Mann und ihrer sehr bodenständigen Hebamme zusammen geschrieben und sehr darauf geachtet, dass alles so formuliert war, dass sich niemand angegriffen fühlen würde. Es wirkt allerdings so, als wenn keiner diesen Plan gelesen hat.

In wenigen anderen Fachgebieten suchen sich die Menschen ihre Klinik so genau aus wie für eine Geburt. Sie sind also potenzielle Kunden (nicht »nur« Patienten), und als diese haben ihre Forderungen ein gutes Potenzial, auch gehört zu werden. Fragt also ruhig immer nach und hinterfragt bestehende Restriktionen und besteht auf guten »Kundenservice«.

Elisabeth – Akrobatik im Bauch

»Es gibt nichts, was es nicht gibt« – das ist wohl einer der beliebtesten Sprüche in geburtshilflichen Abteilungen. Denn man wird im Kreißsaal immer mal wieder von wirklich ungewöhnlichen Begebenheiten überrascht. Selbst nach jahrelanger Berufspraxis hört das nicht auf.

Elisabeths Tochter war auch so ein kleines Überraschungsei. Sie lag nämlich bei jeder einzelnen Untersuchung in einer vollkommen anderen Lage. Und das bis zum Schluss. So bescherte sie ihrer Mutter und allen Beteiligten eine ziemliche Gefühlsachterbahn, bis es dann am Ende zum Kaiserschnitt kam.

22 Einen Muster-Geburtsplan habe ich den Bonusmaterialien zum Download beigefügt.

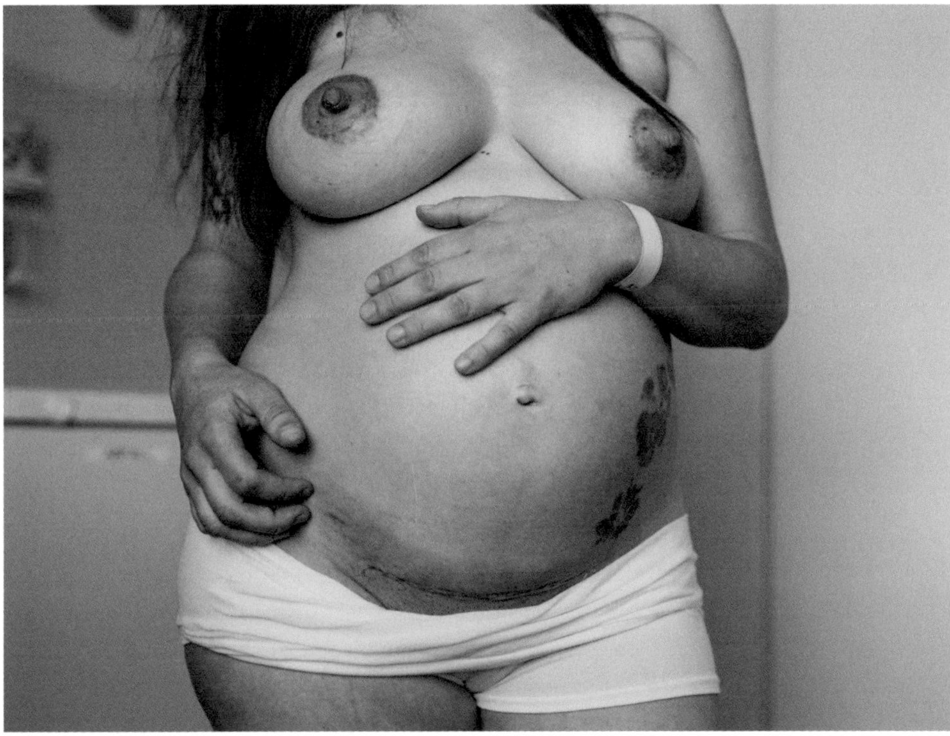

Der errechnete Termin war der 9. Januar. In der 37. Woche stellte meine Frauenärztin, die gleichzeitig auch meine Belegärztin im Krankenhaus ist, beim Ultraschall eine Querlage mit Tendenz zur Beckenendlage fest. »Was machen wir denn, wenn sich das nicht mehr ändert oder das Baby in BEL bleibt?«, fragte sie mich. Darüber hatte ich mir noch nie Gedanken gemacht. Natürlich geht man erst einmal davon aus, dass alles normal läuft.

Zwei Jahre vorher hatte ich unseren Sohn spontan geboren und wünschte mir nun beim zweiten Kind auch wieder eine normale Geburt. Ein Kaiserschnitt war gedanklich weit weg. Meine Frauenärztin unterstützte mich. Auch aus einer Beckenendlage könne das Kind ja spontan geboren werden.

Unser Umfeld reagierte eher verhalten. Meine Nichte ist aufgrund einer durchlittenen Hirnhautentzündung als Neugeborenes schwerbehindert. Meine Schwiegereltern schlugen beim Gedanken an das zusätzliche Risiko, das wir mit einer Beckenendlagengeburt eingehen würden, die Hände über dem Kopf zusammen. Auch meine eigene Mutter, die dreimal einen Kaiserschnitt bekommen hatte, war eher skeptisch. Vertrat sie doch die Meinung: »Einen Kaiserschnitt überlebt man auch.«

Alles in allem verwirrten die Ratschläge aus dem Verwandten- und Bekanntenkreis. Zum Schluss mussten wir unsere Entscheidung ja doch allein treffen.

Meine Ärztin hatte über Weihnachten zwei Wochen Urlaub. Wenn ich in dieser Zeit ins Krankenhaus gemusst hätte, wäre der zweite Belegarzt zur Entbindung gekommen. Dieser ließ mir schon vorab ausrichten, dass er eine Geburt aus BEL auf gar keinen Fall unterstützen werde. Wir hätten also in ein anderes Krankenhaus fahren müssen. Wollten wir das?

Stundenlange »Was ist, wenn ...«-Diskussionen machten die Weihnachtszeit zu einer nervenaufreibenden und anstrengenden Phase vor der Geburt – eigentlich schade.

> Das ist wirklich schade und eigentlich auch unnötig. Solange es keine Risikokriterien gibt, sollte das geburtshilfliche Team ja die Wünsche der Eltern möglich machen.

Es waren noch etwa zwei bis drei Wochen bis zur Entbindung, und Magdalena lag immer noch mit dem Kopf oben. In dieser Zeit besuchte uns ein Bekannter. Er war 30 Jahre lang Krankenpfleger gewesen und Vater von sechs Kindern. Ich werde nie vergessen, wie er im Türrahmen stand und in seiner typisch direkten Art sagte: »Ja, die Wahrscheinlichkeit, dass es sich jetzt noch dreht, geht gegen null.« Wie sehr sollte er sich irren ...

> »Es gibt nichts ...«

Als gedankliches Ziel hatte ich immer den 4. Januar als frühesten Geburtstermin anvisiert. Das war der Tag, an dem meine Ärztin aus dem Urlaub zurück sein würde. Am 5. Januar hatte ich direkt wieder einen Vorsorgetermin bei ihr.

Was für eine Überraschung, Magdalena lag an diesem Tag in Schädellage mit dem Kopf unten, und alle Sorgen schienen vergessen. Vor laute Euphorie ging ich (das hatte ich mir vorher schon so vorgenommen) von der Praxis direkt in die Apotheke und ließ mir Rizinusöl geben. Zu Hause angekommen, mischte ich mir den berühmten Wehencocktail, informierte die Familie per WhatsApp, dass es bald losgehe, und kippte mir das Gemisch runter ... »Der 6.1.16 ist doch ein super Termin«, dachte ich.

Aber Magdalena spielte nicht mit.

Außer ein paar leichten Wehen frühmorgens ist überhaupt gar nichts passiert. Meine Hebamme musste später darüber schmunzeln (und ich natürlich auch). Nach zwei Tagen hatte ich es akzeptiert, und so verstrich der geplante ET, ohne dass sich etwas rührte.

Der Wunsch, es möge losgehen, ist total verständlich. Aber der Körper reagiert nur gut auf Einleitungsversuche, wenn er schon geburtsbereit ist und lediglich einen minimalen Anschubser braucht.

Frauen, die sich wünschen, die Wehen mögen einsetzen, wird sehr häufig (auch von Hebammen) geraten, sie sollen sich einen Rizinuscocktail machen. Im Netz kursieren die wildesten Rezepte dazu. Die meisten sind eine Mischung aus Rizinusöl, diversen alkoholischen Getränken und Obstsäften. Die Wirkung dieses Gemisches: Magenkrämpfe und wiederkehrende Durchfälle. Durch diese extreme Darmtätigkeit soll die angrenzende Gebärmutter dazu gebracht werden, ihrerseits mit Kontraktionen zu beginnen. Tatsächlich kommt es oft zu körperlicher Schwächung bis hin zur Dehydrierung.

In einer Cochrane-Studie konnte kein Unterschied zwischen Rizinus und Placebo gefunden werden. Es wurde allerdings festgestellt, dass allen Frauen, die den Wehencocktail getrunken haben, danach schlecht oder schwindelig war.[23]

Am 11. Januar ging ich dann ins Krankenhaus zur CTG-Kontrolle. Alles war in Ordnung. Am Ende fragte die Hebamme, ob sie noch einmal untersuchen solle. Ich dachte: »Warum nicht?« Sie tastete mich also ab und sagte nach einer Weile: »Ich glaube, ich habe hier wieder einen Fuß …« Ich dachte, ich höre nicht richtig. »Das kann überhaupt nicht sein, können wir mal Ultraschall machen?«, bat ich.

Sie holte sofort das Gerät und bestätigte dann, dass wieder eine BEL vorlag. Ich wusste nicht, ob ich lachen oder weinen sollte. Und wieder einmal hatte ich nichts von der Drehung gemerkt. Sie schickte mich zur Ärztin, damit sie sich das selbst auf dem Ultraschall ansehen konnte. Und dann saßen wir da und schauten uns an. Wir waren wieder am Anfang.

Zwei Tage später, wie immer mittwochs, hatte sie ihren OP-Tag. Wir vereinbarten dann, uns morgens um 8 Uhr im Krankenhaus zu treffen, nochmals die Kindslage zu überprüfen und dann vor Ort zu entscheiden, was wir tun würden.

So bestellten wir die Oma für Dienstagabend als Babysitterin für den Großen und reisten mit Sack und Pack am Mittwochmorgen ins Krankenhaus. Die Hebamme, die uns empfing, wusste von dem ganzen Hin und Her und traute sich kaum, nur durch äußeres Abtasten ein Urteil abzugeben. Der Ultraschall ergab dann: Das Kind liegt in Schädellage!

23 hebammenblog.de/einzigartig/cochrane-wehencocktail

Es konnte also losgehen! Verwunderung, ungläubiges Erstaunen und gleichzeitige Freude bei allen Parteien. Innerhalb von zwei Tagen hatte meine Tochter sich zum wiederholten Male komplett gedreht. Ich sah mich schon mit Kind im Arm. Ich malte mir aus, was ich bei dieser zweiten Geburt alles besser und anders machen wollte. Wir fackelten nicht lange, und der Wehentropf wurde angeschlossen, damit es mal Druck nach unten gäbe und voranginge.

> Das ist ein durchaus übliches Vorgehen in einem Fall von »mobiler Kindslage«. Man passt die »richtige« Lage ab und leitet dann schnell ein, um zu verhindern, dass sich das Kind wieder dreht.

So verging der Morgen, bis gegen Mittag dann leichte Wehentätigkeit zu spüren war. Der Tropf wurde abgenommen und wir wurden zum Mittagessen geschickt, um uns zu stärken. Im besten Falle würde es dann nachmittags von allein weitergehen. Wir überlegten noch, auf welche Pizzeria wir jetzt die meiste Lust hätten, als die Hebamme »nur noch mal eben untersuchen« wollte. Sie ertastete: nichts. Keinen Kopf und keinen Fuß. Wieder musste die Ärztin herbeieilen und feststellen, dass das Baby erneut aus dem Becken gerutscht war und quer im Bauch lag. (Dass dafür überhaupt noch genug Platz war!)

Ich war wahnsinnig enttäuscht und musste erst einmal heulen. Das war es dann mit der Spontangeburt, denn bekanntlich kann man aus Querlage kein Kind bekommen. Meine Ärztin hatte Verständnis für meine Tränen, sagte aber auch: »Wenn jetzt die Fruchtblase platzt, kann zum Beispiel ein Arm mit herausfallen. Und wenn sich das Kind unter Wehen für den falschen Weg entscheidet, kann es Komplikationen geben.«

Bei aller Enttäuschung dachten wir natürlich zuerst an die Sicherheit unseres Babys und stimmten dem Kaiserschnitt zu. Ein bisschen war ich natürlich auch erleichtert, dass jetzt alles ein Ende haben sollte.

Die Zeit im OP habe ich negativ in Erinnerung. Es ist mir bis heute ein Rätsel, wie man sich ohne schwerwiegende Gründe für einen Kaiserschnitt entscheiden kann. Nach wenigen Minuten wurde Magdalena uns gezeigt (sie machte dabei einmal Pipi auf die Hände der Hebamme), und schon war sie wieder weg. Mein Mann ist kurze Zeit später auch verschwunden und wartete dann mit der Kleinen im Kreißsaal.

Ich wurde dann circa eine halbe Stunde lang zusammengeflickt. Mein Kreislauf baute währenddessen so richtig ab. Daher musste ich noch eine Weile zur Beobachtung im Aufwachraum verbringen.

Sehr schade, dass in der Klinik kein Bonden im OP möglich war. Gerade nach einem Kaiserschnitt ist es so wichtig, Mutter und Kind möglichst schnell zusammenzuführen, um ein Fremdelgefühl zu vermeiden. Einige Frauen, die ihr Kind erst deutlich später zu sehen bekamen, berichten nämlich von anfänglichen Bindungsschwierigkeiten und Problemen, ihr Kind gut anzunehmen.

Normalerweise kommen Frauen direkt nach dem Kaiserschnitt zur Beobachtung in den Kreißsaal. Der Aufwachraum ist für Menschen, die nach einer OP besonders intensiv überwacht werden müssen.

Als ich dann endlich in den Kreißsaal zurückgebracht wurde, begrüßte mich mein Mann mit den Worten: »Ich glaube, sie hat Hunger.«

Es wird ja immer empfohlen, direkt im Kreißsaal schon mal anzulegen, aber ich fühlte mich so schwach und zittrig, dass ich es kaum schaffte. Ich mochte sie auch gar nicht allein halten, also half mir mein Mann. Wir durften dann die üblichen zwei Stunden im Kreißsaal zu dritt verbringen und uns beschnuppern.

Magdalena hat sich ganz normal entwickelt. Sie ist heute noch so quirlig und aktiv wie im Bauch. Wir sind sehr dankbar für unser gesundes Kind. Sie hatte übrigens die Nabelschnur einmal um den Hals gewickelt und vielleicht schon gespürt, dass das für den Weg nach unten hinderlich war.

Auch hier wäre wohl etwas mehr Unterstützung gut gewesen. Nach einem Kaiserschnitt kommt die Milchbildung generell etwas langsamer in Gang. Gerade deshalb ist es wichtig, den Stillstart zu fördern und alles dafür zu tun, dass Mutter und Kind hier gut zueinanderfinden.

Warum Magdalena so extrem drehfreudig war, werden wir wohl nie abschließend erfahren. Es ist gut möglich, dass die Nabelschnur der Grund dafür war.

Übrigens hat Elisabeth inzwischen ihr drittes Kind bekommen. Und diesmal ist ihr Wunsch einer weiteren Spontangeburt erfüllt worden.

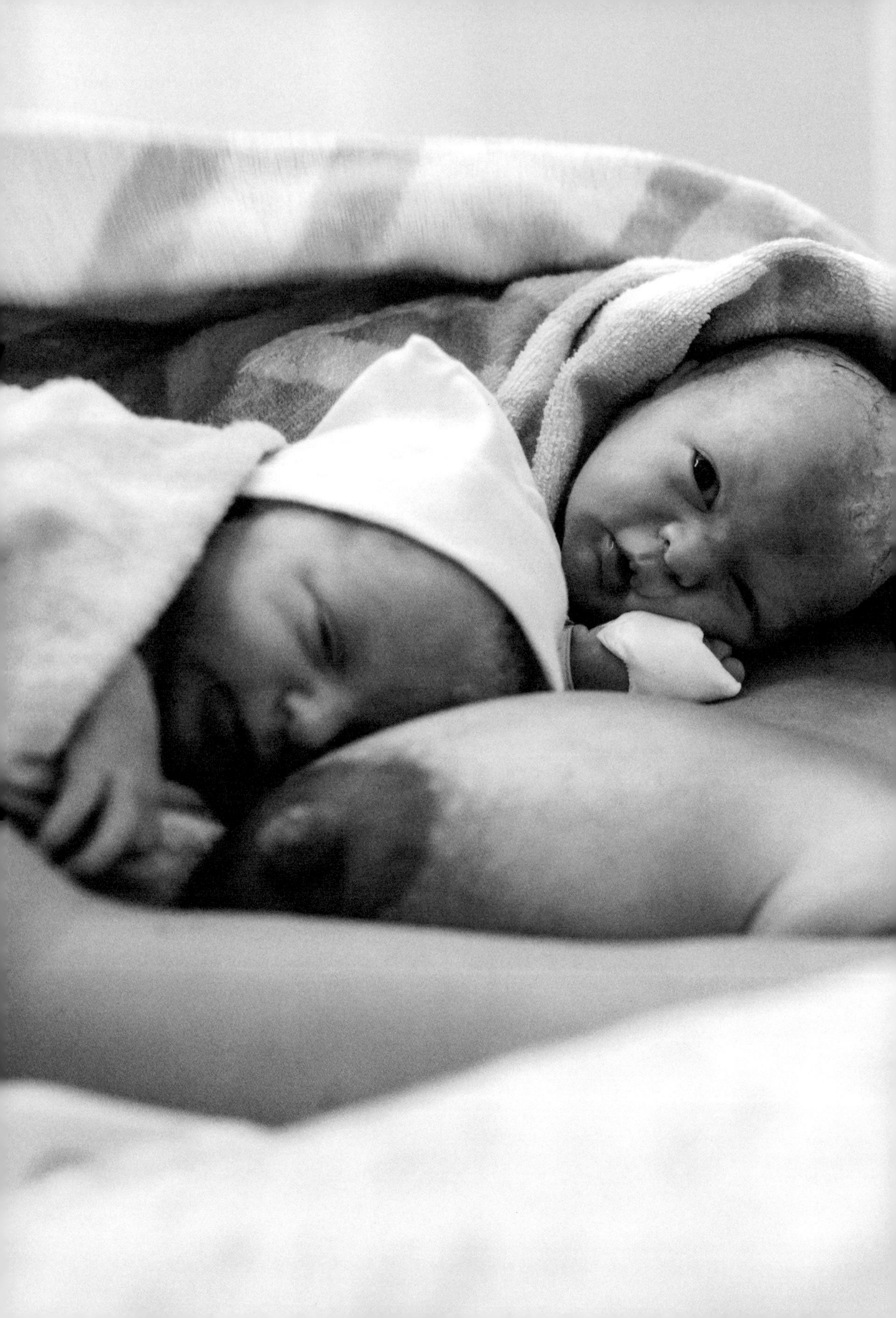

Mehrlingsgeburt

Mehrlingsgeburten sind so speziell, dass sie eigentlich ein eigenes Buch bräuchten. Dennoch sollen sie hier nicht fehlen. Es wird in diesem Kapitel aber lediglich um Zwillingsgeburten gehen. Drillinge oder noch mehr Kinder werden immer sehr früh per Kaiserschnitt geholt. Bei Zwillingen variiert das viel mehr.

Auch wenn circa jede 85. Schwangerschaft natürlicherweise Zwillinge bringt, (durch Hormonbehandlungen und künstliche Befruchtungen sind wir inzwischen bei circa 1 : 64 angekommen)[24], sind sie immer noch eine Besonderheit, die viel Beachtung findet. Das Positive an dieser gesellschaftlichen Sonderstellung ist: Zwillingseltern bekommen automatisch ganz viel Anerkennung von ihrer Umwelt. Der Nachteil ist: Die Mitmenschen werfen vor lauter Enthusiasmus jegliche Grenzen über Bord. Zwillingseltern brauchen ein doppelt so dickes Fell wie Einlingseltern, da sie *alles* gefragt werden: »Sind die natürlich entstanden oder habt ihr nachgeholfen?« ist da sicher noch eine der harmloseren Varianten.

Für die Entscheidung, wie die Geburt ablaufen soll, kommt es zunächst darauf an, was für Zwillinge erwartet werden. Die Unterscheidung zwischen ein- und zweieiig ist den meisten Menschen noch geläufig. Aber dann wird es schon komplizierter. Hier ein kleines Zwillings-ABC.

Zweieiige Zwillinge

46 Prozent aller Zwillinge sind zweieiig. Das heißt, sie entstehen aus zwei unterschiedlichen Eiern, die im selben Zyklus gereift sind und von zwei verschiedenen Spermien befruchtet wurden. Das heißt, es entstehen im Prinzip normale Geschwister, nur eben gleichzeitig. Das heißt: relativ gleichzeitig, denn sie müssen nicht unbedingt beim selben Geschlechtsakt befruchtet werden. Theoretisch können die Zeitpunkte der Befruchtung sogar bis circa 24 Stunden auseinanderliegen. Danach wird es unwahrscheinlicher, weil sich dann die Hormonsituation der Mutter drastisch ändert, sodass ein zweiter Eisprung nicht mehr möglich ist.

Zweieiige Zwillinge können also auch unterschiedliche Geschlechter haben. Diese Form der Zwillinge, bei denen in beiden Eierstöcken der Mutter gleichzeitig Eier heranreifen (normalerweise wechseln sie sich monatlich ab), tritt in einer Familie meist gehäuft auf. Das kommt daher, dass diese Besonderheit des gleichzeitigen Eisprungs oft von der Mutter auf die Tochter vererbt wird. Die so entstandenen Embryonen reifen

24 Statistisches Bundesamt, 2016

durch vier Membranen (Fruchtblasen beziehungsweise Eihäute) getrennt voneinander in der Gebärmutter heran, jedes mit seiner eigenen Versorgungseinheit (Plazenta).

Diese Art der Zwillingsschwangerschaft ist in der Regel relativ unkompliziert. Oft halten die Schwangerschaften sogar fast bis zur 39. Schwangerschaftswoche. Meist können zweieiige Zwillinge auch auf spontanem Wege geboren werden, vorausgesetzt, sie liegen in einer geburtsmöglichen Lage. Ansonsten sind die Kriterien der Einlingsgeburt am ähnlichsten. Im Ultraschall erkennt man zweieiige Zwillinge an der kräftigen Mittelwand zwischen den beiden Fruchthöhlen.

Eineiige Zwillinge

Eineiige Zwillinge entstehen, wenn sich der Keim nach der Befruchtung teilt. Je nachdem, zu welchem Zeitpunkt das passiert, teilen sich die Kinder dann mehr oder weniger Strukturen wie die Plazenta oder sogar die ganze Fruchtblase.

Bei ungefähr 20 Prozent aller eineiigen Zwillinge erfolgt die Trennung bis zum dritten Tag nach der Befruchtung. So entstehen dichoriale-diamniote Zwillinge. Das heißt, beide Kinder haben wie die zweieiigen Zwillinge jeweils eine eigene Fruchtblase und eine eigene Plazenta. Meist nisten sie sich auch an unterschiedlichen Stellen in die Gebärmutter ein. Im Ultraschallbild sind diese eineiigen Zwillinge nicht von zweieiigen zu unterscheiden. Auch für die Geburtshilfe ergibt sich aus dieser Konstellation kein Unterschied.

Ungefähr 30 Prozent aller eineiigen Zwillinge trennen sich zwischen dem dritten und siebten Tag nach der Befruchtung, man nennt sie monochorial-diamniot. Dabei findet eine vollständige Trennung des embryonalen Anteils statt, nicht mehr allerdings der ernährenden Plazenta. Beide Embryonen nisten sich gemeinsam in die Gebärmutter ein, die Plazenta versorgt beide Kinder. Dadurch entsteht relativ häufig das Problem eines fetofetalen Transfusionssyndroms (auch »Schneeweißchen-und-Rosenrot-Syndrom« genannt). Dabei kommt es zu Gefäßverbindungen zwischen beiden Zwillingen. Der Blutfluss geht also von einem Zwilling zum anderen über. Im Ultraschallbild sind die beiden Fruchthöhlen, durch einen dünnen Streifen getrennt, zu erkennen. Dieser Zustand ist für beide Kinder gefährlich und muss oft behandelt werden. Manchmal muss die Schwangerschaft daher auch deutlich früher beendet werden. Diese Zwillinge können immerhin noch oft bis zur 36. Schwangerschaftswoche ausgetragen werden. Je nach Problematik und Lage wird hier schon deutlich häufiger ein Kaiserschnitt als Geburtsmodus gewählt.

Bei ungefähr vier Prozent aller eineiigen Zwillinge erfolgt die Trennung erst nach dem siebten Tag nach der Befruchtung. Man nennt sie dann monochorial-monamniot oder auch mono-mono. Die beiden Kinder teilen sich dann sowohl die Plazenta als auch die Eihäute. Sie liegen also tatsächlich in einer gemeinsamen Fruchtblase. Diese Schwangerschaften werden in der Regel schon zum Ende der 34. Schwangerschaftswoche per Kaiserschnitt beendet, da sie die meisten Risiken bergen.

Wenn die Teilung des befruchteten Eis erst nach dem 14. Tag erfolgt, entstehen nicht vollständig voneinander getrennte Kinder, sogenannte siamesische Zwillinge. Dies ist aber nur bei 1 : 60 000 bis 1 : 20 000 Kindern der Fall.

Voraussetzungen für eine spontane Geburt von Zwillingen

Wie jede Geburt schon einzigartig ist, gilt das natürlich auch für jede einzelne Zwillingsgeburt. Jede Frau muss mit ihren Wünschen, ihren Kindern und deren Besonderheiten gesondert betrachtet und beraten werden. Pauschale Empfehlungen sind hier, wie immer in der Geburtshilfe, nicht angesagt. Eine der Voraussetzungen für eine spontane Geburt ist aber, dass die Kinder an die 2000 Gramm wiegen.

Eine kanadische Studie, an der insgesamt fast 3000 Frauen teilnahmen (1400 mit Kaiserschnitt und 1406 mit spontaner Geburt), belegte allerdings, dass der Kaiserschnitt, wenn sich der führende Zwilling in Schädellage befindet, keine Vorteile bringt.[25]

In weiteren Untersuchungen werden etwas höhere Risiken für das zweite Kind nachgewiesen, und zwar unabhängig vom Entbindungsmodus. Das kommt zum Beispiel daher, dass sich nach der Geburt des ersten Zwillings die Gebärmutter sehr verkleinert und es dadurch zu einer vorzeitigen Ablösung der Plazenta kommen kann.

Ungefähr 25 Prozent der Zwillingskinder müssen nach der Geburt zunächst in der Kinderklinik verbleiben, da fast 60 Prozent ein Gewicht unter 2500 Gramm haben, 15 Prozent sogar unter 1500 Gramm. Die zweiten Zwillinge haben zudem öfter noch Probleme mit der Atmung.

Kaiserschnittgeburten bei Zwillingen

Grundsätzlich wird ein Kaiserschnitt empfohlen, wenn:

- der vorangehende Zwilling in Quer- oder Beckenendlage liegt.
- das Schätzgewicht des zweiten Zwillings 500 Gramm über dem des ersten Zwillings liegt.
- eine Wachstumsverzögerung des zweiten Zwillings vorliegt.
- die Kinder unter 1800 Gramm wiegen.
- eine Mono-mono-Schwangerschaft vorliegt.

25 Barnett, J. F. R, NEJM 2013; 369: 14

Chris – ganz spontane Zwillinge

Als Chris mir ihren Geburtsbericht schickte, schrieb sie mir begleitend: »Ich habe immer gerne die Geburtsberichte in deinem Blog gelesen und mich gerade vor der zweiten Geburt intensiv mit dem Thema Geburt auseinandergesetzt. Besonders beschäftigt hat mich der Bericht einer Zwillingsmama, da wir nach unserer Tochter nun ebenfalls Zwillinge bekommen haben. Sie sind im August zur Welt gekommen.

Ich habe diesen Bericht verfasst, weil mich die Geburt wie die meisten Frauen beschäftigt, und die Geburten meiner Kinder sind tolle Erinnerungen für mich. Ich weiß, dass du mit Geburtsberichten sicher überschwemmt wirst. Dennoch wollte ich dir diesen Bericht schicken. Vielleicht kann er anderen Zwillingsmüttern Mut machen, dass eine natürliche Entbindung möglich ist und auch mit Zwillingen ein tolles Erlebnis sein kann.«

Bereits früh in der Schwangerschaft begann ich mich mit der Geburt auseinanderzusetzen. Nach der Geburt unseres ersten Kindes habe ich einige Zeit gebraucht, um festzustellen, dass ich stolz war: Ich hatte es geschafft, ein Kind natürlich zur Welt zu bringen (auch wenn es eine Saugglockengeburt war und ich einen Dammriss zweiten Grades davontrug). Ich hatte mir vorgenommen, auch ein zweites Kind auf natürlichem Weg zu bekommen.

Nun erwarteten wir Zwillinge, und viele Leute sprachen direkt von Kaiserschnitt. Insbesondere, da sie eineiig waren und der zweite Zwilling in Beckenendlage lag, war ein Kaiserschnitt immer im Gespräch. Trotz des Wissens, dass dies heute Routine ist, konnte ich mich mit dem Gedanken nicht anfreunden. Hinzu kam, dass das Krankenhaus, das ich gewählt hatte, eine hohe Kaiserschnittrate hatte. Ich versuchte mich also innerlich mit dem Kaiserschnitt anzufreunden, was mir nicht recht gelang.

Meine Schwangerschaft verlief unkompliziert, und so wurde in der 35. Woche ein Geburtsplanungsgespräch im Krankenhaus durchgeführt. Zu meiner Überraschung war von Kaiserschnitt keine Rede. Ich durfte es spontan versuchen. Sollte es nicht vorher von selbst losgehen, sollte ich am Tag von Schwangerschaftswoche 37 + 0 zur Einleitung wiederkommen. Dieser Termin wurde gewählt, da wir eineiige Zwillinge bekamen.

Bei Besonderheiten wie Zwillingen oder der Beckenendlage ist es ansonsten immer gut, sich in mehreren Krankenhäusern nach dem üblichen Vorgehen zu erkundigen. Da gibt es große Unterschiede. Und so lohnt es sich, für seine Wünsche etwas zu recherchieren.

Und so kam es, dass ich mit meinem Mann Simon an 37 + 0 ins Krankenhaus ging. Die Untersuchung ergab, dass es unseren Zwillingen im Bauch gut ging und die Einleitung gestartet werden konnte. Ich durfte bis zum Abend noch mal nach Hause und versuchte, mich dort noch ein wenig auszuruhen. Am Abend brachten mein Mann und unsere Tochter Lena mich wieder ins Krankenhaus und fuhren dann wieder zu uns. Ich erwartete, dass die Einleitung dauern würde, und wollte lieber, dass mein Mann unsere Tochter betreute und dann ausgeruht ins Krankenhaus käme, wenn es spannend würde.

Ich bekam ein Zimmer. Es wurde ein Zugang gelegt und ein CTG geschrieben. Um 19 Uhr bekam ich die erste Tablette zur Einleitung. Danach wurde wieder eine ganze Stunde CTG geschrieben. Und siehe da, ich bekam bereits leichte Wehen. Noch waren sie gut auszuhalten, aber ich war erstaunt, dass sich bereits etwas tat.

Nach dem CTG ging es zurück aufs Zimmer. Dort hatte ich weiterhin leichte Wehen und versuchte, dazwischen etwas zu dösen. Ich ahnte, dass es eine lange Nacht werden würde, und versuchte, Kraft zu sammeln.

Um 23 Uhr ging es für die nächste Tablettengabe und eine weitere Stunde CTG zurück zum Kreißsaal. Während dieser Stunde wurden die Wehen merklich stärker. Danach erfolgte dann die erste Muttermunduntersuchung – fingerdurchlässig. Außerdem wurde eine Eipollösung gemacht. Ich war etwas enttäuscht vom Befund des Muttermunds und ging zurück auf mein Zimmer.

> Es ist sehr ungewöhnlich, dass zum Abend hin eingeleitet wurde. Aber eigentlich ist das gut, denn es entspricht dem Biorhythmus. Bei sehr vielen Frauen geht am Abend die Geburt los.
>
> Bei einer Eipollösung wird die Fruchtblase etwas vom Muttermund und dessen Umkreis gelöst. Sehr oft werden dadurch die Wehen verstärkt, ohne dass es ein sehr invasiver Eingriff ist. Allerdings wird die Eipollösung oft als sehr schmerzhaft beschrieben.

Wieder versuchte ich zu dösen, doch die Wehen waren im Liegen nur schwer zu ertragen. Also stützte ich mich aufs Bett, und so langsam musste ich die Wehen veratmen. So verging einige Zeit und ich fragte mich irgendwann, warum ich bloß die blödsinnige Idee gehabt hatte, natürlich gebären zu wollen. Komische Gedanken hat man manchmal …

Um 4 Uhr waren die Wehen langsam schmerzhaft und ich ging zum Kreißsaal, weil ich wissen wollte, wie es aussah. Wieder CTG und Untersuchung. Ergebnis: Wehen ausreichend, Muttermund bei drei Zentimetern. Ich durfte um 5 Uhr in den Kreißsaal umziehen. Die Hebamme dort überzeugte mich auch, meinen Mann anzurufen. Ich hätte damit noch etwas gewartet, da ich davon ausging, dass es noch Stunden dauern würde.

Ich teilte ihm mit, dass er kommen solle, sich aber in Ruhe noch einen Kaffee machen könne. Das tat er auch und war dann um 6 Uhr bei mir. Da war gerade der Anästhesist da und legte eine PDA. Zeitgleich fand der Schichtwechsel statt und um 6:20 Uhr kam die neue Hebamme mit einer Schülerin und meinte: »Dann bekommen wir jetzt mal Ihre Kinder«, und ich dachte: »Ob das in Ihrer Schicht noch was wird«?

Das ist eine Redensart, die von Hebammen sehr häufig benutzt wird. Ich finde es ja schöner (und richtiger) zu sagen, dass man die Frau dabei unterstützt, ihre Kinder zu bekommen. Ehre, wem Ehre gebührt. Wir sind ja nur die Helfer.

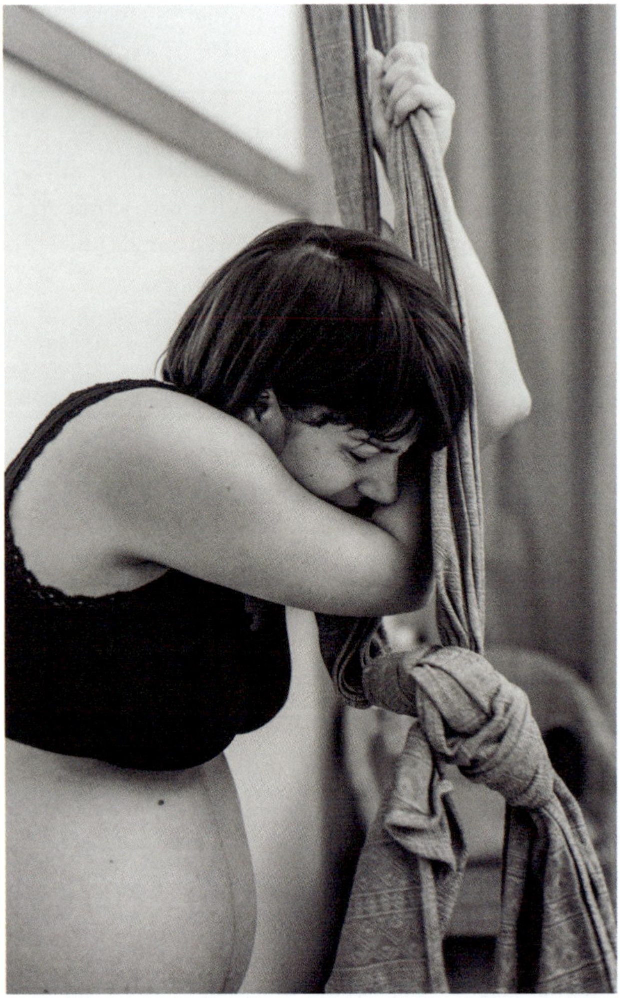

Mittlerweile wirkte die PDA, und ich bekam von der Hebamme die Anweisung, mich zu entspannen und loszulassen. Das tat ich auf dem Kreißbett liegend und plauderte mit meinem Mann und den Hebammen. Die nächste Untersuchung wurde für 7:20 Uhr angekündigt, also eine Stunde Zeit zum Entspannen.

Um 7:15 Uhr sollte ich noch einmal zur Toilette gehen und wurde anschließend von den Hebammen auf der Liege im Bad untersucht. Ihre Reaktion war mehr als erstaunt, und ich durfte selbst tasten, warum. Die Fruchtblase und der Kopf des führenden Zwillings waren bereits halb geboren.

In größter Eile brachte man mich zurück in den Kreißsaal. Dort wurde es kurz hektisch. Zwei Gynäkologinnen kam dazu und vier Kinderärzte – alle im Laufschritt und alle höchst konzentriert. Ich nahm das alles total bewusst wahr, denn die PDA wirkte noch. So hatte ich keine Schmerzen, konnte aber jede Wehe trotzdem spüren.

Die erfahrene Hebamme dirigierte alle an ihre Plätze und teilte auch den Ärzten klar mit, wo sie zu stehen und was sie zu tun hätten. Sie hatte ihren Kreißsaal im Griff. Ich empfand das als sehr beruhigend. Bei der anwesenden Personenzahl war das sicher auch absolut notwendig.

Dann wurde die Fruchtblase geöffnet, und bei den nächsten beiden Wehen durfte ich mitpressen. Wie bereits erwähnt, hatte ich keinerlei Schmerzen durch die PDA. Dafür spürte ich ganz genau, wie sich zunächst der Kopf, dann der Körper und schließlich Po und Beine durchschoben. Es war ein tolles Gefühl, und um 7:42 war unser erster Zwilling Mara da.

Die Ärzte und Hebammen warfen nur einen winzigen Blick auf das Baby. Dann bekam ich die Kleine direkt auf den Bauch gelegt und wir hatten kurz Zeit, sie zu bestaunen und mit ihr zu kuscheln. Dann durfte mein Mann die Nabelschnur durchschneiden und wir mussten das Baby an die Kinderärzte abgeben.

> Es wird nun nochmals ein schneller Ultraschall des zweiten Zwillings gemacht, um zu sehen, wie er sich dreht und aus welcher Position er geboren werden möchte.
>
> Bei Zwillingsgeburten gibt es in der Klinik immer ein großes Aufgebot an Personen: zwei Hebammen, zwei Geburtsmediziner, zwei Kinderärzte und Pfleger sowie ein Anästhesist. Die genaue Personenzahl variiert sicher von Klinik zu Klinik.

Nun wurde es noch einmal richtig spannend. Würde sich das zweite Baby noch einmal drehen, jetzt, wo es mehr Platz hatte, oder in Beckenendlage geboren werden? Würde es schnell genug gehen? Die beiden teilten sich eine Plazenta. Es bestand ein kleines Risiko, dass diese sich nun zu früh löste. All das hatte ich im Hinterkopf, aber ich fühlte mich gleichzeitig sehr gut aufgehoben.

Das CTG wurde neu positioniert und die Lage des Babys per Ultraschall kontrolliert. Da platzte im nächsten Augenblick auch schon die Fruchtblase von Zwilling zwei und machte die beiden Ärztinnen ordentlich nass. Ich bekam mitgeteilt, dass unser zweites Baby wohl gestreckt mit den Füßen voran zur Welt kommen würde. Bei der nächsten Wehe durfte ich wieder pressen, und zwei Wehen später erblickte es um 7:47 Uhr das Licht der Welt. Zwischen den beiden Geburten lagen gerade mal fünf Minuten, und wieder hatte ich völlig schmerzfrei genau gespürt, wie zuerst Füße und Beine, dann Po und Bauch und schließlich der Kopf geboren wurden.

Auch unser zweites Baby Luise bekam ich sofort auf den Bauch gelegt, und wir waren überglücklich. Zehn Minuten später kam dann die Plazenta, und man gratulierte uns. Nachdem die Babys kurz untersucht worden waren, durften wir weiterkuscheln und wurden erst mal für ein paar Minuten allein gelassen.

Wir durften noch lange im Kreißsaal kuscheln, und ich konnte Mara und Luise direkt das erste Mal anlegen. Mit 2900 und 2800 Gramm brachten die beiden für Zwillinge ein ordentliches Gewicht auf die Waage und hatten einen guten Start. Ich hatte keinerlei Verletzungen und war sofort topfit. Wir waren alle noch ein wenig überrumpelt, dass es schließlich so schnell gegangen war, aber auch sehr glücklich über unsere wundervollen Zwillinge und das tolle Geburtserlebnis. Die beiden durften die ganze Zeit bei mir bleiben, und wir gingen zwei Tage später nach Hause.

Saskia – Zwillinge per Kaiserschnitt

Triggerwarnung: Saskia bekam bei ihren Zwillingen einen geplanten Kaiserschnitt, bei dem sich aber Komplikationen ergaben. Alles ging am Ende gut aus, aber die Mutter ging sehr geschwächt aus dieser Geburt hervor.

Komplikationen bei Kaiserschnitten sind selten, aber wie bei jeder Operation möglich. Trotzdem überlegt bitte, ob ihr hier zu diesem Zeitpunkt weiterlesen möchtet.

Ich war mit Zwillingen schwanger. Zunächst vernahm ich die Kunde mit gemischten Gefühlen. Doch das schwang bald in Freude um, auch weil einige in meinem nahen Umfeld damit Erfahrung hatten.

Es machte mir Mut, dass auch andere eine Zwillingsgeburt geschafft hatten. Und es war hilfreich zu hören, wie meine Bekannten die diversen Etappen erlebt und gemeistert hatten.

Meine Gynäkologin meinte: »Es wird einem nicht mehr zugemutet, als man tragen kann.« So ähnlich heißt es auch in der Bibel. An diesen Spruch habe ich mich immer mal wieder während der Schwangerschaft erinnert. Denn obwohl es anfangs ganz entspannt und unkompliziert losging – keine Übelkeit, keinerlei Beschwerden –, wurde es zunehmend anstrengender.

Nach etwa drei Monaten brauchte mein Körper mehr Schlaf, ich nahm kräftig zu, was etliche Leiden mit sich zog: Behäbigkeit, Karpaltunnelsyndrom, Sodbrennen und so weiter. Die letzte Zeit konnte ich nur noch liegen, kurze Strecken nur noch mit dem Fahrrad bewältigen, nicht zu Fuß, nur unter Schmerzen ein Buch halten oder essen, da beide Hände ständig taub waren.

Leider ist es so, dass Schwangerschaftsbeschwerden bei Zwillingen sehr viel häufiger vorkommen als bei Einlingen. Der Körper vollbringt ja mit zwei Kindern auch eine gewaltige Leistung.

Bei einem Karpaltunnelsyndrom drücken Ödeme, also Wassereinlagerungen, auf den Nervus medianus im Handgelenk. Dadurch entstehen Taubheit, Schwäche und ein Kribbeln in den Fingern.

Die Kinder allerdings entwickelten sich prächtig! Sie waren nur zu gerne in ihrer bequemen (Beckenend-)Lage, dass sie sich partout nicht drehen wollten. Selbst ein Spezialist für »Zwillingsdrehungen« konnte uns nicht helfen.

Ich war sehr enttäuscht deswegen, da ich mich so auf eine natürliche Geburt gefreut hatte. Nun war es aber unausweichlich, sich mit dem Thema Kaiserschnitt zu befassen und anzufreunden. Eigentlich wollte ich davon so wenig wie möglich mitbekommen, aber von allen Seiten wurde mir zu einer Spinalanästhesie statt Vollnarkose geraten, worüber ich im Nachhinein sehr dankbar bin. Denn wie mit der operierenden Ärztin besprochen, wurden mir beide Kinder sofort gezeigt und nach der Abnabelung sowie der ersten Untersuchung in meinen Arm gelegt. Genauer gesagt war es Arne, und Arda lag direkt daneben in den Armen ihres Vaters. Seit dem 18. Juni sind Arne und Arda nun auf der Welt.

Eine Spinalanästhesie ist bei einem Kaiserschnitt absolut empfehlenswert. Man kann seine Kinder sofort sehen, was dazu führt, dass man schneller mit ihnen vertraut ist. Man kann sogar oft, während die Schnitte zugenäht werden, schon etwas kuscheln. Und man ist danach schneller fit als nach einer Vollnarkose.

Leider gab es jedoch Probleme. Saskia hatte eine Atonie, eine mangelnde Kontraktion der Gebärmutter. Ihr wurden Kontraktionsmittel (also ein Wehentropf) und Blutkonserven verabreicht. Die Operation dauerte daher statt der üblichen circa 45 Minuten beinahe drei Stunden.

Auch in den Tagen danach bekam sie noch Plasmapräparate, da sie sehr viel Blut verloren hatte.

Nach zehn Tagen wurde ich aus dem Krankenhaus mit einem Hb-Wert von sieben entlassen. Ich hatte zwar schon in der Schwangerschaft mit dem Wert zu kämpfen gehabt, aber so niedrig war er noch nie gewesen.

> Ein Hb-Wert von zwölf ist schön. Bei einem Wert von zehn spricht man schon von einer Anämie, also einer Blutarmut. Sieben ist wirklich sehr niedrig. Man fühlt sich dann schwach, es wird einem leicht schwindelig und man bekommt leicht Kopfschmerzen. Es dauert, den Eisenwert wieder in eine gute Region zu bringen.

Erst langsam wurden meine Blutwerte dann stabil, selbstständig aufstehen gelang mir erst nach fünf Tagen. Die Kondition zum Laufen fehlte mir lange, jeden Schritt musste ich vorsichtig und langsam üben.

Ja, es war schon ein weniger schönes Erlebnis nach dem Kaiserschnitt und es war dann besonders frustrierend, so extrem hilflos zu sein. Nach den zwei Tagen Intensivstation, in denen ich von den Kindern getrennt war, konnte ich sie zunächst nur im Arm halten oder aus der Ferne betrachten. Umso dankbarer bin ich, dass die Nähe zwischen uns zunehmend enger wurde.

Sehr geholfen haben mir die Krankenschwestern, die mich beim Aufstehen, Laufen, Stillen und vielem mehr unterstützt haben. Ich konnte mich ja kaum bewegen und hätte

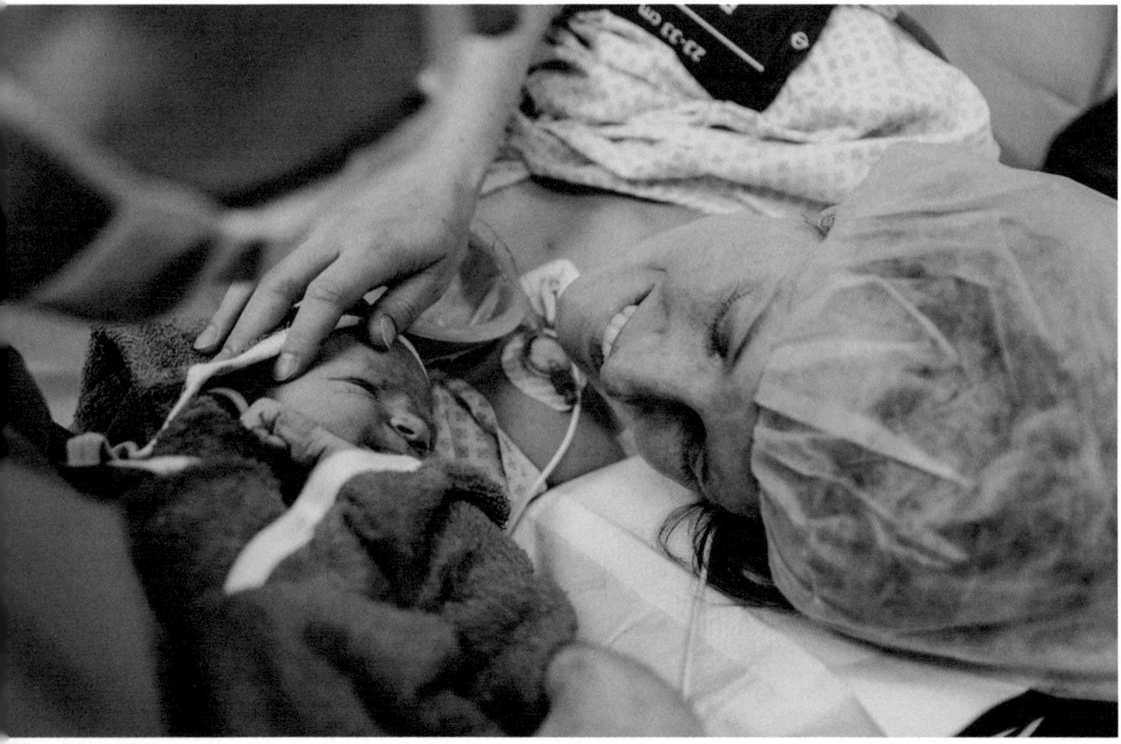

allein gar nichts hinbekommen. Und auch jetzt lerne ich, Hilfe anzunehmen, zum Beispiel, wenn mich ein Nachbar fragt, ob er mir tragen helfen kann, wenn ich mit Kindern und Einkauf in den vierten Stock ohne Fahrstuhl muss.

Das klingt alles ganz schrecklich! Aber rückblickend auf ein halbes Jahr mit den beiden kann ich nur sagen: Auch wenn ich abends hundemüde ins Bett falle, freue ich mich von Herzen über diese Kinder und würde sie am liebsten gerade dann, wenn alle »Notwendigkeiten« erledigt sind, zum Kuscheln aus ihrem Bettchen nehmen.

Ich kann nur bestätigen, was alle sagen: Die Zeit vergeht so schnell, die Kinder entwickeln sich rasant. Sie müssen von Anfang an lernen, dass man nicht immer beiden zugleich gerecht werden kann. Sie lachen von Herzen und sind überhaupt ganz lustige Gesellen. Das kann man schlecht beschreiben, das muss man erleben!

Meiner besten Freundin, wenn sie in einer ähnlichen Situation wäre, würde ich in jedem Fall raten, aufmerksam zu sein, die Zeichen des Körpers zu beachten. Ruhig tun, worauf man Lust hat, aber Veränderungen beobachten. Kontraktionsschwierigkeiten der Gebärmutter können natürlich auch bei einer Einlingsschwangerschaft und natürlichen Geburt auftreten, aber durch die Zwillingsschwangerschaft ist der Körper eben extrem beansprucht. Und wenn ich mich mit anderen vergleiche, ging es mir wirklich richtig gut.

Ich wünsche allen eine einmalig schöne Schwangerschaft!

Saskia sagt es schon richtig: Eine Kontraktionsstörung kann vorkommen – auch nach spontanen Geburten. Allerdings tut es das selten so ganz ohne Vorwarnung wie hier.

Es gibt schicksalhafte Verläufe. Das ist etwas, was einem bei aller guten Hoffnung immer bewusst sein muss. In Kliniken ist man für solche Fälle gut gewappnet, und bei einer außerklinischen Geburt hat die Hebamme ein gutes Auge auf die Nachgeburtsperiode. Bei einer stärkeren Blutung findet dann eine rasche Verlegung in ein Krankenhaus statt, da braucht man wirklich schnell Hilfe.

Aber genau diese seltenen Komplikationen sind der Grund dafür, dass ich zum Beispiel den Trend von Alleingeburten sehr kritisch betrachte. Wenn man allein entbindet und dann ja auch noch mit dem Neugeborenen beschäftigt ist, wird es wirklich schnell kritisch.

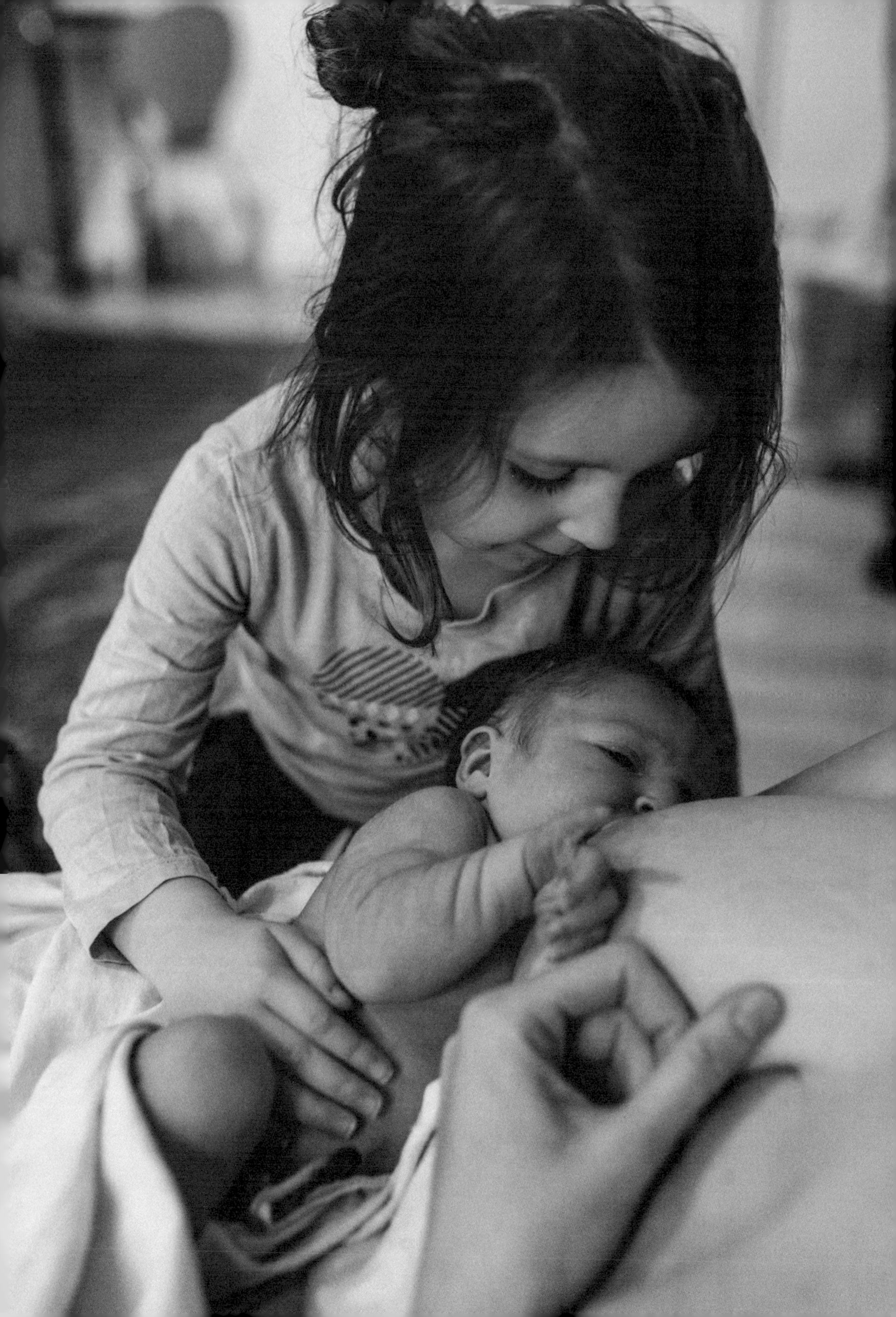

Geschwisterkinder bei der Geburt

Wenn ein Baby in eine Familie geboren wird, in der schon ein oder mehrere Kinder da sind, stellt sich natürlich immer die Frage: Was macht das Kind während der Geburt? Soll es dabei sein oder muss eine Betreuung organisiert werden?

Wenn das Geschwisterkind nicht bei der Geburt dabei sein soll

Wenn es nicht dabei sein soll oder will, dann muss man überlegen, wer die Betreuung des Kindes übernimmt und ob die Person Tag und Nacht zur Verfügung steht. Vielleicht muss man auch mehrere Menschen in die Planung involvieren, je nachdem, wann die Geburt stattfindet. Denn mit Ausnahme des geplanten Kaiserschnittes kommt ja erschwerend hinzu, dass überhaupt nicht klar ist, wann das Baby sich auf den Weg machen wird.

Wenn eine Klinikgeburt geplant ist, wird das Geschwisterkind eher nicht mitkommen können. Einerseits ist die Zahl der Begleitpersonen ja eh begrenzt (die meisten Häuser erlauben ein bis zwei Begleiter), andererseits gibt es schlicht eine Altersbegrenzung. Die liegt in der Regel bei 16 Jahren. Das heißt nicht, dass es immer komplett ausgeschlossen ist, ein jüngeres Kind mitzunehmen, aber das müsste man vorher unbedingt in der Wunschklinik erfragen. Im Geburtshaus müsste man die Regeln erfragen, ich gehe aber davon aus, dass dort einiges möglich ist, wenn man das rechtzeitig bespricht.

Wenn das Geschwisterkind bei der Geburt dabei sein soll

Wenn das Kind bei der Geburt dabei sein soll und möchte, ist es gut, eine Betreuungsperson dabeizuhaben, die exklusiv für dieses Kind zuständig ist. Denn es sollte jederzeit die Möglichkeit haben, sich zurückzuziehen oder den Ort des Geschehens ganz zu verlassen, wenn es ihm unheimlich oder langweilig wird. In der Regel sind Geburten, bei denen Geschwisterkinder dabei sind, Hausgeburten.

Hier kann man selbst entscheiden, wer außer dem Geburtsbegleiter für die Gebärende noch dabei sein soll.

Sowohl die Mutter als auch das Kind sollten jederzeit die Möglichkeit haben zu sagen: »Nein, lieber doch nicht.« Und dann kann die Betreuungsperson mit dem Kind den Geburtsraum verlassen und etwas anders tun.

Es kann sein, dass die Mutter sich die Anwesenheit des Kindes zunächst schön vorstellt, dann aber merkt, dass es sie von der Geburt ablenkt oder sie sich einfach nicht so gehen lassen kann, wie sie sich das wünschen würde.

Bei meiner zweiten Geburt, einer Hausgeburt, war meine damals sechsjährige Tochter zunächst dabei. Aber als die Wehen anzogen und ich begann, sehr laut zu werden, musste ich zwischendurch immer wieder schauen, ob sie das nicht ängstigte. Sie wirkte schon etwas eingeschüchtert, aber auch neugierig-interessiert. Ich hatte nur überhaupt keine Kapazitäten herauszufinden, wie es ihr damit ging. Im Nachhinein betrachtet war es für sie okay. Aber mich hat es wahnsinnig entspannt und erleichtert, als meine Schwester sie mit zu sich nahm, wo sie dann übernachtete. Meine Tochter ist bis heute traurig darüber, dass wir sie – O-Ton – »eiskalt weggeschickt« haben. Aber für mich war es eben richtig so. Natürlich stellten wir sie für den nächsten Tag von der Schule frei und sie kam am Morgen sofort nach Hause, um ihren kleinen Bruder zu begrüßen.

Als Hebamme habe ich aber auch schon sehr harmonische Geschwistergeburten miterlebt oder im Wochenbett davon erzählt bekommen. Jede Familie muss diese Frage für sich entscheiden, und es gibt hier kein Richtig und kein Falsch.

Aber eine zusätzliche Person sollte eben da sein. Schon für den Fall, dass doch mal eine Verlegung in die Klinik nötig wird.

Gute Vorbereitung für Geschwister

Für sehr kleine Kinder ist die Vorstellung, ein Geschwisterchen zu bekommen, total abstrakt. Oft haben sie gar keine oder eine vollkommen falsche Vorstellung davon, was da auf sie zukommt. Daher ist es sinnvoll, sie etwas in die Vorbereitungen einzubeziehen. Bilderbücher sind ganz gut dazu geeignet, die neue Situation zu erklären. Am besten ist es, wenn die Kinder das auch schon mal bei anderen gesehen haben. Wenn also in der Verwandtschaft oder im näheren Umfeld Babys geboren werden und man die Chance hat, sie den Kindern zu zeigen, sollte man die Gelegenheit ergreifen.

Größere Kindergartenkinder und Schulkinder sind eigentlich grundsätzlich neugierig und angetan, was Babys betrifft. Sie haben unglaublich viele (schlaue) Fragen und wollen einfach alles wissen. Besonders interessiert sie in diesem Zusammenhang auch, wie sie selbst als Babys waren. Sie sind an ihrer eigenen Geburtsgeschichte interessiert. Sie staunen darüber, wie klein die Anziehsachen waren, in die sie damals reingepasst haben. Sie freuen sich, wenn sie erfahren, welche Laute sie von sich gegeben haben oder ob sie ganz verschrumpelt waren oder ihre Haare sich weich wie Kükenflaum anfühlten. Jede noch so kleine Information speichern sie ab. Bei meinem Kita- oder Schulunterricht hat mich am Anfang besonders fasziniert, dass Kinder zwar alles wissen wollen, sie die Informationen aber in der Regel nicht gruselig finden. Man kann also Kinderfragen sehr unbefangen beantworten, wenn man die Informationen nicht wertet.

Außerdem identifizieren sich die Kinder grundsätzlich mit den Babys und nicht mit den Eltern (das ändert sich erst in der Pubertät). Wenn ich also sage: »... dann dehnt sich die Scheide wie ein Gummiband ...«, nehmen die Kinder das so hin, wie es ist. In den

Erwachsenenkursen hingegen sieht man den Kursteilnehmern sofort an, dass ihnen die Vorstellung gruselig ist, sie stellen sich das schmerzhaft vor. Die Kinder hören nur, dass es geht.

Erzählt man von einem Kaiserschnitt, so stellen sie sich das wie bei Rotkäppchen vor: Dann wird das Baby eben im Schlaf aus dem Bauch geholt. Alles, was das Baby betrifft, wird hingegen sehr genau beurteilt. Kinder fragen sich zum Beispiel, ob Babys schon extrem lange die Luft anhalten können oder warum sie bei Wassergeburten nicht ertrinken. Sie finden die Vorstellung komisch, dass Babys ins Fruchtwasser pinkeln, es trinken und wieder pinkeln. Sie fragen sich, ob es anstrengend ist, die ganze Zeit im Bauch »falsch rum«, also auf dem Kopf, zu liegen.

Es kommt natürlich auch immer darauf an, was das einzelne Kind schon alles zum Thema mitbekommen hat. Wenn in der Familie des besten Freundes vor Kurzem ein Kind geboren wurde, das eine Behinderung hat, und darüber viel gesprochen wurde, ist es sehr wahrscheinlich, dass sich das Kind Gedanken dazu machen wird.

Gab es schon eine Fehlgeburt in der Familie, könnten extrem viele Fragen zum Tod gestellt werden. Und gab es im Umfeld Zwillinge, so wird es immer wieder fragen, ob es wirklich nur ein Geschwisterchen bekomme.

In einer Schulklasse, in der ich war, hatte ein Kind zuvor im *Guinnessbuch der Rekorde* gelesen und brachte dieses Wissen mit. Ab dem Moment ging es nur noch um Superlative: »Wie viele Kinder kann eine einzelne Frau bekommen?« Und: »Wie viele innerhalb von einer Schwangerschaft?« Und: »Wie dick war das dickste Kind?« …

Wenn man selber ein wenig unsicher ist, wie man die ganzen Kinderfragen beantworten soll, dann ist es sicher hilfreich, gemeinsam mit dem Kind ein gutes Buch zum Thema zu lesen und sich an den Formulierungen zu orientieren. Vielleicht findet man dann irgendwann eigene Worte.

O-Ton aus Kindersicht

Im Folgenden gibt es einige Miniberichte oder eher Impressionen von Kindern, die bei Geburten dabei waren und ihre Sicht der Dinge schildern. Teilweise waren die Kinder dabei noch sehr klein, sodass es sich dann nur um einzelne Erinnerungsfragmente handelt. Manche Kinder wurden von ihren Eltern interviewt, die die Geschichte noch etwas weitererzählen.

Die kleine Hebamme

Familie, Freunde, Nachbarn – alle standen bereit und boten Hilfe an: »Die Große kann ruhig zu uns kommen.« Ich erwartete unser zweites Kind, es sollte wieder eine Hausgeburt werden.

Wir nahmen alles dankbar an und hatten keinen festen Plan. Jeder Wochentag, jede Uhrzeit würde eine andere Vorgehensweise erfordern. Es beruhigte uns einfach, sehr viele verschiedene Möglichkeiten zu haben.

> Es ist sehr wertvoll, Menschen zu haben, die einen unterstützen. Eine gute Planung ist mit Geschwisterkindern natürlich sehr wichtig. Schon für die eigene Entspannung.

Das erste Geschwisterchen wird geboren

Freitagabends gingen wir alle wie gewohnt ins Bett. Das bedeutete damals wie heute bei uns: Alle gehen in dasselbe Bett. Gegen Mitternacht wurde ich von einer Wehe geweckt. Eine Stunde später weckte ich meinen Mann. Wir verbrachten erst einige Zeit im Bad, dann im Wohnzimmer, später im Spielzimmer, wo ich später auch niederkommen würde. Die Große schlief tief und fest in unserem Bett.

> Viele Eltern schlafen inzwischen mit ihren Kindern gemeinsam im Familienbett. Mit sehr kleinen Kindern, die noch gestillt werden, bietet sich das ja an. Aber auch etwas größere Kinder brauchen oft nachts noch Begleitung und Trost. Wenn man selbst nicht in der Nacht »auf Wanderschaft gehen will«, lässt man das Kind einfach im gemeinsamen Schlafzimmer schlafen. So fühlt sich das Kind nah und geborgen, und keiner muss nachts durch die Wohnung irren.

Die ersten Geburtseindrücke

Um 4:45 Uhr etwa kam unsere Hebamme, und kurz danach wurde unsere Tochter wach. Sie rief nach uns, und mein Mann eilte zu ihr. Er erzählte ihr freudig, dass das Baby nun unterwegs sei, er sie anziehen würde und ein Nachbar sie abholen komme. Sie jubelte und freute sich – wahrscheinlich über beides. Sie wollte mir noch Tschüss sagen, und das durfte sie natürlich auch. Ich, im Vierfüßlerstand auf dem Boden kniend, nahm sie kaum wahr.

Unsere Große war damals zweieinhalb Jahre alt und erinnert sich heute mit viereinhalb an Folgendes:

»Da warst du auf dem Boden, und Jakob kam, gell? Das war ja nicht schlimm, dass du auf dem Boden warst. Manche Frauen machen das so. Ich bin dann zu Meyers und habe ein Honigbrot gegessen. Der Papa hat mich angezogen, und dann habe ich dir Tschüss gesagt. War die Maria (unsere Hebamme) schon da? Das weiß ich nämlich nicht mehr.«

Was sie gefühlt hat, kann sie nicht genau beschreiben, sie wiederholte damals wie heute: »Ich habe mich so gefreut, dass das Baby endlich kommt. Und ich einen Bruder habe.«

Was sie damals dachte, weiß sie nicht mehr. Was wir noch wissen, ist, dass sie unglaublich unbeschwert gegangen und wiedergekommen ist. Mein Mann holte sie etwa vier Stunden nach der Geburt wieder ab, und sie erzählte auf den 200 Metern nach Hause stolz dem halben Dorf, dass ihr Bruder geboren worden war.

Die zweite Schwangerschaft wird intensiv miterlebt

Meine dritte Schwangerschaft erlebte die Große nun noch intensiver. Wenn die Hebamme sie gelassen hätte, sie hätte mir auch Blut abgenommen. Sie wusste alles! Mekonium, Kolostrum, Plazenta – sie erklärte gerne jedem und ungefragt, was bei ihrer Mama gerade so anstand.

Auch die dritte Geburt kündigte sich an einem Freitagabend an, als alle im Bett waren. Die Große (vier Jahre), der Mittlere (knapp zwei Jahre) und unser Au-pair schliefen, als ich schon heftige Wehen hatte.

In der ersten Nacht passierte nichts. Ich wehte oder auch nicht noch einen ganzen Samstag vor mich hin. Mal allein, mal mit meinem Mann, mal mit ihm und Hebamme, mal mit meiner Tochter. Das Leben um mich herum ging weiter, und das war (im Nachhinein betrachtet) gut so.

Meine Tochter kam immer wieder zu mir und fragte: »Ist das eine Wehe?«, und wollte meine Hand halten. Oder sie stellte fachmännisch fest: »Mama, das ist eine Wehe. Oder? Ist aber nicht schlimm, dann kommt das Baby.« Sie streichelte mich, aß meine Nudeln auf, lag neben mir und ging wieder. Unser Au-pair erzählte, dass sie immer wieder ihrem fragenden Bruder erklärte, was jetzt passierte: »Das Baby kommt!!!! Das sind jetzt Wehen, das ist ganz normal. Das tut weh, ist aber nicht schlimm, weil die Mama das braucht, damit das Baby kommen kann.«

In der Nacht war es dann so weit, unser drittes Kind, ein Junge, kam bei Vollmond an einem Sonntag auf die Welt. Wieder im Spielzimmer, was wirklich Zufall und nicht geplant war. Die Tochter hatte sich unbedingt gewünscht, geweckt zu werden, damit sie die Nabelschnur durchtrennen kann. Ja richtig, das wollte sie machen. Außerdem erzählte sie im Vorfeld auch jedem: »Wenn das Baby dann kommt, dann hole ich das Köpfchen, ganz vorsichtig natürlich, aber ich nehme das Baby dann raus. Gell, Mama?!« Wir haben ihr versucht zu erklären, dass das vielleicht nicht klappen wird. Tja, und dann wollte sie einfach nicht aufstehen, und wir ließen sie weiterschlafen.

Morgens um sieben kam sie mit unserem Mittleren dann ins Kinderzimmer, strahlte und sah zum ersten Mal das Baby. »Ich weiß nicht … Ich habe mich gefreut. Ich hatte keine Angst, Mama. Das Baby kam ja nur«, ist ihre lapidare Antwort auf die Frage, was sie gefühlt oder gedacht habe. Und gleich darauf kommt ein »Gell, da waren drei Hebammen dabei?! Ich habe die ja nicht gesehen, ich habe geschlafen.« Ob sie wohl traurig war, dass sie nicht die Nabelschnur durchtrennen konnte, habe ich mich sofort gefragt. Ehrlich gesagt fand auch ich die Vorstellung sehr schön. Aber: »Nein. Das hat doch der Papa dann für mich gemacht. Das ist schon okay.«

In jeder Schwangerschaft und auch in der Zeit nach den Geburten waren hier alle Baby-Geschwister-Geburtsbücher sehr interessant. Wir haben viel gelesen, darüber gesprochen und nun in der letzten Schwangerschaft auch Geburtsvideos geschaut. Der Mittlere schaute mal mit, mal nicht. Applaudierte, wenn das Baby da war. Was die Tochter beim Videoschauen beschäftigte: Wird der Vater weinen, wenn das Baby kommt, oder weint nur die Mutter? Was machen die Geschwister? Steigt wieder ein Geschwisterkind mit in den Pool zur Mama? Wird der Vater die Hose ausziehen oder geht er mit Klamotten in den Pool?

Unsere Kinder dürfen alle Bücher, auch die Ratgeberliteratur für Erwachsene, anschauen und Fragen stellen, die wir kindgerecht beantworten. Unser Gefühl ist, dass sie bisher eine »neutral-positive« Einstellung zum Thema Geburt entwickelt haben. Wir hoffen, das bleibt so.

Die Erfahrung mit meinen eigenen Kindern, aber auch aus Kinderkursen in Kitas und Schulen ist auch, dass die Kinder ein reges Interesse am Thema haben. Und solange man ihre Fragen nicht zu weitschweifend beantwortet, werden sie damit auch nicht überfordert. Filme sollte man immer nur zusammen anschauen. Man weiß ja nie vorher, was das Kind beeindrucken wird. Wir haben oft einen ganz anderen Fokus. So bekommt man sofort mit, wenn irgendwas doch als gruselig empfunden wird, oder steht für Fragen zur Verfügung.

Nachbarschaftsgeburt

Nini, die als Kind die Geburten der Nachbarskinder mitbekam, erinnert sich.

In meiner Erinnerung war das gar nichts so Besonderes. Unsere Nachbarn, wir nannten sie auch immer nur die »Nachbarn«, hatten vier Kinder. Die Gärten gehörten zusammen, unsere Eltern verstanden sich gut und ich hatte dort die Geschwister, die ich immer vermisst habe.

Als die Dritte zur Welt kam, war ich etwa fünf, und bei der Vierten gerade sieben. Ich glaube aber, in meiner Erinnerung schmeiße ich die Erlebnisse auch zusammen. Jedenfalls ist meine Babypuppe von damals nach der dritten Tochter Stephanie benannt. Es hat mich also wirklich beeindruckt.

Ich erinnere mich, dass ich drüben war und die Mutter in ihrem Zimmer. Das hatte eine große Kommode und eine rote Chaiselongue. Dort war sie mit ihrer Hebamme. Der Vater ging immer mal wieder rein und raus. Wir Kinder hörten sie, aber waren mehr mit unserem Spiel beschäftigt. Es war alles ganz normal. Ich glaube, ich kam damals wirklich kurz vor der Geburt. Denn schon kurze Zeit nach meiner Ankunft durften wir gucken kommen.

Die zweite Geburt: Da war Ruth, die Mutter, auch noch während der Wehen in der Wohnung unterwegs. Aber es war einfach total normal und ich erinnere mich an kein beängstigendes Gefühl. Die Eltern haben das wohl ziemlich souverän gemacht.

Auch hier kam irgendwann wieder die Hebamme, und sie verschwanden im Zimmer der Mutter. Wir Kinder waren aufgeregt und meine Eltern wollten eigentlich, dass ich nach Hause komme. Aber wohl eher, damit ich nicht störe.

Die Jüngste habe ich dann auch erst am nächsten Tag gesehen, sie kam erst spätabends. Aber es gab keine weiteren Betreuungspersonen außer dem Vater, und ich erinnere mich wirklich an eine relativ entspannte Atmosphäre. Ein bisschen wie Weihnachten.

Kinderfragen

Johanna, zum Zeitpunkt der Geburt zehn Jahre alt:
Ich wollte unbedingt dabei sein und hätte es im Nachhinein total schlimm gefunden, wenn ich nicht hätte dabei sein dürfen. Wir haben das auch vorher immer gesagt, obwohl es überlegt wurde, dass wir zum Opa sollten.

Ich hab geschlafen, bin dann um 7 Uhr aufgewacht und zur Toilette. Im Bad war die Geburt im Gange. Mama hat mich beruhigt und mir erklärt, wie lange schon und dass alles gut ist. Dann bin ich zu meiner Schwester gegangen und habe sie geweckt.

Gegen Ende der Geburt haben wir Mama einmal gehört, da war mir etwas mulmig zumute. Dann habe ich plötzlich ein Baby gehört und bin schnell ins Bad gerannt. In der Badewanne lag Nele auf Mamas Brust, halb im Wasser. Ich war so erstaunt, wie klein Nele war! So winzig! Der Bauch war so groß gewesen. Ich habe vor Freude geweint. Ich hatte mir nicht vorgestellt, wie Nele aussehen würde. Sie war so klein und süß und rot. Die Nabelschnur durchschneiden wollte ich aber nicht. Junia hat das gemacht, glaube ich. (Hat sie nicht.)

Für die Nachgeburt sind wir rausgegangen. Opa kam auch und hat auch geweint, vor Freude. Nele und Mama waren beide gesund.

Opa hat hier geschlafen. Freundinnen brachten essen und halfen im Haushalt. Die Doula war eine Freundin. Ich fand es gut und natürlich. Ich hätte es wirklich schlimm gefunden, wenn wir hätten wegfahren müssen. Wir kannten sie ja schon im Bauch.

Junia, zum Zeitpunkt der Geburt acht Jahre alt:
Ich war neugierig, wollte das Baby aber erst nach der Geburt sehen. Es ging nachts um 3 Uhr los. Wir, meine Schwester und ich, sind um 7 Uhr aufgewacht. Meine Schwester kam zu mir ins Zimmer und wir haben im Bett gekuschelt und Tablet geguckt.

Ich hatte ja die Bücher gelesen und die Filme gesehen und fand es natürlich und normal und spannend und schön. Ich fand es toll, dass wir Nele direkt sehen konnten und dass wir mit guten Freunden zu Hause bleiben durften und nicht wegmussten.

Ich war viel glücklicher, als ich das dachte, und ich habe zum ersten Mal in meinem Leben vor Freude geweint. Ich habe nur auf Nele geachtet und gar nicht gesehen, ob noch irgendwas anderes im Bad war.

Anmerkung der Mutter:
Der Opa hätte die Kinder abgeholt, falls es für sie zu aufregend oder beängstigend gewesen wäre. Er wurde um 6 Uhr verständigt, kam dann um 8 Uhr rüber und freute sich mit.

Bei der Geburt halfen Hebamme Silke und Doula Rebecca, beides gute Freundinnen. Silke hat viel Erfahrung mit Haus- und Klinikgeburten und war auch bei Johanna und Junia dabei gewesen, beide Male als Begleitung im Krankenhaus.

Beide Male störten mich die Ärzte/Ärztinnen. Sie griffen ein, untersuchten ... Beide Geburten waren eher traumatisch. Zu Hause hatte ich Ruhe, Vertrauen und Selbstwirksamkeit.

Mutter-Kind-Impressionen

Franka erzählt von ihren Hausgeburten im Beisein ihres ältesten Kindes Linnea. Am Schluss kommt Linnea auch selbst noch zu Wort.

Die Geburt von Kind Nummer drei

Unser erstes Kind Linnea wurde im Geburtshaus Friedrichshain in Berlin geboren.

Als knapp drei Jahre später die Geburt unseres zweiten Kindes anstand, arbeitete unsere (!) Hebamme nicht mehr im Geburtshaus. Auf diese Info sagte mein Mann zu mir: »Solange unsere Hebamme da ist, kannst du das Kind egal wo bekommen.« Damit war die Hausgeburt abgemacht.

Wir gingen mit großem Sicherheitsgefühl und viel Vorfreude in die Vorbereitungen für die Geburt. Unsere Umgebung, insbesondere unsere Eltern, taten es eher nicht, sodass wir sie irgendwann nicht mehr so recht in unsere Planungen einbezogen. Es gab dann irgendwie auch keine feste Idee, was mit unserer großen Tochter passieren sollte, wenn die Geburt anstand. Ich war mir nur sicher, dass ich nicht möchte, dass sie für ein paar Tage zu den Großeltern ging. Stunden wären okay gewesen, aber grundsätzlich wollte ich sie bei uns haben. Sie sollte ihr Geschwisterchen gleich kennenlernen dürfen.

Unsere Große war eine Woche vor dem Termin gekommen und ich bildete mir ein, dass das auch beim zweiten Kind so werden würde. Am Geburtstermin, einem Sonntag, spazierten wir dann nachmittags mit dem Schlitten – es lag richtig viel Schnee in Berlin – zur Hebammenpraxis, zur Kontrolle.

Abends spielten mein Mann und ich ein Spiel, um mich vom Warten abzulenken. Gegen 23 Uhr packte ich frustriert alles zusammen und fluchte, dass es mit dem Termin ja nun nichts mehr werde. Beim Aufstehen platzte die Fruchtblase. Wir telefonierten kurz mit der Hebamme, bereiteten das Schlafzimmer vor (Laken – Folie – Laken) und legten uns ins Bett. Ich schlief in dieser Nacht nicht mehr.

Gegen 3 Uhr lag ich begleitet durch meinen Mann und meine Hebamme in der Badewanne, und wir führten eine abstruse Namensdiskussion. Nachdem dann auch noch die zweite Hebamme und eine Hebammenschülerin eingetroffen waren, wurde unsere große Tochter (vermutlich gegen 5 Uhr) wach. Sie ist eh eine Lerche und war auch an diesem Morgen nicht sonderlich verschlafen. Es gab, wie gesagt, keinen konkreten Plan für den Geburtsfall, und außerdem war die Geburt schon ziemlich weit fortgeschritten. Also nahm die zweite Hebamme unser Kind kurzerhand auf ihren Schoß.

Ich kann mich an keine Details mehr erinnern, bin mir aber sicher, dass Linnea offen und interessiert dabei war und keinerlei Ängste zeigte. Ich entband auf einem Gebärho-

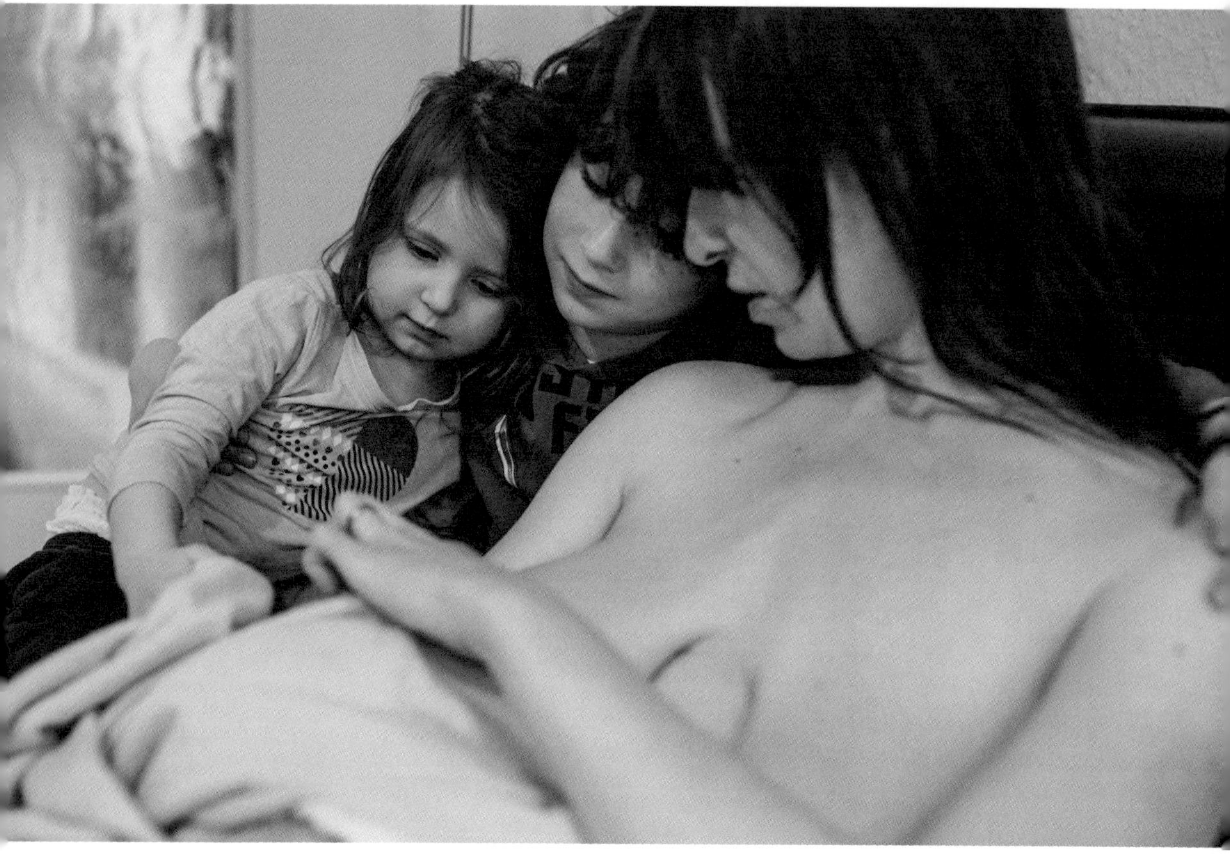

cker vor dem Bett, mein Mann saß stützend hinter mir. So kam es, dass die Große ihre kleine Schwester um 5:40 Uhr als Allererstes von uns allen zu Gesicht bekam.

Als sie am folgenden Tag wieder in den Kindergarten ging, wurde sie mit der Frage, was die kleine Schwester denn mitgebracht habe, empfangen. »Ein Fleisch«, war die Antwort. Unsere jetzt elfjährige Tochter kann sich leider an nichts mehr erinnern.

Viele Eltern besorgen ja ein kleines Geschenk oder eine Babypuppe für das große Geschwisterkind, die das Baby dann »mitbringt«. Sicher haben die Kita-Leute das gemeint, als sie fragten, und waren dann von der ehrlichen Antwort (ein Fleisch – die Plazenta) sehr überrascht.

Die Geburt von Kind drei

Unser drittes Kind wurde fast genau zwei Jahre nach dem zweiten geboren. Unsere große Tochter war da also fast fünf Jahre alt. Wir planten wieder eine Hausgeburt. Das Beisammensein unter der letzten Geburt war so schön und familiär gewesen, dass ich meine Kinder im Fall des Falles gar nicht »wegorganisieren« wollte. So fragte ich eine Freundin, ob sie kommen und auf die Kinder aufpassen würde.

Diesmal hatte ich schon den ganzen Tag lang Wehen, allerdings mit sehr langen Abständen, sodass ich erst reichlich spät aktiv wurde, alle Beteiligten zusammenzutrommeln. Vorher hatte ich noch einiges zu Hause in Ordnung gebracht und eine Wohnungsbesichtigung kurzfristig abgesagt. Wir waren mit den Kindern Kaffee trinken im Kiez gewesen und dann doch nicht auf den Spielplatz gegangen, weil sich die Große beim Rennen die Zähne blutig geschlagen hatte.

Zur Abendbrotzeit versorgte ich die Kinder, während ich schon recht häufig aufs Fensterbrett gestützt Wehen veratmete. Als meine Freundin und die Hebamme da waren, war ich froh, im Schlafzimmer am Wickeltisch weiteratmen zu können. Meine Freundin beschäftigte unsere kleine Tochter im Wohnzimmer. Ich weiß, dass sie der Kleinen mehrfach anbot, zu Mama zu gehen, diese aber immer ablehnte. Wahrscheinlich war ihr mein Stöhnen (ich atmete, glaube ich, schon einigermaßen laut) doch etwas unheimlich. Als der Bruder später da war, kam Kind zwei auch nur einmal kurz gucken und verschwand dann schnell wieder.

Unsere große Tochter kam regelmäßig gucken und blieb, als ihr signalisiert wurde, dass es nicht mehr lange dauern werde, dann auch ganz. Die Geburtssituation um Punkt 21:12 Uhr war sehr ähnlich. Wieder sah sie ihren Bruder als Allererste. Sie sagte später, er sei blau gewesen.

»Die Geburt von meinem kleinen Bruder war irgendwann spät am Abend. Auf jeden Fall war es nach der Schlafenszeit. Irgendwie wurden wir an diesem Abend nicht richtig ins Bett geschickt. K. hat im Wohnzimmer mit meiner kleinen Schwester gespielt. Ich war im Schlafzimmer. Ich wollte halt bei meinen Eltern und deshalb einfach dabei sein. Im Schlafzimmer stand ein Glas mit Murmeln und einer Kerze drin.«

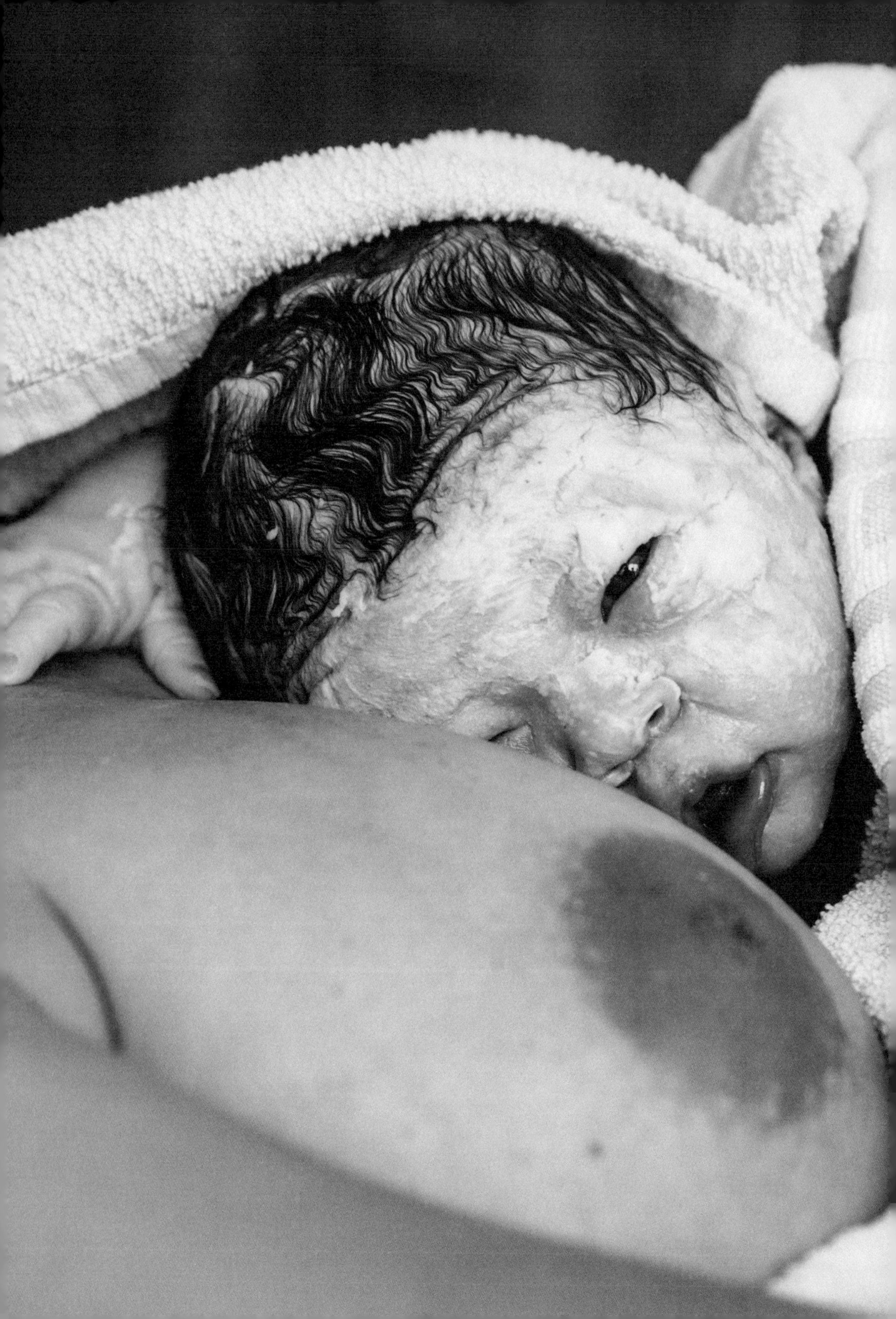

Frühgeburt

Laut Bundesamt für Statistik im Jahr 2017 wurden 8,6 Prozent aller Babys in Deutschland zu früh geboren.

Eine normale Schwangerschaftsdauer beträgt 40 Wochen. Natürlich ist das nur ein ungefährer Wert, denn sowohl vor als auch nach diesem Termin werden Kinder geboren. Zwischen der 37. und der 42. Schwangerschaftswoche sind die Kinder reif geboren. Werden Kinder nach der 42. Woche geboren, so sind sie übertragen. Kommen Kinder vor der 37. Woche zur Welt, so sind es Frühgeborene, umgangssprachlich Frühchen.

Späte Frühgeborene (*late preterm infants*) sind Kinder, die zwischen der 34. und der 36. Schwangerschaftswoche plus sechs Tage geboren werden. Zwischen der 32. und 34. Woche spricht man von mäßig frühen Frühgeborenen (*moderate preterm infants*). Von der 28. bis zur 32. Woche heißen sie sehr frühe Frühgeborene (*very preterm infants*). Vor der 28. Woche sind es extrem frühe Frühgeborene (*extremely preterm infants*). So die Klassifikationen.

Ganz einfach kann man sagen: Je früher ein Kind geboren wird, umso größer ist die Komplikationsrate, und je näher am errechneten Termin, umso geringer ist sie.

Die ganz Frühen erwartet daher immer ein mehr oder weniger langer Aufenthalt auf der Frühgeborenenintensivstation. Aber auch die späten Frühchen bedürfen noch besonderer Aufmerksamkeit. Sie sind nicht einfach nur etwas kleiner, sondern auch deutlich unreifer als zum Termin geborene Babys.

Maria – unser spätes Frühchen

Meine Schwangerschaft verlief nahezu problemlos. In der 31. Schwangerschaftswoche stellte meine Ärztin fest, dass der Gebärmutterhals ein wenig verkürzt war.

> Maria hatte in der 34. Schwangerschaftswoche einen Blasensprung. Die Schwangerschaft hielt noch einige Tage, wurde dann aber wegen des Risikos einer Infektion eingeleitet. Bea wurde also als spätes Frühchen in SSW 35 + 4 geboren.
>
> Bei späten Frühchen erwartet man keine gravierenden Atemprobleme mehr, da die Lungen schon recht gut ausgereift sind. Auch bringen die Kinder teilweise schon ein gutes Gewicht auf die Waage. Dennoch darf man

diese Frühgeborenen auch nicht überschätzen, denn sie bringen trotzdem noch eine gewisse Unreife der Organe und Körperfunktionen mit sich. Sie haben oft noch starke Probleme, ihre Körpertemperatur zu halten, der Blutzucker unterliegt meist noch großen Schwankungen und sie bekommen häufig eine ausgeprägte Hyperbilirubinämie. Das ist das, was im Volksmund Neugeborenengelbsucht genannt wird. Das kann je nach Ausprägungsgrad Sorgen bereiten. Jedenfalls sind späte Frühchen nicht einfach nur sehr zarte Neugeborene, sondern benötigen spezielle Aufmerksamkeit.

Der Muttermund ist während der Schwangerschaft verschlossen, und der Gebärmutterhals (Zervix) ist fest und hat eine Länge von mindestens 25 Millimetern, eher länger. Verkürzt sich der Gebärmutterhals vor der 36. Schwangerschaftswoche, so spricht man von einer Zervixinsuffizienz, also einer Schwäche des Halteapparates.

Sie sagte, in Anbetracht der fortgeschrittenen Schwangerschaft sei das nicht weiter schlimm, ich solle mich jedoch schonen. Die Hebamme erklärte mir aber, dass der Befund nicht weiter tragisch sei, somit änderte ich wenig an meinem Alltag. Ich wurde dann aber doch bis zum Mutterschutz vorsorglich krankgeschrieben und sollte wöchentlich zur Kontrolle zu meiner Gynäkologin kommen.

Bei der Untersuchung in der 34. Schwangerschaftswoche sagte die Ärztin, dass der Befund unverändert sei, dies aber überhaupt nicht schlimm sei und man eine Geburt von nun an eh nicht mehr aufhalten würde. Somit dachte ich, es sei alles erlaubt, machte unendlich lange Spaziergänge und bekam prompt die Quittung: ein weiterer Zentimeter weniger. Somit war der Gebärmutterhals quasi kaum noch vorhanden.

Bei Schwangerschaftswoche 34 + 6 hatte ich das Gefühl, stetig Urin zu verlieren. Am nächsten Tag googelte ich das und überlegte, ob es auch Fruchtwasser sein könnte. Ich tat diese Möglichkeit gleich ab – ich wusste ja, dass Eigendiagnose über Google nur zu unsinnigem Kopfkino führt. Dennoch bat ich meine Hebamme um einen Termin.

In der Schwangerschaft ist der Zervixschleim oft sehr dünnflüssig. Auch Urin wird oft mit Fruchtwasser verwechselt. Und wenn man am Abend zuvor gebadet hat, kann es auch sein, dass sich etwas Badewasser gesammelt hat (alles ist ja in der Schwangerschaft so weitgestellt) und nun abläuft. Dennoch: Wenn man sich nicht sicher ist, sollte man das immer testen lassen. Insofern war der Termin mit der Hebamme eine gute Entscheidung.

Bei Woche 35 + 1 schickte sie mich aufgrund eines unsicheren Befunds in die Klinik, wo der Test Sicherheit gab: Die Fruchtblase war gerissen, ich verlor Fruchtwasser. Ich wurde umgehend stationär aufgenommen und war total happy: ES GING LOS. Über die Schwangerschaftswoche machte ich mir überhaupt keine Gedanken.

Man sprach von Einleitung und untersuchte mich erst mal eingehend. Das Baby wurde auf 2600 Gramm geschätzt. Ich sollte mich abends zum CTG im Kreißsaal einfinden. Dort hieß es dann plötzlich, es werde vorerst nicht eingeleitet werden. Da das Baby genug Fruchtwasser hatte, sollte noch weiter abgewartet werden.

Am übernächsten Abend (Woche 35 + 3) war ich dann schließlich genervt – ich hatte keinen Arzt gesprochen, weil ich bei der Visite immer im Kreißsaal gewesen war. Ich hatte überhaupt keine Ahnung, wie es weitergehen sollte, und sah mich im Geiste die nächsten fünf Wochen im Krankenhaus liegen und auf die Geburt warten. Im Nachhinein wäre diese Option nicht die schlechteste gewesen – nervlich zumindest weniger dramatisch. Die freundlichen Hebammen klärten schließlich all meine Fragen.

Bei Woche 35 + 4 war morgens unfassbar viel los im Kreißsaal. Ich hörte, während ich am CTG hinter einem Vorhang lag, wie die Oberärztin über eine Patientin sprach – gestern sollte eingeleitet worden sein, nun würde es Zeit. Schließlich sagte sie meinen Namen. Ich war total überrascht. Sie fand mich und erklärte, dass das Infektionsrisiko, trotz dreimal täglicher Antibiotikagabe, zu hoch sei.

> Durch den Blasensprung fehlt ja die Schicht, die das Kind vor aufsteigenden Infektionen schützt. Daher werden Frauen nach einem Blasensprung sicherheitshalber mit einem Antibiotikum behandelt.

Aus Gesprächen mit einer sehr sympathischen Stationsschwester wusste ich, dass mein Baby vor Woche 36 + 0 keine Chance haben würde, die Neonatologie zu umgehen. Die Ärztin erklärte mir aber, dass mein Kind so oder so ein Frühchen werden würde – schließlich würde es erst ab Woche 37 + 0 nicht mehr als Frühgeborenes gelten.

Diese Worte nahm ich gar nicht wahr. Ich fand mich damit ab, dass eingeleitet werden würde, und war sicher, dass mein Kind dann im schlimmsten Fall bis Woche 36 + 0 auf der Neo sein würde, bis wir dann entlassen würden. Sehr naiv. Ich hatte die ganze Materie rund um »späte Frühchen« überhaupt nicht verstanden. Das lag auch daran, dass mir die App meiner Frauenärztin suggerierte, dass späte Frühchen vollends entwickelt sind, was zwar in der Regel stimmt. Die Anpassungsschwierigkeiten wurden allerdings nicht erwähnt.

Ab nachmittags wurde mithilfe von Tabletten, die alle zwei Stunden verabreicht wurden, eingeleitet. Die Hebammen besprachen mit mir, wie die Einleitung ablaufen würde, und prognostizierten, dass es sich Tage hinziehen würde, so, wie mein Körper auf sie wirke. Ich war entspannt. Wollte es ja schließlich bis Woche 36 + 0 schaffen.

Mein Mann fuhr abends nach Hause, und ich schaute noch einen Film. Gegen 22 Uhr bekam ich plötzlich Bauchweh, ganz ähnlich wie bei der Periode. Ich war genervt, ich wollte auf keinen Fall über Nacht Wehen haben, sondern erst mal schlafen. Ich besorgte mir im Kreißsaal Schmerzmittel und eine Wärmflasche.

Um etwa 24 Uhr kam ich mit den Tränen kämpfend wieder in den Kreißsaal und fauchte die Hebamme an, dass es definitiv Wehen sein müssten bei den Schmerzen, auch wenn das CTG nichts anzeigte. Die Hebamme beruhigte mich und sagte, dass sie auch nie behauptet habe, es seien keine Wehen. Ich solle entweder bleiben und gegebenenfalls etwas gegen die Schmerzen nehmen oder meinen Mann anrufen und erst einmal eine Runde spazieren gehen. Ich entschied mich für Letzteres.

Wieder unter Tränen gab ich meinem Mann Bescheid, der etwa 15 Minuten Fahrt vor sich hatte. Ich duschte mich heiß ab, was mir kurz Linderung brachte. Dann legte ich mich ins Bett und hörte einen lauten Knall. Meine Fruchtblase war nun ganz gesprungen. Ich schleppte mich auf die Toilette, und mit jedem Schritt trat ein Schwall Fruchtwasser aus. Schließlich bekam ich furchtbaren Durchfall und konnte mich nur zwischen Toilette und Dusche hin- und herbewegen.

Nach etwa einer Stunde kam mein Mann endlich. Er hatte noch in Ruhe geduscht. Ich war unendlich froh, ihn zu sehen. Er half mir in meine Klamotten, damit wir in den Kreißsaal gehen konnten. Die Klamotten waren sofort durchtränkt. Ich heulte und war verzweifelt, weil ich keinen Meter gehen konnte, ohne dass der Boden vom Fruchtwasser geflutet wurde.

Wir klingelten nach der Nachtschwester, die mir Vorlagen, Netzhose und einen Rollstuhl besorgte und mich in den Kreißsaal schob. Dort angekommen, wurde erst mal ein CTG geschrieben, und die Hebamme rief die Unterstützung an. Es lagen wohl zwei weitere Frauen in den Wehen. Mein CTG wies keinerlei Wehentätigkeit auf, der Muttermund war aber etwa einen bis zwei Zentimeter offen, das Fruchtwasser sprudelte nur so aus mir heraus.

> Wem schon mal eine Milchtüte runtergefallen und aufgeplatzt ist, der kann sich ungefähr vorstellen, wie so ein Blasensprung aussehen kann.

Schließlich stand Linda vor mir – die supersympathische Hebamme, die ich vom Aufnahmegespräch in der Klinik kannte. Nachdem ich kurz erklärt hatte, wer ich war, schien sie sich auch an mich zu erinnern. Sie war mein Segen. Sie bot mir einen Gymnastikball an, und ich turnte mich durch die Wehen. Dann bot sie mir einen »Schützenfesttropfer« an – ich stimmte sofort zu und war gleich wie benebelt.

Das wird wohl ein Schmerzmitteltropf gewesen sein. Das Wort ist mir unbekannt.

Das tat gut. Ich glaube, Linda war zwischendurch auch im anderen Kreißsaal – gefühlt hat sie uns aber nicht allein gelassen. Es herrschte eine gute Stimmung. Immer wieder gab mir mein Mann zu trinken, und ich döste immer mal wieder weg.

Nach einiger Zeit, ich habe keine Ahnung, wie spät es war, ließ die Wirkung nach. Linda ließ mir ein Bad ein, auch wenn ich das Baby dort aufgrund der Frühgeburt nicht bekommen durfte. Es tat gut. Die Wehen wurden allerdings immer heftiger. Linda bot mir die PDA an, und ich wollte sie sofort. Sie hievte mich ins Kreißbett und untersuchte mich. Ich war bei etwa sechs Zentimetern. Sie ließ den Anästhesisten kommen.

Glücklicherweise gibt es gute Schmerzmittel. Bevor man sich von den Wehen traumatisieren lässt, sollte man diese auch nutzen.

Ich weiß noch, wie ich tags darauf zu meinem Mann sagte, dass ich die drei Wehen vor der PDA am schlimmsten fand. Mein Mann sagte, es seien eher zehn gewesen und ich hätte furchtbar gelitten. Er blieb während der Zeit eher im Hintergrund. Er motivierte mich während der Wehen, kapierte aber, dass ich seine beruhigenden Worte nicht ernst nehmen konnte. So war er einfach da und strahlte eine schöne Ruhe aus.

Der Anästhesist war der Knaller. Ein superwitziger Typ, der mir die PDA im Liegen gab. Dann lag die PDA, und ich döste weg. Mein Mann bekam Kaffee, und wir entspannten uns. Schließlich verabschiedete Linda sich – leider. Sie war großartig.

Mit dem Schichtwechsel um 6 Uhr kam die Hebamme, die mich ein paar Tage zuvor aufgenommen hatte. Wir unterhielten wir uns über das, was kommen sollte. Sobald das Baby da sei, werde man entscheiden, ob es noch etwas bei mir bleiben könne, bevor die U1 (also die erste Untersuchung des Babys) gemacht werde. Anschließend werde es definitiv auf die Neo verlegt. Wir waren also vorbereitet.

Ich musste zur Toilette, konnte aber nicht. Die Hebamme erklärte mir, dass nun die Austreibungsphase komme. Sie zeigte mir, wie ich ans Kreißbett gelehnt die Wehen veratmen konnte. Irgendwie war diese Position nicht mein Ding, warum genau ich schließlich auf dem Kreißbett lag, weiß ich jedoch nicht. Ich hatte eigentlich immer gedacht, ich würde im Vierfüßlerstand entbinden.

Die Frauenärztin wurde hinzugerufen, und mit den Beinen an Hebamme und Ärztin gestützt, sollte ich pressen. Dies war für mich am anstrengendsten. Die Hebamme feuerte mich wirklich gut an, auch wenn es mir lieber gewesen wäre, sie hätte mich wie Linda geduzt. Ich hatte aber zu wenig Kraft, um in jeder Wehe dreimal zu pressen. Die Hebamme legte mir Kaffeekompressen auf. Das tat gut. Irgendwann schauten sich Ärztin und Hebamme merkwürdig an. Die Hebamme drückte bei der nächsten Wehe von oben mit, und die Ärztin fummelte unten herum.

»Von oben mitdrücken« bedeutet, dass die Hebamme bei der Wehe von oben auf die Gebärmutter presste, um die Wehenkraft zu verstärken. Dieser Kristeller-Handgriff wird manchmal angewandt, um der Geburt etwas nachzuhelfen.

Mein Mann saß an meinem Kopf. Die Hebamme hatte Schmerzen, weil ich mein Bein so sehr in sie hineinstemmte, aber ich wusste nicht, woher ich sonst die Kraft aufbringen sollte. Sie boten mir an, nach dem Köpfchen zu fassen, was ich nicht tat. Ich wollte gar nicht wissen, wie lange es noch dauern würde, und fragte auch nicht. Ich funktionierte wie eine Maschine und presste wie bescheuert.

Plötzlich war die Kleine dann da. Ich weiß gar nicht, ob die Hebamme mir sagte, dass ich nur noch einmal pressen müsste, oder nicht. Aber unsere Bea war da, wurde mir direkt auf den Bauch gelegt und sah merkwürdig aus. Total voller Käseschmiere und mit einer so schiefen Nase, dass ich dachte, sie hätte eine Nasen-Gaumen-Spalte oder Ähnliches. Es dauerte tatsächlich zwei oder drei Monate, bis die Nase gerade war. Die Kleine schrie wie am Spieß. Ich wollte sie unbedingt direkt stillen, aber sie hatte keinerlei Bedürfnis danach. Sie wurde gewogen und wog knapp unter 2500 Gramm. Mist – auch das Gewicht entsprach dem Frühchengewicht.

Wir haben etwa eine gemeinsame Stunde im Kreißsaal verbracht, bevor Bea auf der Neo aufgenommen wurde. Wir waren wie in Trance, man nahm mir meine Tochter ab und legte sie ins Wärmebettchen. Anschließend ruhten wir uns kurz aus, bis man uns zum Versorgen rief.

Das ist schön, dass ein gemeinsames Ankommen erst einmal möglich war und das Kind nicht sofort auf die Neonatologie, also auf die Neugeborenenintensivstation, musste. Oft wird dann eine zusätzliche Wärmelampe aufgestellt, um dieses frühe und wichtige Bonden zu ermöglichen.

Die sympathische Schwester versorgte unsere Tochter und zeigte uns alles. Die Kleine schrie wie am Spieß, wenn sie nicht in unseren Armen lag. Erst, als eine Schwester ihr mein Shirt ins Bettchen legte, konnte sie sich auch dort beruhigen. Wir durften sie leider nicht lange im Arm haben, weil sie große Probleme hatte, die Temperatur zu halten.

In den nächsten 48 Stunden wurden wir immer mehr darüber aufgeklärt, was es bedeutete, ein spätes Frühchen zu haben. Als unsere Tochter zwei Tage alt war, legte man ihr eine Magensonde. Sie trank so gut wie nichts, obwohl ich Milch hatte und auch abpumpte. Insgesamt musste sie 14 Tage auf der Neonatologie versorgt werden, anschließend blieben wir zwei Tage auf der Kinderstation zur Beobachtung.

Ich wurde nach fünf Tagen entlassen, ohne mein Kind. Ohne die Ablenkung und Unterstützung von unseren Freunden und der Familie hätten wir diese Zeit kaum überstanden.

Nach Beas Entlassung gewöhnten wir uns als Familie schnell ein. Die Kleine legte gut zu, mit einem halben Jahr brachte sie schon gute neun Kilo auf die Waage – na ja, die Milch macht's. Es dauerte etwa ein Jahr, bis unsere Tochter ihre Entwicklungsverzögerung aufgeholt hatte. Diese bestand aber nur in ihrer grobmotorischen Entwicklung. Sie ist nun ein aufgewecktes, zutrauliches und fröhliches Kleinkind.

Frühgeborene Babys profitieren ganz besonders von der abgepumpten Muttermilch. Das Kolostrum, also die erste Milch, enthält ganz besonders viele schützende Substanzen, die Immunglobuline, die wie eine Impfung gegen Infekte wirken. Außerdem beinhaltet die Muttermilch Laktoferrin und Oligosaccharide, zwei Stoffe, die die Darmwand des Babys auskleiden und so das Eindringen von schädlichen Bakterien verhindern. Muttermilch passt sich genau den Bedürfnissen des Babys an. Frühgeborenen stellt sie beispielsweise besonders viel Energie in Form von Fetten und Eiweißen zur Verfügung.

Frühgeborenen fällt es anfangs aber oft noch schwer, an der Brust zu saugen, weshalb sie dann die abgepumpte Milch mit einer kleinen Magensonde zugeführt bekommen.

Sarah – viel zu früh

Bei Sarah gab es Anzeichen einer Präeklampsie. Das ist eine Erkrankung in der Schwangerschaft (im Volksmund Schwangerschaftsvergiftung). Das Kind kam in der Schwangerschaftswoche 33 + 5 zur Welt. Leider gab es einen Kaiserschnitt in Vollnarkose. Aber Sarah hatte viel Unterstützung von ihrer Familie und konnte so den Schrecken der Frühgeburt ganz gut verwinden.

Dass etwas nicht ganz rundlief, habe ich erst erfahren, als ich einmal zu einem Vertretungsarzt ging. Der stellte einen etwas auffälligen Doppler fest, sagte jedoch, das werde sich wohl noch verwachsen. Verschiedene andere Untersuchungen wurden noch gemacht. Ich war dann jedenfalls schon fast zur Tür raus, als ich noch mal zurückgerufen wurde – mir sollte noch Blut abgenommen werden. »Aber der andere Arzt hat mir letzte Woche erst Blut abgenommen«, meinte ich. »Glauben Sie mir, diesen Wert haben die nicht getestet«, kam es zurück. Ich war verwirrt, aber wollte auch nicht genauer nachfragen.

Eine Doppler-Untersuchung ist ein Ultraschall, bei dem die Fließgeschwindigkeit des Blutes in den Gefäßen gemessen wird. In der Schwangerschaft wird damit zum Beispiel die Arteria uterina angeschaut. Das ist die Arterie, welche die Gebärmutter versorgt. Durch Messung der Widerstände in diesem Gefäß kann es Hinweise auf eine Minderversorgung des Kindes und/oder einer Präeklampsie geben. Bei dieser Erkrankung steigt der Blutdruck, und die Frauen scheiden im Urin extrem viel Eiweiß aus. Bei Nicht-Behandlung kann diese Erkrankung sehr gefährlich sein. In den Blutwerten kann man sehen, ob alles in Ordnung ist oder ob Maßnahmen ergriffen werden müssen.

Am Montag darauf kam dann der Anruf, dass etwas nicht stimme und ich sofort (!) ins Krankenhaus fahren solle. Da war ich bei Schwangerschaftswoche 31 + 5. Ich hatte schreckliche Angst um mein Kind, aber auch davor, nun ins Krankenhaus zu müssen. Krankenhäuser gruseln mich.

Aber es half ja nichts, und ich fuhr in die Klinik. Mein Mann und meine Schwester kamen dazu. Sie ist eine Frühchenmutter und war mir eine unglaubliche Stütze in der Zeit. Das ist bis heute so. Im Krankenhaus wurden zunächst die Unterlagen aus der Praxis benötigt. Das war leichter gesagt als getan. Per Fax kam nichts an. Kurz bevor die Praxis schloss, haben sie dann die Unterlagen per E-Mail geschickt, und wir konnten sie vorlegen. Dann wurde ich auch direkt untersucht.

Die Ärztin war sehr besorgt, und das beunruhigte mich. Ich bin so froh, dass ich meinen Mann und meine Schwester bei mir hatte. Ohne sie wäre ich, glaube ich, in Panik geraten. Während das CTG gemacht wurde, hat mein Mann dann gegoogelt, was der Blutwert bedeutet, und kam auf eine 16-prozentige Wahrscheinlichkeit, dass das Kind in den nächsten zwei Wochen kommen könnte. Das hat mich etwas runtergebracht.

Wenn schwierige Untersuchungen anstehen oder Ergebnisse verkündet werden, sollte man sich grundsätzlich Verstärkung mitbringen. Und in solchen Momenten sollte man lieber mit den echten Ärzten reden, als Dr. Google zu fragen. Nicht umsonst heißt es ja: »Don't google with a Kugel!«

Als ich darauf bestand, dass es mir gut ginge, durfte ich nach Hause, aber nur unter der Bedingung, am nächsten Tag wieder zur Untersuchung zu kommen. Mein Blutdruck war zu dem Zeitpunkt erhöht, aber hatte sich dann auch wieder beruhigt. Ich wurde mehrmals gefragt, ob ich Kopfschmerzen hatte, was ich verneinte. Ich hatte aber welche und schob es damals darauf, dass ich ja vorher geweint hatte, aufgeregt war und unter der Hitze draußen litt. Ich hätte es ernster nehmen sollen, wollte aber unbedingt nach Hause.

Am nächsten Tag musste ich bleiben. In zwei Nächten wurde der Blutdruck beobachtet. Dann bekam ich Medikamente zur Blutdrucksenkung. Ich wurde entlassen und sollte sofort zu meinem Frauenarzt, damit er das weiter beobachten konnte. Gesagt, getan.

Nach ein paar Tagen wurde ich von meinem Arzt dann wieder ins Krankenhaus geschickt. Es wurde ihm zu heikel. Ich war zu dem Zeitpunkt nur noch genervt und schob meinen erhöhten Blutdruck auf den Stress, weil ich so viel hin- und herfahren musste. Außerdem machte mir die Hitze wirklich zu schaffen.

Das Krankenhaus, in dem ich vorher gewesen war, wollte mich nicht wieder aufnehmen. Ich sollte in eine Klinik, in der es eine Frühchenstation gab. Ich fuhr dann dort hin, wo auch meine Schwester ihr Frühchen bekommen hatte. Hier verbrachte ich zwei Nächte. Danach durfte ich wiederum nach Hause. Am nächsten Tag fingen nachmittags die Schmerzen im Rücken an. Sie steigerten sich kontinuierlich. Spätabends fuhr mich mein Mann ins Krankenhaus, weil ich es nicht mehr aushielt. Er überfuhr mehrere rote Ampeln. Ihm war klar, dass ich nicht mehr schwanger aus dem Krankenhaus kommen würde.

Ich höre das oft von Paaren, dass der Mann bei der Fahrt in die Klinik nicht mehr gut auf den Verkehr geachtet hat. Ein Privatauto ist keine Feuerwehr mit Sirene und es gilt die ganz normale Straßenverkehrsordnung. Es nützt niemandem etwas, wenn man einen Unfall baut, bei dem die eigene – oder eine fremde – Familie zu Schaden kommt. Ich rate sehr dazu, ein Taxi zu nehmen, wenn die Aufregung zu groß ist.

Ich hatte laut CTG keine Wehen und überstand die Nacht mit einer ganzen Menge Schmerzmittel. Den folgenden Tag habe ich kaum noch in Erinnerung, weil ich vollkommen neben mir stand. Mein Mann und meine Schwester waren bei mir, wofür ich sehr dankbar war.

Mir wurde jede Stunde Blut abgenommen, bis es abends dann so weit war und sie mich für den Kaiserschnitt vorbereiteten. Eigentlich hätte ich Angst haben sollen, aber in dem Moment war ich nur erleichtert, dass der ganze Stress vorbei sein würde. Das war übrigens genau zwei Wochen später, also in Schwangerschaftswoche 33 + 5, so viel also zu den 16 Prozent.

Im Operationssaal hatte ich eine Maske auf der Nase, durch die ich wahrscheinlich ein Beruhigungsmittel bekam, oder Sauerstoff. Ich hatte trotzdem das Gefühl, zu ersticken. Irgendwann war ich weg. Ich habe die ersten Schreie meines Sohnes nicht gehört und konnte ihn nicht direkt in den Arm nehmen. Auch heute noch nagt das an mir.

Schade, dass Sarah eine Vollnarkose bekommen hat. Normalerweise ist eine Teilnarkose möglich, solange es kein absoluter Notfall ist.

Der Kleine soll aber so laut geschrien haben, dass mein Mann und meine Schwester ihn noch durch beide Türen des Operationssaals draußen hören konnten. Er war (und ist es auch heute noch) ein äußerst bestimmter kleiner Kerl.

Nachdem ich aufgewacht war, schob man mich zu meinem Mann und meiner Schwester, damit ich noch etwas wacher wurde. Sie zeigten mir die ersten Bilder vom Kleinen, aber ich konnte sie mir nicht wirklich angucken. Auch heute noch tut es weh, diese Bilder in dem Wissen zu sehen, die Geburt nicht bewusst miterlebt zu haben.

Ich würde meinen Sohn am nächsten Tag sehen. Vorher hatte ich Angst, wie er aussehen würde. Ich war nie ein Kindermensch gewesen, und nach seinem ungeplanten Start ins Leben und den mir fehlenden Momenten direkt nach der Geburt hatte ich einfach Bedenken, dass ich meinen Sohn nicht würde annehmen können.

Viele Mütter brauchen (auch nach Spontangeburten) oft einige Zeit, um ihre Kinder wirklich zu lieben. Aber das ist so ein großes Tabu, dass wenig darüber gesprochen wird. Tatsächlich fühlen sie sich dann oft sehr schlecht und denken, mit ihnen stimme etwas nicht.

Und bei einem Frühchen, das so gar nicht dem Kindchenschema entspricht, sondern wie ein kleiner Greis aussieht und an Kabeln und Sonden in einem Inkubator liegt, hat man noch viel größere Berührungsängste.

Es war nicht das Bilderbuchverlieben, wie man es sich vorstellt, als ich ihn zum ersten Mal sah. Er war so klein und zierlich und rot und lag in diesem Kasten. Ich hatte Angst, ihn anzufassen. Ich war einfach noch nicht bereit, Mutter zu sein, immerhin hätte ich ja noch sechs Wochen haben sollen.

Der Kleine musste noch zwei Wochen im Krankenhaus bleiben, und zu dem Zeitpunkt war ich froh, dass ich diese »Gnadenfrist« bekommen hatte, damit ich mich daran gewöhnen konnte, dass ich früher als geplant Mutter wurde.

Die ersten beiden Wochen zu Hause hatte ich quasi eine Standleitung zu meiner Schwester. Täglich rief ich sie an oder schrieb ihr und stellte ihr tausend Fragen. Es war richtig merkwürdig, als es dann irgendwann mal einen Tag gab, an dem wir keinen Kontakt hatten.

Es spielte sich alles ein. Ich bin nach wie vor froh, meinen Mann und meine Schwester an meiner Seite zu haben. Meine Mutter unterstützt mich ebenfalls gut, auch wenn wir es sonst eher schwer miteinander haben. Unserem Sohn geht es gut, und bisher sind keine frühchenbedingten Schwierigkeiten aufgetaucht. Er ist nun 14 Monate alt und ein kleiner Strahlemann. Wir hatten Glück.

Das ist so gut, jemanden zu haben, den man fragen kann und der für einen da ist. Das ist etwas, was vielen Frühcheneltern für die erste Zeit fehlt.

Wenn sich wie hier ein Problem ankündigt, kann man versuchen, die Geburt etwas besser vorbereiten zu lassen. Ich weiß nicht, warum hier eine Vollnarkose nötig war. Bei so einem langsamen Verlauf hätte man, denke ich, gut auch eine Teilnarkose geben können.

Auch hätte man vorschlagen können, dass sich Sarah an dem Tag, an dem sie eh die ganze Zeit darauf gewartet hat, einen Kaiserschnitt zu bekommen, schon mal die Frühchenstation anschauen könnte, um zu sehen, was sie erwarten würde. Das eigene Kind zu sehen wäre dann vielleicht nicht so ein Schock gewesen.

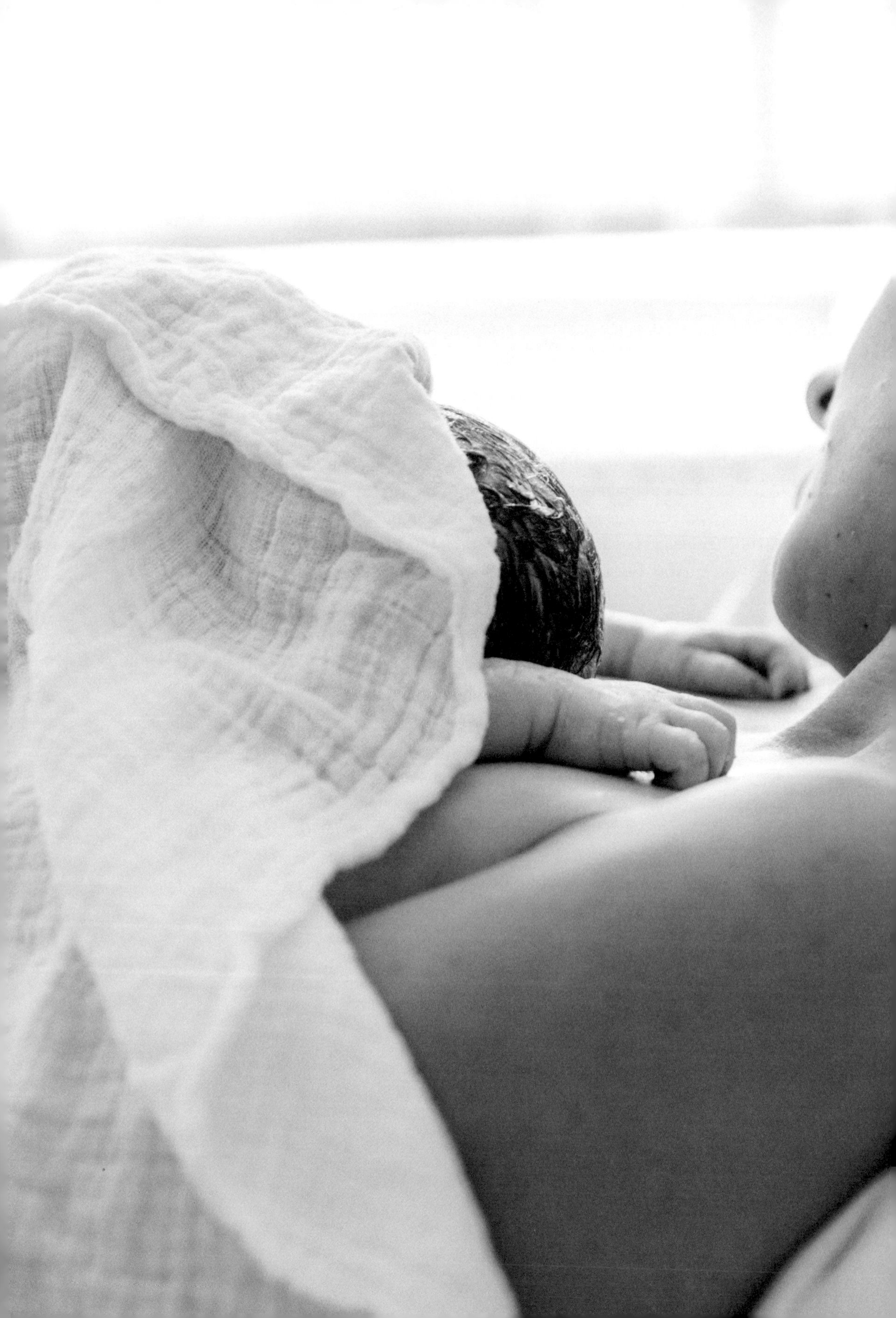

Geburt eines Kindes mit Behinderung

Durch die pränatale Diagnostik weiß man heute meistens schon vor der Geburt, ob das Baby eine Besonderheit mitbringen wird. Viele Fehlbildungen erkennt man im Ultraschall. Durch Fruchtwasseruntersuchungen und inzwischen auch schon durch einen einfachen Bluttest sieht man, ob eine Genveränderung vorliegt.

Das hat manchmal Vorteile. Man kann dann den Geburtsort so wählen, dass das Baby sofort behandelt werden kann, wenn das nötig sein sollte – beispielsweise wenn ein Herzfehler oder eine Spaltbildung im Mund vorliegt und eine schnelle Behandlung günstig ist. Ein entsprechendes Behandlungsteam kann dann schon vor Ort sein, und der Geburtsmodus wird entsprechend angepasst.

Manchmal wird aber durch die Diagnostik klar, dass es Besonderheiten gibt, die für das ganze Leben des Kindes und somit auch der Eltern eine Rolle spielen werden. Und in sehr seltenen Fällen werden solche Besonderheiten auch noch nicht in der Schwangerschaft bekannt. Meist, wenn Eltern sich generell gegen die Untersuchungen entscheiden.

Bekommt man eine »Diagnose« wie das verhältnismäßig häufig vorkommende Downsyndrom (bei circa einem von 700 Kindern), dann wird in unserer Gesellschaft sehr schnell davon ausgegangen, dass es nicht gewollt ist, und die Überweisung zum Schwangerschaftsabbruch wird ausgedruckt. Jetzt müssen sich die Eltern aktiv für das Kind entscheiden – oder den vorgegebenen Weg gehen.

Da immer weniger Kinder mit Besonderheiten geboren werden, haben Eltern immer mehr Angst vor Ausgrenzung, wenn sie es doch wagen. Viele besondere Kinder bringen allerdings auch tatsächlich einige mehr oder weniger gravierende gesundheitliche Probleme mit sich. So haben Kinder mit Downsyndrom oft Herzfehler und benötigen sehr früh Operationen. Andere Kinder haben eine deutlich kürzere Lebenserwartung.

Nimmt man die Pränataldiagnostik in Anspruch, so sollte man sich im Klaren darüber sein, dass man das Baby einer Fehlersuche unterzieht, die eventuell Konsequenzen haben wird. Den entsprechenden ethischen und moralischen Fragen muss man sich dementsprechend stellen. Das ist der Preis, den Fortschritt und Wissen mit sich bringen.

Anna – ein Kind mit Besonderheit

In der 15. Schwangerschaftswoche erfuhr Anna, dass ihr Sohn Lukas das Downsyndrom hat. Der folgende Text erzählt eine ganz normale Geschichte einer nicht ganz unkomplizierten Schwangerschaft, auf die eine gute Geburt folgte. Die Probleme, die in dieser Geschichte vorkommen, haben aber nichts mit der kindlichen Besonderheit zu tun.

Annas Bericht zeigt eine ganz wunderbare Normalität da, wo oft viel Aufregung vermutet wird. In unserer Gesellschaft werden circa neun von zehn Schwangerschaften, in denen das Downsyndrom erkannt wird, abgebrochen. Denn obwohl wir so viel über Inklusion reden, sind wohl immer weniger Menschen bereit, sie wirklich zu leben. Deshalb freue ich mich ganz besonders über Annas Text in diesem Buch, in dem Vielfalt Platz haben soll.

Noch einmal pressen, und dann war er da, unser kleiner Lukas. Wobei 54 Zentimeter und 3,5 Kilogramm gar nicht so klein waren, wie man uns prophezeit hatte. Denn Babys mit Trisomie 21, auch Downsyndrom genannt, werden im Bauch wohl nicht ganz so groß.

Die erste Vermutung gab es in der 13. Schwangerschaftswoche. Da war die Nackentransparenzmessung in Kombination mit meinen Hormonen so auffällig, dass man mich zum Feindiagnostiker schickte. Das Schwierige daran war der Zeitpunkt, denn bestimmte Untersuchungen kann man nur zwischen der 13. und der 15. Schwangerschaftswoche durchführen. Und schnell mal 'nen Termin beim Facharzt zu kriegen, ist eben nicht immer einfach. Aber es klappte dann doch, und eine Ultraschalluntersuchung und einen Harmony-Test später wussten wir, was uns erwartete.

Der »Harmony-Test« ist ein Bluttest, mit dem sich Chromosomenanomalien beim Kind feststellen lassen.

Es gab einen kleinen Zeitraum, in dem ich vor Kummer geweint habe. Der ging von »Okay, dann gehen Sie doch bitte nach hinten, dort ist ein kleines Wartezimmer, meine Mitarbeiterin holt Sie, wenn alles vorbereitet ist« bis »Kommen Sie bitte?«. In diesen fünf bis zehn Minuten weinte ich, schluchzte vielleicht auch ein bisschen. Mein Mann hatte ebenfalls Tränen in den Augen. Das Leben, das unser Kind hätte haben können, ohne zusätzliche Bürokratie, ohne wegen seiner Augen oder seiner Zunge geärgert zu werden, ohne später in einer Behindertenwerkstatt zu landen, war weg.

Stattdessen bereiteten wir uns auf viel Gegenwind, auf dummes Anglotzen, auf Aufklärungsarbeit und noch mehr Verantwortung bis ins hohe Erwachsenenalter vor. Wir sahen uns an und sagten: »Okay, dann ist es jetzt so.« Danach haben wir bis heute nur noch vor Freude und Rührung geweint.

Besagter (Blut-)Test soll im Übrigen eine Kassenleistung werden, damit mehr Eltern eine entsprechende Entscheidung für oder gegen eine Abtreibung aufgrund der positiven Diagnose treffen können. Als Mutter eines Kindes mit Trisomie 21 kann ich das nicht gutheißen, weiß aber auch, dass es nicht jeder so gelassen hinnimmt, wenn die Diagnose in der Schwangerschaft aufkommt. Vor allem all die organischen Probleme, Herzfehler, Ernährung über die Magensonde, diverse Operationen, die vielen Arztbesuche, Klinikaufenthalte, Therapien können Angst machen. Ein Leben, das man nicht vorhersehen kann oder das ganz von dem abweicht, was man kennt, möchte nicht jeder leben.

Ich selbst bin mit einem Familienmitglied mit Behinderung aufgewachsen; ich wusste, was kommen würde, und habe mich dafür entschieden. Auch für meinen Mann gab es überhaupt gar keine Alternative zu »Dieses Kind wird gefälligst ein Teil unserer Familie«.

Bis auf einige Ultraschalluntersuchungen mehr und ein bis zwei Beratungstermine unterschied sich die Schwangerschaft glücklicherweise nicht großartig von der unseres großen Sohnes Simon. Mir war im ersten Drittel ordentlich übel, Kürbis konnte ich nicht essen und das Bedürfnis nach kaltem Orangensaft war auch wieder da.

Ein bisschen ist der letzte Absatz geschönt, denn ich bekam in der siebten Schwangerschaftswoche eine Gallensteinkolik, die mich fast das Leben gekostet hätte. Ich hatte eine Bauchspeicheldrüsen- und eine Gallenblasenentzündung, die zu unterirdisch schlechten Leberwerten führte. Aufgrund der Schwangerschaft konnte man mir nur Paracetamol und bestimmte Antibiotika geben, anstatt gleich zu operieren. Man einigte sich darauf, diese Operation im zweiten Drittel nachzuholen. Nach einer Woche Krankenhaus durfte ich pünktlich zu Simons erstem Geburtstag nach Hause.

Erst in der 22. Schwangerschaftswoche entfernte man mir dann die Gallenblase inklusive 40 kleiner Steine in einer wenig invasiven Operation, und nach zwei Wochen hatten Lukas und ich alles überstanden. Damals dachte ich noch: »Wenn er das alles gut hinkriegt, kann er alles schaffen.«

Und so war es auch. Unser Feindiagnostiker bestand wegen der Diagnose Trisomie 21 auf eine Geburt in einem Krankenhaus mit angeschlossener Neonatologie. Aber nach zwei ausführlichen Ultraschalluntersuchungen konnten wir ihn überreden, dass es auch in der städtischen Frauenklinik ging. Dort war mein Gynäkologe Belegarzt, und zusammen mit einer sehr erfahrenen Hebamme hatte er auch schon den großen Bruder Simon zur Welt gebracht.

Wenn es keine Nebenbefunde wie beispielsweise Herzfehler gibt, kommt sogar eine Hausgeburt infrage.

Eine Hebamme fürs Wochenbett hatten wir zum Glück auch schnell gefunden. Wir kannten sie vom Vorbereitungskurs des Großen und hatten sie damals schon gefragt, ob sie generell auch bei uns im Ort betreuen würde. Man sieht, wir hatten damals schon das zweite Kind geplant.

Vor den Ultraschalluntersuchungen hatte ich Angst. Denn die würden uns sagen, ob wir mit einer Herz- oder Darmoperation direkt nach der Geburt oder im ersten Jahr rechnen müssten. Aber glücklicherweise war nichts von all dem der Fall. Und so genoss ich die Schwangerschaft in vollen Zügen. Der Große hatte sich gerade bei der Tagesmutter eingewöhnt, sodass ich ein paar Stunden in der Woche für mich hatte.

Wir fuhren im Herbst noch zweimal in den Urlaub, und ab Dezember muckelten wir uns schon ein bisschen daheim ein, denn ab 4. Januar wär's dann erst mal vorbei mit der Ruhe. Von wegen. Aus heutiger Sicht würde ich sagen, dass Lukas sehr bestimmt und forsch, ganz typisch für seinen Charakter, Woche 37 + 4 für seinen großen Auftritt plante.

Am 18. Dezember, es war der vierte Advent, starteten wir gemütlich in den Tag. Mein Mann räumte noch ein paar Sachen hin und her und brachte schon mal den alten Stepper ins Auto, der einem Babybettchen im Wohnzimmer Platz machen musste. Meine Eltern wollten den für ihren Hobbyraum nehmen. Simon war an dem Tag ganz schön müde, und so legte ich mich schon vor dem Mittagessen mit ihm hin und wir schliefen herrliche drei Stunden bis in den Nachmittag hinein.

Mein Mann kochte uns dann ein sehr spätes Mittagessen, und schon während wir noch saßen, spürte ich es nass werden zwischen meinen Beinen. Es war 15:30 Uhr. Eigentlich hätte ich es besser wissen müssen, aber sagte nur: »Das ist doch zu früh, über zwei Wochen zu früh«, und ging mich umziehen. In der Zwischenzeit musste Simon gewickelt werden, und nachdem ich ins Kinderzimmer kam und es immer weiter vor sich hin plätscherte, sagte ich: »Es ist so weit. Ich rufe Mama und Frau B. an.« Simon sollte für ein paar Tage zu meinen Eltern, da mein Mann und ich ein Familienzimmer gebucht hatten.

Frau B. war meine Beleghebamme, die es zu dem Zeitpunkt noch in dem Krankenhaus gab. Als ich sie anrief, hatte sie gerade eine lange Schicht mit mehreren Geburten hinter sich und seufzte ein bisschen, als sie mir erzählte, dass sie für den Abend Karten für den Weltweihnachtszirkus hatte. Dann fragte sie mich, wie oft die Wehen kämen und wie stark. »Hm, nicht so richtig, eher schwach und nicht so oft.« Dann solle ich ruhig noch ein wenig daheimbleiben, mich ausruhen und mich melden, wenn es stärker und öfter ziepte.

Ich war erstaunt, aber konnte mich gut damit arrangieren. Ich saß also auf der Couch, meine Mutter und Simon spielten, und mein Mann lud den Stepper wieder aus dem Auto. Dann lud er noch die Spülmaschine voll und räumte die Küche auf, als Frau B. wieder anrief. »Vielleicht fahren Sie doch schon los.« Unsere Vermutung ist, dass mein Arzt sie daran erinnert hatte, dass es um ein Kind mit Behinderung ging und dass die erste Geburt nur vier Stunden gedauert hatte.

Also fuhren wir los. Innerhalb von zehn Minuten kamen wir bei der Klinik an, wahrscheinlich war alle Welt beim Adventskaffee. Dort spürte ich die Wehen schon ein bisschen mehr, aber immer noch nicht schmerzhaft oder heftig. Da wir uns schon auskannten, lief das Ankommen recht gut ab. Diesmal ging es in den Kreißsaal neben dem, in dem Simon zur Welt gekommen war.

Erst einmal wurden alle Untersuchungen gemacht, inklusive vaginaler Abtastung des Muttermundes, der so bei drei bis vier Zentimetern lag. Und dann saßen wir da und warteten. Zwischendurch kam mein Arzt vorbei und schaute schon mal nach dem Rechten, obwohl er ja erst am Schluss so richtig zum Einsatz kommen sollte.

Nach einer weiteren halben bis Dreiviertelstunde waren die Wehen noch nicht mehr geworden, deswegen tastete meine Hebamme noch einmal und äußerte die Vermutung, dass der Blasensprung wahrscheinlich oben gewesen war und die Schicht unten noch intakt, sodass sich nichts nach unten bewegen konnte. Sie nahm einen kleinen Fingerhut mit Minihaken, erklärte mir, dass sie nun die untere Seite der Fruchtblase anritze, um den Weg freizumachen, und legte los.

Es kam ordentlich Fruchtwasser, aber dann passierte einige Minuten lang nichts. Und dann, als hätte der Kleine nur drauf gewartet, kamen die Wehen von null auf 100 in sehr kurzen Abständen und sehr schmerzhaft. Es fühlte sich an, als würde er sich nach draußen freiprügeln. Ich wollte gern Schmerzmittel haben und bekam sie auch. Ich bin nämlich der Meinung, dass Schmerzmittel eine Geburt nicht weniger zur Geburt machen.

Eine Geburt ist eine Geburt. Das Problem bei manchen Schmerzmitteln ist ja nicht die Schmerzfreiheit, sondern dass sie oft (nicht immer) einen negativen Einfluss auf das Geburtsgeschehen haben können.

So langsam wurde das Ganze doch anstrengend. Meine Hebamme sah den schnellen Fortschritt und rief den Arzt, weil es wohl doch bald so weit wäre. Irgendwann durfte ich »mitarbeiten«, aber noch nicht mit voller Kraft pressen. Bisschen blöd, dass mir direkt beim dritten tiefen Ausatmen schwindelig wurde, sodass man mir auf die linke Seite half. Da lag ich nun, fühlte mich wie ein gestrandeter Wal und wollte am liebsten heim-

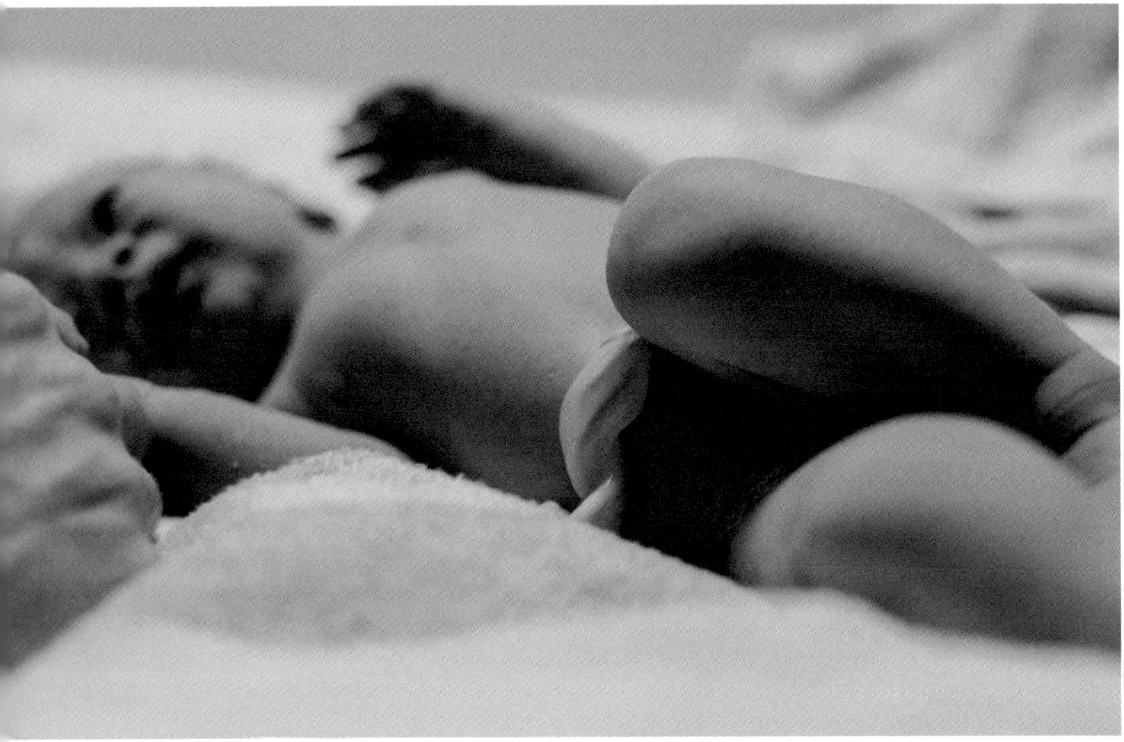

gehen. Dabei war das doch alles noch ein Klacks. Aber wenn man den Unterleib 80-mal so stark spürt wie sonst, ist das doch irgendwie unangenehm.

Mein Arzt versuchte, die Spannung rauszunehmen, und philosophierte über die Flecken an der Wand und ob man denn da nicht einfach mal drüberstreichen könne. Beim Betreten des Raumes hatte ich denselben Gedanken gehabt. Und vor allem, was wohl diese Flecken verursacht hatte. Aber musste das denn jetzt besprochen werden, während ich hier vor mich hin keuchte? »Wenn die nächste Wehe rum ist, sollten Sie sich drehen, um zu pressen ... Jetzt vielleicht?« – »Einen Moment noch, gleich.« Eventuell habe ich eine Wehe verschwiegen, weil ich keinen Bock hatte. Aber dann hab ich mich doch irgendwann umgedreht und angefangen zu pressen.

Erste Presswehe: Da bewegt sich gar nichts, ich schreie noch mal.

Zweite Presswehe: Mein Arzt sagt: »Da sieht man ja schon den Kopf! Der ist gleich da.«

Dritte Presswehe: Der Kopf steckt genau in meiner Vagina und gibt mir das Gefühl, dass er gleich alles auseinanderreißt.

Vierte Presswehe: Lukas ist da, man legt ihn mir auf den Bauch und er ist einfach wunderschön.

Es war 18:52 Uhr, und unser Lukas hat drei Stunden und 22 Minuten auf die Welt gebraucht. Obwohl er zu früh kam, zeigte er alle Zeichen vom Übertragensein.

> Übertragungszeichen sind: keine Käseschmiere mehr, sogenannte Waschfrauenhände (also ganz faltig und aufgequollen, wie nach einem zu langen Bad), Abschilferungen und eine etwas gelbliche Haut, besonders der Nabelschnur und der Eihäute.

So richtig konnte es sich keiner erklären, aber eigentlich war es auch egal. Die U1 verlief sehr zufriedenstellend. Das Herz war stark, und auch sonst waren alle Vitalzeichen gut. Ich selber musste nur minimal genäht werden, was mich sehr freute. Die sehr große Narbe vom Großen ziept nämlich bis heute.

Mein Geburtsbericht ist einer von vielen. Und auch nur einer von vielen über Kinder mit Behinderung. So einfach Lukas' Geburt war, genauso einfach ist das Leben jetzt seit fast zwei Jahren mit ihm. Mein Mann und ich sind sehr glücklich, dass wir ihn haben.

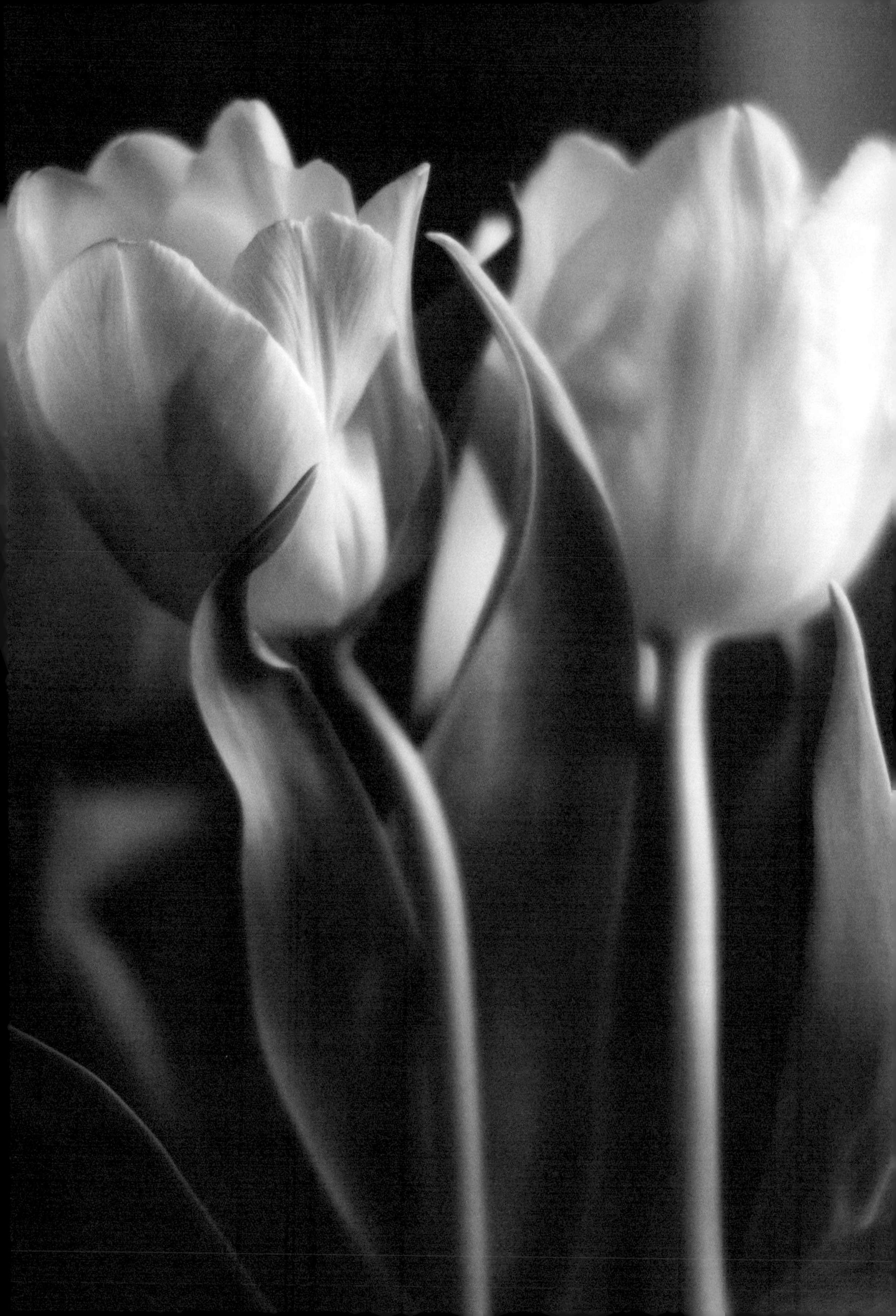

Stille Geburt

Triggerwarnung: Achtung, jetzt kommt ein sehr spezielles Kapitel: die stille Geburt. Ich habe lange überlegt, ob ich dieses Kapitel ins Buch aufnehme, habe mich dann aber dafür entschieden. Dass ein Kind wieder geht, vor allem in einer frühen Woche, ist gar nicht so selten. Wahrscheinlich kennt jeder von uns, oft ohne es zu wissen, Frauen, denen das widerfahren ist. Auch wenn inzwischen schon manchmal darüber geredet wird, so ist es doch immer noch ein Tabuthema. Dabei tut es auch hier so gut, sich austauschen zu können (selbst wenn es schmerzhaft ist) und zu wissen, dass man mit so einem Erlebnis nicht alleine ist. Außerdem wissen viele Frauen nicht, dass es verschiedene Wege gibt, mit diesen frühen, kleinen Geburten umzugehen. Darüber möchte ich gerne etwas aufklären. Daher dieses Kapitel.

Überlegt aber bitte kurz, ob hier und jetzt der richtige Zeitpunkt ist, sich mit diesem Thema zu beschäftigen, bevor ihr weiterlest.

Bei ungefähr vier von 1000 Schwangerschaften wird ein Baby »still« geboren. Ein Baby, das tot geboren wird und mehr als 500 Gramm wiegt, wird als Totgeburt bezeichnet – unterhalb dieser Grenze spricht man von einer Fehlgeburt. Umgangssprachlich hat sich statt Fehlgeburt (medizinisch: Abort) die viel schönere Bezeichnung »kleine Geburt« und für die Kinder »Sternenkinder« durchgesetzt.

Wenn sich ein Kind in einer frühen Woche nicht weiterentwickelt und stirbt, dann ist es allgemein üblich, im Krankenhaus eine Kürettage (Ausschabung) zu machen. In der Regel geht man am selben Tag wieder nach Hause.

Es gibt aber noch eine zweite Möglichkeit. Man kann nämlich auch einfach auf den natürlichen Abgang warten beziehungsweise diesen durch Medikamente forcieren. Das hat den Vorteil, dass die Gebärmutter nicht durch eine Ausschabung verletzt wird und somit eine weitere Schwangerschaft risikoärmer wird. Außerdem möchten manche Frauen den Abschied vom Kind in einem anonymen OP vermeiden. Die natürliche, kleine Geburt kann, solange alles normal verläuft, im heimischen Umfeld stattfinden.

Schnelle OP oder abwartende Haltung – hier gibt es kein Richtig und kein Falsch. Jede Frau sollte, nach entsprechend fachlicher Beratung, selbst entscheiden, welcher Weg für sie der richtige ist.

Bei schon größeren Kindern (schwerer als 500 Gramm) steht, wenn sie im Bauch versterben, immer eine Geburt an. Diese wird dann medikamentös eingeleitet. Es ist besonders traurig, dass eine Frau dann eine Geburt »erdulden« muss, an deren Ende ein Abschied steht. Dennoch wird dieser normale Weg empfohlen, da der Prozess selbst schon ein Teil der Verarbeitung dieses schrecklichen Erlebnisses ist.

Mareen – Sternenkind

Triggerwarnung! In diesem Geburtsbericht geht es um eine Fehlgeburt. Bitte entscheidet an diesem Punkt bewusst, ob, wann und wo ihr diesen Text lest.

Mareen hat die Geschichte ihrer kleinen Geburt aufgeschrieben, um »anderen Sternen-Mamas damit vielleicht den Mut zu geben, ihre kleinen Sterne auch in genau dem ruhigen und persönlichen Raum ziehen zu lassen, wo sie sie empfangen haben«.

Dienstag, 5. Dezember

Ich bin 10 + 6 Wochen schwanger. Bei der letzten Untersuchung sahen wir schon den Herzschlag. Heute ist nur noch ein winziger Embryo sichtbar, kein Herzschlag. Meine Welt bleibt für einen Moment stehen …

Aufgrund der letzten Fehlgeburt nahm ich in dieser Schwangerschaft von Anfang an Utrogest, weshalb die Gebärmutter weiterwuchs und die Schleimhaut hoch aufgebaut ist. Die kleine Höhle ist also perfekt, aber unser Sternchen entwickelte sich nicht weiter und ist nur sieben Millimeter klein.

In verschiedenen Stadien der Schwangerschaft kann es zum Absterben des Ungeborenen kommen, wobei die Wahrscheinlichkeit eines Aborts nach der zwölften Schwangerschaftswoche stark sinkt. Die ersten zwölf Wochen gelten als die unsicheren Wochen. Passiert ein Abort sehr früh, wissen manche Frauen noch gar nicht, dass sie schwanger waren, und nehmen die einsetzende Abbruchblutung einfach als eine besonders starke Regelblutung wahr. Man nimmt an, dass etwa 30 Prozent aller Frauen im Laufe ihres Lebens einen Abort haben, ohne es überhaupt zu merken. Doch gerade Frauen, die sich sehr ein Kind wünschen, wissen natürlich oft schon früh um ihre Schwangerschaft.

Die »Fruchtanlage« wird nicht zwangsläufig gleich sofort von der Gebärmutter ausgestoßen. Erst einmal kann es sein, dass das Kind zwar gestorben ist, die Schwangerschaft aber noch erhalten bleibt. Man nennt diesen Zustand »missed abortion« – verhaltener Abort. Und er wird in der Regel auch erst bei der nächsten Vorsorgeuntersuchung entdeckt. Da die Schwangerschaftshormone nur langsam abfallen, fühlen sich die betroffenen Frauen auch weiterhin schwanger und haben entsprechende Schwangerschaftssymptome wie Brustspannen oder Geruchsempfindlichkeit.

Unser letztes Sternchen machte sich im Dezember vor einem Jahr von allein auf den Weg. Ich habe einfach zu Hause gewartet und es unter starken, aber erträglichen Schmerzen in der siebten Schwangerschaftswoche gehen lassen. So leise, wie es kam, ging es auch. Nichts, außer unserem Wissen darum, ließ an dieser damaligen kleinen Geburt auf eine Fehlgeburt schließen. Die Blutung war wie eine Periode, nur mit ein bisschen mehr Gewebe.

Ich sitze im Sprechzimmer und bin irgendwo anders. Die Worte meiner Frauenärztin nehme ich kaum wahr.

»Ich möchte keine Ausschabung!«, kann ich noch hervorbringen.

Sie drängt mich zu nichts, sagt, wir können abwarten. Wir sollen aber bei starken Blutungen, Übelkeit oder Fieber sofort ins Krankenhaus fahren. Ich bin dankbar dafür, dass sie mir nichts von dem Quatsch erzählt, mit dem viele Ärzte den Sternchen-Mamas erst einmal Angst machen … und vor allem, dass nichts sofort passieren muss.

> Das ist richtig. Da es sich bei einer Schwangerschaft um ein geschlossenes System handelt, passiert nichts, solange man nicht stark blutet und die mütterlichen Blutwerte in Ordnung sind. Es gibt natürlich Fälle, die eine Kürettage medizinisch nötig machen. Es ist also sinnvoll, sich mit einer Gynäkologin zu besprechen.
>
> »Es ist von der Natur so gut eingerichtet, dass es [die Fehlgeburt] auch ohne Operation geht. Würde das nicht funktionieren, hätte die Menschheit erst gar nicht überlebt«, sagt auch Heribert Kentenich, ehemaliger Chefarzt der Klinik für Gynäkologie und Geburtshilfe der DRK-Kliniken Berlin.[26]

Unser Baby ist seit circa drei bis vier Wochen nicht mehr am Leben beziehungsweise bildet sich zurück. Trotzdem ist keine Eile geboten. Die Ärztin sagt, eine Woche können wir auf jeden Fall noch warten …

Ich spreche lange mit meinem Freund. Wir wägen die Risiken ab, sind unsicher. Wird das jetzt, bei der Menge an Schleimhaut, auch noch so einfach gehen? Wir möchten aber aus verschiedenen Gründen eine Ausschabung vermeiden und beschließen, erst einmal abzuwarten.

26 hebammenblog.de/einzigartig/zeit-kentenich

Eine Kürettage ist eine Routineprozedur, vor der man keine Angst haben muss. Dennoch gibt es gewisse Risiken. Die Gebärmutter kann durch die Instrumente, die Küretten, kleine Verletzungen davontragen. Dort entstehen dann Narben. Daher gelten vorausgegangene Ausschabungen auch immer als kleine Risikofaktoren für eine erneute Schwangerschaft.

Donnerstag, 7. Dezember

Mein Kreislauf lässt mich heute mehrfach hängen. Mir ist ständig übel – zum ersten Mal. Das hatte ich die ganze Schwangerschaft über nicht. Gegen Mittag kommen auch noch Durchfall und Frösteln dazu. Ich bin allein daheim. Ich habe Angst, dass irgendwas passiert, und fahre sicherheitshalber in ein Krankenhaus. Zu viele Berichte und »schlaue Ratschläge« hatten mich nun doch verunsichert. Bis ich dort drankomme, geht es mir schon wieder etwas besser.

Egal, was der Grund für eine aufkommende Angst ist: Es ist immer in Ordnung, in so einem Moment die Klinik aufzusuchen.

Ich erkläre der Ärztin alles. Sie schallt noch mal und bestätigt die Diagnose: missed abort. Der Embryo ist statt bei Schwangerschaftswoche 11 + 2 nur bei circa Woche 6 + 2. Es ist kein Herzschlag mehr da. Unser Erbsenkind entwickelt sich also zurück ...

Die Ärztin überlässt mir die Wahl, ob ich:

- zur Ausschabung im Krankenhaus bleiben,
- einfach weiterwarten oder
- ein Medikament zur Einleitung mit heimnehmen möchte.

Ich entscheide mich für das Medikament, weil ich hoffe, die Fehlgeburt dann aufs Wochenende legen zu können. Dann ist mein Partner zu Hause und kann im Notfall reagieren. Freitag, Samstag und Sonntag soll ich morgens und abends zwei Cytotec 200 oral einnehmen.

Cytotec (Misoprostol) ist ein Mittel, welches eine ähnliche Wirkung wie das körpereigene Wehenhormon Prostaglandin hat. Es kann als Tablette, also oral, angewandt werden. Die einzige Besonderheit dieses Medikaments ist, dass es eigentlich gar nicht für die Anwendung in der Geburtshilfe zugelassen ist. Es handelt sich also um einen »Off Label Use«. Es wird aber seit gut

20 Jahren genau in diesem Bereich sehr erfolgreich verwendet. Zahlreiche Studien belegen die Wirksamkeit. Als relevante klinische Nebenwirkung tritt Diarrhö auf.

Sie sagt auch, dass wir bei Unsicherheiten jederzeit anrufen oder vorbeikommen dürfen. Wir können die kleine Geburt dann auch begleitet in diesem Krankenhaus weitererleben oder auf Wunsch abbrechen. Das und die lieben, ermutigenden Worte meiner Doula beruhigen mich enorm.

Freitag, 8. Dezember

Freitagfrüh bestelle ich die Tabletten in der Apotheke und kann sie mittags abholen. Außerdem decke ich mich in der Apotheke mit Kräuterblut, Buscopan Plus, Korodin und Traubenzucker ein. Zu Hause stelle ich mir eine Flasche Wasser mit etwas Salz, Salzstangen und Brühe bereit ... und lege ein Küchensieb neben die Toilette. Wir wollen das Kleine auffangen (und das Sieb danach entsorgen).

13 Uhr

Ich nehme die ersten zwei Tabletten und lege mich in die Badewanne. Vielleicht klingt es albern, aber ich will mich für das Erbsenbaby hübsch machen, und das warme Wasser tut mir gut. Ein Wink des Schicksals? Genau in dem Moment, als ich die Tabletten runterschlucke, ertönt draußen ein Donnerschlag mit Blitz. Ein heftiger Schneeregensturm zieht auf. Ich denke sofort an unser Schneeflöckchen, das letzten Dezember von uns schwebte.

14 Uhr

Ich steige aus der Wanne, gehe noch mal auf die Toilette und verfluche den Durchfall. Im selben Moment fängt die Blutung an, also eine gute Stunde nach Einnahme der Tabletten. Beim Abwischen bemerke ich minimal frisches Blut. Dabei soll es vorerst auch bleiben. Ich ziehe mich an, und draußen scheint jetzt die wunderschöne Wintersonne. Ich muss lächeln und fühle mich begleitet.

15:30 Uhr

Momentan fühle ich mich okay: keine Schmerzen, keine Übelkeit, keine Blutung. Nur ein leichter Druck auf/in der Gebärmutter ist zu spüren. Mir geht es gut mit meiner Entscheidung. In einer Stunde kommt mein Schatz, und dann fühle ich mich noch sicherer, falls doch etwas passiert. Aber im Moment bin ich ganz ruhig – ohne Angst. Jetzt hoffe ich, dass alles gut geht und wir den kleinen Krümel zu Hause gehen lassen können.

19 Uhr

Mein Freund ist inzwischen zu Hause und ich nehme, wie von der Ärztin geraten, zwei weitere Tabletten Cytotec. Außer dem wenigen Blut von vorhin und einem leichten Druck in der Gebärmutter tut sich bisher nichts.

20 Uhr

Der Druck nimmt zu, und auch die Übelkeit kommt immer wieder schubweise. Der untere Rücken beginnt zu ziehen. Aber alles ist sehr gut auszuhalten. Wir sehen einen Film und warten.

21:30 Uhr

Es geht los! Die Kontraktionen der Gebärmutter und das Ziehen im Rücken werden so schlimm, dass ich nicht mehr ruhig sitzen kann. Dabei wird mir klar, dass das gerade kleine Wehen sind. Ich habe noch kein Kind bekommen, aber mein Körper sagt mir genau, was ich machen soll, damit die Schmerzen nachlassen. Das ist erstaunlich ...

Ich setze mich aufrecht auf meine Knie und veratme die Wehen. Höre ganz auf meinen Körper, der mir sagt, dass ich tief ein- und ausatmen soll. Ich denke kurz daran, noch eine Tablette zu nehmen, entscheide mich aber dagegen, denn ich habe Angst, den Schmerzverlauf sonst nicht mehr richtig einschätzen zu können. So ist es immer noch auszuhalten.

Das Ziehen im Rücken ist am unangenehmsten, also biege ich ihn immer wieder durch. Ich setze mich auf ein eingerolltes Kissen vor die Couch und lehne mich an. Das Gefühl, irgendwo »draufzusitzen«, ist unangenehm. So habe ich eine gute Position gefunden. Wir schauen den Film weiter, während mein Schatz mir seine Hand leicht in den Rücken drückt. Alle fünf Minuten veratme ich die Wehen.

22:30 Uhr

Ich habe plötzlich das Gefühl, auf die Toilette zu müssen. In der Slipeinlage ist frisches, helles Blut. »Aha ... dann wird es wohl bald losgehen«, denke ich mir noch ... und mit dem ersten minimalen Druck kommt erst die komplette Fruchtblase am Stück und sofort die Plazenta hinterher. Ich rufe laut: »Huch!!«, und springe vor lauter Schreck vom Klo.

Auf dieses glitschige Gefühl war ich nicht gefasst gewesen. Das hatte ich vorher nirgends gelesen. Mein Freund kommt schnell gerannt und fragt, ob alles okay sei. Ich schaue ihn an, lache und weine: »Ich habe gerade unser ›Baby‹ bekommen ...«

So stehen wir da, ich noch mit heruntergelassener Hose, und umarmen uns fest. Ab diesem Moment habe ich keinerlei Schmerzen oder Krämpfe mehr. Da es noch etwas blutet und noch drei große Gewebestücke (wie eine Leber und circa fünf Zentimeter lang) abgehen, setze ich mich wieder auf die Toilette. Währenddessen spült mein wunderbarer Partner die Fruchthöhle und die Plazenta ab und legt beides in eine Schüssel.

Ich liebe ihn und schätze sein Dabeisein in diesem Moment so sehr.

0:30 Uhr

Es kommt nur noch wenig hellrotes, frisches Blut hinterher. In etwa so wie am zweiten Periodentag. Ich habe einen totalen Endorphinschub, fühle mich glücklich und so unglaublich dankbar, dass ich das alles auf diese Art erleben darf. Natürlich sind wir traurig, dass auch unser zweites Glück nicht bleiben konnte, aber seltsamerweise fühlen wir uns im Moment auch sehr glücklich und beseelt.

> Tatsächlich stellt der Körper parallel zu den Geburtswehen auch immer Glückshormone bereit. Ist die Arbeit geschafft, darf man sich von diesen Endorphinen durchfluten lassen. Für die Trauer ist ja noch genug Zeit.

Samstag, 9. Dezember

Die Nacht verlief völlig ruhig. Am Morgen ist nur noch wenig Blut auf der Vorlage. Ich habe keine Schmerzen. Ich laufe zum Kühlschrank. Ich möchte mir den Krümel noch einmal bei Tageslicht anschauen. Dort schwimmt er, winzig klein, in dieser wunderschönen Fruchtblase, als wäre alles in Ordnung. Ich mache noch ein paar Fotos und lege ihn mit der Plazenta ins Tiefkühlfach. Vielleicht lassen wir es untersuchen oder beerdigen es schön. Da sind wir uns noch nicht einig.

> Das ist natürlich nicht immer so. Oft geht die Fruchtblase durch das Geburtsgeschehen auf. Und je nachdem, wie lange der Tod schon dauert, ist das Kind auch nicht mehr ganz so perfekt anzusehen. Auf jeden Fall sollte man sich auf die etwas veränderten Proportionen gefasst machen. Bei den ganz kleinen Sternchen ist der Kopf im Verhältnis zum Körper noch etwas überdimensioniert. Aber keine Angst! Es ist es immer gut, sich das Kind in Ruhe anzuschauen. In der Regel ist nichts so schlimm wie die eigene Vorstellung. Und vor dem Abschiednehmen kommt ja immer erst mal das Kennenlernen.

Ich fühle mich körperlich und seelisch ziemlich gut. Der Endorphinschub hält wohl noch an. Ich bin voller Elan. Ich weiß nur nicht, ob ich die weiteren Tabletten Cytotec noch nehmen muss. Sicherheitshalber rufe ich in der Klinik an. Die Ärztin rät, alle Tabletten

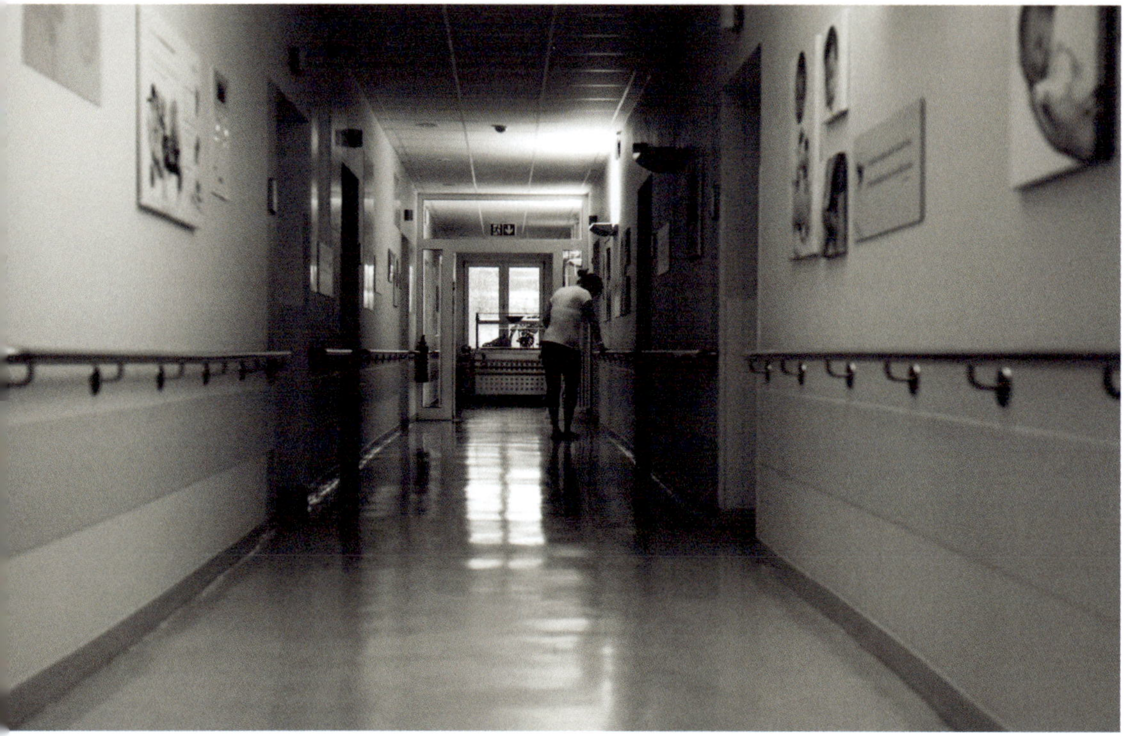

wie verordnet zu nehmen, damit auch wirklich das gesamte Gewebe und Blut abfließen können. Also nehme ich die zwei Tabletten für morgens.

Eine Stunde später ist es vorbei mit Endorphinen und Elan. Die Krämpfe gehen wieder los. Lange nicht so stark wie die Wehen, aber doch periodenstark. Auch der Durchfall und die Übelkeit sind sofort wieder da. Den Rest des Samstags verbringe ich auf der Couch und rede mit meinem Schatz über das Erlebte. Die Blutungen sind minimal, aber die Nebenwirkungen der Tabletten schlauchen mich. Ich fühle mich ausgelaugt, kraftlos und leer.

Sonntag, 10. Dezember

Der Sonntag verläuft wie der Samstag. Ich bin froh, die Tabletten nur noch heute nehmen zu müssen. Ich bleibe auch heute auf dem Sofa liegen. Die Blutungen sind weiterhin sehr schwach: Viel heller Schleim mit wenig frischem Blut. Eine Einlage reicht quasi für den gesamten Tag. Durchfall, Übelkeit und Krämpfe sind aber ausdauernd und begleiten mich auch heute, seit der Tabletteneinnahme. Außerdem überkommt mich die Traurigkeit nun immer wieder in Wellen …

Montag, 11. Dezember

In der Nacht habe ich etwas stärker geblutet als an den letzten beiden Tagen. In etwa wie am ersten starken Tag der Mens. Trotzdem fühle mich körperlich wohl. Da ich ab heute die Tabletten weglassen kann, bleiben auch die Nebenwirkungen aus.

12 Uhr

Ich sitze im Wartezimmer bei meiner Ärztin und warte nervös auf den Ultraschall. Ich hoffe inständig, dass in den letzten drei Tagen alles abging und mir eine zusätzliche Ausschabung erspart bleibt. Die Fruchthöhle habe ich dabei. Mich interessiert, ob man daran vielleicht erkennen kann, warum unser Sternchen nicht bei uns bleiben konnte.

13 Uhr

Es ist alles ist in Ordnung! Alles ist vollständig abgegangen und die Gebärmutter bildet sich schon wieder sehr schön zurück. Ich bin erleichtert und unfassbar stolz, dass wir das allein geschafft haben. Ich kann meinem Bauchgefühl und meinem Körper vertrauen.

Die Ärztin sagt, die nächste Periode könnte noch mal schmerzhafter und stärker werden. Aber das kenne ich bereits von der letzten Fehlgeburt und weiß, was mich erwartet. Die Ärztin sagt mir noch, wir könnten auch direkt wieder schwanger werden, wenn wir das möchten. Die Fruchtblase schickte sie zur Untersuchung ein. Es stellte sich heraus, dass eine behandelbare Gerinnungsstörung der Auslöser der beiden Fehlgeburten war.

Nachwort

Ich bin nach wie vor sehr glücklich mit unserer Entscheidung und kann es jeder Frau nur empfehlen, ein Sternchen auf diese natürliche Art zu bekommen. Ich möchte gar nicht groß auf die Risiken einer Ausschabung eingehen. Für uns waren sie im Vergleich zur kleinen Geburt zu groß. Das hätten wir nur im Notfall gewollt.

Natürlich kann es auch bei einer kleinen Geburt zu Komplikationen kommen. Dessen waren wir uns immer bewusst. Dann wären wir natürlich in ein Krankenhaus gegangen. Aber wir wollten auf jeden Fall versuchen, unser kleines Wunder in derselben Ruhe und Intimität gehen zu lassen, wie es auch entstanden war. Glücklicherweise ist uns dieser Wunsch erfüllt worden, und dafür sind wir mehr als dankbar.

Wir wünschen allen Frauen, die vor dieser Entscheidung oder diesem Weg stehen, ganz viel Mut. Hört auf euer Herz und euren Bauch! Wir sind Frauen: Unsere Körper sind zum Gebären gemacht und schaffen das. Man muss ihnen nur zuhören und auf sie vertrauen.

Das ist ein trauriger und dennoch schöner Bericht. Mareen wurde gut beraten und begleitet und konnte ihren selbst gewählten Weg gehen. Das ist ein wichtiger Schritt auf dem Weg zur Verarbeitung einer kleinen Geburt.

Und es gibt sogar noch ein kleines Happy End zu verkünden: Mareen schrieb mir kürzlich, dass sie Mutter von gesunden Zwillingen geworden sei. Sie ist der festen Überzeugung, dass die beiden Kinder sich erst finden mussten und nun gemeinsam zurückgekommen sind.

Nachwort zur stillen Geburt

Aber die Geschichte geht natürlich noch weiter. Nach einer kleinen Geburt folgen die Trauerphasen. Man verarbeitet das Erlebte. Irgendwann ist das Sternchen dann einfach ein Teil der eigenen Biografie, den man mit circa 30 Prozent aller Frauen teilt.

Den Trauerprozess kann man unterstützen:

- Gib der Trauer Raum. Auch wenn es noch eine frühe Woche war, so hingen doch Hoffnungen einer ganzen Lebensplanung daran. Lass dich für eine Zeit krankschreiben, bevor du wieder in den Alltag zurückkehrst.
- Nimm ein kleines Wochenbett in Anspruch und lass dich etwas pflegen. Es steht dir in dieser Zeit auch Hebammenhilfe zu.
- Sorge für Erinnerungsstücke.
- Wenn das Sternchen in einer frühen Woche ging, gab es vielleicht noch nicht mal einen Eintrag im Mutterpass. Lass dir einen ausstellen. Du bist eine Mutter.
- Behalte Ultraschallbilder (und kopiere sie, denn sie verblassen schnell). Fotografiere das Kind, wenn es irgendwie möglich ist.
- Vielleicht möchtest du einen Brief an das Kind schreiben und dein Herz ausschütten.
- Schaffe einen Ort für die Trauer. Wenn es kein Grab gibt, dann beschrifte vielleicht einen Stein, den du auf ein Grab aus eurer Familie legst. Oder such dir einen Ort im Wald oder Garten, den du entsprechend schmückst.
- Rede darüber! Rein statistisch gesehen ist bestimmt eine Frau aus deinem näheren Umfeld ebenso betroffen. Vielleicht kannst du dich mit ihr austauschen.

Eine eventuell folgende Schwangerschaft ist sicher emotional sehr belastet. Lass dich von Anfang an gut begleiten, sodass du wieder Vertrauen in deinen Körper entwickelst.

Weiterführende Infos & Anlaufstellen

- Initiative-Regenbogen.de
- Schmetterlingskinder.de
- Bundesverband für verwaiste Eltern und trauernde Geschwister in Deutschland e. V.
- Buch: *Gute Hoffnung, jähes Ende* von Hannah Lothrop
- Buch: *Still geboren* von Maureen Grimm und Anja Sommer

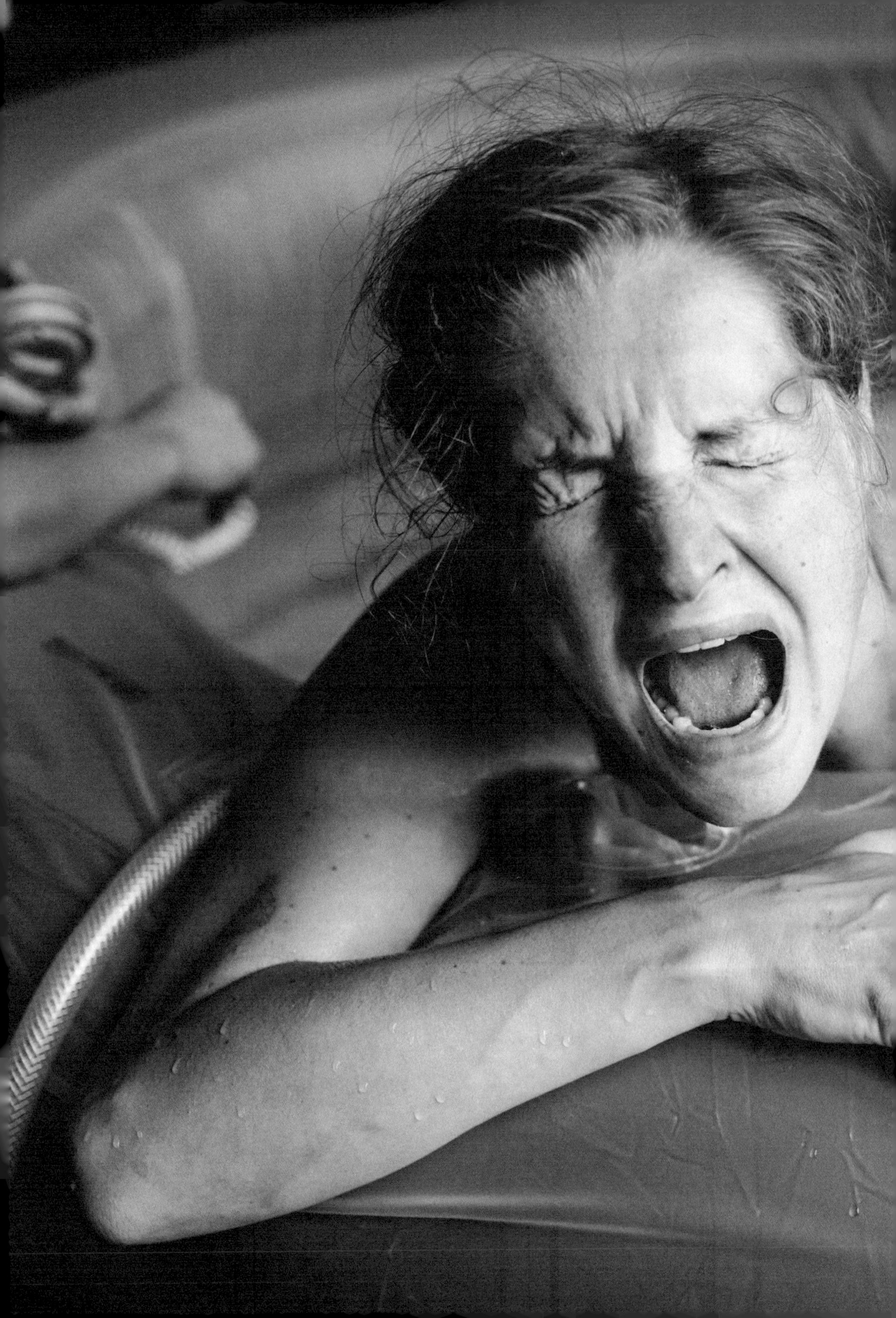

Geburten gestalten

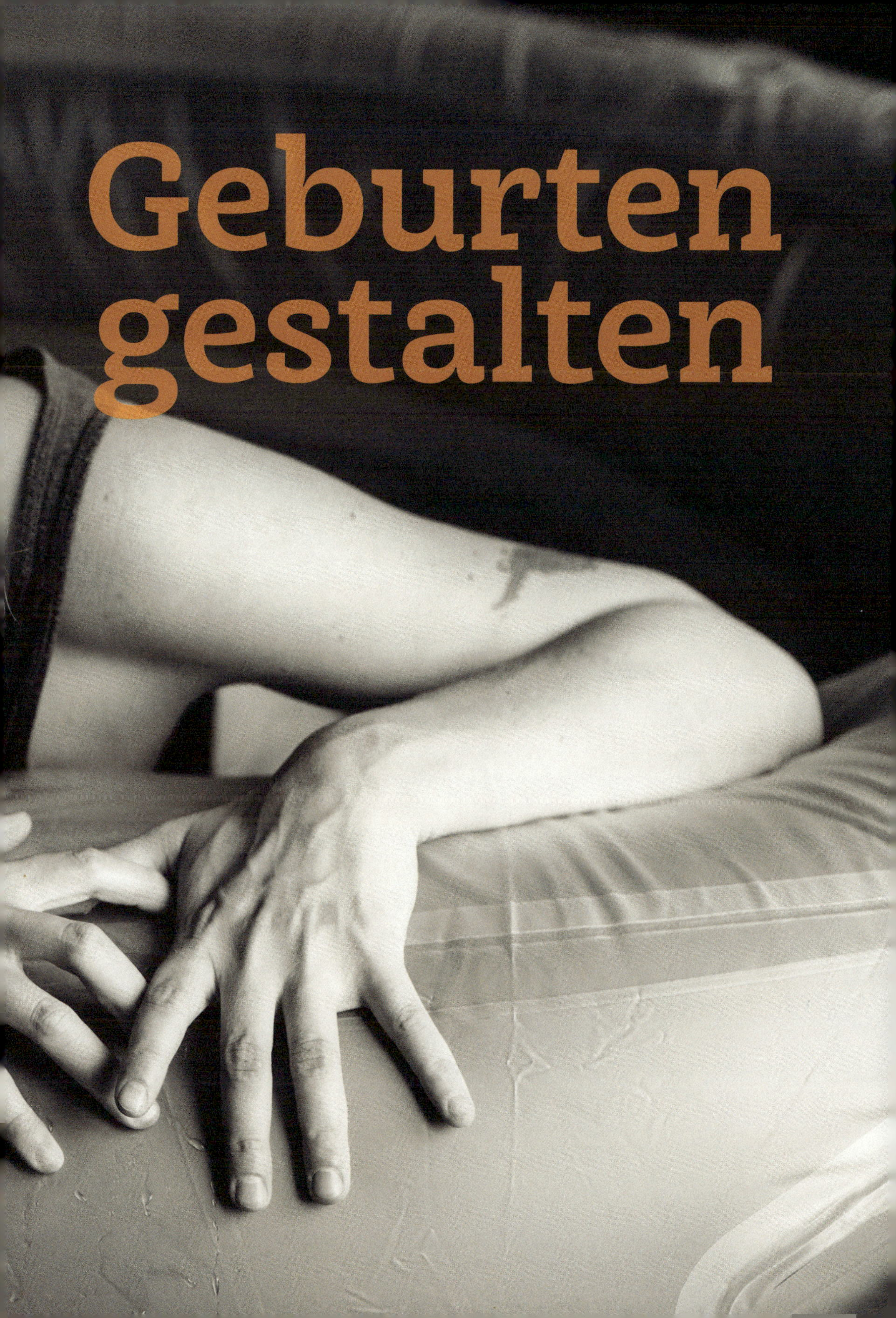

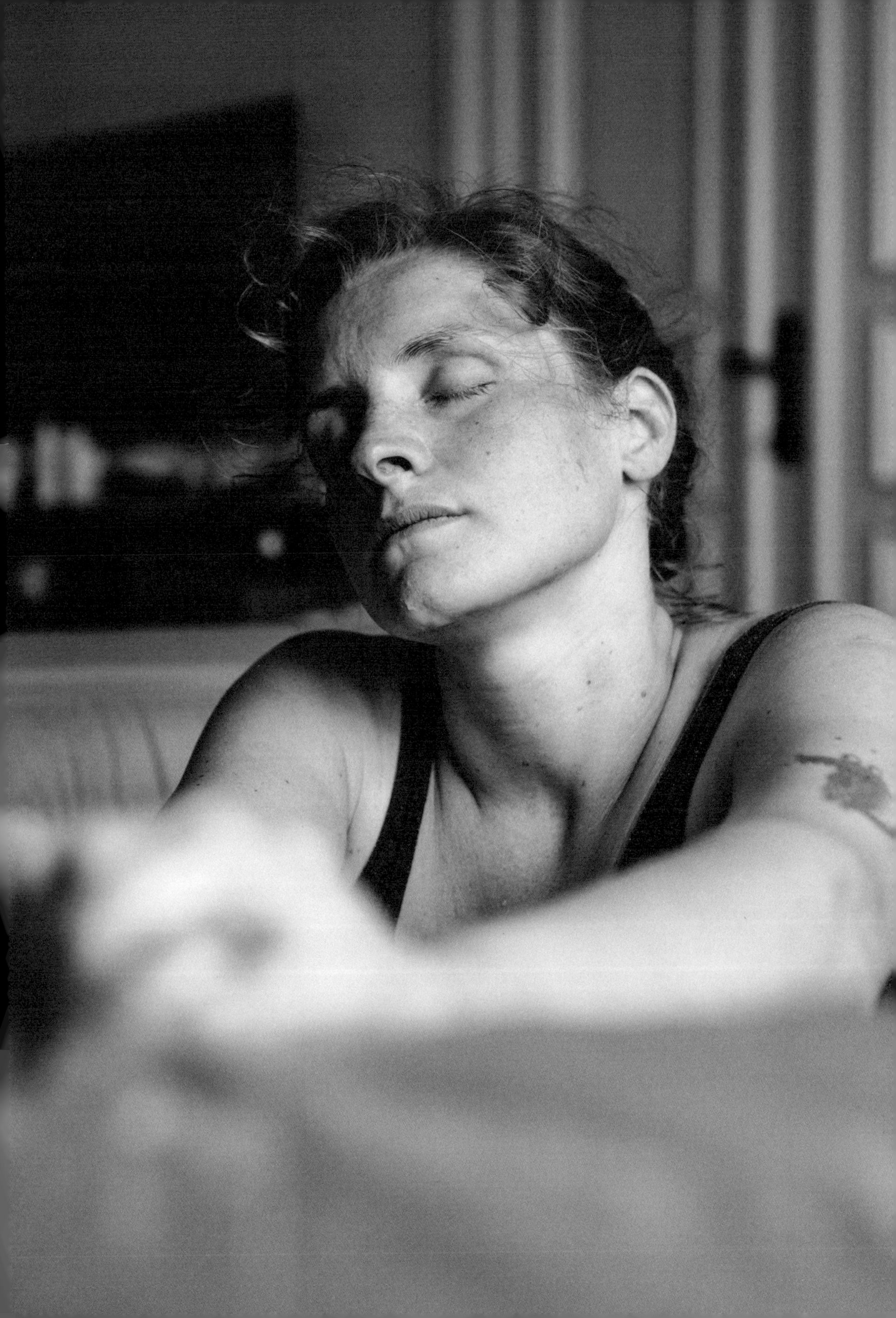

Die Geburt positiv beeinflussen

Hier enden die Geburtsberichte. Ich hoffe, das Lesen der unterschiedlichen Geschichten hat dich ein bisschen neugierig gemacht. Vielleicht weißt du jetzt auch besser, was auf dich zukommt. Und wahrscheinlich hast du eine Idee, was du möchtest und was nicht. Da eine gute Vorbereitung in jedem Fall die Chance erhöht, eine gute Geburt zu erleben, gibt es hier jetzt noch ein paar Erklärungen und Tipps.

Wehen verstehen, Wehen zähmen

Wehen verstehen

Um Wehen erfolgreich zu zähmen, ist es sinnvoll, sie zunächst zu verstehen. Eine Wehe ist mehr als eine Muskelkontraktion der Gebärmutter. Wehen entstehen in einem Zusammenspiel von Hormonen, Muskeln und Neuronen. Wie man eine Wehe wahrnimmt, kommt darauf an, wie der Reiz im Gehirn verarbeitet wird. Aber auch darauf, wie man den Schmerz bewertet.

Ein Beispiel: Ein kleines Kind, das hinfällt und sich dabei die Knie aufschürft, wird sich zunächst erschrecken. Vielleicht ist der Schmerz aber erträglich und es spielt weiter. Sieht es dann aber, dass es blutet, wird es den Schmerz ernster nehmen und vielleicht anfangen zu weinen. Sieht es den entsetzten Blick von Mutter oder Vater, die panisch auf das Kind zurennen, so wird das Kind den Schmerz wahrscheinlich noch viel stärker spüren, als das zunächst der Fall war. Fällt es das nächste Mal hin, so wird es sofort schauen, wie sein Umfeld reagiert, und anhand dessen den erlebten Schmerz neu bewerten. Auch hat das »Körpergedächtnis« gelernt und schlägt nun schneller Alarm. Das heißt nicht, dass nicht von Anfang an ein wenig Schmerz im Spiel war. Aber nun hat er die volle Aufmerksamkeit. Unsere Vorstellung bestimmt also zum Teil die Intensität, mit der wir Schmerzen wahrnehmen.

Wie Geburtswehen entstehen

Warum der Körper beginnt, Wehen zu produzieren, ist noch nicht zu 100 Prozent erforscht. Man geht davon aus, dass das Kind den Startschuss für die Geburt gibt. Vielleicht werden die Bedingungen im Mutterleib nun langsam ungünstiger für das Baby – zumindest wird es eng –, und es setzt daher den Geburtsprozess in Gang. Vielleicht signalisiert es aber auch einfach: Ich bin fertig. Ich kann nun auch außerhalb des Mutterleibes überleben.

Andere Theorien besagen, dass die Plazenta den Startschuss gibt. Da Kind und Plazenta eine funktionelle Einheit bilden, macht das keinen großen Unterscheid. Wie dem auch sei: Bei der Mutter kommt es dann zu einem Anstieg des Gewebshormons Prostaglandin. Die Prostaglandine bewirken, dass zunächst ein Zug am Gebärmutterhals entsteht. Erste Kontraktionen können spürbar sein. Durch den Zug und den sich dadurch lockernden Muttermund wiederum kommt es im Gehirn zu einer Ausschüttung des Wehenhormons Oxytocin, welches nun ein rhythmisches Zusammenziehen der Gebärmutter verursacht: die Geburtswehen.

Auch hier gibt es eine zweite Theorie. Nämlich dass Prostaglandine die Geburt durch die ganze Eröffnungsphase hindurch unterstützen und Oxytocin erst dann dazukommt, wenn der Muttermund weitestgehend offen ist und das Kind sich nun durch den Geburtskanal bewegen soll beziehungsweise auch kann. Ich glaube das nicht so richtig, weil erfahrungsgemäß beides gleichzeitig passiert.

Warum nehmen die meisten Frauen Wehen als schmerzhaft wahr?

Wir haben eine kleine Firewall im Körper: die Amygdala. Das ist eine paarige Struktur im Gehirn, die aufgrund ihrer Form auch »Mandelkern« genannt wird. Sie ist ein menschheitsgeschichtlich sehr weit zurückreichender Teil des Gehirns und beinhaltet daher ein sehr altes Betriebsprogramm. Es läuft allerdings wie geschmiert, wenn es beurteilt, ob wir uns in einer gefährlichen Situation befinden. Woher weiß das Gehirn aber, ob eine Situation gefährlich ist und wir Angst haben müssen?

Es gibt eine Art Angstkreis. Ausgangspunkt ist der Thalamus. Das ist ein Teil des Zwischenhirns. Er ist das zum Tor zum Bewusstsein; eine Schaltstelle für Nachrichten von den Sinnesorganen. Erhält er einen emotionalen Reiz, leitet er diesen Sinneseindruck direkt weiter an die Amygdala. Sie bewertet die Situationen und schätzt die Gefahr ein. Dann bekommt die Situation ein Etikett. Es gibt angeborene Etiketten, das sind unsere Instinkte. Es gibt aber auch Reize, die eigentlich neutral oder positiv wahrgenommen werden. Diese können durch Lernprozesse irgendwann mit Gefahr assoziiert werden und dann auch Angst auslösen. Schlimmstenfalls können hier Phobien entstehen.

Bei dem Kind aus unserem Beispiel stünde auf dem Etikett vielleicht zuerst: »Keine akute Gefahr – ignorieren.« Nach der Intervention der Eltern hat das Kind inzwischen ein blutendes Knie mit einer Notsituation verknüpft. Auf dem Etikett steht nun: »Achtung, Gefahr!« Nächstes Mal, wenn es hinfällt, wird es nicht einfach weiterspielen, sondern sich zügig Hilfe holen.

In der Amygdala werden Verhaltens**programme** aktiviert. Auch der Hirnstamm und die Großhirnrinde werden informiert. Der Hirnstamm löst automatische Verhaltens**reaktionen** aus. Bei potenzieller Gefahr sind das zunächst (sehr simpel, da das Betriebsprogramm alt ist und nicht so viele Optionen kennt):

- Erstarren
- Flucht
- Angriff

Hier gehört jetzt natürlich das berühmte Säbelzahntigerbeispiel her: Ein Urzeitmensch begegnet dem Tiger und muss blitzschnell entscheiden können, ob er sich tot stellen, den Tiger angreifen oder doch lieber wegrennen sollte.

Auch in unserer modernen Welt hilft uns dieses alte Programm – wenn wir zum Beispiel gerade einen Autounfall erlebt haben. Dann können wir nämlich super funktionieren (Angriff = etwas tun), einen Notruf absetzen, den Unfallort absperren, schauen, ob es weitere Verletzte gibt, und Erste Hilfe leisten. Das klappt so lange, bis der Rettungswagen kommt. Dann bewerten wir die Situation neu, stellen fest: Die akute Gefahr ist vorbei, und beenden den »Autopiloten«. Oft kommt dann erst mal ein kleiner Zusammenbruch, weil das Adrenalin, welches uns von dem Programm zur Verfügung gestellt wurde, um die Situation zu meistern, nun nachlässt. Auch können wir dann wieder in Ruhe nachdenken und realisieren, was passiert ist.

Die Großhirnrinde ist verantwortlich für das emotionale Erleben der Angst. Die Amygdala verknüpft Ereignisse mit Emotionen und speichert diese. Wenn wir uns also verletzen und Schmerz empfinden, speichert die Amygdala das ab. Wenn wir bei dem Autounfall also ein Schleudertrauma erleiden, werden wir in Zukunft bei jedem Knall, der dem des Unfalls ähnelt, den Nacken steif machen und die Schultern schützend hochziehen. Umgangssprachlich ist das das Körpergedächtnis.

Wenn wir unser erstes Kind bekommen, haben wir längst gelernt, dass Schmerzen immer schlecht sind. Wir nehmen Schmerzen als Warnsignal des Körpers sehr ernst. Sie bedeuten in der Regel Verletzung oder Krankheit. Schmerz hat das Label »potenzielle Lebensgefahr«. Außerdem haben wir durch viele Erzählungen, Filme und Berichte gelernt, dass Wehen sehr, sehr schmerzhaft sein müssen. Begegnen uns dann Geburtswehen, so reagieren wir gemäß unserem erlernten Verhalten. Der Körper reagiert mit Stress. Er schüttet Adrenalin aus, die Muskeln spannen sich an, der Puls wird erhöht. Der Körper geht in Alarmbereitschaft. Es entstehen starke negative Gefühle, vielleicht sogar Panik. Der Schmerz wird sehr genau beobachtet. Er hat die volle Aufmerksamkeit.

Wehen entwaffnen: Fake it till you make it – so tun als ob, bis es eintritt

Wenn wir aber gegen die körperlichen Stressreaktionen bei der Geburt anarbeiten, sinkt mit der Zeit die Auslöseschwelle für die Bewertung der Gefährlichkeit. Dann kommt es zu einer Generalisierung. Die Furcht wird eingedämmt und der Reiz (die Wehe) als ungefährlich bewertet.

Man kann sich aber auch schon lange vor der Geburt klarmachen: *Geburtswehen sind gute Schmerzen! Geburtswehen kommen und gehen, der Körper nimmt keinerlei Schaden an ihnen.* Im Gegenteil. Sie sind absolut sinnvoll.

Beginnt dann die Geburt, sollte man den Schmerzen möglichst wenig Aufmerksamkeit schenken. Am besten, man sieht die Wehen eher wie eine große Anstrengung (im englischsprachigen Raum sagt man *labour* – Arbeit), die man meistern kann. Letztlich ist es doch »nur« wie bei einer großen sportlichen Leistung, bei der man auch schon mal sehr an seine Grenzen kommt. Man schafft es, weil man körperlich absolut in der Lage ist, diese Arbeit zu tun.

Und schließlich bringen die Wehen einem ja das heiß ersehnte Baby. Insofern kann man versuchen, sie freundlich willkommen zu heißen.

Hormone jonglieren

Aber nicht nur das Ignorieren oder Willkommenheißen der Schmerzen bewirkt, dass die Wehen sanfter werden. Man kann auch den geburtstypischen Hormonfluss unterstützen. Die Hormone, die bei der Geburt ausgeschüttet werden, haben nämlich auch einen großen Einfluss auf ein gutes Geburtsgeschehen und darauf, ob Wehen als schmerzhaft oder lediglich anstrengend wahrgenommen werden.

Am leichtesten kommt man mit Wehen zurecht, die sehr gleichförmig sind. Dann gewöhnt sich das Gehirn an den Rhythmus aus Wehe und Wehenpause und zollt den einzelnen Wehen nicht mehr so viel Aufmerksamkeit. Es langweilt sich also und kann besser abschweifen. Daher sind regelmäßige Wehen wünschenswert. Abgesehen davon ermöglichen regelmäßige Wehen in der Regel einen guten Geburtsfortschritt.

Liebesbedingungen nutzen

Das Hormon Oxytocin ist für den regelmäßigen Wehenfluss verantwortlich. Es wird auch das Liebeshormon genannt, weil es bei liebevollen Berührungen, Umarmungen, beim Küssen und beim Sex freigesetzt wird. Oxytocin ist aber scheu und störanfällig. Es kann sich am besten entfalten, wenn wir uns geborgen fühlen. Unter der Geburt liebt Oxytocin dieselben Bedingungen, die man sich bei der körperlichen Liebe schaffen würde: ein entspanntes, geborgenes Umfeld, gedämpftes Licht, Wärme, geschlossene Türen oder zumindest das Wissen, dass keine plötzlichen Störungen eintreten.

Man stelle sich ein Liebespaar vor: Mitten in die Intimität des Schlafzimmers platzen plötzlich mehrere Personen herein, ein grelles Licht wird eingeschaltet, die Bettdecke weggezogen und mal geschaut, ob alles richtig funktioniert. Das Liebesspiel wäre wohl stark beeinträchtigt, wenn nicht komplett unterbrochen. Das Oxytocin, welches vorher gut im Fluss war, würde sich zurückziehen. Es würden Stresshormone auftauchen.

Ähnliches kann bei der Geburt passieren, wenn das Umfeld unsensibel ist. Nun ist es bei einer Geburt gesellschaftlich akzeptierter als beim Sex, dass sie unter Beobachtung stattfindet. Daher sind die Beeinträchtigungen nicht ganz so gravierend. Die Geburt hört bei Störungen nicht gleich komplett auf. Aber die regelmäßigen Wehen können unregelmäßiger oder ineffektiver werden.

Der Effekt von nachlassenden Wehen, sobald eine Frau den Kreißsaal erreicht, ist bei Geburtshelfern allgemein bekannt. Erst, wenn die Gebärende sich akklimatisiert und Vertrauen gefasst hat, werden die Wehen wieder stärker. Es ist also günstig, sich für die Geburt Bedingungen zu schaffen, die den Oxytocinfluss so gut es geht unterstützen.

Hausgeburten funktionieren genau aus dem Grund oft so überaus gut, weil die eigene Wohnung ein Ort ist, an dem man sich schon per se geborgen fühlt. Aber auch die Kliniken bemühen sich, die Kreißsaalräume so zu gestalten, dass dieser Effekt so gut es geht genutzt werden kann. Und der Geburtspartner kann ebenfalls auf »gute Oxytocinbedingungen« achten:

- Türen geschlossen halten
- Licht dämpfen
- Ruhe oder entspannende Musik
- Behutsame Ansprache (nur außerhalb der Wehe)
- Stress vermeiden
- Wärme (besonders die Füße sollten immer warm gehalten werden – »kalte Füße = Wehenbremse« ist eine alte Hebammenweisheit)

Da Oxytocin auch durch Berührungen von einem geliebten Menschen entsteht, sind Massagen, Streicheleinheiten, Küsse oder einfaches »Händchenhalten« geburtsunterstützende Maßnahmen, die ein Partner wunderbar leisten kann (wenn die Frau es wünscht).

Mit dem »Runner's High« zum Geburtsrausch

Bei Schmerzen und auch bei starker Anstrengung schüttet das Gehirn Endorphine (glücklich machende körpereigene Schmerzmittel) aus. Besonders bei gleichförmiger Anstrengung funktioniert das so gut, dass man nicht nur die Schmerzen/Anstrengung nicht mehr merkt und das Gefühl bekommt, man könne ewig so weitermachen, sondern man ein regelrechtes ein Hochgefühl verspürt.

Jogger und Langstreckenläufer kennen dieses Phänomen als »Runner's High«. Um es zu erreichen, braucht man den Willen, eine Aufgabe zu bewältigen (und das Wissen, es zu können), gute Atmung für die optimale Muskelversorgung und man sollte seine Gedanken schweifen lassen und nicht zu sehr an die Anstrengung denken, der man sich gerade stellt.

Auch Gebärende kommen häufig in diesen tranceartigen Zustand, in dem sie die Schmerzen nicht mehr hinterfragen, nicht überlegen, wie lange es dauern wird, sondern nur noch Wehe für Wehe für Wehe veratmen.

Fällt irgendwann der Wehenschmerz weg, weil das Kind geboren ist, dann werden diese Frauen von den Endorphinen regelrecht geflutet und berichten teilweise von ekstatischen Gefühlen.

Eine Schlafmaske für den Neokortex

Es gibt einen Teil des Gehirns, der die Geburt stören kann. Das ist der Neokortex, der äußere Teil des Gehirns, der circa 80 Prozent unseres Gehirnvolumens ausmacht. Er ist unter anderem zuständig für:

- Lernfähigkeit
- Sprechvermögen
- Denkfähigkeit
- Gedächtnis
- Multitasking
- Logik
- Moral

Im limbischen Gehirn sind neben der oben beschriebenen Bewertung der Sinneseindrücke auch unsere ganzen »Programme« abgespeichert. Es reguliert Blutdruck, Herzfrequenz, Atmung und Schlaf. Auch »wie Geburt geht«, weiß das limbische Gehirn.

Wir Menschen können mit unserem Neokortex Einfluss auf die Programme des limbischen Gehirns nehmen. Wir können es stören. Ein Beispiel: Wenn ich schon den ganzen Tag wach war und mein limbisches System »Schlaf« anordnet, kann ich mich entscheiden, das zu ignorieren – weil ich beispielsweise Nachtdienst im Kreißsaal habe. Ich kämpfe dann gegen die einsetzende Müdigkeit an, obwohl es Zeit ist zu schlafen, obwohl ich einen warmen, geschützten Ort habe, an den ich mich ohne Gefahr zurückziehen könnte. Mein limbisches System kann das nicht verstehen, denn für meinen Körper wäre es ja das Beste zu schlafen. Aber mein Neokortex überschreibt das, denn auch nachts werden nun mal Babys geboren, und irgendjemand – in dem Fall ich – muss diesen auf die Welt helfen. Mein Neokortex sorgt dafür, dass ich dem Bedürfnis zu schlafen nicht nachgebe. Für meinen Körper ist das absolut unvernünftig und ungesund.

Dasselbe kann bei der Geburt passieren. Das limbische Gehirn möchte in Ruhe das Geburtsprogramm abspielen, aber der Neokortex feuert dazwischen. Er denkt darüber nach, welche schlimmen Geschichten er über Geburten gehört hat. Er merkt an, dass irgendetwas, was wir machen, vielleicht peinlich sein könnte. Am besten wäre es, wenn wir den Neokortex zeitweise abschalten könnten. Das geht zwar leider nicht, aber zumindest kann man sich darum bemühen, ihn nicht unnötig zu stimulieren. Zufällig sind die Bedingungen, die den Neokortex ruhigstellen so ähnlich wie die, die auch Oxytocin mag:

- Ruhe/entspannende Musik
- Gedimmtes Licht
- Angenehmer Geruch (es muss kein Duftöl sein – es kann auch helfen, am Partner zu schnuppern)
- Ein Ort, an dem man sich sicher und geborgen fühlt
- Vermeidung von Fragen und Diskussionen! (Diese befeuern den Neokortex, statt ihn ein bisschen abschalten zu lassen.)

Tatsächlich haben es intellektuelle Menschen, die ja gewohnt sind, diesen Teil des Gehirns viel zu beanspruchen, oft etwas schwerer, in diesen geburtsförderlichen Zustand zu gelangen.

Am besten ist es wohl, ein wenig tagzuträumen. In diesem Zwischenzustand von wach zu schlafend kann unser Geburtsprogramm ungestört arbeiten. Und da unser Körper sich durchaus von unseren Gedanken (positiv wie negativ) leiten lässt, kann man den Tagtraum auch gleich noch ein wenig kanalisieren. Die Vorstellung von einer sich öffnenden Blüte oder einem Tunnel, dessen Ausgang man vor seinem inneren Auge immer größer werden lässt, führt eher zu einem weichen, sich leicht öffnenden Muttermund.

Auch in der Vorbereitung auf die Geburt kann man den Neokortex schon ein bisschen beeinflussen, indem man ihm besonders viele positive Dinge über Wehen und Geburt erzählt. Helfen kann:

- Das Lesen positiver Geschichten
- Das Ansehen schöner Geburtsfilme (auf YouTube findet man wahre Schätze)
- Das Verinnerlichen von Affirmationen – finde deinen Lieblingsspruch für die Geburt und klebe ihn an deinen Badezimmerspiegel. Sage ihn dir immer und immer wieder!
- Das Reden mit Menschen, die schöne Geburten hatten
- Halte dich von negativen Einflüssen fern!

Der äußere und der innere Raum

Was passiert aber nun, wenn die äußeren Bedingungen am Geburtstag deines Babys nicht stimmen? Ein Beispiel: Es ist ausgerechnet der geburtenreichste Tag des Jahres in deiner Wunschklinik und es herrscht Chaos. Die Hebammen haben kaum Zeit für dich, und statt des gemütlichen Kreißsaals ist nur noch ein relativ steriles Aufnahmezimmer frei. Oder: Du hast eine Hausgeburt geplant und deine Hebamme ist krank. Es kommt genau diese eine Vertretungshebamme, mit der du schon in der Schwangerschaft gar nicht konntest. Es ist also dein Worst-Case-Szenario. Es dürfte schwierig sein, trotzdem gute äußere Bedingungen für dein persönliches Geburtsprogramm zu schaffen, oder?!

Natürlich kannst du versuchen, die Bedingungen zu verändern: eine neue Klinik, doch keine Hausgeburt ... Oder du sagst dir: »Es ist, wie es ist«, und ziehst dich in deinen inneren Raum zurück. Den hast du immer bei dir. Am besten, du richtest ihn schon in der Schwangerschaft ein und besuchst ihn oft.

Dein Raum kann ein Ort sein, den du kennst, oder ein Fantasieort. Schmück ihn dir aus und lerne ihn genau kennen. Es sollte ein geschützter Raum sein, in dem du dich sicher und geborgen fühlst. Oder zumindest sollte er die Möglichkeit eines Rückzuges bieten. Wenn du dir beispielsweise einen schönen Strand vorstellst, mit warmem Sand und leichter Brise, glitzerndem Wasser und Palmen im Hintergrund, dann sollte es an dem Strand auch eine Schutzhütte, eine Grotte oder irgendeinen anderen höhlenartigen Ort geben. Denn bei der Geburt ist Hülle besser als Weite. Wann immer die äußeren Bedingungen suboptimal sind, wendest du dich deinem inneren Schutzraum zu.

Lass deinen Geburtsbegleiter die äußere Welt managen. Du musst dich nicht damit belasten. Du bist in deinem Raum, den dir keiner wegnehmen kann, egal, wie trubelig es da draußen auch sein mag.

Wehen zähmen

Die Fakten:

- Wir können Wehen gezielt beeinflussen und somit lindern.
- Wie stark eine Wehe empfunden wird, hängt davon ab, wie viel Bedeutung ihr zugemessen wird. Unsere Psyche hat Macht über das Empfinden.
- Positive Gefühle und Berührungen lindern Wehen, da sie die Freisetzung von Endorphinen (körpereigenen Schmerzmitteln) verstärken.
- Die Erwartung, dass Wehen schmerzhaft sind, macht Wehen schmerzhaft.

Placebo

Es ist wissenschaftlich erwiesen, dass wirkstofffreie Tabletten (Placebos) Beschwerden lindern oder sogar heilen können, wenn wir nur an ihre Wirksamkeit glauben. Mehr muss man eigentlich nicht wissen.

Atmen und pressen – das Aaah und Oooh

Geburt ist ein Ausscheidungsprozess. Das hört sich nicht sehr romantisch an, ist aber eine Tatsache. Ebenso wie beim Stuhlgang oder beim Urinieren müssen die Muskeln des Beckenbodens sich öffnen, um das Kind durchzulassen. Wir haben schon im Alter von circa drei Jahren gelernt, unsere Schließmuskeln zu kontrollieren. Einige Jahre später lernten wir das Schamgefühl kennen. Seitdem funktioniert jegliche Ausscheidung am besten, wenn unsere Privatsphäre gewahrt wird. Das Bedürfnis, bei Ausscheidungen allein zu sein, ist unterschiedlich ausgeprägt. Während es für manche Menschen kein Problem ist, den Toilettenbesuch in Anwesenheit des Partners, der Mutter oder einer guten Freundin zu absolvieren, können andere das nur, wenn sie nicht nur Sicht-, sondern auch Geräuschschutz genießen. Auch Männer, die es ja gewöhnt sind, Pissoirs in einem gemeinsamen Toilettenraum aufzusuchen, haben manchmal Probleme, sich genug zu entspannen, wenn plötzlich der Chef oder ein ungeliebter Kollege neben ihnen steht oder jemand mit lautem Poltern den Raum betritt.

Besonders beim Stuhlgang braucht es schon ein bestimmtes Level an Entspannung. Schon eine als eklig empfundene Toilette oder mangelnde Ungestörtheit kann hier zu tagelangen Verstopfungen führen. *Ein Prozess, der körperlich nötig wäre, kann sich verschieben, weil der Kopf nicht bereit ist, sich auf die Gegebenheiten einzulassen.*

Pressen

Dasselbe gilt natürlich auch für die Geburt. Schon allein deshalb ist die »Steinschnittlage«, bei der die Beine in die Luft ragen wie bei einem auf dem Rücken liegenden Käfer und alle Anwesenden der Frau frontal auf die Vulva schauen, die ungünstigste Position für eine Geburt. Auch ein Kreißsaal, bei der das Gebärbett in einer Linie zu der Tür ausgerichtet ist, ist eher ungünstig. Schon oft habe ich erlebt, wie Frauen, die in dieser Weise gelagert wurden, sich ein Laken oder ihr Nachthemd immer wieder zwischen ihre Beine zogen oder das Gesicht mit den Händen verdeckten.

Außerdem ist das Pressen in der Rückenlage natürlich auch entsprechend ineffektiv. Man stelle sich nur einmal vor, den Toilettengang in Rückenlage absolvieren zu müssen. Dahingegen funktionieren hockende Positionen oder das Sitzen auf einem Gebärhocker oft sehr gut. Auch der Vierfüßlerstand ist günstig, weil es den Frauen erlaubt, sich vom Geschehen abzuwenden. Viele Frauen knien auch auf dem Gebärbett und stützen Arme und Gesicht auf die Rückenlehne. Sie müssen dann beim Pressen niemanden anschauen und können sich ganz auf ihr Körpergeschehen einlassen.

Auf der Toilette ist es so, dass der Druck von allein entsteht und man eigentlich nur locker lassen muss. Die Darmperistaltik erledigt das Schieben fast von allein. Drücken soll man nicht. Vielmehr soll man sich Zeit lassen. Aber manchmal funktioniert das nicht so gut, und man schiebt doch ein wenig mit, um das Ganze in Gang zu bringen. Ab einem bestimmten Punkt übernimmt dann wiederum der Körper, und der Rest geschieht ganz unwillkürlich. Man könnte es aber sofort anhalten, wenn man sich gestört fühlen würde.

Auch bei der Geburt entsteht der Pressdrang unwillkürlich. Man kann ihn ein wenig aufhalten, aber irgendwann wird das Bedürfnis, ihm nachzugeben, sehr stark. Manchmal stagniert das Geschehen aber auch etwas. Dann nutzt man den Moment entweder, um Kraft zu sammeln, oder man schiebt doch aktiv mit, bis man spürt, dass das Baby nun von selbst weiterrutscht.

Stöhnen, knurren, hecheln

Wahrscheinlich achtet man eher weniger darauf, wie man auf der Toilette atmet. Aber auch hier gibt es Ähnlichkeiten zur Geburt. Zuerst atmet man ruhig, um sich zu entspannen. Wenn man schiebt, hält man die Luft an, um die Bauchpresse zu betätigen. Gerade bei Kindern kann man das gut beobachten. Sie stöhnen dann auch hemmungslos, wenn sie mitschieben. Wollen sie die Ausscheidung hinauszögern, weil sie noch nicht bei der Toilette angekommen – oder noch mit dem Ausziehen beschäftigt sind, so hecheln sie und bremsen damit ihren Beckenboden. Ganz unwillkürlich passiert das.

So funktioniert auch das Pressen bei der Geburt. Drückt es, so gibt man zunächst dem Druck nach. Möchte man ihn verstärken, so schiebt man das Baby in einem »J«-Bogen erst nach unten hinten, dann nach vorne hinaus. Dabei entsteht oft ein Stöhnen oder Knurren. Dann lässt man etwas von der Kraft (am oberen Ende des »J«) entweichen. Daher fordern Hebammen die Frauen oft dazu auf, das Knurren zu unterlassen. Sie wollen, dass die ganze Kraft bis nach unten geschickt wird. Anschließend ist oft ein Hecheln zum Bremsen der Geburt nötig. Mit Hecheln ist hier aber nicht das von Hunden bekannte »Hin-und-her-Atmen« der Luft gemeint, sondern eher das schubweise, unterbrochene Ausatmen eines Luftstroms. So wie beim Auspusten von Geburtstagskerzen oder wenn man Kindern das Geräusch eines Zuges vormacht. Denn wenn der Initialschwung da ist und das Kind nun quasi von allein kommt, möchte man die Passage durch die Vagina und über den Damm ja so sanft und gewebeschonend wie möglich gestalten.

Tipps für die Geburtsvorbereitung

Es gibt immer mal wieder Frauen, die ganz ohne jede Vorbereitung in die Geburt gehen und wunderbare, leichte Geburten haben. In der Regel sind das zwei Sorten von Frauen:

1. Die, für die Geburt etwas sehr Natürliches, Schönes ist und die keinerlei Ängste haben.
2. Die, die sehr naiv und unbedarft in die Geburt gehen, ohne sich viele Gedanken zu machen.

Alle anderen haben es ohne jegliche Vorbereitung eher schwerer. Je »kopflastiger« die Frau, umso komplizierter oft die Geburt. Tatsächlich gibt es Berufsgruppen, die bei Hebammen besonders für schwierige Geburtsverläufe gefürchtet sind. Warum das so ist, habe ich im Kapitel »Wehen verstehen, Wehen zähmen« ja schon erklärt. Aber gerade diese Frauen profitieren von Geburtsvorbereitung sehr.

Manche Frauen scheuen sich davor, sich im Vorfeld mit der Geburt zu beschäftigen, gerade weil sie so eine Angst davor haben. Sie denken sich oft: »Ich gehe zur Geburt in eine große Klinik, mit möglichst viel Technik, da wird man mir schon helfen.« Wenn es so weit ist, empfinden sie die Wehen sofort als unerträglich. Sie bekommen Todesangst. Sie halten es kaum aus, bis zu dem Moment, an dem sie endlich die PDA bekommen können. Die brauchen sie dann auch. Ohne ein entsprechendes Schmerzmittel würde es sehr wahrscheinlich zu einem Trauma kommen. Am Ende nehmen sie von der Geburt mit: »Ohne Hilfe hätte ich das nicht geschafft. Ich bin eben sehr schmerzempfindlich.«

Es ist vollkommen in Ordnung, bei der Geburt auf entsprechende Schmerzmittel zurückzugreifen. Es ist nur schwierig, bis zu dem Zeitpunkt der Schmerzmittelgabe gar keine Wehenstrategie zu haben, da man sich ja nicht von der ersten Wehe an betäuben kann. Außerdem sollte man dem natürlichen Geschehen einen kleinen Vorsprung geben, damit der Geburtsprozess nicht gleich im Keim erstickt wird. Je früher man interveniert, desto mehr Maßnahmen müssen in der Regel ergriffen werden, um die Geburt wieder gut voranzubringen. Und je mehr Interventionen vorgenommen werden, desto ungünstiger ist oft der Verlauf. Es gibt sicher Ausnahmen, aber diese Gleichung stimmt schon oft. Der Geburtsverlauf verändert sich durch jede einzelne Intervention. Ein Beispiel:

Ohne Interventionen

- ... bewegt man sich entsprechend seines Gefühls. Man nimmt natürlicherweise vornübergeneigte Positionen ein und bewegt immer mal wieder Hüfte und Becken, was dem Baby hilft, seinen Weg durch den Geburtskanal zu finden.

- Man atmet in der Wehe tief und langsam und spendet so dem Baby und auch der eigenen Muskulatur genug Sauerstoff für die Geburtsarbeit.
- Der Pressdrang entsteht zum gegebenen Zeitpunkt.
- Die Geburtsarbeit ist eine Zusammenarbeit von Mutter und Kind.

Mit einer Intervention (am Beispiel PDA)

- ... hat man nicht mehr das Bedürfnis, sich zu bewegen.
- Die Wehen werden (fast immer) deutlich schwächer und müssen mit einem Wehentropf am Laufen gehalten werden: Auf eine Intervention folgen meist weitere.
- Die Atmung verändert sich nicht im Rhythmus der Wehen.
- Die Geburtsarbeit wird weitestgehend vom Baby allein geleistet.
- Die Geburt dauert im Schnitt circa 45 Minuten länger.
- Der Pressdrang bleibt oft aus.
- Oft muss die Geburt mit einer Saugglocke beendet werden.
- Das führt zu mehr Geburtsverletzungen bei Mutter und Kind.

Das alles kann in Kauf genommen werden, wenn dadurch ein mütterliches Geburtstrauma verhindert wird. Man sollte nur auch wissen, worauf man sich einlässt. Dafür ist es günstig, sich mit Schmerzmitteln und anderen Interventionen auseinanderzusetzen. Dann kann man sich auch über gute Alternativen informieren.[27] Denn die gibt es.

Die Rolle des Geburtsbegleiters/Partners

Der Vater/Partner/Geburtsbegleiter, der auch oft eine entscheidende Rolle für einen guten Geburtsverlauf spielt, sollte ebenfalls lernen, was er unterstützend tun kann. Am sinnvollsten ist eine gemeinsame Vorbereitung.

Anker setzen

Im Wehenkapitel habe ich ja schon beschrieben, dass Berührungen die Geburtshormone unterstützen können. Tatsächlich wirken sogar einfache Worte positiv auf das Geburtsgeschehen. Besonders gut wirken Sätze, die vorher bereits in einem anderen Kontext positiv verbunden wurden. Ein »Du bist wunderbar«, welches vorher bereits viele Male in intimen Situationen gesagt wurde, kann eine Frau unter der Geburt in genau den entspannten Zustand versetzen, in dem sie es zuletzt gehört hat.

In der Geburtsvorbereitung mit Hypnose werden solche Sätze oder Worte künstlich ins Unterbewusstsein gepflanzt. Diese können dann unter der Geburt kleine Kraft-

27 hebammenblog.de/einzigartig/alternativen

schübe bewirken. Im Hypnobirthing nennt man sie Anker. Anker können aber auch Berührungen oder Düfte sein. Wichtig ist die vorherige Verknüpfung mit Entspannung und Geborgenheit. Diese Anker können dann immer gesetzt werden, um die Frau nach Störungen (wie Untersuchungen) wieder in ihrem meditativen Zustand zu unterstützen. Aber auch ohne eine vorausgegangene Störung ist ein Anker wohltuend und kraftspendend.

Hemmnisse lösen

Genauso wie positive Sätze die Geburt unterstützen können, ist es möglich, dass negative Worte oder Ungesagtes die Geburt stören. Ein Partner, der nicht an die Kraft seiner Frau glaubt oder sie zu sehr bemitleidet, kann dafürsorgen, dass Wehen als stärker wahrgenommen werden oder die Geburt stagniert.

Auch ein nicht geklärter Streit oder andere Probleme zwischen den Partnern können die Geburt negativ beeinflussen. Wenn irgend möglich, sollten solche Dinge also vor dem Betreten des Geburtsraums aus dem Weg geräumt werden. Bei Nicht-Klärung oder gravierenden Beziehungsproblemen ist es sinnvoll, eine andere Geburtsbegleitung zu wählen.

Was dir hilft, deine Geburt optimal vorzubereiten

Challenge accepted

Niemand weiß so genau, was mit einer Geburt auf einen zukommt. Aber eine positive Einstellung hilft. Nimm die Herausforderung an. Du schaffst das.

Sich (früh!) mit der Geburt auseinandersetzen

Lerne deine Wünsche und Optionen kennen. Das kannst du zum Beispiel, indem du Geburtsberichte liest, dich mit Freundinnen, deiner Mutter oder anderen Frauen in deinem Umfeld unterhältst. Mach vorher klar, dass du nur positive Geschichten erzählt bekommen möchtest.

Es gibt auch wunderbare Bücher wie *Die selbstbestimmte Geburt* von Ina May Gaskin, *Guter Hoffnung* von Kareen Dannhauer, *Das Geburtsbuch* von Nora Imlau, *Meine Wunschgeburt – selbstbestimmt gebären nach Kaiserschnitt* von Ute Taschner und Kathrin Scheck oder mein erstes Buch: *Das Geheimnis einer schönen Geburt.*

Wer eher visuelles Input möchte, kann sich auch folgende Filme zur Vorbereitung ansehen: *Ozean der Emotionen, Die sichere Geburt – wozu Hebammen?* (in diesem Film ist allerdings dadurch, dass die aktuellen Problematiken in der Geburtshilfe in den Film eingearbeitet wurden, nicht alles nur schön; aber man erkennt dadurch auch gut, wo einige Knackpunkte liegen und auch, wie man diesen Problemen entgegenwirken kann).

Hebamme früh suchen

Lass dich, wenn irgend möglich, schon früh von einer Fachfrau beraten. Es ist nicht immer leicht, eine Hebamme zu finden, aber die Mühe zahlt sich in der Regel aus.

Geburtsort bewusst aussuchen

Wie in den Berichten teilweise gut zu sehen ist: Wo man sein Kind bekommt, kann einen großen Unterschied für das Geburtsmanagement machen. Das gilt nicht nur für solche speziellen Fälle wie Beckenendlagen- oder Zwillingsgeburten, sondern ganz allgemein. Es lohnt sich, hier etwas Zeit zu investieren und sich dann frühzeitig anzumelden.

Eine Frageliste an die Klinik packe ich dir zum Download in die Bonusmaterialien, so bekommst du eine Idee, in welchen Standards sich die Krankenhäuser unterscheiden können.

Einen Partner-Geburtsvorbereitungskurs machen

Beide Partner geben eine größere Zufriedenheit mit der Geburt an, wenn zuvor ein gemeinsamer Kurs besucht wurde. Das ist ja auch klar. Wenn man seine Vorstellungen und Wünsche vorweg abgleicht, kommt es unter der Geburt nicht so leicht zu Missverständnissen und Störungen. Der Partner kann einen dann optimal unterstützen und weiß viel besser um seine Aufgaben und seine Rolle.

Einen Geburtsplan schreiben

Tatsächlich gibt es schon Untersuchungen darüber, dass das Schreiben eines Geburtsplans zu mehr Zufriedenheit mit dem Geburtserlebnis führt. Also einmal dransetzen und alles, was für dich wichtig ist, aufschreiben.[28] Auch einen Muster-Geburtsplan gebe ich dir zum Download in die Bonusmaterialien. Wenn du magst, kannst du ihn entsprechend ergänzen. Oder du schreibst gleich etwas ganz eigenes.

Flexibel bleiben

Wie schon mehrfach erwähnt, ist Flexibilität unter der Geburt ganz wichtig. Bei aller Planung: Niemand kann perfekt vorhersagen, was passiert. Nimm es einfach so, wie es kommt, und mach das Beste daraus.

28 hebammenblog.de/einzigartig/pubmed-geburtsplan

Vier zuckerfreie Wochen

Aus vielerlei Gründen ist es sinnvoll, wenn du dich in der Schwangerschaft besonders gesund und ausgewogen ernährst. Aber es gibt tatsächlich Hinweise darauf, dass die Ernährung sich ganz direkt auf die Geburt auswirken kann. Besonders in den letzten drei bis fünf Wochen vor dem errechneten Termin sollte man daher so gut es geht auf Industriezucker und Weißmehlprodukte verzichten. Je höher der Blutzuckerspiegel in dieser Zeit, umso weniger Prostaglandine werden gebildet.[29] Prostaglandine sind essenziell wichtig für einen guten Geburtsbeginn. Das bedeutet nicht, dass man total darben muss. Gibt man doch mal seinem Jieper nach, reicht es, einen strammen Spaziergang zu machen, und man ist wieder im Rennen. Frucht- oder Milchzucker sind kein Problem. Es geht um raffinierten Industriezucker.

Datteln essen

In einer jordanischen Studie wurde nachgewiesen, dass Frauen, die ab der 36. Schwangerschaftswoche täglich sechs Datteln pro Tag essen, seltener Unterstützung durch Wehenmittel brauchen, schneller eröffnen und seltener einen vorzeitigen Blasensprung haben.[30] Eine irakische Studie kam zu demselben Ergebnis und fand heraus, dass die Frauen auch zusätzlich eine kürzere Geburt insgesamt erlebten.[31]

Guter Hoffnung sein

Nicht ohne Grund ist »guter Hoffnung sein« ein Synonym für Schwangerschaft. Denk positiv. Dein Denken beeinflusst dein Erleben.

Gut ist für jeden anders

Ich habe ja schon mehrfach betont, dass es keine Blaupause für eine als gut empfundene Geburt gibt. Gut ist für jede Frau anders. Meine erste Geburt war von außen betrachtet okay – ich fand sie unglaublich schön. Die zweite Geburt wurde von allen Anwesenden als wunderbar eingestuft, ich fühlte mich total überrannt.

So wie mir geht es vielen Frauen. Daher sollte man mit Wertungen von fremden Geburten immer sehr behutsam sein. Besonders wenn eine Geburt ganz anders gelaufen

29 Fowden et al., 1994. Siehe auch: »Louwen-Diät« nach Prof. Frank Louwen, Leiter der Geburtshilfe und des Perinatalzentrums in Frankfurt am Main
30 hebammenblog.de/einzigartig/pubmed-datteln1
31 hebammenblog.de/einzigartig/pubmed-datteln2

ist als gewünscht, kann die Enttäuschung sehr groß sein und muss vielleicht erst noch verarbeitet werden. Ein »Hey, aber ihr seid doch beide gesund« kann hier sehr verletzend wirken. Denn natürlich möchte man nicht undankbar sein, dass es einem selbst und dem Kind gut geht. Aber so ein Satz klingt in dem Moment wie »Stell dich nicht so an« und verhindert ein gutes, heilendes Gespräch über die eigenen Gefühle.

Was einem selbst aber hilft, eine für sich gute Geburt zu erleben, ist sicher eine offene, positive Herangehensweise. Denn noch mal: Es ist gut, einen Plan zu haben. Aber noch besser ist es, auch in der Lage zu sein, ihn umzuwerfen und zu improvisieren.

Laut WHO gibt es fünf Punkte*, die Geburt zu einem guten Erlebnis machen:[32]

- Respekt und Würde,
- klare Kommunikation des geburtshilflichen Teams,
- Begleitung der Geburt durch eine selbstgewählte Begleitperson,
- Schmerzlinderung bei Bedarf,
- Bewegungsfreiheit und freie Wahl der Geburtsposition.

Geburten verarbeiten

Besonders wenn eine Geburt nicht so schön verlaufen ist, sollte sie nachbesprochen werden. Den Zeitpunkt bestimmt man selbst. Es ist 30 Jahre lang möglich, den Geburtsbericht aus dem Archiv der Klinik anzufordern. Wenn man möchte, kann man die Geburt anhand der eigenen Erinnerung und den Unterlagen mit der eigenen Hebamme durchgehen. Sie kann einem dann erklären, warum welche Interventionen durchgeführt wurden oder wie der Ablauf war. Oft hilft dieser Abgleich schon.

Wenn einen das Geschehen aber nachhaltig negativ beeinflusst, kann man das Geburtsteam um ein Gespräch bitten. Gerade wenn man das Gefühl hat, etwas nicht verstanden zu haben oder mit Interventionen überrumpelt worden zu sein, kann so ein Gespräch sehr guttun. Achtung: Wenn man den Geburtshelfern gegenüber sehr negative Gefühle hat, sollte man sich auf jeden Fall einen Menschen mitnehmen, der einen dabei unterstützt. Kam es zu einer Traumatisierung, ist professionelle Hilfe anzuraten.

Für die Verarbeitung einer Geburt sollte man sich viel Zeit nehmen. Das Geburtserleben trägt man lebenslang mit sich. Spätestens bei einer eventuellen nächsten Geburt, aber auch wenn nahestehende Menschen Kinder bekommen, kommt dieses Thema wieder hoch. Es ist also absolut sinnvoll, dieses wichtige Erlebnis zu einem guten Abschluss

32 hebammenblog.de/einzigartig/who-positiv

zu bringen. Auch eine Geburt, die ganz wunderbar war, verdient ein bisschen Nachbearbeitung. Vielleicht ist es schön, sie aufzuschreiben, sodass das Kind sie eines Tages lesen kann? Meine Kinder jedenfalls lieben ihre Geburtsgeschichten, die bei jedem Geburtstag erzählt und je nach Alter der Kinder auch immer ein bisschen detailreicher werden. Und auch für einen selbst ist es schön, diesen besonderen Tag etwas zu konservieren.

Last, but not least sollten tolle Geburtsgeschichten in die Welt hinausgetragen werden. Ich zum Beispiel werde weiterhin Berichte sammeln und sie Schwangeren zur Einstimmung zur Verfügung stellen.

Vertraue dir

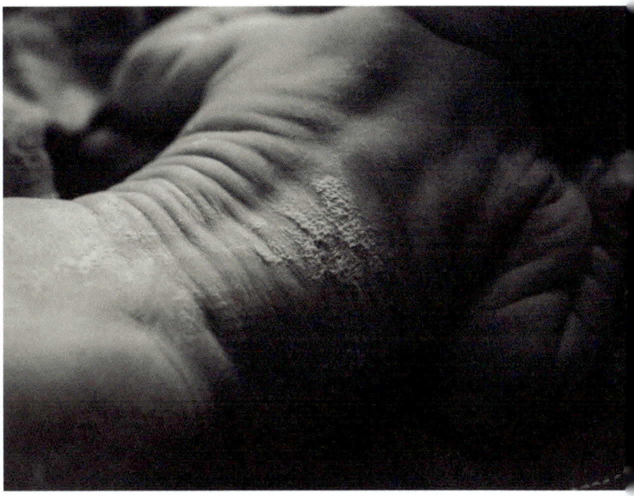

Die Geburt ist ein bisschen wie Weihnachten. Man wartet lange darauf, den ungefähren Ablauf kennt man, aber wie es genau wird, weiß man nicht – und am Schluss gibt es ein wunderbares Geschenk. Na gut, manchmal ist Weihnachten ja auch nicht so toll. Dann ist es gut, wenn man trotzdem versucht, das Beste draus zu machen. Viele Frauen starten aber mit einem gewissen Grusel in die Geburt: »Wie wird es wohl sein? Werde ich das schaffen?« Ja, man schafft das. Wir sind stark. Wir haben das Glück, in einem Land zu leben, in dem Geburten ungemein sicher sind – egal, wo man hier seine Geburt plant. Wir starten mit einem guten Allgemeinzustand in die Geburt. Und – am wichtigsten – unser Körper weiß, wie Geburt geht. Er macht das schon.

Es hilft, sich das immer wieder zu sagen:

Ich bin stark.

Mein Körper kann das.

Ich bin offen.

Darum vertraue darauf und gliedere dich ein in die lange Reihe der Frauen, die geboren haben: deine Ahninnen und Urahninnen. Du kannst das als spirituelles Bild sehen oder die Information mitnehmen, dass das Geburtsprogramm durch Epigenetik in deinem Gehirn verwurzelt ist. Dein Körper weiß genau, wie das geht, auch wenn du dir dessen nicht bewusst bist.

Schlusswort

Schwangerschaft und Geburt sind erst der Anfang. Der Anfang des großen Abenteuers »Eltern werden«. Und wie jeder Anfang ist dieser aufregend, die Aufgabe zuerst unüberschaubar und fremd. Es ist ein neues Feld, in das man hineinwächst. Es gibt viele Fragen, die auf einen zukommen, viele Entscheidungen wollen getroffen werden. Wir alle müssen unseren eigenen Weg erst finden. Und wie in jedem Bereich gibt es ausgetretene Wege, übliche Vorgehensweisen und Regeln. Manche erscheinen uns gut und sinnvoll, andere wollen wohlüberdacht sein. Passt das zu mir? Nicht immer ist der meistbegangene Weg der beste.

Ich hoffe, dieses Buch hat gezeigt, dass man eigene Wege finden kann, die besser zu einem passen als die üblichen. Es ist zunächst schwierig und ungewohnt, informierte Entscheidungen zu treffen. Manchmal ist es einfacher, sich sagen zu lassen, was gut für einen ist. In Schwangerschaft und Geburt scheinen oft andere Menschen viel besser zu wissen, was richtig ist. Natürlich ist es auch gut, den Profis zuzuhören, wenn sie einen beraten. Aber gerade in der Schwangerschaft und bei der Geburt ist es auch sehr sinnvoll, in sich hineinzuhören. Was sagt das Bauchgefühl?

Regeln werden durch kulturelle Gepflogenheiten, übliche Vorgehensweisen und den aktuellen Stand der Wissenschaft bestimmt. Sie sind oft für einen Großteil der Betroffenen gut, aber für manche passen sie eben nicht. In der Geburtshilfe ändern und entwickeln sich die bestehenden Regeln beständig weiter. Sofortiges Bonden, ein spätes Durchtrennen der Nabelschnur, »Rooming in«, Väter im Kreißsaal, Hypnose bei der Geburt, das sind Dinge, die noch vor 50 Jahren als verrückt abgetan worden wären. Heute haben sie sich als guter Standard etabliert. Warum? Weil Familien »verrückte« Dinge gefordert haben.

Insofern ist der Anfang oft schwer. Auf den eigenen Körper zu hören und die eigenen Wünsche durchzusetzen, manchmal entgegen den Erwartungen von Familienmitgliedern, Ärzten oder Hebammen – das muss man erst lernen. Und doch kann es gut sein, für die eigene, stimmige Geburt zu kämpfen. Geburt ist erst der Anfang, aber: »Auf den Anfang kommt es an!« – so der Slogan des Deutschen Hebammenverbands.

Ich wünsche dir daher ein gutes Bauchgefühl, Mut und ganz viel Glück!

Über die Geburtsfotografien

von Josephine Neubert

Es ist mir eine außerordentliche Ehre, dieses Buch mit meinen Fotos gestalten zu dürfen. Seit ich meinen Weg in die Geburtsfotografie gefunden hatte, war das Bild der Geburt in der Öffentlichkeit eine meiner stärksten Antriebsfedern.

Ich würde behaupten, dass ich in einem liberalen und offenen Elternhaus und sehr aufgeklärt aufwachsen durfte. Trotzdem stellte ich mit Ende 20 fest, dass vor allem mein Bild von Geburten sehr grob, ungenau und tatsächlich auch mit vielen negativen Vorstellungen verknüpft war. So nahm ich als junges Mädchen beispielsweise an, dass eine Geburt schmerzhaft und blutig sei, eine jede Frau dieses Leid aber nun mal ertragen müsse. Die Medien, mit denen ich aufwuchs, unterstrichen diese Annahme und bebilderten es mit in Krankenhauskitteln gekleideten schwitzenden Furien, die auf dem Rücken liegend schlimmste Schmerzen in die Welt kreischen und denen schließlich unter professioneller Hechel-und-press-Anleitung ihr Kind entbunden wird.

Erst meine eigenen Schwangerschaften und die Geburt meines Sohnes haben mich in dieser Hinsicht neu geprägt und dafür gesorgt, dass sich meine persönliche Sicht auf die Themen Weiblichkeit, Geburten und Mutterschaft neu gestalteten. Meine Arbeit als Geburtsfotografin war zunächst ein Stück weit therapeutischer Natur, da ich eigene Erlebnisse verarbeiten musste. Sie war auch von Beginn an sehr erfüllend, da ich den Familien mit meinen Reportagen Erinnerungen von unschätzbarem Wert bewahren konnte. Ziemlich zügig merkte ich jedoch, dass ich mit meinen Geburtsfotos auch eine breitere Öffentlichkeit erreichen kann. Eine Öffentlichkeit, die mit meinen Fotos auch meine Sicht auf die Dinge betrachtet. Bilder, die Geburten so zeigen, wie sie sind: Emotional, natürlich, kraftvoll, urgewaltig, wunderschön, herausfordernd, wundervoll und vor allem vielfältig. Während jeder Geburt, die ich fotografisch begleite, verliebe ich mich regelrecht in die werdende Mama. Jede Frau umgibt eine ganz besondere Anmut und Würde, eine unbeschreibliche Kraft, die mich jedes Mal ehrfürchtig werden lassen. Und in jeder Geburt – sei es nun eine unkomplizierte Hausgeburt oder ein langwieriger Klinikmarathon mit Sectio – liegt Schönheit und das Wunder des Lebens. Jede Geburt ist einzigartig und jede Geburt ist auf ihre Weise schön.

Oftmals reagieren die Menschen zunächst geschockt oder mit Ablehnung, wenn sie erfahren, dass ich Geburten fotografiere und wenn sie meine Bilder noch nicht gesehen haben. Sie sind ihrerseits geprägt wie ich damals und erwarten schrecklich blutige Bilder, wie Szenen eines Horrorfilms, und fragen mich: »Wer will denn so etwas sehen?« Und: »Was gibt es denn da Schönes zu fotografieren?« Diese Fragen sind für mich ein Abbild der Mainstream-Geburtskultur in Deutschland und Alarmsignal, wenn ich an zukünftige Generationen denke. Deshalb bin ich umso glücklicher darüber, dass es auch Hoffnung gibt: Die folgenden Generationen dürfen aufgeklärter denn je aufwachsen. Begleitet von Medien, die zunehmend bereit sind, Vielfalt zu zeigen und persönliche Geschichten zu erzählen. Wie dieses Buch, das Sie nun in den Händen halten. Und diese Chance sollte dringend genutzt werden. Denn wie wichtig es ist, das Bild der Geburt in der Öffentlichkeit mitzugestalten, wird deutlich, wenn man einen Blick auf die prekäre Lage der Geburtshilfe in Deutschland wirft. Wie schlimm die Situation tatsächlich ist, bemerken die allermeisten erst, wenn sie selbst Eltern werden. Leider vergessen die meisten auch wieder um diese Situation, sobald sie Eltern geworden sind. Über Erlebtes wird nicht oder unzureichend berichtet, wertvolles Wissen für folgende Generationen verebbt, Prioritäten werden umgekehrt. Aus meiner Sicht ist die Frage, welches Bild wir als Kultur von der Geburt zeichnen, eine der entscheidenden Stellschrauben, um diesen Kreislauf zu unterbrechen und Veränderungen anzuregen. Das Tolle daran? Jeder Einzelne kann an diesem Bild mitwirken.

Ich wünsche Ihnen viel Freude mit den wundervollen Geschichten und den Fotos und hoffe, dass auch Sie inspiriert werden.

Danksagung

Ich möchte mich herzlich bei all den Frauen, Männern und Kindern bedanken, die mir vertrauensvoll ihre Geschichten und Bilder geschenkt haben. Ohne euch gäbe es dieses Buch nicht. Von Herzen: danke!

Josephine, ich weiß noch genau, wie unser erstes Telefonat verlief: Erst haben wir uns ganz vorsichtig abgecheckt, dann hast du sofort verstanden, was mir vorschwebte und dich einfach kopfüber hineingestürzt, in dieses Projekt. Ich bin so froh, dass ich dich gefunden habe. Ohne dich wäre es nie so wunderbar rund geworden. Ich danke dir! Auch ein besonderes Dankeschön an meine Berliner Kolleginnen, die auf einigen Bildern zu sehen sind und denen Josephine auf die Finger gucken durfte: Jessica Strickmann, Sylvia Hickethier, Christiane Hammerl und Lena Hannig.

Boris, Mascha und Luis, ihr habt mich wie immer in allem unterstützt, was nötig war. Besonders beim Endspurt in Finnland durfte ich von morgens bis abends schreiben, während ihr dafür gesorgt habt, dass alles läuft und ich es auch noch wunderschön habe.

Die Idee zu diesem Buch habe ich schon so lange im Herzen getragen. Ich bin dem mvg Verlag so dankbar für die Chance, es nun endlich verwirklichen zu können.

Über die Autorinnen

Jana Friedrich

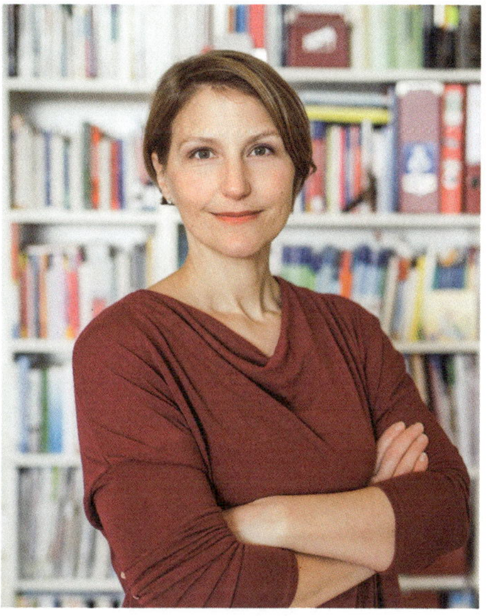

Jana Friedrich arbeitet seit 1998 als Hebamme. Sowohl in der Freiberuflichkeit, als auch in der Klinik, betreut sie tagtäglich Familien in der Vorsorge, bei Geburtsvorbereitungskursen, durch die Geburt und im Wochenbett. Seit 2012 bloggt sie sehr erfolgreich auf Hebammenblog.de. Ihr erstes Buch »Das Geheimnis einer schönen Geburt« erschien 2016. Sie lebt mit ihrer Familie in Berlin.

Josephine Neubert

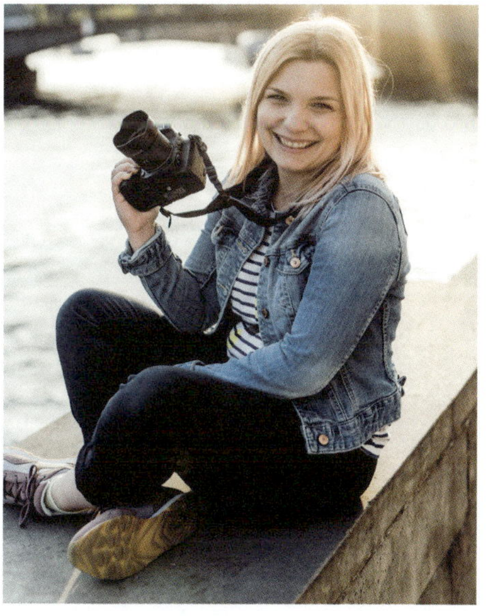

Josephine ist 1986 in Berlin geboren und bis heute dort wohnhaft, sie ist verheiratet und hat einen dreijährigen Sohn. Die gelernte Marketingfachfrau fotografiert schon seit vielen Jahren. Nach der Geburt begann sie sich intensiv mit dem Thema Geburt auseinanderzusetzen und ihre Erfahrungen kreativ in ihre Arbeit als Fotografin einfließen zu lassen. Seit 2017 ist Josephine deutschlandweit als Familien- und Geburtsfotografin tätig.

www.josephine-neubert.de

Literatur

Bartig-Prang, Tatje: *Autogene Geburt*, Stuttgart 2016
Dannhauer, Kareen: *Guter Hoffnung*, München 2017
Friedrich, Jana: *Das Geheimnis einer schönen Geburt*, Berlin 2016
Gaskin, Ina May: *Die selbstbestimmte Geburt*, München 2004
Gresens, Regine: *Intuitives Stillen*, München 2016
Grimm, Maureen/Sommer, Anja: *Still geboren*, Berlin 2011
Imlau, Nora: *Das Geburtsbuch*, Weinheim 2016
Kopf, Alexandra: *Traumgeburt*, Heidelberg 2015
Lothrop, Hannah: *Gute Hoffnung, jähes Ende*, München 2016
Mongan, Marie F.: HypnoBirthing. *Der natürliche Weg zu einer sicheren, sanften und leichten Geburt*, Murnau 2018
Schenk, Jobina, *Meisterin der Geburt*, Hamburg 2016
Stern, Loretta/Gaca, Anja Constance: *Das Wochenbett*, München 2016
Taschner, Ute/Scheck, Kathrin: *Meine Wunschgeburt – selbstbestimmt gebären nach Kaiserschnitt*, Salzburg 2012
Wohlrab, Jutta: *Happy Birthing Days*, Rethink Press, 2016

Bonusmaterial zum Download

Die folgenden Arbeitsblätter aus meinem ersten Buch *Das Geheimnis einer schönen Geburt* stelle ich hier auch zur Verfügung, da sie thematisch gut passen:

- Anleitung Geburtsplan
- Geburtsplan
- Fragen an die Klinik
- Meine Traumgeburtskarte

Diese und weitere PDF-Dateien (wie zum Beispiel eine Checkliste für die Kliniktasche und eine Anleitung für die gut organisierte Hebammensuche) kannst du auch unter hebammenblog.de/einzigartig/bonusmaterial herunterladen und ausdrucken.

Anleitung Geburtsplan

Wunschliste – Geburtsplan

Die Vorlage für einen Geburtsplan gibt dir Orientierung und hilft dir dabei, für dich selbst alle wichtigen Fragen rund um die Geburt zu beantworten. So kannst du dir die Geburt und alles, was dazugehört, noch konkreter ausmalen und erkennst, wie deine Traumgeburt aussieht. Der Geburtsplan ist die ausführliche Ergänzung zur Traumgeburtskarte.

Wenn du die Dokumente ausdruckst, ausfüllst und mit Notizen anreicherst, entsteht nach und nach dein ganz persönlicher Fahrplan für deine Traumgeburt. Durch die beiden Wunschlisten »Mein Geburtsplan« und »Meine Traumgeburtskarte« hast du für dich am Schluss eine genaue Vorstellung davon formuliert, was du während der Geburt willst und was nicht. Die Fragebögen geben dir eine zusätzliche Hilfestellung, welche Fragen du deinen Geburtsbegleitern vielleicht noch stellen möchtest oder was noch zu organisieren ist.

Schön detailliert: dein Geburtsplan

Ein Geburtsplan ist eine Niederschrift der Dinge, die dir für die Geburt wichtig sind. Ein Geburtsplan ist also so etwas wie deine Wunschliste für die Geburt.

Wie sinnvoll ist ein Geburtsplan? Ist es nicht viel besser, einfach alles auf sich zukommen zu lassen?

Das schließt sich gegenseitig gar nicht aus. Ich persönlich finde einen Geburtsplan gut. Denn dann hast du zumindest einmal aufgeschrieben, was du willst und was auf keinen Fall passieren soll.

Plan B

Trotzdem solltest du flexibel bleiben. Denn einiges wird sich vielleicht doch nicht so wie gewünscht umsetzen lassen. Dann darf nicht gleich das ganze Kartenhaus einstürzen. Das beste Beispiel dafür ist die Wassergeburt: Für viele Frauen ist sie im Vorfeld ein klares Muss. Dann kommen die Wehen und plötzlich merkt man: »Mist, im Wasser komme ich gar nicht klar. Ich will mich mehr bewegen und brauche Bodenhaftung.« Dann ist es gut, wenn Plan B auch akzeptabel und dadurch nicht gleich die ganze schöne Wunschgeburt im Eimer ist. Oder man will alles so natürlich wie möglich und merkt dann aber plötzlich, dass man unbedingt ein Schmerzmittel braucht. Dann darf man nicht gleich denken, dass man versagt hat, nur weil der Plan ein anderer war.

Sieh es einfach so: Dein Geburtsplan hilft dir im Vorfeld, für dich selbst herauszufinden, was du möchtest und was nicht. So entwickelst du ein gutes Gespür für deine Bedürfnisse und kannst diese auch mit deinen Begleitpersonen besprechen. Denk aber dran, dass das Leben nicht bis ins kleinste Detail geplant werden kann, und rechne damit, dass manche Dinge anders laufen oder sich deine Bedürfnisse während der Geburt ändern können. Wenn du dich mit möglichen Alternativen auseinandersetzt, wird es während der Geburt umso einfacher.

Du kannst Alternativen auch direkt im Geburtsplan notieren. Zum Beispiel, indem du einmal die ideale Situation beschreibst und darunter eine mögliche Alternative.

Eine Geburt kann niemand perfekt planen.
Nimm es einfach so, wie es kommt, und mach das Beste daraus.

Planlos?

Der Geburtsplan soll dir helfen, dich aber nicht unter Druck setzen. Wenn du nicht der Typ dafür bist, musst du natürlich keinen konkreten Plan schreiben.

Ich gebe dir aber den Tipp, es zumindest zu versuchen. Einfach nur für dich. Denn durch die Beschäftigung mit dem Thema werden sich bestimmte Wünsche an die Geburt in deinem Kopf überhaupt erst bilden. Das alles braucht Zeit und ein bisschen Recherche. Und am Ende weißt du dann zumindest ungefähr, was du möchtest. Und wenn nicht, dann hast du herausgefunden, was du nicht möchtest. Auch das ist wichtig!

Im Folgenden habe ich einen fiktiven Muster-Geburtsplan verfasst. Zur Verdeutlichung enthält er immer zwei mögliche Beispiele. Aber natürlich gibt es auch noch weitere Optionen, die möglich wären. Er soll dir einfach eine Idee geben, mit welchen Fragen du dich beschäftigen kannst. Pass ihn einfach an deinen Bedarf an.

Kleine Hilfe: der fiktive Musterplan

Dieser fiktive Muster-Geburtsplan ist primär für den Fall einer Klinikgeburt gedacht, da sich die meisten Frauen für die Geburt in einem Krankenhaus entscheiden. Aber natürlich gibt es auch viele Parallelen zur außerklinischen Geburtshilfe. Für diesen Fall wird deine betreuende Hebamme sicherlich noch zusätzliche und genauere Absprachen mit dir treffen, die du dann ebenfalls entsprechend für dich festhalten kannst.

Viele Frauen geben ihren Geburtsplan zur Geburt in der Klinik ab. Das scheint zwar auf den ersten Blick Sinn zu machen – schließlich wissen dann die Geburtshelfer genau, was du dir wünschst –, aber ich würde dennoch davon abraten. Viele Hebammen und Ärzte reagieren nicht gut auf einen solchen Plan. Das liegt daran, dass manchmal Geburtspläne auftauchen, die sehr kämpferisch geschrieben sind. Sie unterstellen dann den Geburtshelfern eine hohe Interventionsbereitschaft und wirken so, als wenn sich jede Frau ständig gegen Körperverletzungen aller Art zur Wehr setzen müsste. Das ist für das Klinikpersonal natürlich irritierend und mitunter sehr verletzend. Letztlich wünschen sie sich doch auch, eine gute Geburtshilfe zu leisten. Daher ist es sinnvoller, deine Wünsche im direkten Gespräch zu äußern.

<table>
<tr><td>Partner</td><td>Mein Partner soll in jedem Fall immer und bei allen Untersuchungen bei mir sein. Alle wichtigen Entscheidungen sollen in seiner Anwesenheit getroffen werden. (Wenn er sich gerade einen Kaffee holt, muss eben abgewartet werden.)</td></tr>
<tr><td colspan="2">Alternative: Mein Partner soll bei vaginalen Untersuchungen immer erst den Raum verlassen.</td></tr>
<tr><td>Geburtspositionen</td><td>Ich möchte mich so viel wie möglich bewegen. Ein CTG soll, wenn möglich, immer mit einem Telemetriegerät geschrieben werden, das mir maximale Bewegungsfreiheit ermöglicht. Alternativ kommt für mich auch ein stationäres Gerät mit einem ausreichend langen Kabel infrage. Ich freue mich über Vorschläge zu alternativen Gebärpositionen. Wenn irgendein Ereignis das Liegen wirklich unbedingt nötig macht, dann bitte ich vorab um ein paar erklärende Worte. Wenn das Ereignis vorbei ist, möchte ich gerne wieder zu aufrechten Positionen angeregt werden.</td></tr>
<tr><td>Schmerzmittel</td><td>Ich möchte möglichst ohne Schmerzmittel auskommen und daher auch keine entsprechenden Optionen aktiv angeboten bekommen. Für den Fall, dass ich es mir unter der Geburt anders überlege, möchte ich zunächst ein sanftes Schmerzmittel verabreicht bekommen, das weder mich noch den Geburtsverlauf nachhaltig einschränkt oder beeinflusst. Eine PDA schließe ich dennoch nicht grundsätzlich aus.</td></tr>
</table>

<table>
<tr><td colspan="2">Alternative: Ich will unbedingt die PDA und wünsche mir, dass mich eine Hebamme bezüglich des besten Zeitpunkts dafür berät.</td></tr>
<tr><td>Gebärwanne</td><td>Ich möchte mir gerne die Option einer Wannengeburt offenhalten und wünsche mir, dass die betreuende Hebamme mir dabei hilft, den richtigen Zeitpunkt für den Beginn des Bades zu finden.</td></tr>
<tr><td>Aufklärung – vor allem in unerwarteten Situationen</td><td>Ich möchte über den Geburtsverlauf Bescheid wissen und beim Auftreten von Komplikationen möglichst frühzeitig informiert werden. Wenn es sich also verhindern lässt, dann möchte ich von der Notwendigkeit akuter Maßnahmen nicht unnötig überrascht werden.</td></tr>
<tr><td colspan="2">Alternative: Ich möchte von meinem Recht auf Nichtwissen Gebrauch machen. (Ja, das gibt es wirklich! Man muss es allerdings selbst einfordern, ansonsten gilt die Informationspflicht.) Mich macht es eher nervös, ständig über alles ganz genau informiert zu werden. Updates daher bitte nur sporadisch oder im Notfall!</td></tr>
<tr><td>Austreibungsperiode</td><td>Ich möchte es gerne allein meinem Körper überlassen, zu entscheiden, wann ich presse, und brauche daher nicht aktiv dazu angeleitet werden. Es sei denn, ich finde von allein keinen guten Rhythmus. Dann möchte ich gerne bei der richtigen Atemtechnik unterstützt werden, vor allem, um dadurch meinen Damm zu schonen. Ich wünsche mir auch in dieser Schlussphase der Geburt eine ruhige Atmosphäre und Umgebung.</td></tr>
<tr><td colspan="2">Alternative: Ich möchte möglichst zu jeder Zeit gut und aktiv angeleitet werden. Dann muss ich mir selbst darüber keine Gedanken machen.</td></tr>
<tr><td>Dammschutz</td><td>Ich gehe davon aus, dass das Wort »Schutz« ernst genommen wird. Einen Dammschnitt möchte ich, wenn es irgendwie geht, vermeiden.</td></tr>
<tr><td colspan="2">Alternative: Lieber einen gezielten Schnitt, als zu reißen.</td></tr>
<tr><td>Licht</td><td>Ich wünsche mir, dass das Licht, wenn möglich, gedimmt bleibt. Mein Baby soll nicht im Flutlicht geboren oder später davon geblendet werden.</td></tr>
<tr><td>Nabelschnur</td><td>Ich wünsche mir, dass die Nabelschnur auspulsieren kann. Mein Partner soll die Nabelschnur anschließend durchtrennen dürfen, wenn er das möchte.</td></tr>
<tr><td colspan="2">Alternative: Das überlasse ich ganz der Klinik. Das ist mir nicht so wichtig.</td></tr>
<tr><td>Bonden und Stillen</td><td>Ich möchte mein Baby sofort nach der Geburt auf den Bauch legen können.
Ich wünsche mir, dass wir (wenn irgend möglich) ungestört bleiben, bis mein Kind zum ersten Mal an der Brust trinken konnte. Mindestens aber für die erste Stunde nach der Geburt. Sollte es mir nicht so gut gehen, soll mein Partner in der Zeit mit dem Baby bonden. Nicht dringende Untersuchungen, wie Wiegen und Messen, können warten.</td></tr>
<tr><td colspan="2">Alternative: Ich möchte, dass das Baby auf jeden Fall erst gut abgetrocknet und gegebenenfalls sauber gemacht wird. Erst dann soll es zu mir kommen. Ich kann oder möchte nicht stillen, aber gerne in der ersten Stunde mit dem Baby kuscheln. Die Hebamme soll bitte entscheiden, wann das erste Fläschchen nötig ist.</td></tr>
</table>

<table>
<tr><td>Nachgeburt</td><td>Ich möchte mir die Plazenta gerne ansehen. Ich möchte sie mitnehmen, da ich sie im Garten vergraben und ein Bäumchen darauf pflanzen möchte.</td></tr>
<tr><td colspan="2">Alternative: Die Plazenta möchte ich nicht sehen. Ich habe gehört, dass sie wie Leber aussieht, und ich hasse Leber! Daher bitte nicht zeigen, sondern gerne so schnell wie möglich aus meinem Blickfeld schaffen.</td></tr>
<tr><td>Baby</td><td>Sollte das Kind Anpassungsstörungen haben, möchte ich, dass es so weit wie möglich auf meinem Bauch versorgt wird. Sollte das nicht möglich sein, möchte ich, dass mein Partner es bei allen Maßnahmen und Untersuchungen begleitet.</td></tr>
</table>

Fragen an die Klinik (an das Geburtshaus/an die Hebammenpraxis)

- Ab wann soll/kann ich in die Klinik kommen? Komme ich direkt zum Kreißsaal?

- Wie ist das Aufnahmeprozedere (CTG, Blutentnahme, Abstriche ...)?

- Wer betreut mich? Wann sind die Schichtwechsel (Uhrzeiten)?

- Wie viele Hebammen, Geburtshelfer, Anästhesisten, Kinderärzte et cetera sind pro Schicht anwesend? Und nachts und am Wochenende?

- In welchen Fällen ist ein Arzt im Kreißsaal mit anwesend?

- Kann ich während der Wehen noch auf dem Gelände spazieren gehen?

- Bekomme ich während der Geburt bei Bedarf etwas zu essen?

____

____

- Wo bekommt mein Partner gegebenenfalls etwas zu essen oder zu trinken? Sollen wir uns besser selbst etwas mitbringen?

____

____

- Welche Schmerzmittel stehen zur Verfügung?

____

____

- Wie hoch genau ist die Dammschnittrate?

____

____

- Wie hoch genau ist die Kaiserschnittrate?

____

____

- Welche Ausstattung steht zur Verfügung (zum Beispiel Wanne, Gebärhocker, Matte, Seil und so weiter)?

____

____

- Gibt es die Möglichkeit, ein Familienzimmer zu buchen?

____

____

- Was muss ich sonst noch über dieses Haus wissen?
  Welche Besonderheiten oder Einschränkungen gibt es?

  ____

  ____

- Fragen im Fall eines geplanten Kaiserschnitts:

  ____

  ____

- Wann, also wie viele Tage vor dem ET, wird ein Kaiserschnitt geplant?
  Ist es auch möglich, auf die Wehen zu warten und erst dann zur OP zu kommen?

  ____

  ____

- Ist es möglich, eine Kaisergeburt zu machen?

  ____

  ____

- Kann ich mein Baby direkt im OP zum Bonden auf meine Brust bekommen?

  ____

  ____

- Gibt es auch für »Kaiserschnittfrauen« die Möglichkeit, ein Familienzimmer zu buchen?

  ____

  ____

- Weitere Fragen:

  ____

  ____

Mein Geburtsplan

- Partner

- Geburtspositionen

- Schmerzmittel

- Gebärwanne

- Aufklärung – vor allem in unerwarteten Situationen

- Austreibungsperiode

- Dammschutz

- Licht

- Nabelschnur

- Bonden und Stillen

- Nachgeburt

- Baby

- Sonstiges

Meine Traumgeburtskarte

- Was ich nach Möglichkeit vermeiden will

- Mein Geburtsmantra & mögliche Affirmationen

- Mein Geburtsmodus

- Mein Geburtsort

- Mein(e) Geburtsbegleiter

- Meine Wünsche für die Geburt

- Wünsche an meinen Partner

- Daran möchte ich noch arbeiten (Sorgen/Ängste/weitere Themen, die ich für mich noch angehen werde)

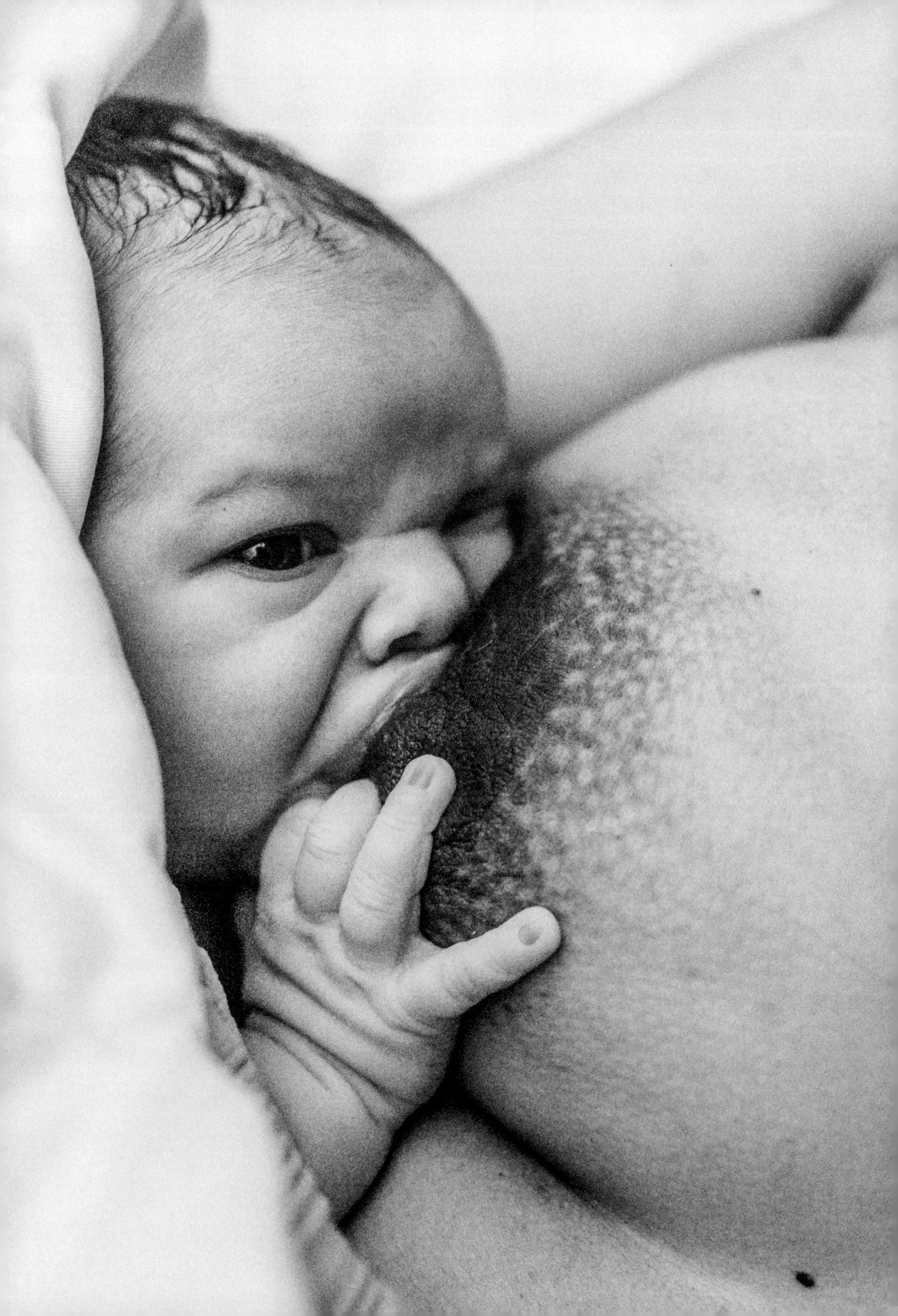